全国医学高职高专精编教材

（供临床医学类、护理类、药学类、医学技术类及卫生管理类相关专业使用）

人体解剖学与组织胚胎学

主　编　沈宗起　张文利

副主编　何从军　牟兆新　易桥良　张为民

曾永鸿　胡小和　李佳林

上海科学技术出版社

全国医学高职高专精编教材

图书在版编目(CIP)数据

人体解剖学与组织胚胎学 / 沈宗起,张文利主编. —2 版. —上海:上海科学技术出版社,2010.5(2014.6 重印)
全国医学高职高专精编教材
ISBN 978-7-5478-0174-1

Ⅰ.①人… Ⅱ.①沈…②张… Ⅲ.①人体解剖学-高等学校:技术学校-教材②人体组织学:人体胚胎学-高等学校:技术学校-教材 Ⅳ.①R32

中国版本图书馆 CIP 数据核字(2010)第 053650 号

人体解剖学与组织胚胎学(第 2 版)
主编/沈宗起 张文利

上海世纪出版股份有限公司
上 海 科 学 技 术 出 版 社 出版
(上海钦州南路 71 号 邮政编码 200235)
上海世纪出版股份有限公司发行中心发行
200001 上海福建中路 193 号 www.ewen.cc
常熟市华顺印刷有限公司印刷
开本 787×1092 1/16 印张 25.75
字数:650 千字
2006 年 8 月第 1 版
2010 年 5 月第 2 版 2014 年 6 月第 10 次印刷
ISBN 978-7-5478-0174-1/R·69
定价:42.00 元

编审委员会名单

全国医学高职高专精编教材

人体解剖学与组织胚胎学

编委会名单

主　编

沈宗起　张文利

副主编

何从军　牟兆新　易桥良　张为民　曾永鸿　胡小和　李佳林

编　委

（按姓氏笔画为序）

朱周星（湛江卫生学校）
刘　浩（陕西能源职业技术学院）
刘金海（信阳职业技术学院）
牟兆新（沧州医学高等专科学校）
李二来（廊坊市卫生职业学院）
李佳林（唐山职业技术学院）
钊现文（济南市卫生学校）
何从军（陕西能源职业技术学院）
沈宗起（廊坊市卫生职业学院）
张　沛（北京护士学校）
张文利（济宁市卫生学校）
张为民（廊坊市卫生职业学院）
张秀英（廊坊市卫生职业学院）
张春强（长沙市卫生学校）
易桥良（湘潭职业技术学院）
罗　华（湘潭职业技术学院）
孟庆鸣（北京卫生学校）
胡小和（长沙市卫生学校）
夏建春（石家庄卫生学校）
傅文学（九江学院医学院）
曾永鸿（信阳职业技术学院）
路兰红（沧州医学高等专科学校）

前 言

“全国医学高职高专‘十一五’规范教材”出版发行已三年余，该套教材在全国医学教育中发挥了巨大作用。为了不断完善和提升教材的质量和水平，使本套教材更臻成熟和完善，成为精品教材，教材编审委员会决定对其进行修订，更名为“全国医学高职高专精编教材”。

本套教材修订的指导思想依然是坚持“五性”(思想性、科学性、先进性、启发性和适用性)和“四新”(新知识、新技术、新工艺和新方法)，以适应21世纪培养全科医护人员的需要。在修订过程中，保持了原教材的优点，删去了一些叙述偏多的和各学科交叉的内容，充实和更新了一些理论和技能知识，充分体现高职高专教育的特色，使之具备“内容精湛、知识新颖、必须够用、质量上乘”的特点。

本套教材编排新颖，版式紧凑，图文形式多样，主体层次清晰，篇章节安排合理、有序，每章节开始的“导学”与结尾处的“小结”均采用提示性小图标，使教材的形式生动有趣，充分体现了清晰性、易读性和趣味性。“导学”主要介绍本章或本节的内容主旨和要求学生“了解、熟悉及应用”的内容，以方便教师教学和学生轻松愉快地获得有关内容的重要信息。“小结”则是对本章或本节中心内容的凝练和概括，便于教师课后总结和学生课后复习。

本次修订除各教材的原编者外，还聘请了全国各地部分高职高专医学院校教学经验丰富的教师参与编写。对于这些学校领导的大力支持和教师的辛勤工作，谨致深切的谢意。

由于时间仓促及限于我们的水平，教材中难免存在某些缺点，甚至错误，尚希广大同仁和读者指正。

全国医学高职高专精编教材
编审委员会
2009年12月

第二版编写说明

本书编写依据是《教育部关于加强高职高专教育人才培养工作的意见》的教改精神，贯彻教材必须具备“思想性、科学性、先进性、启发性和适用性”原则，按照“基础理论教学要以应用为目的，以必须够用为度；专业课要加强针对性和实用性”的要求，结合医学高职高专教育的培养目标来编写。

本书在每章（节）教学内容之前提出“导学”，以突出教学重点和难点，每章最后增加了“小结”，便于师生的教与学。各章（节）理论教学之后附有实验指导，这样既符合教学的实际需要，使理论与实践紧密结合，又可规范实验课，提高实验课的教学质量。实验课所用的标本、教具和模型等各校可根据其教学资源自行安排调整。

本书包括系统解剖学、组织学、胚胎学总论及局部解剖学概要四部分内容。高级护理、预防医学等专业只讲授前三部分内容，共144学时。临床医学、社区医学专业须要讲授局部解剖学概要，其中理论课10学时，实验课8学时，共计162学时。另外高中学历的三年制各专业可以不讲授第一章细胞与细胞外基质。

本书在上一版的基础上，结合几年来的教学实践，对某些章节进行了调整，教材内容有所增删，更新了部分的插图，使之更能适合教学的要求。

本书有500余幅插图，与文字相互配合，达到图文并茂的效果。充分体现了形态学学科的特点，便于学生的自学和教师的授课。

我们期望本教材能够符合医学高等职业教育改革的要求，适合实际教学需要。但由于编写时间紧迫和编者水平所限，疏漏及不妥之处在所难免，恳请广大师生在使用过程中提出宝贵意见，为今后修订提供参考和依据。并预致谢意。

《人体解剖学与组织胚胎学》编委会

2010年3月

目　录

绪　论

第一章 细胞和细胞外基质

第二章 基本组织

第三章

运动系统

第四章

消化系统

第五章

呼吸系统

第六章
泌尿系统

第七章
生殖系统

第八章
脉管系

第九章 内分泌系统

第十章 感觉器官

第十一章 神经系统

第十二章 人体胚胎学总论

第十三章
局部解剖学概要

绪　论

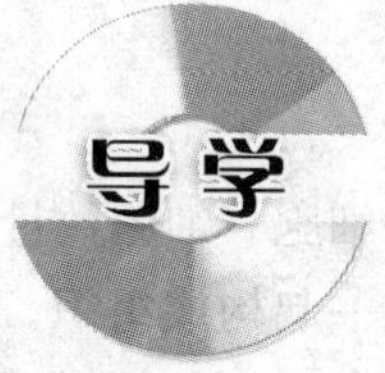

了解：学习解剖学及组织胚胎学的基本观点和方法。

熟悉：人体解剖学、组织学、胚胎学的定义、分科及在医学中的地位。

应用：人体的组成；解剖学及组织学的方位术语。

一、人体解剖学及组织胚胎学的定义、分科和地位

人体解剖学及组织胚胎学是研究正常人体形态结构及其发生发展规律的科学。它包括人体解剖学、组织学和胚胎学3门学科。

（一）人体解剖学

人体解剖学主要是以持刀切割，用肉眼观察的方法研究人体形态结构的科学。它是一门比较古老的科学。解剖一词含有切割、剖开的意思。人体解剖学又可分为系统解剖学和局部解剖学。

1. *系统解剖学*　按照人体的功能系统（如运动系统、消化系统、呼吸系统、神经系统等）阐述正常人体器官形态结构的科学，称**系统解剖学**。一般所说的解剖学就是指系统解剖学。

2. *局部解剖学*　在系统解剖学的基础上，按人体的某一局部（如头部、颈部、胸部、腹部等）由浅至深研究各部结构的形态及其相互位置关系的解剖学称为**局部解剖学**。

由于研究角度、方法和目的的不同，人体解剖学又分出若干门类。如密切联系外科手术的**外科解剖学**；运用X线摄影技术研究人体形态结构的**X线解剖学**；应用X线计算机断层成像（CT）、B超或磁共振成像（MRI），研究人体各局部或器官的断面形态结构的**断面解剖学**；结合体育运动，分析研究人体运动器官的形态结构，以提高体育运动成绩为目的的**运动解剖学**。

（二）组织学

组织学是在解剖学的基础上从宏观向微观方面发展形成的。是借助切片技术和显微镜观察等方法，研究人体器官、组织和细胞微细结构及其相关功能的科学。

（三）胚胎学

胚胎学是研究人体发生、发育规律的科学。其研究内容包括生殖细胞的发生、受精卵的形成，以及胚胎的发育、胚胎与母体的关系。胚胎学在研究正常胚胎发育的基础上还要进一步探讨先天畸形的形成机制，为优生优育提供理论依据。

人体解剖学及组织胚胎学是医学科学中一门重要的基础课。学习这门课程的目的在于理解和掌握正常人体形态结构和毗邻关系的知识，为学习其他基础医学和临床医学课程奠定必要的形

态学基础。因为只有在掌握正常人体形态结构的基础上，才能正确理解人体的生理功能和病理变化，否则就无法辨别和判断人体的正常与异常，区别生理与病理状态，更不能对疾病进行正确的诊断和治疗。学习胚胎学能帮助我们用科学唯物主义的观点理解生命个体的发生和发育，只有学习了胚胎学才能真正地了解人，了解人体内各器官系统、组织、细胞是如何发生和演化的，才能更深入更准确地理解解剖学、组织学、病理学、遗传学等学科中的某些内容。

另外，医学中三分之一以上的名词、术语来源于解剖学与组织胚胎学，所以人体解剖学及组织胚胎学是学习医学的必修课，每个医学生都必须努力学好这门基础课。

二、人体的组成和分部

构成人体最基本的结构、功能单位是细胞。细胞数量众多，形态和功能多种多样。许多形态相似，功能相近的细胞与细胞外基质组合在一起构成组织。人体的组织有 4 种，即上皮组织、结缔组织、肌组织和神经组织。几种不同的组织构成具有一定形态、完成一定功能的结构称器官，如心、肝、脾、肺、肾等。若干功能相关的器官组合起来共同完成某方面的功能，构成系统。人体有运动系统、消化系统、呼吸系统、泌尿系统、生殖系统、脉管系统、内分泌系统、感觉器官和神经系统，其中消化系统、呼吸系统、泌尿系统和生殖系统的器官总称为内脏。人体各系统在神经、体液的调节下，彼此联系，相互协调共同构成一个完整的机体。

人体可分为头部、颈部、躯干和四肢 4 大部分。头部包括颅部和面部。颈的后部称为项部。躯干又分为背部、胸部、腹部、盆部和会阴部。背的下部也称为腰。四肢分为上肢和下肢。上肢分为肩、臂、前臂和手。下肢分为臀部、大腿、小腿和足（图绪-1）。

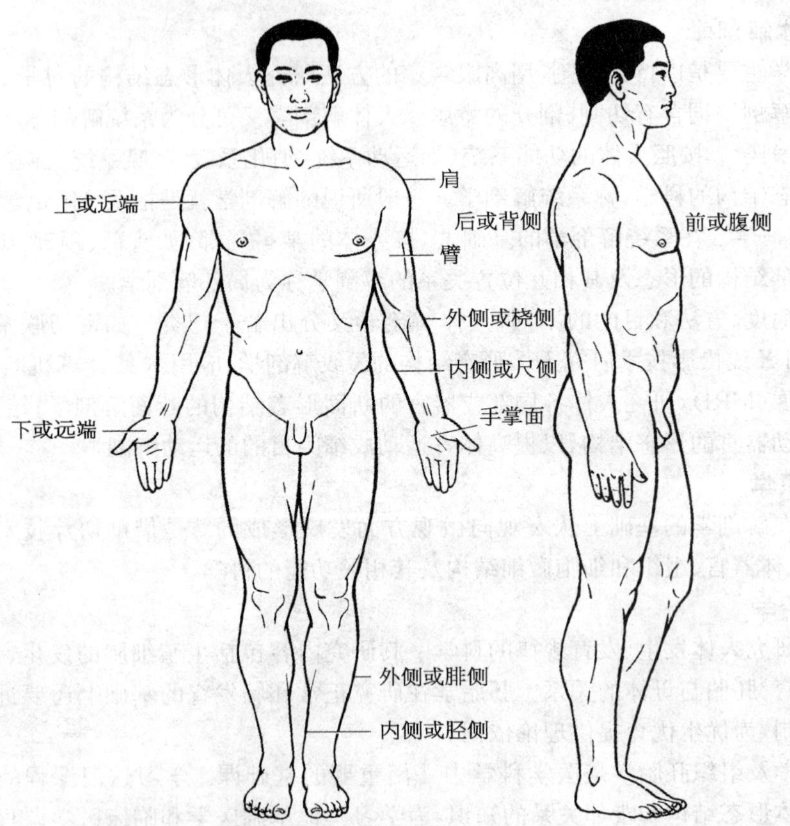

图绪-1 人体标准解剖学姿势

三、人体解剖学和组织学的基本术语

为了正确地描述人体各部器官的形态结构和位置关系，必须有公认的统一标准和描述用术语，以便统一认识，避免错误描述。

(一) 人体的标准解剖学姿势

身体直立，两眼向前方平视，上肢自然下垂于躯干的两侧，手掌朝前，下肢并拢，足尖向前(图绪-1)。描述人体任何结构时，均应以此姿势为标准。不管被观察对象(活体、标本或模型)处于何种位置(仰卧位、侧卧位、坐位、横位或倒置)，或身体的一部分，均应依人体的标准解剖学姿势进行描述。

(二) 方位术语

按照人体的标准解剖学姿势，又规定了一些表示方位的术语。这些术语都是相应成对的，它们可以正确地描述各器官或结构的相互位置关系。

1. 上和下　近颅者为上，近足者为下。如眼位于鼻的上方，而口位于鼻的下方。在比较解剖学上常用颅侧和尾侧作为对应术语。

2. 前和后　近腹者为前，又称腹侧；近背者为后，又称背侧。在胚胎学中，描述胚胎有关结构的位置时，不用上、下和前、后而分别采用颅侧和尾侧、腹侧和背侧。

3. 内侧和外侧　以人体正中矢状面为准，距正中矢状面近者为内侧，远者为外侧。如眼位于鼻的外侧，耳的内侧。前臂的内侧也称尺侧，外侧也称桡侧；小腿的内侧也称胫侧，外侧也称腓侧。

4. 内和外　是描述空腔器官相互位置关系的术语。近内腔者为内，远离内腔者为外。

5. 浅和深　以体表为准，离体表近者为浅，离体表远者为深。

6. 近侧和远侧　在四肢，距肢体根部较近者为近侧，距肢体根部较远者为远侧。

其他一些术语，如：左和右，垂直、水平、中央等与一般概念相同。

(三) 轴和面

1. 轴　为了分析关节的运动，在人体的标准解剖学姿势条件下，可设置相互垂直的3个轴(图绪-2)。

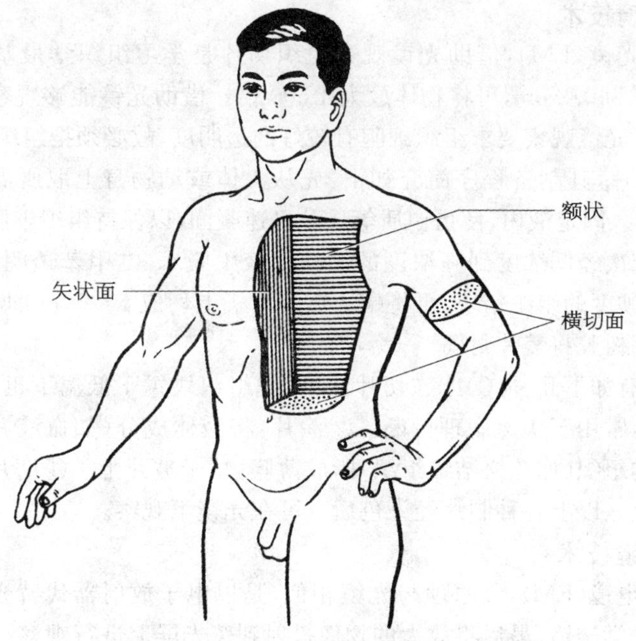

图绪-2　人体轴和面

(1) 垂直轴:为上下方向,垂直于水平面,与人体长轴平行的轴。

(2) 矢状轴:为前后方向,与垂直轴直角相交的轴。

(3) 冠状轴:也称额状轴,为左右方向与上述两轴垂直相交的轴。

2. 面　在人体的标准解剖学姿势条件下,人体或任一局部均可作互相垂直的3个面。

(1) 矢状面:为前后方向将人体纵切为左、右两部分的切面。通过人体正中线的矢状面叫正中矢状面,它将人体分为左右相等的两半。

(2) 冠状面:也称额状面,于左右方向将人体纵切为前、后两部的切面。

(3) 水平面:又称横切面,与上述两个面垂直将人体横切为上、下两部的切面。

在描述器官的切面时,则以器官的长轴为准,沿其长轴所作的切面称纵切面,与其长轴垂直的切面称横切面。

(四) 苏木精-伊红染色(简称HE染色)

染色是用染料使组织切片着色。便于镜下分辨细胞和组织的不同结构。常用的染色液为苏木精(hematoxylin)和伊红(eosin),苏木精将细胞核染成紫蓝色,伊红把细胞质和细胞外基质中的成分染成粉红色,使两者对比明显。由于苏木精为碱性染料,故能被苏木精染色的结构称为嗜碱性;伊红为酸性染料,能被伊红染色的结构为嗜酸性。对碱性或酸性染料亲和力均不强者,为中性。

此外,有些组织结构经硝酸银处理后呈现黑色,此现象称为嗜银性。有些结构用蓝色的甲苯胺蓝染色后而呈现紫红色,将这种现象称为异染性。

(五) 长度单位

在光镜下和电镜下观察切片,常用的长度计量单位为:

1毫米(mm)=1 000微米(μm)

1微米(μm)=1 000纳米(nm)

四、光学显微镜技术与电子显微镜技术

(一) 光学显微镜技术

光学显微镜简称光镜(LM),借助光镜观察组织切片是学习组织学最基本、最常用的观测方法,最好的光镜分辨率为0.2 μm,可将物体放大1 500倍。借助光镜能够观察到细胞、组织的微细结构,称为光镜结构。光镜观察要求组织细胞有较好的透明度,故必须把组织制成很薄的切片。最常用的切片是石蜡切片,其制备程序简介如下:先从人体或动物身上取所需的组织材料,大小在3 mm×3 mm左右,放入固定液内,使蛋白质等成分迅速凝固,以保持组织细胞活体状态的结构,固定一段时间后取出,依次经低浓度到高浓度的酒精溶液中脱水,二甲苯透明,石蜡浸透、包埋使软弱组织变成具有一定硬度的组织蜡块,再将蜡块在切片机上切成5～7 μm薄片,贴于玻片上,经脱蜡后进行染色,最后用树胶将盖片封固。

除石蜡切片法尚有如下几种:①冰冻切片法:即把组织块置于低温下迅速冻结后,直接切片。此法不经脱水和包埋,常用于快速病理诊断。②涂片:将液体成分(如血液、骨髓、腹水)涂于玻片上。③铺片:把柔软的组织(如疏松结缔组织)撕成薄膜,贴于玻片上。④磨片:将骨和牙等硬组织磨成薄片,贴于玻片上。以上各种制片经染色后方可在光镜下观察。

(二) 电子显微镜技术

电子显微镜简称电镜(EM),其原理与光镜相似,是以电子放射器代替光源,以电子束代替光线,以电磁透镜代替光学透镜,最后将放大的物像投射到荧光屏上进行观察。分辨率可达0.2 nm,

可放大几十万倍甚至100万倍，所观察的结构称超微结构。

1. 透射电子显微镜(TEM) 用于观察细胞内部超微结构。由于电子易被散射或被样品吸收，故穿透能力低，须制备超薄切片(50～80 nm)。电镜照片上呈黑色或深灰色，称该结构为高电子密度；反之，呈浅灰色，称低电子密度。

2. 扫描电子显微镜(SEM) 主要用于观察组织、细胞和器官表面的立体结构。扫描电镜不需要制备切片。标本经固定、脱水、干燥和喷镀薄层碳与金属膜后即可观察。扫描电镜的分辨率一般为5～7 nm。它的特点是视场大，图像有立体感、真实感。

五、学习人体解剖学与组织胚胎学的基本观点和方法

学习人体解剖学与组织胚胎学应以辩证唯物主义观点为指导，一定要建立进化与发展相一致的观点、形态与功能相互联系的观点、局部与整体统一的观点、理论与实际相结合的观点和实践第一的观点。在学习中不可死背硬记，必须将教材与标本、模型、挂图、切片和多媒体教学软件有效结合起来，才能达到正确理解和记忆人体的形态结构。广大医学生应树立为发展我国的医学事业，解除人民群众的疾病痛苦，加快我国现代化建设的正确学习目的，来激励自己学好人体解剖学与组织胚胎学。

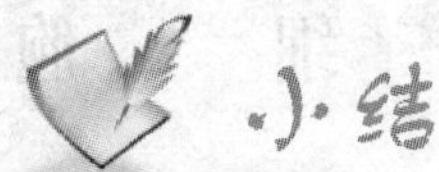

小结

人体解剖学及组织胚胎学是研究正常人体形态结构及其发生发展规律的科学。它包括人体解剖学、组织学和胚胎学3门学科。人体解剖学又可分为系统解剖学和局部解剖学。组织学是借助切片技术和显微镜观察等方法，研究人体器官、组织和细胞微细结构及其相关功能的科学。胚胎学是研究人体发生、发育规律的科学。

学习这门课程的目的在于理解和掌握正常人体形态结构和毗邻关系的知识，为学习其他基础医学和临床医学课程奠定必要的形态学基础。

构成人体最基本的结构、功能单位是细胞。许多形态相似，功能相近的细胞与细胞外基质组合在一起构成组织。人体的组织有4种，即上皮组织、结缔组织、肌组织和神经组织。几种不同的组织构成具有一定形态、完成一定功能的结构称器官，如心、肝、脾、肺、肾等。若干功能相关的器官组合起来共同完成某方面的功能，构成系统。人体各系统在神经、体液的调节下，彼此联系，相互协调，共同构成一个完整的机体。

人体的标准解剖学姿势、方位术语、轴和面等基本术语，以及制作组织切片常用的苏木精-伊红染色都是我们需要掌握的内容。

第一章 细胞和细胞外基质

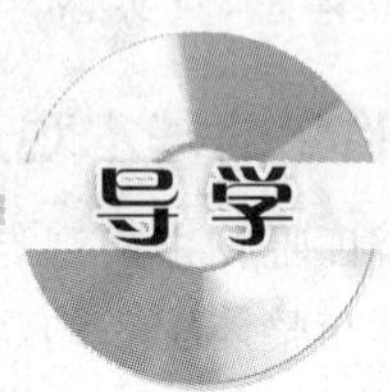

了解：细胞概况；细胞外基质的概念。　　**应用**：细胞的结构。
熟悉：细胞的增殖。

第一节　细　　胞

一、细胞概况

细胞是人体结构和功能活动的基本单位。人体细胞的形态，随其所处的环境和功能不同而异(图1-1)，如能接受刺激、传导冲动，并支配其他细胞活动的神经细胞具有长短不同的突起；具有收缩能力、完成机体各种运动的肌细胞为长梭形或长圆柱形；排列紧密的上皮细胞呈扁平形、立方形或柱状；有些细胞为了特殊功能需要，具有纤毛、鞭毛、微绒毛等结构，如精子；血液中可以游走的白细胞呈球形，当其穿过血管壁进入组织内，功能活跃时会伸出较长的伪足。细胞的大小也有很大差别，有些细胞可随功能的变化而变化。最小的细胞，如小脑的颗粒细胞，直径只有 4 μm；较大的细胞，如成熟的卵细胞，直径约为 135 μm；最大的细胞，是神经细胞，它的突起最长可超过 1 m；肌细胞大小还可随生理需要发生变化；骨骼肌可因锻炼使肌细胞变粗大；子宫平滑肌细胞的长度在妊娠期可由 50 μm 增大到 500 μm。构成人体的细胞一般都很小，必须用显微镜才能看到。

虽然人体细胞的大小和形态千差万别，但在结构上具有共同特点：在光镜下的结构，细胞由细胞膜、细胞质和细胞核 3 部分构成(图1-2)。按电镜结构，细胞可分为膜相结构和非膜相结构两部分(表1-1)。

二、细胞的结构

(一) 细胞膜

细胞膜通常是指包在细胞表面的一层薄膜，也称质膜或细胞外膜，其厚度为 7～10 nm。在细胞内也有大量的膜性成分，包括细胞器膜(溶酶体、高尔基复合体、线粒体、过氧化物酶体、内质网)和核膜，细胞器膜和核膜称细胞内膜。细胞外膜和细胞内膜的结构基本相同，统称生物膜。在光镜下一般难以分辨出细胞膜的结构，但在电镜下可见细胞膜分为内、中、外 3 层结构。内、外两层为高电子密度层，厚 2.0 nm，色深暗，为致密层；中间层为低电子密度层，厚 3.5 nm，色明亮，为透明层。以上 3 层膜是一切生物膜所具有的共同特性，因而称为单位膜。

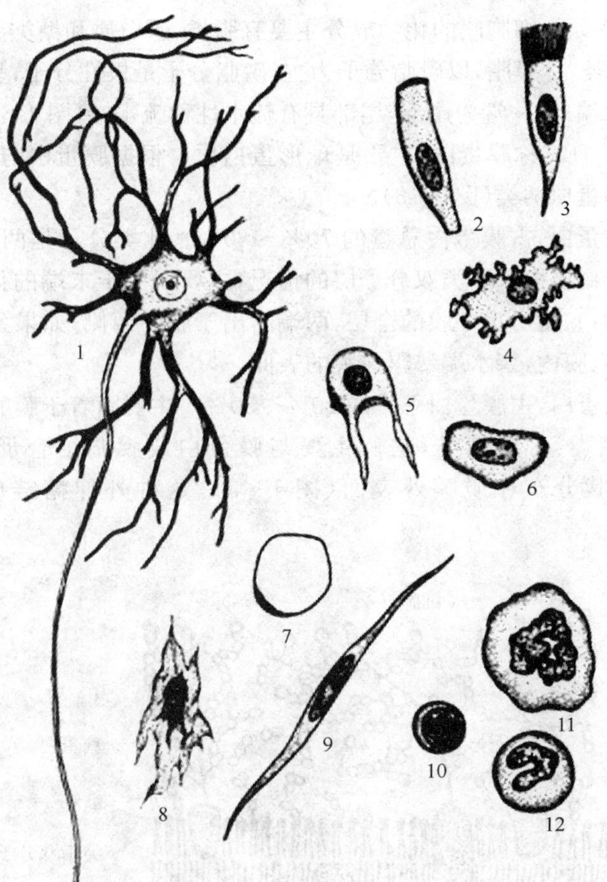

图 1-1　各种形态的细胞模式图

1. 神经细胞　2～6. 各种上皮细胞　7. 脂肪细胞
8. 成纤维细胞　9. 平滑肌细胞　10～12. 血细胞

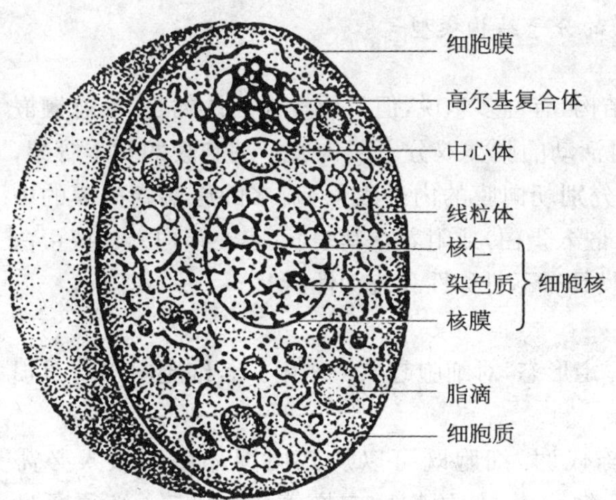

图 1-2　细胞一般结构模式图

表 1-1　电镜下细胞的结构

膜相结构	非膜相结构
细胞膜	细胞质基质
高尔基复合体	细胞骨架
过氧化物酶体	中心粒
内质网	核糖体
溶酶体	核仁
线粒体	染色质
核膜	核基质

1. 细胞膜的化学成分　细胞膜的化学成分主要有脂类、蛋白质和糖类。

(1) 细胞膜中的脂类：称膜脂，以磷脂分子为主，磷脂分子是极性分子，呈长杆状，一端为头部，头部具有亲水性称亲水端；另一端为尾部，尾部具有疏水性称疏水端(图1-3)。

(2) 细胞膜中的蛋白质：称膜蛋白，主要是球形蛋白质。根据膜蛋白与膜脂结合方式的不同，可分为嵌入蛋白和表在蛋白两类(图1-3)。

嵌入蛋白又称内在蛋白，占膜蛋白总量的70%～80%。此类分子是两性分子，含有亲水性和疏水性氨基酸。嵌入蛋白质嵌入脂类双分子层的情况，主要取决于末端的化学性质。如果蛋白质分子两端都是亲水性的，它就可贯穿膜的全层，两端露出于膜的两侧；如果蛋白质分子一端亲水一端疏水，那么疏水端嵌入膜内，亲水端暴露在膜的表面。

表在蛋白又称外在蛋白，占膜蛋白总量的20%～30%。主要附着于膜的内表面。

(3) 细胞膜中的糖类：称膜糖类，它们主要与膜蛋白或膜脂结合形成糖蛋白或糖脂，其中糖链部分多呈树枝状分布在质膜外表面(图1-3)，这种外伸糖链形成的结构称为糖衣(细胞衣)。

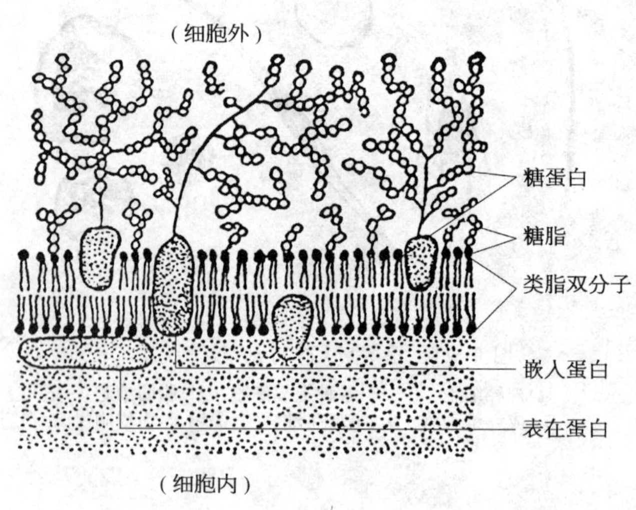

图1-3　细胞膜的分子结构模型

2. 细胞膜的分子结构　对于细胞膜的分子结构，有许多学说，但目前较为公认的是"液态镶嵌模型"学说。液态镶嵌模型(图1-3)认为：液态可活动的脂类双分子层构成了细胞膜的基本骨架，所有这些脂类分子排列得都很整齐，亲水的头端分别朝向膜的内外表面，疏水的尾端朝向膜的中央；蛋白质分子以球状形式镶嵌在脂类双分子层(嵌入蛋白)或附着在其表面(表在蛋白)，这些蛋白质分子能在脂类双分子层内或其表面移动；细胞膜具有不对称性和流动性。

3. 细胞膜的功能

(1) 维持细胞的完整性：细胞膜维持细胞的一定形态，对细胞起保护作用。若细胞膜被严重损坏，可导致细胞死亡。

(2) 物质交换的通道：活细胞不断进行新陈代谢，细胞既可以从其周围环境中摄入必需的营养物质和O_2，又可排出其代谢产物。进行细胞内、外的物质交换等代谢活动，必须通过细胞膜。

(3) 具有选择通透作用：可以选择使某些小分子物质通过，而对另一些物质限制其通过，以保持细胞内物质的稳定。

(4) 参与细胞的胞吞作用与胞吐作用：对大分子物质，细胞以胞吞与胞吐的方式，与周围环境进行物质交换。

1) 胞吞作用：外界进入细胞的大分子物质先附着在细胞膜的外表面，此处的细胞膜凹陷入细胞内，将该物质包围形成小泡，最后小泡与细胞膜断离而进入细胞内。固态的物质进入细胞内，称为**吞噬作用**，吞入的小泡叫**吞噬体**；液态的物质进入细胞内，则称为**吞饮作用**，其吞入的小泡叫**吞饮泡**。

2) 胞吐作用：大分子物质由细胞内排到细胞外时，被排出的物质先在细胞内被膜包裹，形成小泡，小泡逐渐与细胞膜相接触，并在接触处出现小孔，该物质经小孔排到细胞外(图1-4)。

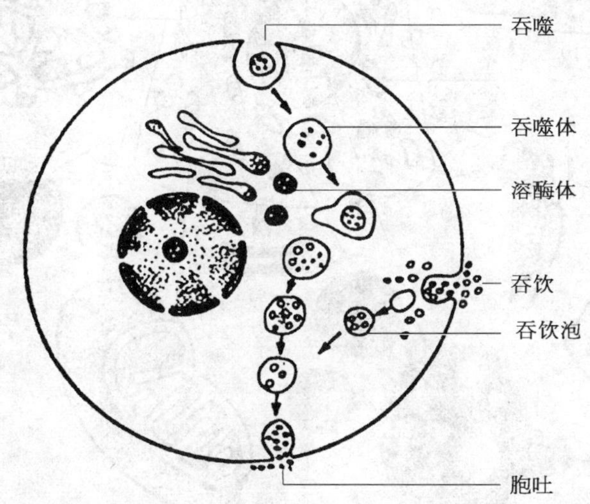

图1-4　胞吞作用和胞吐作用示意图

(5) 细胞膜具有受体作用：有些镶嵌在细胞膜上的跨膜蛋白是受体，不同受体可以与不同的激素、神经递质、药物或抗原等进行特异结合后，即可发生变构现象，使细胞的功能或物质代谢朝着一定方向变化，进而调节细胞内各种代谢活动。

(6) 细胞膜具有细胞粘连作用：细胞衣或称糖衣，位于细胞膜外表面。可使细胞黏附于细胞外基质。

(二) 细胞质

细胞膜与细胞核之间的部分为**细胞质**，又称**细胞浆**，细胞质在生活状态下为透明胶状物，在固定标本上常呈颗粒状、泡沫状或网状。由基质、细胞器和内涵物组成。是细胞新陈代谢与物质合成的重要场所。

1. 基质　**基质**是细胞中无定型结构的胶状物质，呈液态，是细胞质的基本成分。主要由水、无机盐、糖、脂类及蛋白质组成，并含有多种酶，是细胞进行各种物质代谢的场所，也为细胞器提供必需的环境。

2. 细胞器　**细胞器**是指分布在细胞质基质内、具有特定形态与功能的结构。包括光学显微镜下可见的线粒体、高尔基复合体、中心体等，以及只有在电子显微镜下才可见的内质网、核糖体、溶酶体、微管、微丝等(图1-5)。

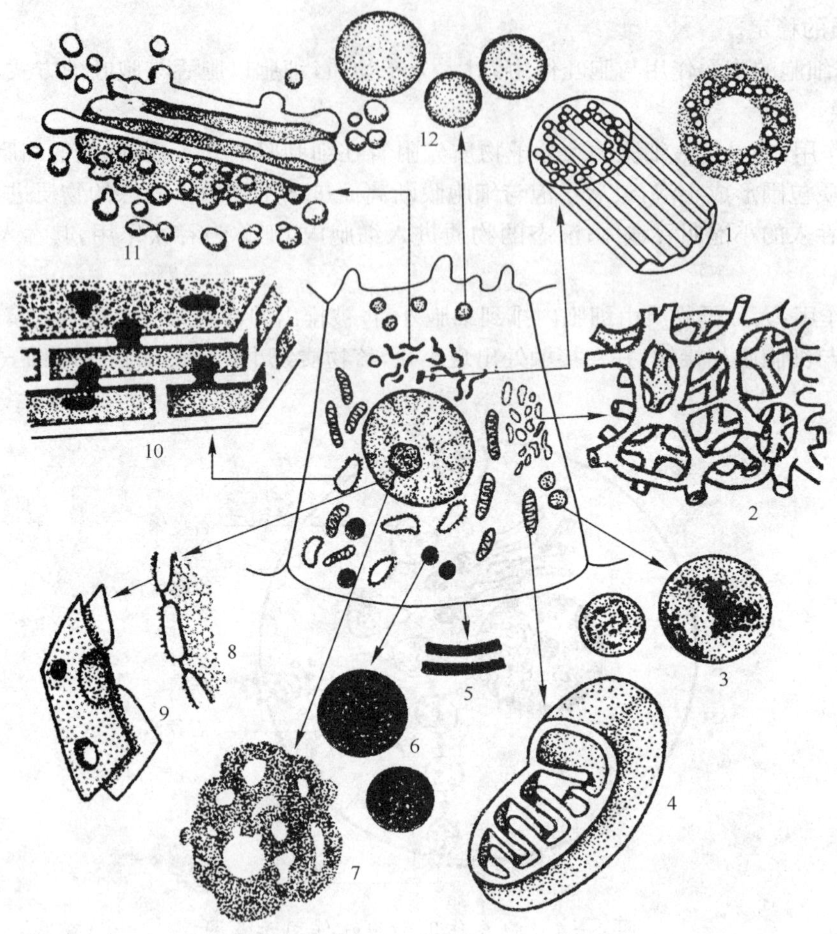

图 1-5 细胞超微结构模式图

1. 中心粒 2. 滑面内质网 3. 溶酶体 4. 线粒体 5. 单位膜 6. 脂滴
7. 核仁 8～9. 核膜 10. 粗面内质网 11. 内网器 12. 分泌颗粒

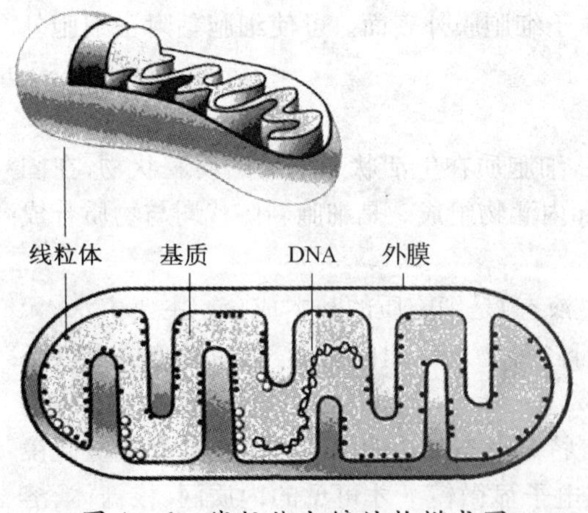

图 1-6 线粒体电镜结构模式图

(1) 线粒体:线粒体在光学显微镜下,呈杆状、线状或颗粒状,直径 0.5 μm 左右,长度为 3～7 μm。在电子显微镜下,为双层单位膜构成的椭圆形小体,外膜光滑,内膜向内折叠形成线粒体嵴(图 1-6),线粒体内含有多种酶,能将细胞摄入的蛋白质、脂肪、糖等氧化分解而释放出能量,以备细胞生理活动需要。因此线粒体被称为细胞的“能量工厂”。

(2) 高尔基复合体:高尔基复合体又称内网器,在光学显微镜下,多位于细胞核附近,常呈小泡及网状。在电子显微镜下,高尔基复合体主要由扁平囊泡、大囊泡和小囊泡组成(图 1-7)。它是细胞内的运输和加工系统,对内质网中合成的蛋白质进一步加工、浓缩,形成分泌颗粒。

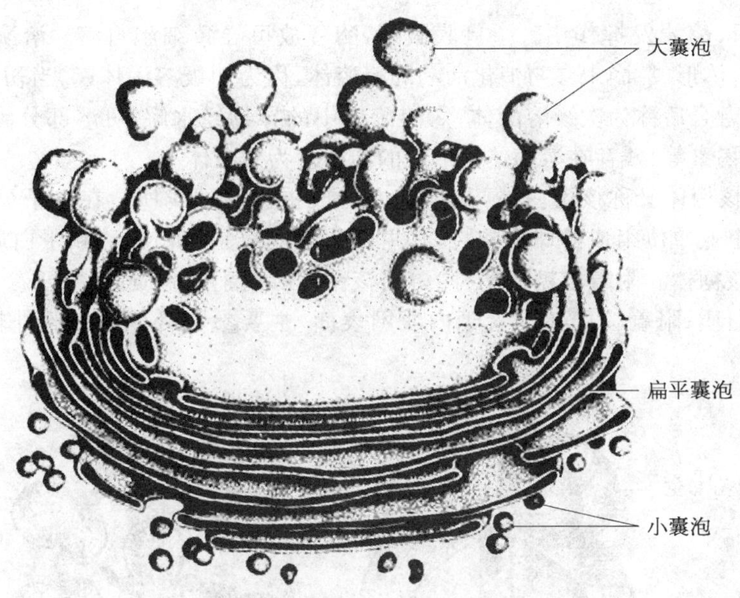

图 1-7　高尔基复合体模式图

(3) 内质网：内质网在光学显微镜下看不到，在电子显微镜下观察，内质网是由单位膜形成的大、小不同的管、泡，并互相吻合而成的网状结构。根据内质网膜上有无核糖体，可将内质网分为以下两种。

1) 粗面内质网：粗面内质网由平行排列的扁囊和附着在膜外表面的核糖体构成，表面粗糙，主要是合成分泌蛋白质，另外也参与自身所需蛋白质的合成。

2) 滑面内质网：滑面内质网由形状及直径不一的小管互通成网，小管膜外表面光滑，无核糖体附着。主要参与类固醇的合成，脂类的合成与运输，糖的分解代谢，以及对激素灭活、调节离子浓度等(图 1-8)。

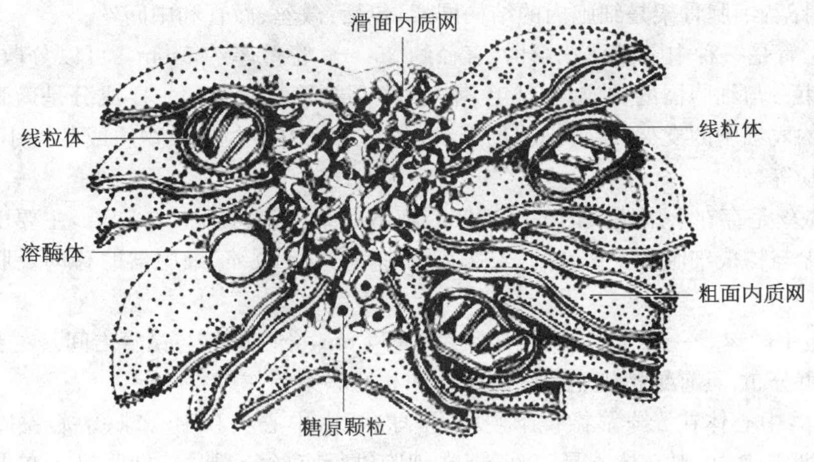

图 1-8　内质网、溶酶体结构模式图

(4) 溶酶体：在电子显微镜下观察，溶酶体是由一层单位膜围成的圆形或卵圆形小泡，内含 60 多种酸性水解酶(图 1-8)，可分解蛋白质、糖类、脂肪、核酸等物质，主要消化经吞噬或吞饮进入细胞内的物质，或细胞自身衰老的结构。在活细胞中，这些酶不能透过溶酶体膜，当被水解的有机物进入溶酶体内部时，酶才发挥作用。一旦膜破裂，酶释放可导致细胞自溶。溶酶体可分为3种：①刚从高尔基复合体形成、尚未参与消化活动的溶酶体，称为**初级溶酶体**；②当初级溶酶体与来自细胞内、外物质相融合后称为**次级溶酶体**；③溶酶体中的异物经水解，可溶部分渗出膜外，不能被消化的部分(如脂褐素等)残存在溶酶体内形成的结构称为**残余体**。

(5) 核糖体：**核糖体**又称**核蛋白体**，是细胞内合成蛋白质的场所。在电子显微镜下观察，核糖体是由大小两个亚单位组成的球形颗粒，其主要化学成分是核糖核酸和蛋白质(图1-9)。核糖体可分为**游离核糖体**和**附着核糖体**两种：游离核糖体游离于细胞质内，主要参与合成细胞自身需要的内源性蛋白质；附着核糖体附着于内质网表面，主要参与合成向细胞外输出的分泌性蛋白质。

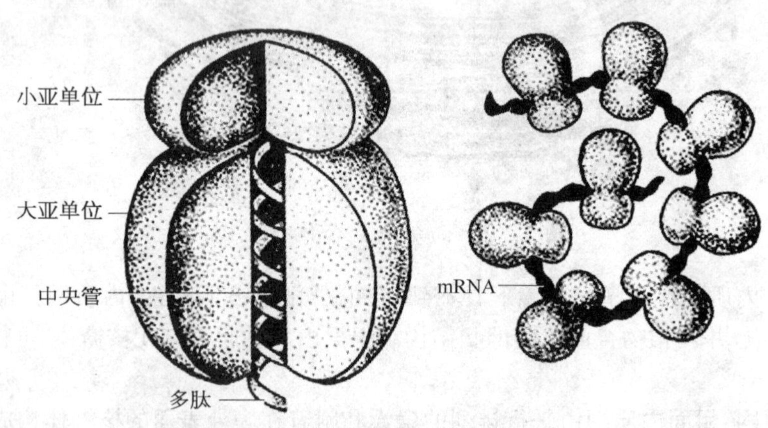

图1-9 核糖体结构模式图

(6) 微体：**微体**又称**过氧化物酶体**，是细胞的防毒小体。在电子显微镜下观察，微体是由一层单位膜围成的圆形或椭圆形小体，微体内存在的酶可达20种以上，主要有过氧化物酶、过氧化氢酶以及多种氧化酶等。能分解细胞内的过氧化氢和过氧化物，对细胞起保护作用。

(7) 细胞骨架：**细胞骨架**是细胞内的结构网架，包括：微丝、微管和中间丝。

1) 微管：**微管**是一种中空圆柱状结构，直径约25 nm，管壁厚约5 nm。可以分散在细胞质内，也可以聚合成束参与细胞器的构成，如纤毛、鞭毛、中心粒等。微管的主要成分是微管蛋白。微管的主要功能是构成细胞的支架，维持细胞的形状，参与细胞内某些颗粒物质或各类小泡的运输，以及细胞器的运动等。

2) 微丝：**微丝**是存在于细胞质内的一种实心细丝状结构，直径为5～7 nm，主要由肌动蛋白构成。微丝不但参与构成细胞的支架，而且与细胞吞噬、微绒毛收缩、细胞器的移动及肌细胞的收缩有关。

3) 中间丝：**中间丝**是一种实心细丝，直径为8～11 nm，介于微丝与微管之间。主要由蛋白质构成。散在或成束分布，具有维持细胞收缩和细胞间相互联系等作用。

(8) 中心体：**中心体**在光学显微镜下观察，呈球状，由中心粒和中心球(中心粒周围的细胞基质)构成，在间期细胞中，中心体不易见到，但在细胞进行有丝分裂时特别明显。在电子显微镜下观察，中心粒是两个互相垂直的短筒状小体，在横断面上其壁由9组微管构成，每一组又包括a、b、c 3个亚微管(图1-10)。中心粒上有与细胞能量代谢有关的ATP酶，中心粒不仅能自我复制，参与细胞分裂活动，还能为细胞运动和染色体移动提供能量，故称中心体为细胞分裂的推动器。

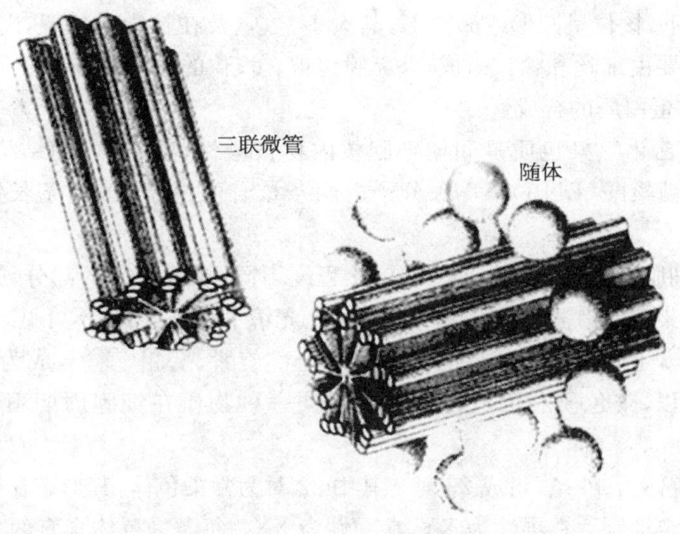

图 1-10　中心体结构模式图

3. 内涵物　**内涵物**是细胞质中一些有形的代谢产物或储备的营养物质。包括糖原、脂滴、色素及分泌颗粒等。数量随细胞生理状态不同而改变。

（三）细胞核

细胞核是真核细胞中体积最大、功能最重要的细胞器，是细胞遗传和代谢活动的控制中心。

除成熟红细胞外，人体所有的细胞都有细胞核，多数细胞只有一个细胞核，但也有两个或多个，如骨骼肌细胞可有数百个。细胞核形态大小一般与细胞的形态大小相适应，圆形、立方形和星形细胞的细胞核，多为圆形；柱状、梭形细胞的细胞核，多为椭圆形或长杆状等。细胞核多位于细胞中央或基底部，也有的位于周边，如骨骼肌细胞和脂肪细胞。

存在于间期的细胞核称间期核，由核膜、核仁、染色质和核基质 4 部分构成(图 1-11)。

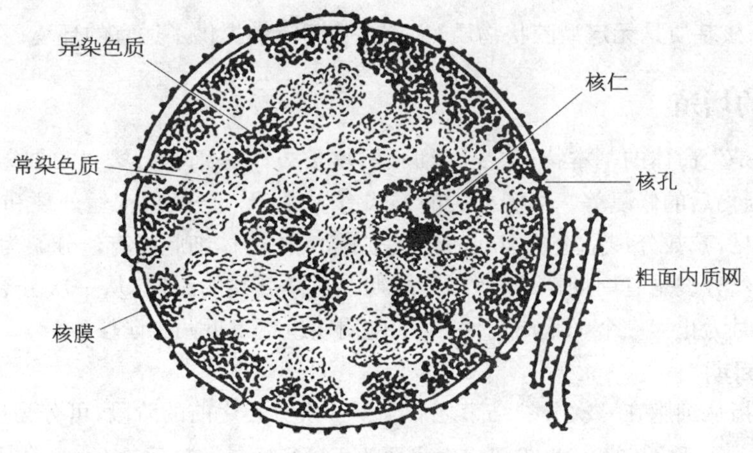

图 1-11　细胞核结构模式图

1. 核膜　电镜下，**核膜**由内、外两层单位膜构成，其间隙叫做核周池，核膜的外层表面有核糖体附着，与粗面内质网结构相似，在某些部位还与粗面内质网相连续，核周池与内质网腔相通；核膜上有孔，称为**核孔**，核孔是细胞核与细胞质之间进行物质交换的通道。

2. 核仁　光镜下，核仁呈圆形或卵圆形，其大小、数量及在核内的位置，随细胞功能不同而变化。电镜下，核仁主要由细丝和颗粒组成，外无膜包被。核仁的化学成分主要是蛋白质与核糖核酸(RNA)，功能是参与蛋白质的合成。

3. 染色质和染色体　染色质是间期细胞核内易被碱性染料染色的结构，其化学成分主要是蛋白质和脱氧核糖核酸(DNA)，DNA分子由两条核苷酸链组成，两条长链缠绕成双股右螺旋状。

在分裂间期的细胞核中，DNA分子的螺旋化程度不同，螺旋紧密的部分，光镜下着色深，呈颗粒状或团块状，称**异染色质**；螺旋松散伸长的部分，在光镜下不被染色，不可见，称**常染色质**。

在细胞分裂期，染色质DNA分子的双股螺旋全部旋紧、变粗、变短，成为光镜下所见的粗棒状，即为**染色体**。所以，染色质和染色体实际上是同一种物质在细胞周期不同时期的不同表现形式。

人体细胞的染色体为46条，组成23对。其中22对为**常染色体**，其形态在男女性都一样；其余一对为**性染色体**，决定性别。在男性为XY，在女性为XX。每条染色体含有两条染色单体，借着丝点相连接，从着丝点向两端伸出染色体臂，着丝点的位置决定染色体的形态(图1-12)。

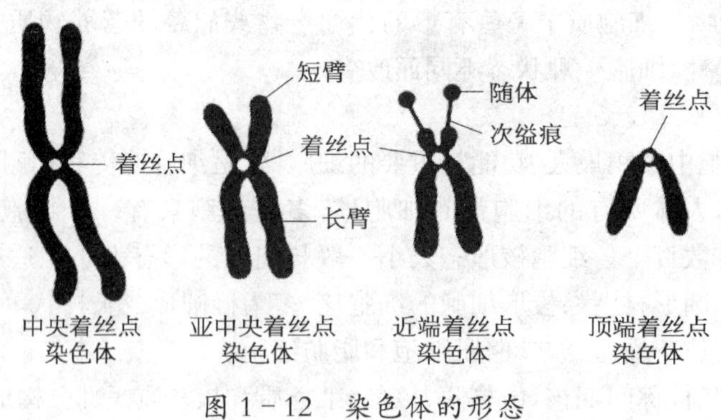

图1-12　染色体的形态

4. 核基质　核基质是无定型胶状物质，为核内代谢活动提供了适宜的环境。

三、细胞的增殖

细胞的增殖是生命体的基本特征之一，细胞的增殖方式是细胞分裂，以此适应人体的生长发育、细胞更新和损伤后的修复等。细胞分裂的方式有3种：**无丝分裂**、**有丝分裂**和**减数分裂**。无丝分裂在人体很少见，减数分裂是生殖细胞的分裂方式，人体的体细胞以有丝分裂为主。

细胞进行有丝分裂是有周期性的，即**细胞周期**。连续分裂的细胞，从一次分裂完成时开始，到下一次分裂完成时为止为一个细胞周期，一个细胞周期包括以下两个阶段。

(一) 分裂间期

分裂间期是指从细胞在一次分裂结束之后到下一次分裂之前的阶段，可分为以下3期。

1. 合成前期　简称G_1期。此期细胞内主要为DNA复制做物质准备，如合成必要的核苷酸、蛋白质和酶等。

2. 合成期　简称S期，在此期进行DNA复制，使细胞内的DNA含量增加一倍。

3. 合成后期　简称G_2期，在此期将合成RNA、蛋白质和其他物质，做好进入分裂期的准备。

(二) 分裂期(M 期)

在细胞分裂期最明显的变化是细胞核中染色体的变化。根据形态变化将其分为 4 个期:即前期、中期、后期和末期。但各期之间没有截然的界限(图 1-13)。

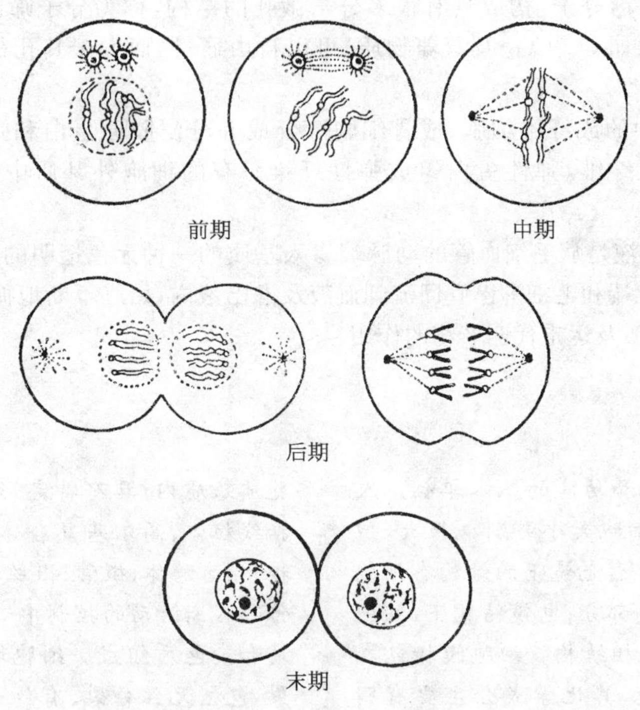

图 1-13　细胞有丝分裂模式图

1. 前期　细胞核膨大,核染色质由细丝状逐渐卷曲,变短并增粗成为染色体,此时 DNA 已进行复制,DNA 的含量增加一倍,同时进行蛋白质合成,染色体纵列成两条染色单体,染色单体并不立即分开,仍在着丝点处相连,核膜、核仁逐渐消失。细胞质内中心粒已复制成两对,开始向细胞两极移动,在分向两极的中心粒之间由许多微管相连,形成纺锤体。

2. 中期　此期核膜、核仁完全消失,中心粒已分向细胞的两极,纺锤体更发达,并穿过细胞中部,染色体更致密、更明显,并移至纺锤体的中段,排列在细胞的赤道板上。分裂中期的细胞,染色体的形态比较固定,数目比较清晰,此期是染色体分析的最佳时期。

3. 后期　排列在赤道板上所有纵裂的染色体已于着丝点处完全分离,成为两个染色单体,各染色单体受纺锤体纤维的牵引,逐渐移至细胞的两极,所以分到细胞两极的染色单体与原来染色体的数目相等。此时相当赤道板部位的细胞膜出现环状缩窄,细胞质开始分裂。

4. 末期　细胞拉长,细胞膜进一步缩窄,逐渐将细胞质分开,纤维也随之消失,两个新的子细胞形成。与此同时,已进入细胞两极的染色体解螺旋化,逐渐松开,变成染色质,两个子细胞核形成,核仁又重新出现。至此,细胞完成有丝分裂全过程,并进入细胞分裂间期。

第二节　细胞外基质

细胞外基质是机体发育过程中由细胞分泌到细胞外的各种生物大分子物质,为细胞的生存及活动提供适宜的场所,并对组织细胞的生长、代谢、运动、迁移、增殖和分化有重要作用。主要包括基质、纤维和组织液 3 种成分。

1. 基质　基质是无定型的胶状物质，主要是糖胺多糖与蛋白质等一些高亲水性大分子物质，主要成分是透明质酸和硫酸软骨素。透明质酸的长链分子曲折盘绕，其长链分子上又连结许多蛋白质分子和多糖分子，构成具有很多分子微孔的结构，称为分子筛。分子筛具有屏障作用，小于孔径的物质（如 O_2、CO_2 及营养物质）可以自由通过，而大于其孔径的物质（如细菌）不能通过。

2. 纤维　机体中的成纤维细胞、成骨细胞等合成并分泌胶原蛋白和弹性蛋白。胶原蛋白组成胶原纤维和网状纤维，弹性蛋白组成弹性纤维。有的细胞外基质中只有胶状物质，没有纤维。

3. 组织液　组织液是从毛细血管的动脉端渗入基质的一种无色透明的液体。基质中的组织液，经毛细血管的静脉端和毛细淋巴管回流到血液及淋巴液内，始终不断地循环更新保持恒定，起着给细胞运送营养物质及运走代谢产物的作用。

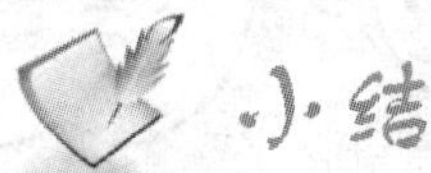

细胞是人体结构和功能的基本单位。人体细胞的形态多样，细胞大小差别也很大，但在结构上有共同的特点：光镜下的结构有细胞膜、细胞质和细胞核 3 部分；电镜结构下，细胞分为膜相结构和非膜相结构。细胞膜指包在细胞表面的一层薄膜，其化学成分主要有脂类、蛋白质和糖类，细胞膜的分子结构为“液态镶嵌模型”。细胞膜和细胞核之间的部分为细胞质，由基质、细胞器和内涵物组成。基质是细胞中无定型的胶状物；细胞器是指分布在细胞质基质内，具有特定形态与功能的结构，包括线粒体、高尔基复合体、中心体、内质网、核糖体、溶酶体、微管、微丝等。细胞核是细胞遗传和代谢活动的控制中心，由核膜、核仁、核基质和染色质组成。细胞增殖的方式是细胞分裂，包括无丝分裂、有丝分裂和减数分裂。细胞外基质是机体发育过程中由细胞分泌到细胞外的各种生物大分子物质，包括基质、纤维和组织液。

实验指导

【光学显微镜的构造、使用与维护】

（一）实验目的要求

（1）掌握显微镜的使用方法。

（2）熟悉显微镜的构造。

（3）熟悉显微镜的维护。

（二）实验物品

（1）光学显微镜。

（2）组织切片。

（三）实验内容和方法

1. 光学显微镜的构造　显微镜由机械部分和光学部分构成（图 1-14）。

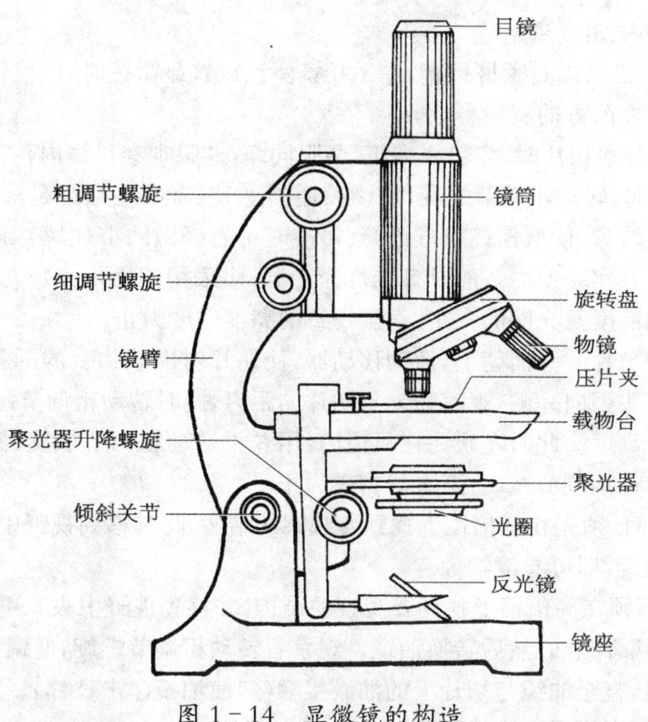

图 1-14 显微镜的构造

(1) 机械部分：

1) 镜座：位于显微镜的最下方，呈蹄铁形、方形或圆形，用以承托显微镜的整体。

2) 镜臂：在镜座之上，呈弧形，是显微镜的支柱，握持显微镜用。

3) 倾斜关节：是镜臂与镜座的连接装置，可使镜臂向后倾斜。

4) 载物台：在镜臂下端的前方，是放置切片标本处。一般为方形或圆形的平台，其中央有一圆孔。有的显微镜的载物台还可以上下调节移动。

5) 移动器或压片夹：安装在载物台上，用于固定和移动切片。

6) 镜筒：是镜臂上端前方的空心圆筒。其上端可套放不同放大倍数的接目镜。

7) 旋转盘：安装在镜筒下端的圆盘，装有不同放大倍数的物镜。旋转时可将不同的物镜镜头对准镜筒。

8) 粗调节螺旋：一般位于镜臂上端的两侧。每旋转一周，可使镜臂上升或下降 10 mm。

9) 细调节螺旋：位于粗调节螺旋的下方，较小。每旋转一周，仅使镜臂上升或下降 0.1 mm。

(2) 光学部分：

1) 目镜：装于镜筒的上方，标有"5×"、"10×"等放大倍数。目镜内可安装指针，以指示观察物。

2) 物镜：装于旋转盘的下面，一般有放大镜(4×)、低倍镜(10×)、高倍镜(40×)和油镜(100×)4 种。

3) 聚光器：装于载物台的下方，可聚集光线，增强视野亮度。当旋转聚光器后方右侧的聚光器升降螺旋时，可使聚光器上升(视野亮度增强)或下降(视野亮度减弱)。聚光器的底部装有光圈，可以开大或缩小，以调节进入镜头光线的强弱。

4) 反光镜：装于聚光器下方的圆镜，有平、凹两面。反光镜可自由全方位旋转，便于反射光线进入物镜，凹面反光镜聚光能力强，适用于光线较弱时；平面反光镜没有聚光能力，适用于光线较强时。

2. 光学显微镜的使用方法

(1) 取显微镜时，必须以右手握镜臂，左手托镜座。放置显微镜时，应使镜臂朝向自己，轻轻地将显微镜放置在自己左前方的实验台上。

(2) 使用显微镜观察切片时，姿势要端正，两眼同睁，左眼观察目镜内，右眼注意绘图。

(3) 使用低倍镜时，转动粗调节螺旋，使镜筒适当上升(有的显微镜是降低载物台)，使物镜远离切片。然后转动旋转盘，使低倍镜对准镜筒(对准时可有轻微的卡住感)，再打开光圈，上升聚光器，调节反光镜的方向(实验室内一般以日光灯为光源，多采用凹面反光镜)。若视野太亮或太暗，可继续调节聚光器的高度及光圈的大小，直至视野的亮度适度为止。

将组织切片有盖玻片的一面朝上，活动移动器，使切片对准载物台的圆孔，以压片夹或移动器将切片固定。然后将头歪向一侧，观察物镜与切片的距离，同时转动粗调节螺旋，使镜筒慢慢下降，让低倍镜下降到最低高度。此时左眼注视目镜内，用左手转动粗调节螺旋，使镜筒慢慢上升，直至看到物像。再稍稍转动细调节螺旋，至看清物像为止。

(4) 使用高倍镜时，须先在低倍镜下找到要观察的结构，将其移到视野中央，然后转换高倍镜，再稍微转动细调节螺旋，即可看清物像。

(5) 使用油镜时，须在高倍镜下找到要观察的结构，并移到视野中央。再将高倍镜上升并转向一侧，在标本上加一滴香柏油，然后转换油镜。观察者转动粗调节螺旋，使镜筒下降，同时在一侧观察油镜与切片的距离，直至油镜与切片上的油滴接触(勿使油镜碰击玻片)。左眼注视目镜内，同时慢慢转动细调节螺旋，直至看清物像为止。

油镜观察结束后，将镜筒上升，用擦镜纸擦净油镜上的香柏油，再换蘸有少许二甲苯的擦镜纸擦拭，最后再用干燥的擦镜纸擦一次。切片上的香柏油用同样的方法擦净。

3. 光学显微镜的维护

(1) 显微镜是贵重的精密仪器，使用前首先查看显微镜部件有无缺损、是否松动。如发现部件松动或损坏，应及时报告实验指导老师。

(2) 显微镜部件不得擅自拆卸，接目镜不得随意取下，镜筒不得拉长。

(3) 保持显微镜的清洁。显微镜上的污物或灰尘，不可用口吹或手指、手帕等擦拭。光学玻璃部分用擦镜纸擦拭，金属部分用干燥的绸布或软布擦拭。

(4) 显微镜使用后，先取下切片，使镜筒恢复直立，转动旋转盘，使物镜转成“八”字形，并将镜筒下降到最低位置。最后用绸布或镜套将显微镜包好，放回原处。

【细胞的结构】

(一) 实验目的要求

(1) 能熟练地使用显微镜。

(2) 掌握临时装片的制作方法。

(3) 掌握细胞的基本结构。

(4) 初步学会边看显微镜边绘图。

(二) 实验物品

(1) 光学显微镜。

(2) 载玻片、盖玻片、牙签、2%碘酊、洁净纱布、镊子。

(三) 实验内容和方法

1. 口腔黏膜上皮细胞临时装片的制作

(1) 用洁净的纱布擦净载玻片和盖玻片。

(2) 漱口后，用牙签在口腔颊部内侧刮几下，将刮下的黏膜细胞在载玻片上单向涂均匀。

(3) 在涂片上滴加1～2滴2%碘酊染色10～15 min，然后用镊子夹取盖玻片右侧，使其左侧边缘与载玻片上的液体相接触，慢慢盖下，以免产生气泡。

2. 口腔黏膜上皮细胞的观察　将制好的临时标本装片先用低倍镜观察，然后再转换高倍镜观察，可见细胞呈不规则的鳞状扁平形。细胞表面为细胞膜；细胞质染色浅，呈透明胶状；细胞核圆形，位于细胞中央，染色深。

第二章
基本组织

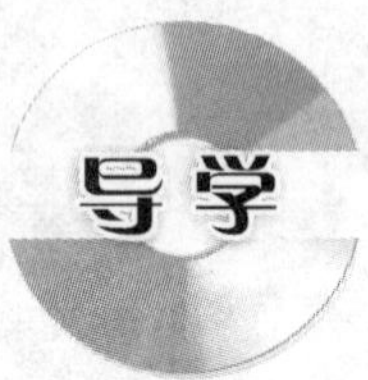

了解：上皮组织的分类和功能；上皮组织的特殊结构；致密结缔组织、脂肪组织、网状组织；肌组织的功能；神经胶质细胞。

熟悉：腺上皮和腺；结缔组织的结构特点和功能；软骨组织、骨组织、血液；突触的概念和分类；神经末梢的概念和分类。

应用：上皮组织的结构特点；被覆上皮的分类和构造；结缔组织的分类；疏松结缔组织；肌组织的一般结构、分类；骨骼肌、心肌、平滑肌；神经元的结构和分类；神经纤维构造和分类。

实验：单层扁平上皮、单层立方上皮、单层柱状上皮、假复层纤毛柱状上皮、复层扁平上皮、变移上皮、疏松结缔组织、脂肪组织、网状组织、透明软骨、骨磨片、血涂片、骨骼肌、心肌、平滑肌、多极神经元、有髓神经纤维、触觉小体、运动终板。

组织由细胞和细胞外基质构成。人体的组织可分为上皮组织、结缔组织、肌组织和神经组织，这4类组织称基本组织。各种组织具有不同的结构和功能特点，它们互相结合，构成人体的各种器官。

第一节 上皮组织

上皮组织简称上皮，由密集排列的细胞和少量的细胞外基质构成。根据上皮组织的结构特点和功能将上皮组织分为被覆上皮、腺上皮和特殊上皮3类。被覆上皮覆盖于体表或衬于体内各种管、腔及囊的内表面；腺上皮是构成腺的主要成分；特殊上皮又分为感觉上皮和生殖上皮。

上皮组织具有保护、分泌、吸收、排泄、感觉等功能。本节主要讨论被覆上皮和腺上皮。

一、被覆上皮

(一) 被覆上皮的结构特点和分类

被覆上皮虽有多种，但都具有以下共同特征：①细胞数量多，排列紧密，细胞外基质少。②上皮细胞具有极性，一端朝向体表或管状结构内表面，称游离面；另一端与游离面相对，称基底面，此面借基膜与深部结缔组织相连接；上皮细胞之间的连接面为侧面。③上皮内大都无血管，所需营养靠结缔组织内的血管提供，通过基膜渗透到上皮细胞间隙中。

被覆上皮根据细胞层数和细胞形态分为以下几种类型(表2-1)。

表 2-1　被覆上皮的分类及主要分布

细胞层数	上皮类型	主要分布
单层上皮	单层扁平上皮	内皮：心、血管、淋巴管
		间皮：胸膜、腹膜和心包膜
		其他：肺泡、肾小囊壁层等
	单层立方上皮	肾小管上皮等
	单层柱状上皮	胃、肠、子宫等
	假复层纤毛柱状上皮	气管、支气管等
复层上皮	复层扁平上皮	未角化的：口腔、食管和阴道等
		角化的：皮肤的表皮
	变移上皮	肾盏、肾盂、输尿管和膀胱

(二) 被覆上皮的形态结构

1. *单层扁平上皮*　单层扁平上皮由一层扁平细胞构成，细胞核呈扁圆形，位于细胞中央。从游离面观察，细胞呈不规则形或多边形，细胞边缘成锯齿状或波浪状。从垂直切面观察，细胞扁薄，含核的部分略厚(图 2-1)。衬贴于心、血管和淋巴管内表面的单层扁平上皮称内皮；分布于胸膜、腹膜和心包膜表面的单层扁平上皮称间皮。

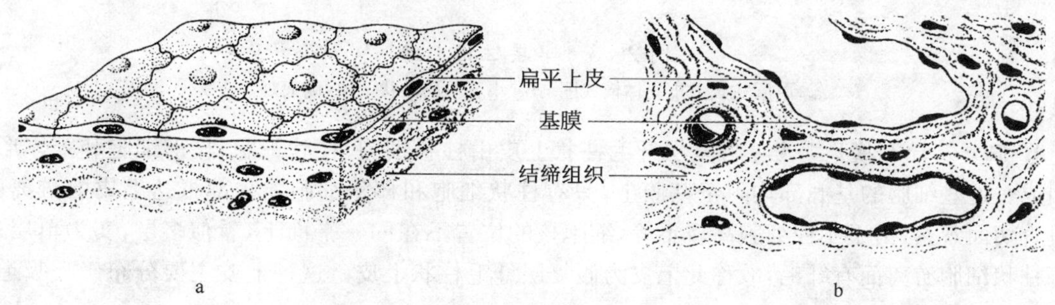

图 2-1　单层扁平上皮

a. 单层扁平上皮立体模式图　b. 血管、淋巴管内皮

2. *单层立方上皮*　单层立方上皮由一层近似立方形的细胞构成。从游离面观察，细胞呈多边形；从垂直切面观察，细胞呈正方形，细胞核圆形，位于中央(图 2-2)。这种上皮分布于小叶间胆管、肾小管及甲状腺滤泡等处，具有分泌和吸收的功能。

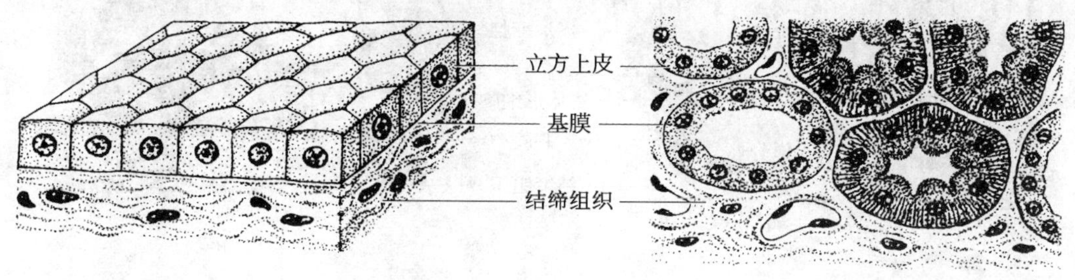

图 2-2　单层立方上皮

a. 单层立方上皮立体模式图　b. 肾小管单层立方上皮

3. 单层柱状上皮 **单层柱状上皮**由一层棱柱状细胞构成。从游离面观察,细胞呈多边形;从垂直切面观察,细胞呈柱状,核椭圆,靠近细胞基底部。这种上皮分布于胃肠道、胆囊和子宫等器官,大都有保护、吸收和分泌功能。肠管的单层柱状上皮细胞之间,常夹有单个的杯状细胞。杯状细胞形似高脚酒杯,细胞顶部膨大,胞质内充满黏原颗粒,底部狭窄,含有染色深的核。杯状细胞是一种腺细胞,分泌黏液,有润滑和保护上皮的作用(图 2-3)。

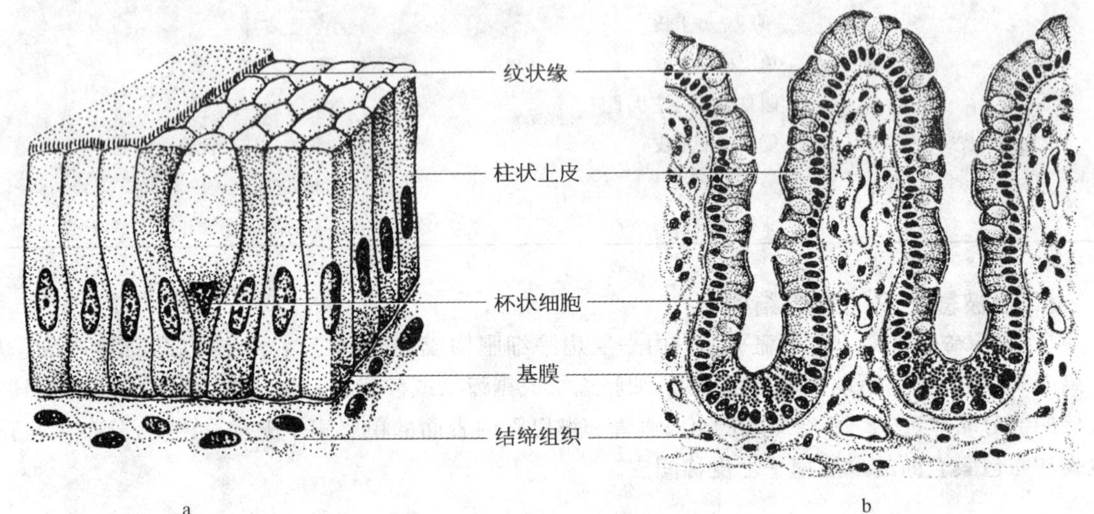

图 2-3 单层柱状上皮

a. 单层柱状上皮立体模式图 b. 小肠单层柱状上层(侧面观)

4. 假复层纤毛柱状上皮 **假复层纤毛柱状上皮**由柱状细胞、杯状细胞、梭形细胞和锥体形细胞组成。这些细胞的基底部均附于基膜上,只有柱状细胞和杯状细胞的顶部抵达上皮的游离面。从垂直切面观察,由于 4 种细胞高矮不等,细胞核的位置不在同一平面上,看似多层,实为单层;又由于柱状细胞游离面有纤毛,故称此上皮为假复层纤毛柱状上皮。这种上皮主要分布于呼吸道内表面,具有保护作用(图 2-4)。

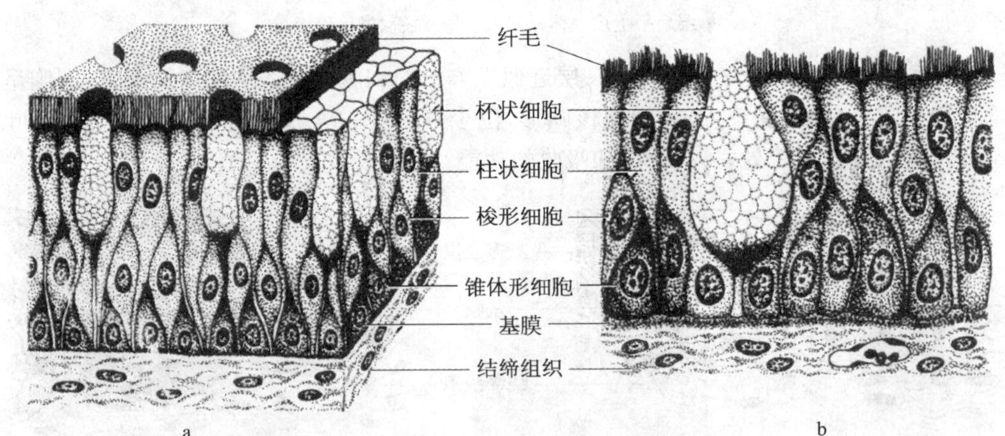

图 2-4 假复层纤毛柱状上皮

a. 假复层纤毛柱状上皮立体模式图 b. 气管黏膜上皮(侧面观)

5. 复层扁平上皮 **复层扁平上皮**又称**复层鳞状上皮**,由多层细胞组成。从垂直切面观察,其浅部是数层扁平形细胞，中部是数层多边形细胞，靠近基膜是一层立方形或低柱状细胞，称**基底细胞**。基底细胞具有较强的分裂增殖能力，新形成的细胞不断向表层推移，以补充衰老脱落的表层细胞。上皮基底面借基膜与深部结缔组织相连，连接部位形成凹凸不平的连接面，以增加两者的接触面积，使连接更牢固，又可保证上皮组织的营养供应。根据复层扁平上皮的浅层细胞是否有角化现象，又可分为两种。①**角化的复层扁平上皮**(图 2-5)：分布于皮肤的表皮，其表层的扁平细胞已无细胞核和细胞器，胞质中充满角蛋白，这种现象称角化。角化的复层扁平上皮具有较强的耐摩擦作用。②**未角化的复层扁平上皮**(图 2-6)：分布于口腔(硬腭除外)、食管、阴道等处，其浅层是有核、有细胞器的活细胞。复层扁平上皮具有保护作用。

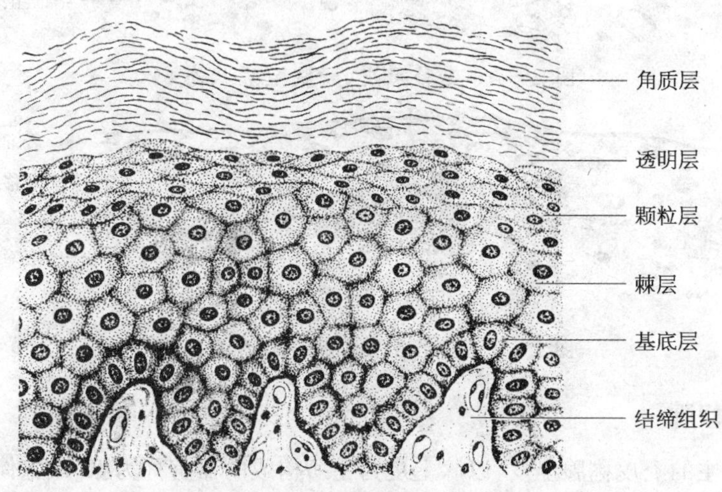

图 2-5 角化的复层扁平上皮(皮肤)

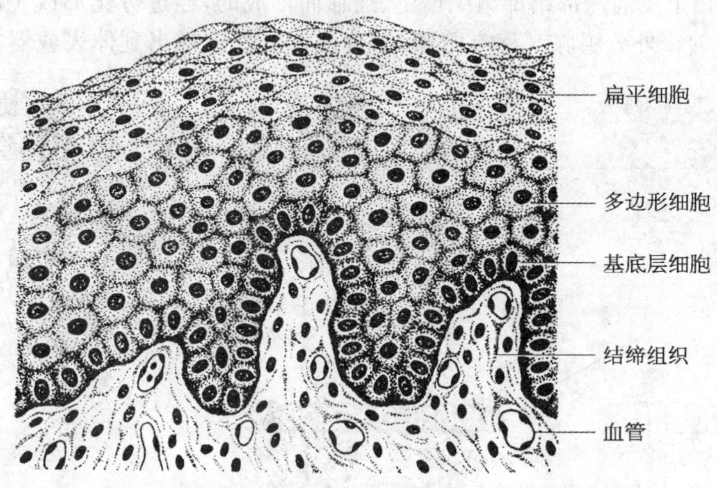

图 2-6 未角化的复层扁平上皮(食管)

6. 变移上皮 变移上皮又称移行上皮，由多层细胞构成，主要分布于输尿管和膀胱等处的内表面，由于上皮细胞的层数及形态可随所在器官的容积变化而发生相应的改变，故称为变移上皮。如膀胱空虚(收缩)时，上皮变厚，细胞层数增多(图 2-7)，表层细胞呈立方形，体积较大，一个细胞可覆盖几个中间层细胞，故称为盖细胞；反之，当膀胱充盈(扩张)时，上皮变薄，细胞层数减少，其表层细胞呈扁梭形(图 2-8)。

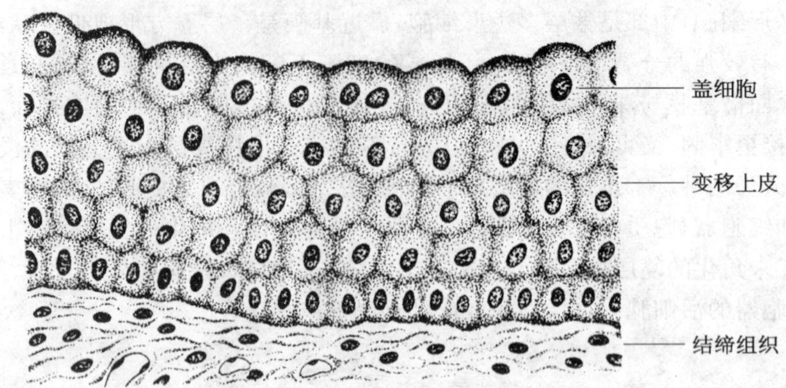

图 2-7 变移上皮(膀胱空虚状态)

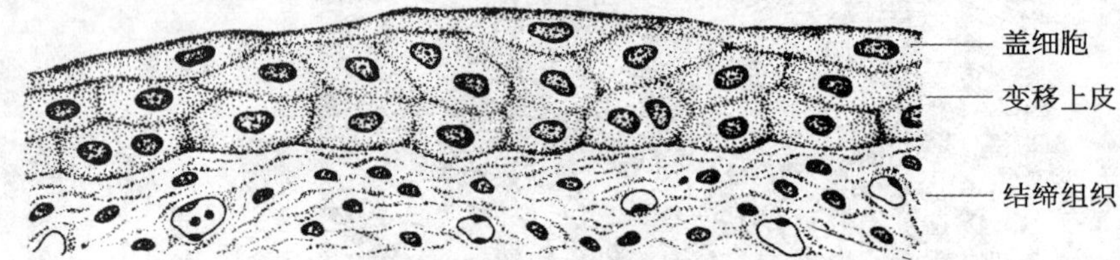

图 2-8 变移上皮(膀胱充盈状态)

二、腺上皮和腺

以分泌功能为主的上皮称**腺上皮**,以腺上皮为主所构成的器官称为**腺**,或**腺体**。

(一) 腺的分类

腺上皮是由被覆上皮向深部结缔组织增生、迁移而形成的,经过分化形成了两类,即外分泌腺和内分泌腺(图 2-9)。**外分泌腺**又称有管腺,其分泌物经导管排出到体表或器官腔内发挥作用,

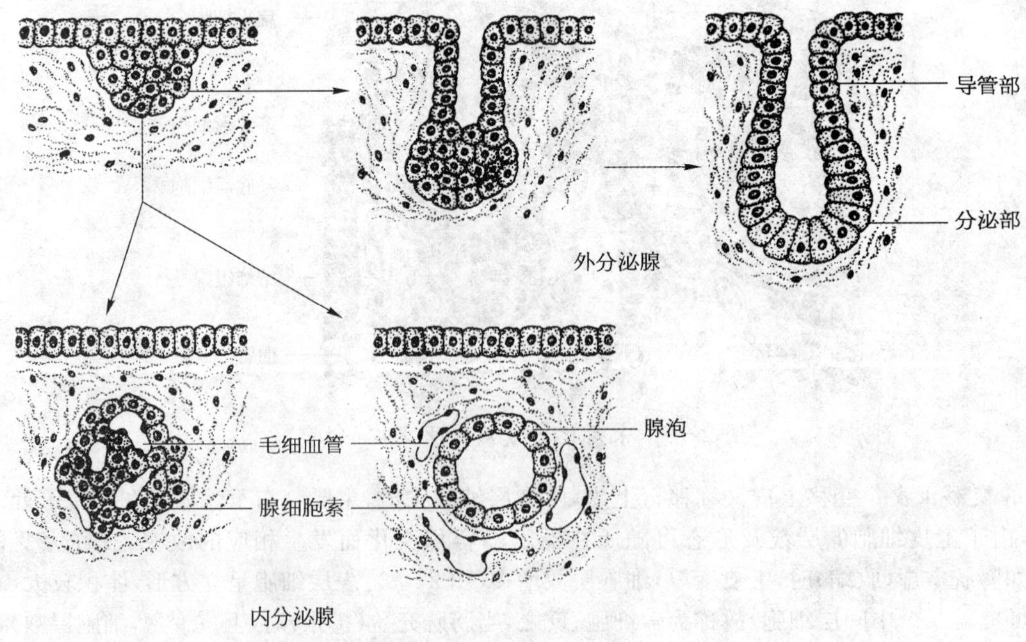

图 2-9 腺发生模式图

如汗腺、唾液腺、乳腺等。**内分泌腺**又称**无管腺**，其分泌物(激素)进入毛细血管或毛细淋巴管运送到作用部位，如甲状腺、肾上腺、垂体等。

(二) 外分泌腺的分类和一般结构

外分泌腺根据构成的细胞数量，可分为单细胞腺和多细胞腺。

1. *单细胞腺* 杯状细胞是人体惟一的单细胞腺。杯状细胞顶部膨大，底部狭窄，含有染色深的核。杯状细胞夹布于肠管的单层柱状上皮和呼吸道的假复层纤毛柱状上皮细胞之间，其顶部达游离面。杯状细胞分泌黏液，有润滑和保护上皮的作用。

2. *多细胞腺* 多细胞腺由分泌部和导管两部分组成。

(1) 分泌部：**分泌部**是产生分泌物的结构，一般由一层腺细胞围成，其形态不一，有管状、泡状或管泡状等。因此，多细胞腺按形态分为单管状腺、复管状腺、复泡状腺和复管泡状腺等(图 2-10)。泡状腺和管泡状腺的分泌部称腺泡，中央为腺泡腔，与导管相连。腺细胞一般分为浆液性细胞和黏液性细胞两种。浆液性细胞的分泌物较稀薄，含有多种酶，如各种消化酶，称**浆液**；黏液性细胞的分泌物较黏稠，富含黏蛋白，具有润滑和保护作用，称**黏液**。由这两种腺细胞分别组成浆液性腺泡和黏液性腺泡，也可共同组成混合性腺泡(图 2-11)。分泌部完全由浆液性腺泡构成的腺体称**浆液性腺**，如腮腺；完全由黏液性腺泡构成的腺体称**黏液性腺**，如食管腺、十二指肠腺；由 3 种腺泡共同构成的腺体称**混合性腺**，如舌下腺和下颌下腺。

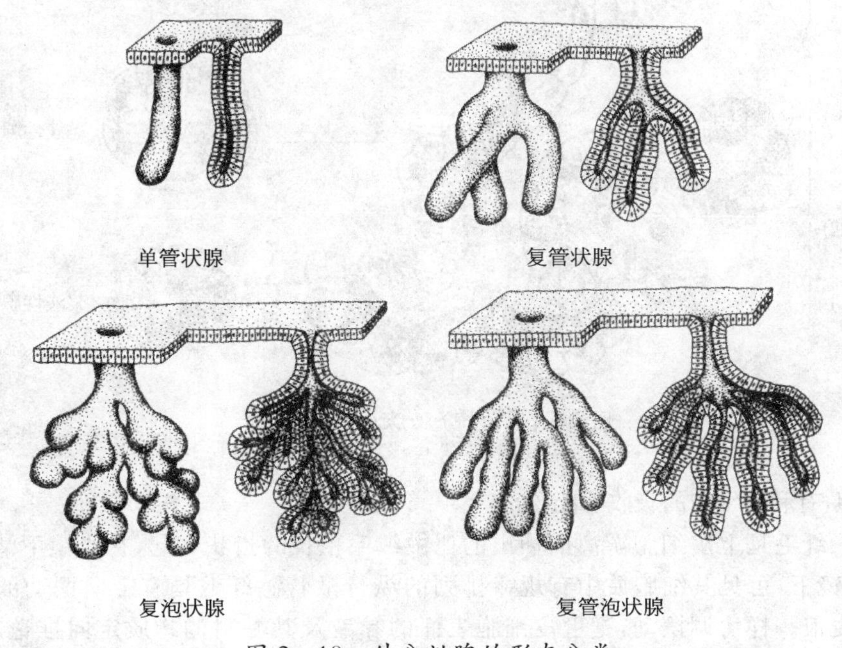

图 2-10 外分泌腺的形态分类

(2) 导管：**导管**是输送分泌物的上皮性管道，有的导管上皮兼有吸收和分泌功能。

三、上皮细胞的特化结构

(一) 上皮细胞的游离面

1. *微绒毛* 微绒毛是上皮细胞游离面伸出的微细指状突起，在电镜下清晰可见。微绒毛的表面为细胞膜，内部为细胞质，其细胞质中有许多纵行的微丝，可使微绒毛伸长或变短。光镜下所见小肠柱状上皮细胞的纹状缘即是由密集的微绒毛整齐排列而成(图 2-3)。微绒毛的功能是扩大

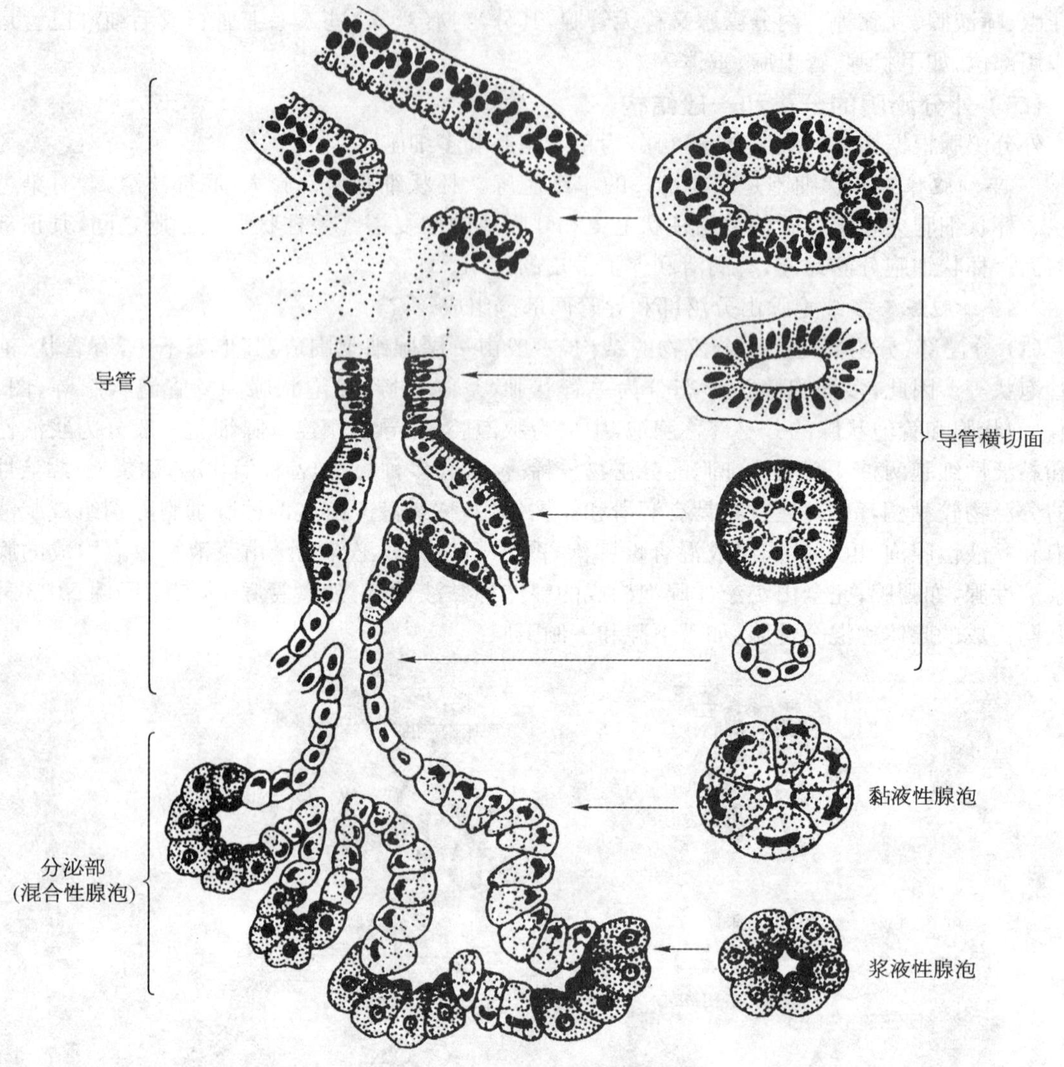

图 2－11　外分泌腺的一般结构

细胞的表面积，有利于细胞的吸收功能。

2. 纤毛　纤毛是上皮细胞游离面伸出的比微绒毛粗长的指状突起，在光镜下清晰可见(图 2－4)。在电镜下，可见其细胞质中有规律排列的纵行微管。纤毛具有定向摆动的能力，许多纤毛像风吹麦浪一样协调摆动，把上皮细胞表面的黏液及其黏附的物质定向推送。呼吸道的假复层纤毛柱状上皮就是以这种方式，将吸入的灰尘和细菌等推送至咽部，以痰的形式咳出体外。

(二) 上皮细胞的侧面

上皮细胞的侧面是细胞的邻接面，细胞间隙很窄，没有明显的细胞外基质，在此特化形成各种细胞连接(图 2－12)。这些细胞连接在电镜下才能看到。细胞连接包括**紧密连接**、**中间连接**、**桥粒**和**缝隙连接**等结构。一般只要有两种或两种以上同时存在时，则可称**连接复合体**。细胞连接可阻挡大分子物质通过细胞间隙进入深部组织，缝隙连接更重要的功能是实现细胞间的物质交换和生物电传导。

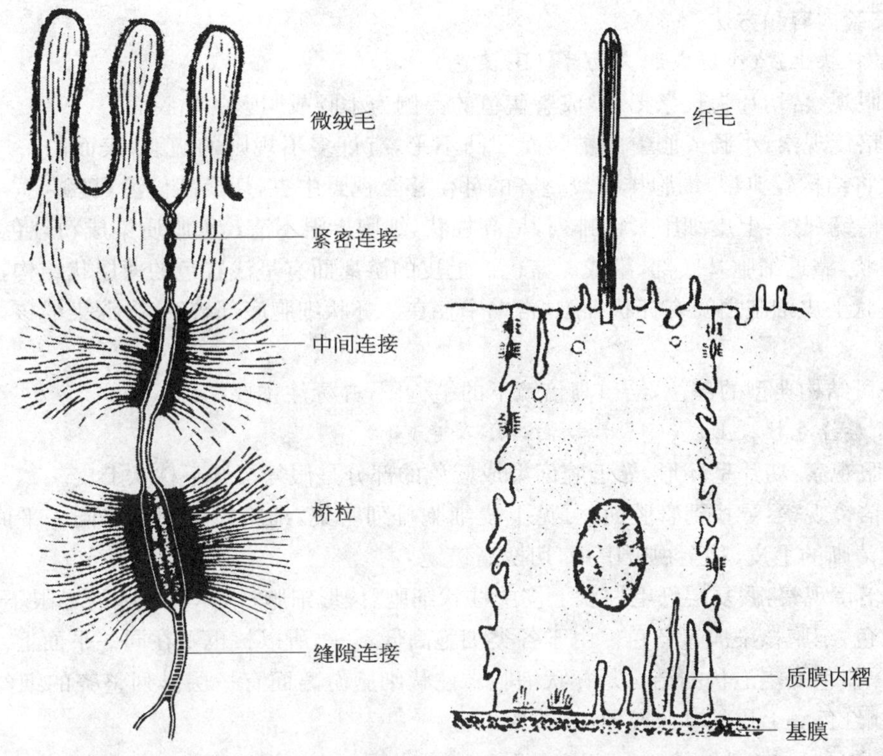

图 2－12 上皮的特殊结构

（三）上皮细胞的基底面

1. 基膜 基膜又称基底膜，是上皮细胞基底面与深部结缔组织之间的一层薄膜。基膜除支持、连接和固定作用外，还是半透膜，有利于上皮细胞与深部结缔组织之间进行物质交换。

2. 质膜内褶 质膜内褶是上皮细胞基底面的细胞膜折向细胞质内所形成的许多皱褶(图 2－12)。质膜内褶的主要作用是扩大细胞基底面的表面积，利于水和电解质的迅速转运。

实验指导

【上皮组织实验】

（一）实验目的要求

（1）掌握上皮组织的一般结构特点。

（2）掌握各类上皮组织的结构特点

（二）实验物品

（1）单层柱状上皮。

（2）假复层纤毛柱状上皮。

（3）复层扁平上皮。

（4）单层扁平上皮。

（5）单层立方上皮。

（6）变移上皮。

（三）实验内容和方法

1. 单层柱状上皮（小肠或胆囊切片，HE 染色）

（1）肉眼观察：切片为长条形，染成紫蓝色的一侧为小肠或胆囊的黏膜面。

（2）低倍镜观察：小肠或胆囊的黏膜面凹凸不平，有许多不规则的皱襞，表面的一层即为单层柱状上皮。将结构较典型、细胞排列较整齐的部位移至视野中央，切换高倍镜观察。

（3）高倍镜观察：上皮细胞紧密排列，呈高柱状，细胞界限不清。细胞质染成粉红色，细胞核呈椭圆形或杆状，靠近细胞基底部，染成深蓝色。上皮的游离面有呈浅红色的薄层状结构，称纹状缘。在小肠的柱状上皮细胞之间有杯状细胞，常单个存在。杯状细胞底部较窄，含深染的核，顶部膨大，多呈空泡状。

选择一段结构典型的部位，绘出高倍镜下的结构图，并标注主要结构。

2. 假复层纤毛柱状上皮（气管横切面，HE 染色）

（1）肉眼观察：切片呈环形，靠近腔面染成蓝色的部分是假复层纤毛柱状上皮。

（2）低倍镜观察：寻找到管腔面，可见上皮细胞排列密集，细胞核排列不在同一平面上。选择一段结构较清晰的上皮，移至视野中央，切换高倍镜。

（3）高倍镜观察：假复层纤毛柱状上皮中柱状细胞、梭形细胞、锥体形细胞的界限不清晰，细胞质染成粉红色，细胞核染成紫蓝色。由于各类细胞高低不一，所以核也不在同一平面上。柱状细胞之间，染成深蓝色或空泡状的结构是杯状细胞。柱状细胞游离面有一层排列整齐的细丝状结构是纤毛，染成浅红色。上皮的基膜较厚，染成粉红色。

3. 复层扁平上皮（食管横切面，HE 染色）

（1）肉眼观察：切片呈环形，靠近腔面染成紫蓝色的部分是复层扁平上皮。

（2）低倍镜观察：找到管腔面，见多层上皮细胞紧密排列，细胞界限不清。细胞核染成蓝色，细胞质染成粉红色，由表层细胞到基底层细胞染色逐渐加深。上皮的基底面与结缔组织交界处呈波浪状起伏。

（3）高倍镜观察：浅部细胞呈扁平形，细胞核扁圆，与上皮表面平行；中部细胞呈多边形，细胞核为圆形，细胞界限较清晰；基底层细胞呈立方形或低柱状，细胞核为椭圆形，染色较深。

4. 示教

（1）单层扁平上皮（肠系膜铺片，镀银染色）。

（2）单层立方上皮（甲状腺或肾切片，HE 染色）。

（3）变移上皮（膀胱切片，HE 染色）。

第二节　结 缔 组 织

结缔组织由少量细胞和大量细胞外基质构成。结缔组织与上皮组织比较具有以下特点：①结缔组织细胞数量少，但种类多，散在于细胞外基质中，因此无极性；②细胞外基质多，包括细丝状的纤维和无定型的基质；③不直接与外环境接触，因而称为内环境组织。广义的结缔组织包括纤维性的固有结缔组织、较为坚硬的软骨组织和骨组织以及液态的血液和淋巴。狭义的结缔组织是指固有结缔组织，包括疏松结缔组织、致密结缔组织、脂肪组织和网状组织。结缔组织是体内分布最为广泛的一类组织，具有支持、连接、运输、营养、保护、防御以及创伤修复等多种功能。

一、固有结缔组织

（一）疏松结缔组织

疏松结缔组织结构疏松柔软，形似蜂窝，因此又称**蜂窝组织**（图2-13）。其特点是细胞数量少，但种类多，细胞外基质中纤维数量较少，排列松散。疏松结缔组织广泛分布于器官之间、组织之间，甚至于细胞之间，具有支持、连接、营养、防御和创伤修复等功能。

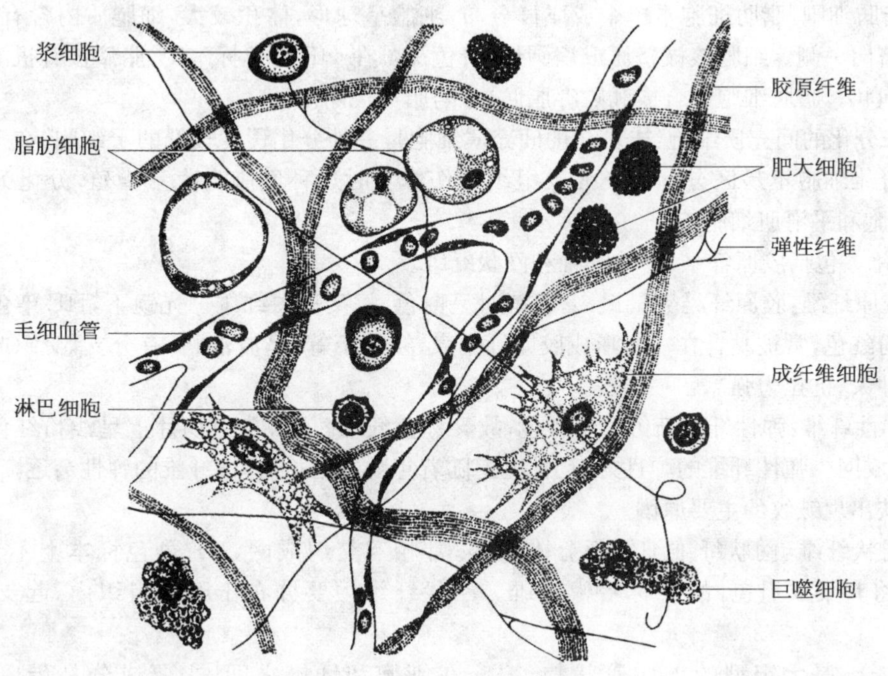

图2-13 疏松结缔组织

1. 细胞 疏松结缔组织中细胞的种类较多，其形态、结构和功能各不相同。

（1）成纤维细胞：**成纤维细胞**是疏松结缔组织中最主要的细胞。细胞较大，形状不规则，呈多突起的扁平形，细胞核较大，椭圆形，染色浅，核仁明显。成纤维细胞能合成纤维和分泌基质，参与组织更新和创伤修复过程。当成纤维细胞的功能处于相对静止状态时，称**纤维细胞**。此时，细胞体积变小，核也变小且染色深。在组织创伤等情况下，纤维细胞可再转变为功能活跃的成纤维细胞，加速胶原纤维与基质的合成，促进伤口愈合。

成纤维细胞合成纤维和基质的过程中，不仅需要蛋白质，而且需要维生素C等辅助因子的参与。当体内维生素C严重缺乏时，会引起胶原纤维合成障碍。所以，在创伤和手术后适当补充维生素C，有利于伤口的愈合。

（2）巨噬细胞：**巨噬细胞**又称组织细胞，由血液中的单核细胞分化而来。光镜下，巨噬细胞形态多样，随功能状态而改变，如圆形、椭圆形或不规则形，功能活跃的细胞常伸出短而粗的突起，称**伪足**。细胞质丰富，细胞核较小，染色深；电镜下，胞质内有大量的溶酶体、吞噬体和吞饮泡等结构。巨噬细胞的功能主要是变形运动、吞噬和清除细菌异物、衰老死亡的自体细胞、参与调节免疫应答以及分泌多种生物活性物质。

（3）浆细胞：**浆细胞**光镜下呈圆形或卵圆形，细胞核小而圆，常偏于细胞一侧，由于染色质呈粗块状，多靠近核膜呈放射状排列，所以形似车轮。细胞质丰富，染成蓝紫色。浆细胞由B淋巴细胞分化形成，其功能是合成和分泌免疫球蛋白，即抗体，参与机体体液免疫。

(4) 肥大细胞：**肥大细胞**光镜下细胞体积较大，呈圆形或椭圆形，核小而圆。位于细胞中央，细胞质内充满粗大的颗粒。颗粒内含有肝素、组胺、白三烯和嗜酸性粒细胞趋化因子等。肝素具有抗凝血作用。组胺和白三烯可引起毛细血管扩张、通透性增加，小支气管平滑肌收缩，从而引起全身或局部的过敏反应。嗜酸性粒细胞趋化因子可吸引嗜酸性粒细胞向过敏反应部位聚集，以减轻过敏反应。

(5) 脂肪细胞：**脂肪细胞**常单个或成群分布，细胞呈球形，体积较大，细胞质内含有大量脂滴，将细胞核挤向一侧。细胞核被挤压成扁圆形，着色深。在HE染色标本中，脂滴被有机溶剂溶解使细胞呈空泡状。脂肪细胞能合成和贮存脂肪，参与脂类代谢。

(6) 未分化的间充质细胞：**未分化的间充质细胞**是一种分化程度较低的干细胞，在HE染色标本上与成纤维细胞不易区分。在炎症及组织创伤修复时这种细胞会大量增殖，分化为成纤维细胞、内皮细胞和平滑肌细胞等。

2. 纤维　包括胶原纤维、弹性纤维和网状纤维。

(1) 胶原纤维：**胶原纤维**数量最多，新鲜时呈白色，故又称**白纤维**。光镜下，HE染色切片上胶原纤维呈粉红色，常被黏合在一起形成胶原纤维束，粗细不等，呈波浪状，有分支，交织成网。胶原纤维的韧性大，抗拉力强。

(2) 弹性纤维：**弹性纤维**新鲜时呈黄色，故又称**黄纤维**。HE染色切片上呈浅粉红色，较细，有分支，交织成网。弹性纤维的弹性好，韧性差。随着年龄的增长，弹性纤维的弹性会逐渐减弱，这是老年人皮肤出现皱纹的主要原因。

(3) 网状纤维：**网状纤维**细短而分支较多，常相互交织成网，HE染色标本上不易着色，用镀银法可将其染成黑色，故又称**嗜银纤维**。网状纤维主要分布于网状组织内，起支持和连接作用。

3. 基质　是无定型的均质胶状物，填充在细胞和纤维之间，主要成分是蛋白多糖和组织液。

(1) 蛋白多糖：**蛋白多糖**是基质中的主要成分，它是蛋白质与多糖分子结合成的大分子复合物，多糖主要成分为透明质酸，以透明质酸为骨架结合蛋白质分子，构成具有许多微小孔隙的结构，称分子筛。小于孔径的小分子物质，如水、无机盐、营养物质及代谢产物等可以通过分子筛；大于孔径的大分子物质，如细菌、肿瘤细胞等则不能通过，因而起到限制有害物质扩散的屏障作用。溶血性链球菌和癌细胞能分泌透明质酸酶，蛇毒中也含有透明质酸酶，能分解透明质酸，破坏分子筛的屏障作用，使病变得以蔓延。

(2) 组织液：毛细血管动脉端渗出的液体成分进入基质，称为组织液。其中溶解有组织细胞所需的各类营养物质和细胞产生的各种代谢产物。生理状态下，组织液经毛细血管静脉端和毛细淋巴管回流到血液和淋巴，不断循环更新保持恒定，具有给细胞运送营养物质和运走代谢产物的功能。组织液是细胞生存的内环境，是细胞与血液之间进行物质交换的媒介。如若病变导致组织液过分丢失或潴留时，临床上称为脱水或水肿。

(二) 致密结缔组织

致密结缔组织是以纤维为主的固有结缔组织，以胶原纤维为主，纤维粗大、排列紧密，其作用是支持和连接。依据纤维排列规则与否，将其分为两种：①规则致密结缔组织：分布于肌腱和韧带等处，粗大的胶原纤维束紧密地平行排列，纤维束之间有成行排列的成纤维细胞，又称**腱细胞**(图2-14)；②不规则致密结缔组织：分布于皮肤的真皮及许多器官的被膜等处，粗大的胶原纤维

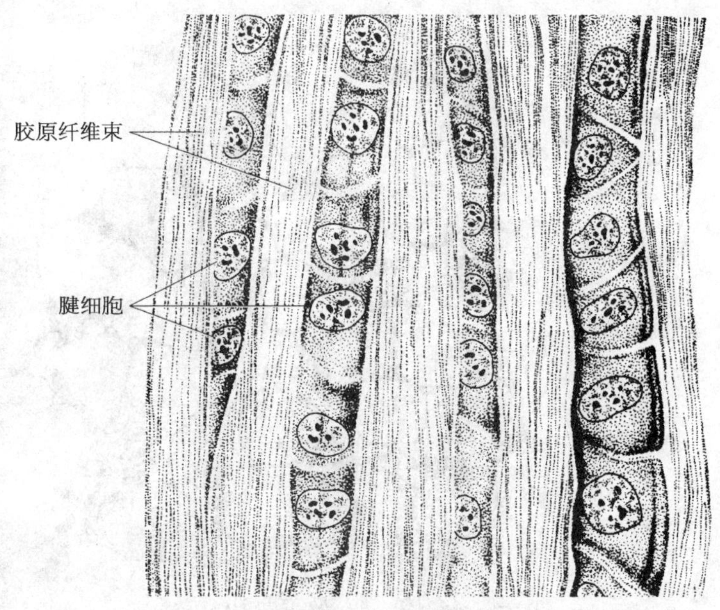

图 2-14 致密结缔组织(肌腱)

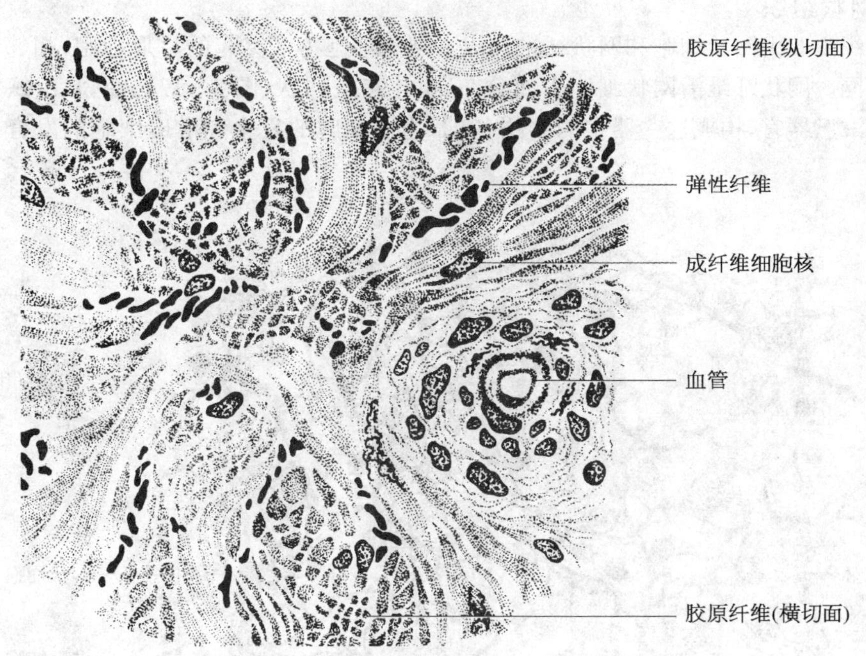

图 2-15 致密结缔组织(真皮)

纵横交织,排列紧密,其间有少量成纤维细胞和基质(图 2-15)。

(三) 脂肪组织

脂肪组织是一种以脂肪细胞为主要成分的固有结缔组织。光镜下,大量脂肪细胞聚集在一起,疏松结缔组织将其分隔成许多脂肪小叶(图 2-16)。脂肪组织主要分布于皮下、网膜、系膜等处,具有贮存脂肪、保持体温、缓冲和保护等作用。

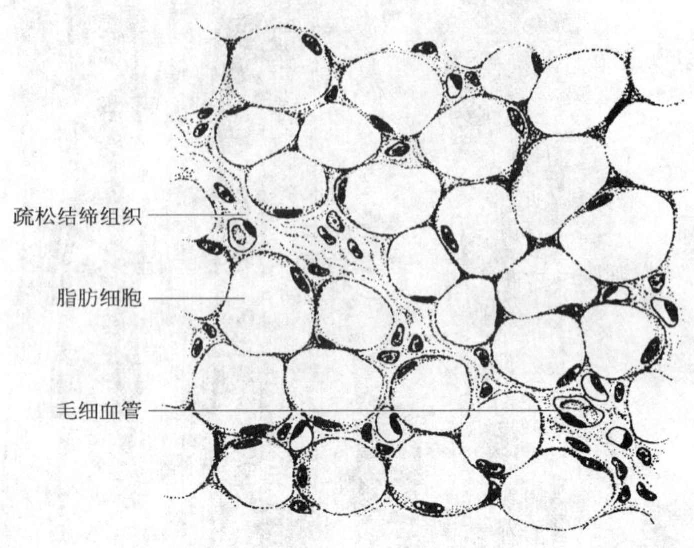

图 2-16 脂肪组织

(四) 网状组织

网状组织主要由网状细胞和网状纤维构成。网状细胞为多突起的星形细胞，相邻细胞的突起彼此连接成网。网状纤维沿网状细胞表面分布，也连接成网状（图 2-17）。网状组织主要分布于造血器官和淋巴器官，构成这些器官的结构基础，为血细胞的发生和淋巴细胞的发育提供适宜的微环境。

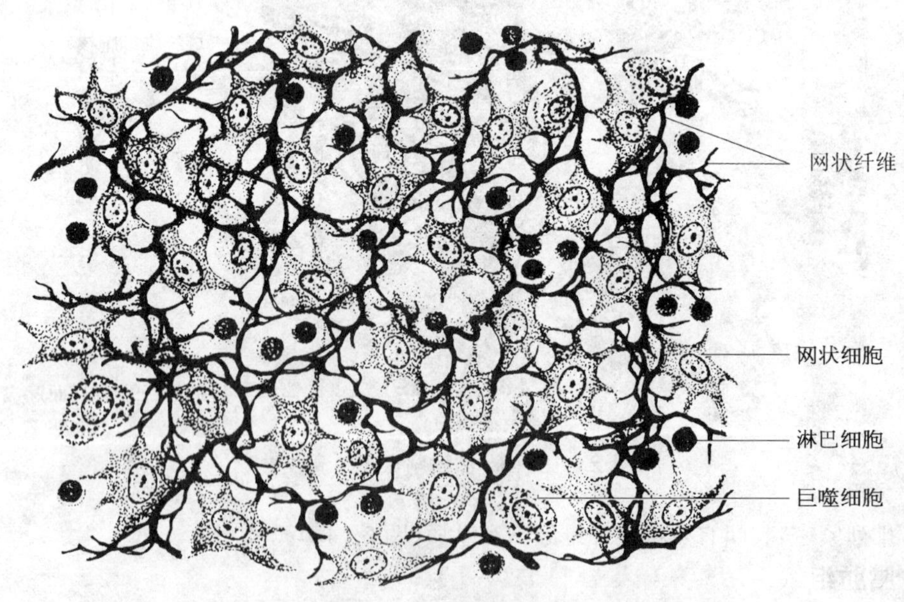

图 2-17 网状组织

二、软骨组织和软骨

(一) 软骨

软骨是一种器官，由软骨组织及其周围的软骨膜构成。软骨较硬，并略有弹性，具有支持、保护、连接等作用。

1. 软骨膜 软骨膜是包裹在软骨表面的纤维结缔组织膜，分内、外两层。外层为致密结缔组织，含有少量血管和细胞；内层较疏松，含有较多的血管、神经和细胞成分，其中的骨原细胞可增殖分化为软骨细胞。软骨膜能保护和营养软骨，对软骨的生长起重要作用。

2. 软骨组织 由软骨细胞和软骨基质构成。

(1) 软骨细胞：包埋在软骨基质中，所在的腔隙称软骨陷窝，软骨陷窝周围的基质染色深，称软骨囊。靠近软骨膜的细胞体积较小，呈扁平形，单个分布，属于较幼稚的细胞。深部的细胞逐渐成熟变大，常有多个细胞聚在同一软骨囊内，它们是由同一个幼稚的软骨细胞分裂而来，故称为同源细胞群(图 2-18)。软骨细胞合成和分泌软骨组织的纤维和基质。

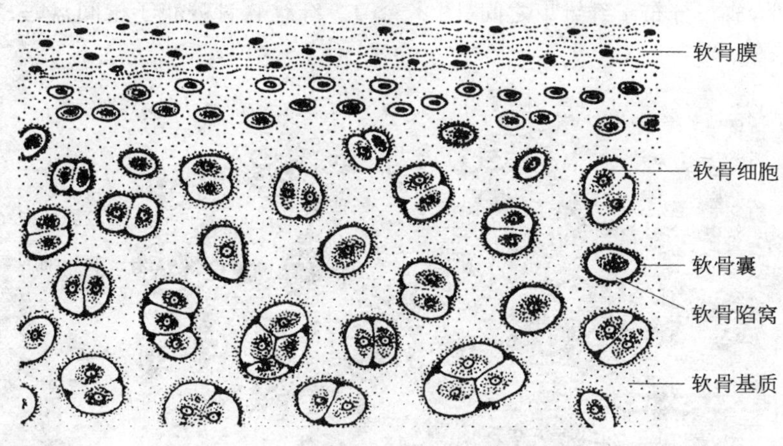

图 2-18 透明软骨

(2) 软骨基质：即软骨细胞产生的细胞外基质，由纤维和无定型的基质组成。软骨中的蛋白多糖浓度高，使软骨基质呈凝胶状，其化学成分与疏松结缔组织的基质相似，HE 染色时呈嗜碱性。软骨组织内无血管，但基质中富含水分，渗透性好，因此软骨膜血管中的营养物质可通过渗透进入软骨组织。纤维包埋于基质中，使软骨具有韧性和一定的弹性。纤维的种类和数量因软骨组织的类型而不同。

(二) 软骨的分类

根据软骨基质中所含纤维种类和数量的不同，将软骨分为透明软骨、弹性软骨和纤维软骨3 种类型。

1. 透明软骨 新鲜时呈半透明状，基质中含有较细的胶原纤维，其折光率与基质相近，在 HE 染色的切片上不能分辨。透明软骨分布于喉、气管、支气管、肋软骨和关节面等处(图 2-18)。

2. 弹性软骨 新鲜时呈不透明的黄色，特点是基质中含有大量交织成网的弹性纤维(图 2-19)，使软骨具有很好的弹性。弹性软骨分布于耳郭、会厌等处。

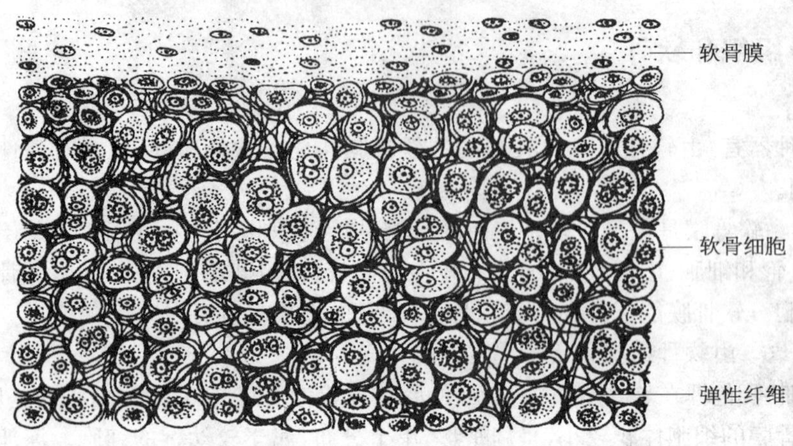

图 2-19　弹 性 软 骨

3. 纤维软骨　新鲜时呈不透明的乳白色，特点是基质中含有大量平行或交叉排列的胶原纤维束，软骨细胞较小，成行分布于纤维束之间（图 2-20）。纤维软骨分布于椎间盘、关节盘、耻骨联合等处。

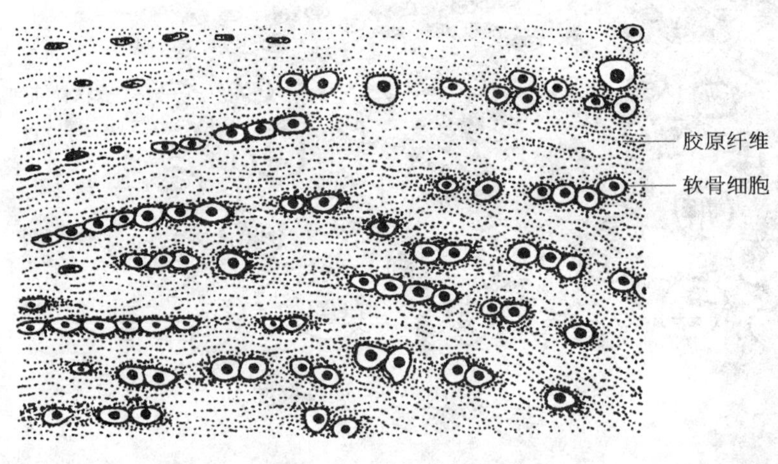

图 2-20　纤 维 软 骨

三、骨组织和骨

骨是由骨组织、骨膜和骨髓等构成的坚硬器官，骨除对机体起支持和保护作用外，还是体内钙和磷的贮藏库。

（一）骨组织

骨组织是骨结构的主体，由多种细胞和大量钙化的细胞外基质组成。钙化的细胞外基质称为骨质。

1. 骨质　由有机物和无机物组成。有机物含量少，主要为胶原纤维及少量基质；无机物又称骨盐，含量较多，主要为磷酸钙和碳酸钙。

骨质中的胶原纤维被黏合蛋白黏合在一起，并与骨盐紧密结合，形成薄板状结构，称**骨板**（图 2-21）。同一层骨板内的纤维相互平行，相邻骨板的纤维相互垂直，多层骨板的排列犹如木制胶合板一样，有效地增加了骨的硬度。在骨板内或骨板之间有许多小腔，称**骨陷窝**，陷窝周围呈放射状

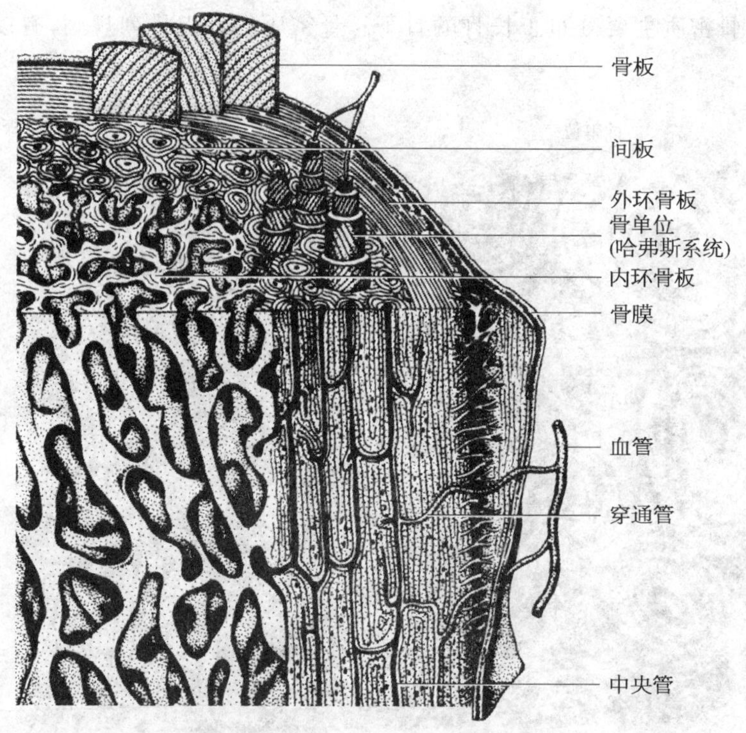

图 2-21 长骨结构模式图

排列的小管，称骨小管，相邻骨陷窝借骨小管相互连通。

2. 骨组织的细胞 包括骨原细胞、成骨细胞、骨细胞和破骨细胞，其中以骨细胞最多。各种细胞共同参与骨的生长和改建。

骨细胞是一种多突起的细胞，细胞体位于骨陷窝内，突起伸入骨小管中，相邻骨细胞的突起相互连接(图 2-22)。骨细胞与骨陷窝及骨小管内的组织液进行物质交换。

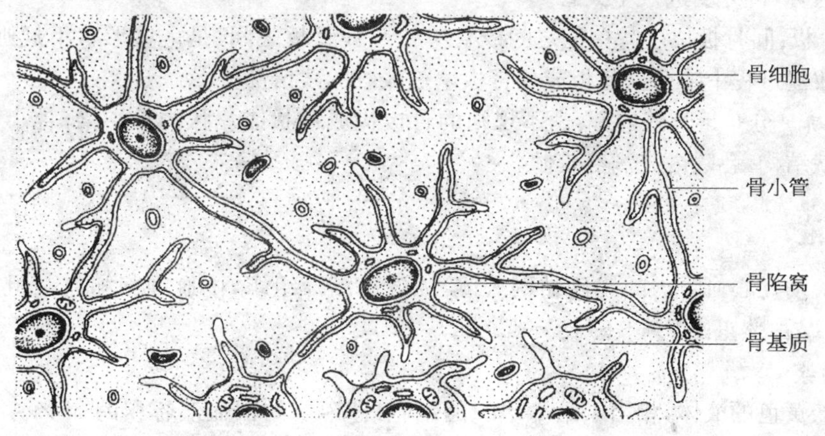

图 2-22 骨陷窝和骨细胞

(二) 骨密质和骨松质的结构

根据骨板的排列情况，骨组织分为骨密质和骨松质两类。

1. 骨密质　骨密质主要分布于长骨的骨干。骨密质的骨板排列规则，有以下 3 种形式（图 2－23）。

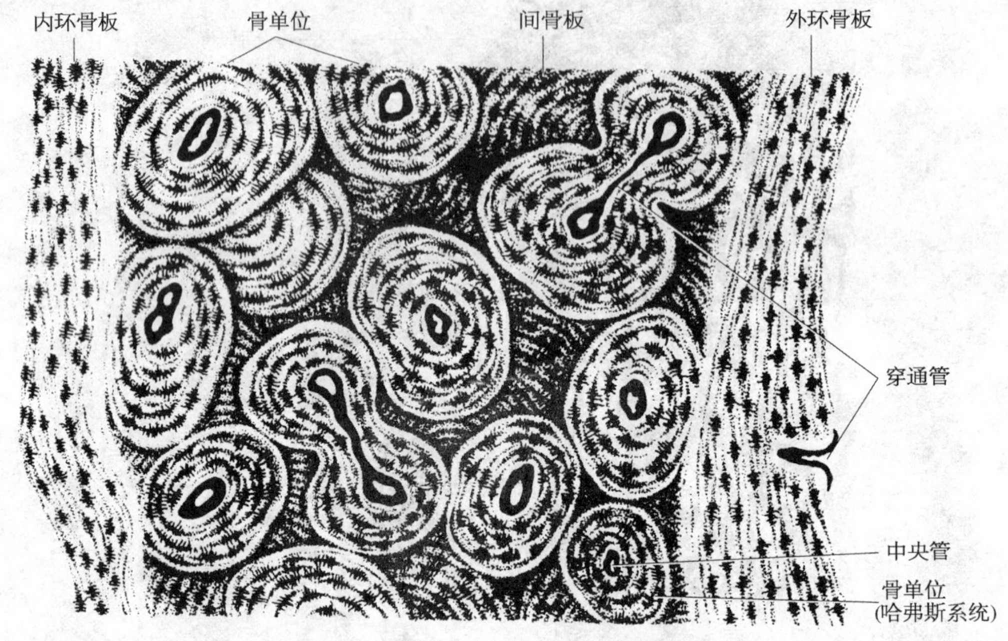

图 2－23　长骨磨片（横切面）

（1）环骨板：环骨板呈环行，分为外环骨板和内环骨板。外环骨板环绕骨干外表面，为多层排列整齐的骨板；内环骨板靠近骨髓腔面，层数少，排列不规整。

（2）骨单位：骨单位又称哈弗斯（Haversian）系统，是骨密质的主要结构单位，位于内、外环骨板之间，呈长筒状，沿骨干的长轴排列。骨单位的中央有中央管，周围是多层同心圆排列的哈弗斯骨板。横向贯穿于内、外环骨板之间的管道称穿通管，与中央管相通。血管、神经等由骨外表面的滋养孔进入穿通管，再分支进入中央管。

（3）间骨板：间骨板位于骨单位之间或骨单位与环骨板之间，是一些形状不规则的骨板，属于骨在生长和改建过程中哈弗斯骨板或环骨板未被吸收的残留部分。

2. 骨松质　分布于骨的内部，由不规则的骨板构成针状或片状的骨小梁，骨小梁相互连接成多孔隙的网状结构，孔隙内充满红骨髓。

四、血液

血液是流动在心血管内的红色黏稠液体，为液态结缔组织，由血细胞和血浆组成。成人血液总量为 4～5 L，占体重的 7%～8%。

（一）血浆

血浆为淡黄色的液体，相当于结缔组织的细胞外基质，约占血液容积的 55%。血浆的主要成分是水（占 90%），其余成分是血浆蛋白（包括白蛋白、球蛋白、脂蛋白、纤维蛋白原等）、糖、维生素、激素及代谢产物等。在体外，将血液（不加抗凝剂）静置一定时间后，溶胶状态的纤维蛋白原转变为凝胶状态的纤维蛋白，将血细胞网络在一起形成凝固的血块，血块表面析出的淡黄色透明液体称血清。

(二) 血细胞

血细胞约占血液容积的45%,包括红细胞、白细胞和血小板。血细胞形态、数量、百分比及血红蛋白含量的测定结果称为血象。通常采用 Wright 染色或 Giemsa 染色的血涂片进行血细胞的形态观察。

血细胞分类和正常值如下。

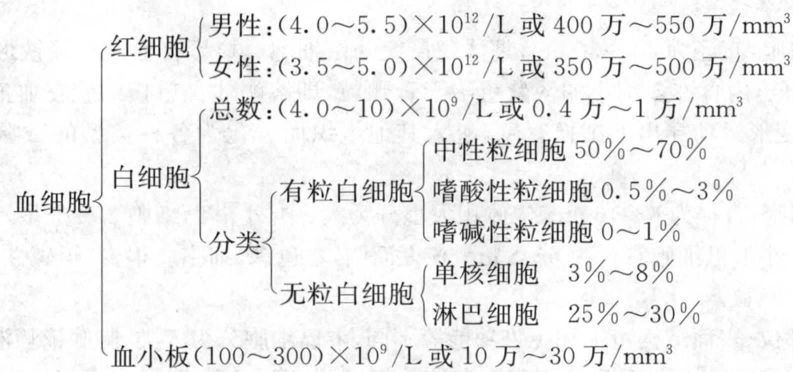

1. 红细胞　**红细胞**直径为7～9 μm,呈双凹圆盘状,中央较薄,周边较厚,在血涂片上显示中央染色较浅,周围染色较深。成熟的红细胞没有细胞核,也没有细胞器,细胞质中充满**血红蛋白**。血红蛋白具有结合与运输 O_2 和 CO_2 的功能。正常成人血红蛋白含量为:男性 120～150 g/L(12～15 g/dl),女性 110～140 g/L(11～14 g/dl)。红细胞的形态、数量以及血红蛋白含量的改变超出正常范围,则为病理改变。一般认为红细胞少于 3.0×10^{12}/L,血红蛋白低于 100 g/L,为贫血。

由骨髓进入血液的尚未成熟的红细胞称**网织红细胞**,常规染色的血涂片中与成熟的红细胞难以区别。用煌焦油蓝染色,可见网织红细胞的胞质内有染成蓝色的细网,是残存的少量核糖体,进入外周血 1～3 d 后,核糖体消失,成为成熟的红细胞。成人外周血中网织红细胞占红细胞总数的0.5%～1.5%,新生儿可达3%～6%。临床上测定网织红细胞的数量,可作为了解患者骨髓造血功能的一项指标。

红细胞的平均寿命约 120 d,衰老的红细胞将在脾、肝和骨髓等处被巨噬细胞吞噬。

2. 白细胞　**白细胞**是一种有核的球形细胞,体积一般比红细胞大,能以变形运动的方式穿过毛细血管壁,进入结缔组织或淋巴组织,发挥防御和免疫功能。根据细胞质内有无特殊颗粒,可将白细胞分为**有粒白细胞**和**无粒白细胞**两类。有粒白细胞常简称粒细胞,根据其特殊颗粒的染色特点,又分为**中性粒细胞**、**嗜酸性粒细胞**和**嗜碱性粒细胞**3 种;无粒白细胞包括**单核细胞**和**淋巴细胞**。

(1) 中性粒细胞:是白细胞中数量最多的一种,直径为 10～12 μm。细胞核呈弯曲的杆状或分叶状。杆状核的细胞较幼稚,分叶核一般为 2～5 叶,分叶越多,越接近衰老。细胞质内有许多均匀、染成淡红色的细小颗粒。颗粒分为两种:一类为特殊颗粒,约占颗粒总数的 80%,是一种分泌颗粒,内含溶菌酶和吞噬素等,具有杀菌作用;另一类为嗜天青颗粒,约占颗粒总数的 20%,是一种溶酶体,内含过氧化物酶和酸性磷酸酶等,能消化吞噬的细菌和异物。

中性粒细胞具有趋化作用和吞噬功能,吞噬对象以细菌为主,也吞噬异物。当机体受细菌感染时,白细胞总数增高,且中性粒细胞的百分比显著增高。

(2) 嗜酸性粒细胞:直径为 10～15 μm,核常分为两叶,胞质中充满粗大的嗜酸性颗粒,染成橘红色。嗜酸性颗粒也是一种溶酶体,除含一般溶酶体酶外,还有组胺酶、芳基硫酸酯酶及阳离子蛋白。组胺酶能分解组胺，芳基硫酸酯酶能灭活白三烯，从而减轻过敏反应；阳离子蛋白具有很强的杀灭寄生虫的作用。因此患过敏性疾病或寄生虫病时，血液中嗜酸性粒细胞明显增多。

(3) 嗜碱性粒细胞：直径为10～12 μm，是数量最少的白细胞。核分叶，呈"S"形或不规则形，着色浅。胞质内含大小不等、分布不均的嗜碱性颗粒，染成蓝紫色，常覆盖在核表面。颗粒内含肝素、组胺、白三烯和嗜酸性粒细胞趋化因子等，这与肥大细胞分泌的物质相同，也参与过敏反应。

(4) 单核细胞：直径为14～20 μm，是体积最大的白细胞。核呈肾形或马蹄铁形，着色浅。胞质丰富，呈灰蓝色，内含许多细小的淡紫色嗜天青颗粒，即溶酶体。单核细胞在血液中停留12～48 h，以活跃的变形运动穿出毛细血管壁，进入其他组织而分化为各种类型的巨噬细胞，行使吞噬功能。

(5) 淋巴细胞：直径为6～16 μm，依体积大小分为大、中、小淋巴细胞3种类型，其中以小淋巴细胞数量最多。小淋巴细胞直径为6～8 μm，核大而圆，着色深，细胞质很少，嗜碱性，染成天蓝色，内含少量嗜天青颗粒。

根据发生部位、表面结构特征和免疫功能等不同，淋巴细胞分为3类：**胸腺依赖淋巴细胞**（简称T细胞）、**骨髓依赖淋巴细胞**（简称B细胞）、**自然杀伤细胞**（简称NK细胞）。T细胞产生于胸腺，占淋巴细胞总数的75%，与细胞免疫有关；B细胞产生于骨髓，占淋巴细胞总数的10%～15%，受抗原刺激后增殖分化为浆细胞，产生抗体，参与体液免疫。

3. 血小板　**血小板**是骨髓巨核细胞脱落的细胞质小片，体积小，直径2～4 μm，成双凸圆盘状，无核，有一些细胞器，因此并非严格意义上的细胞。在血涂片中，血小板常呈不规则形，聚集成群，其中央部分有蓝紫色颗粒，称颗粒区；周边部呈均质浅蓝色，称透明区。血小板的功能是参与止血和凝血过程，还有保护血管内皮，参与内皮修复，防止动脉粥样硬化等作用。

（三）血细胞的发生概况

血细胞不断的衰老、死亡，同时又有新的血细胞产生，两种过程保持相对平衡，从而维持血液内各种血细胞的正常值和比例关系。

血细胞起源于造血器官的**造血干细胞**，在个体发育的不同时期，分别由不同的器官造血。胚胎第3周初，卵黄囊的血岛开始造血，卵黄囊退化后，分别由肝、脾、骨髓等造血。出生后，红骨髓是主要的造血器官，脾只产生淋巴细胞。

造血干细胞又称**多能干细胞**，可增殖分化为各种**定向干细胞**。各种定向干细胞增殖分化，逐渐形成各系的成熟的血细胞（图2-24）。

1. 红细胞发生　要经历原红细胞、早幼红细胞、中幼红细胞、晚幼红细胞和网织红细胞阶段，最后发育为成熟的红细胞。其主要的形态变化规律是：细胞体积由大到小；细胞核和细胞质从有到无；细胞质内血红蛋白从无到有，并逐渐增多。

2. 粒细胞发生　都经历原粒细胞、早幼粒细胞、中幼粒细胞、晚幼粒细胞阶段，进而分化为成熟的杆状核和分叶核粒细胞。各阶段细胞形态的主要变化规律是：细胞体积由大到小；细胞核由圆形变为杆状，再由杆状变为分叶；细胞质从无颗粒到有颗粒。

3. 单核细胞发生　经过原单核细胞、幼单核细胞，发育为单核细胞，其形态变化不如粒细胞明显。

4. 血小板发生　原巨核细胞经过幼巨核细胞，发育为巨核细胞，巨核细胞的部分细胞质脱落成为血小板。

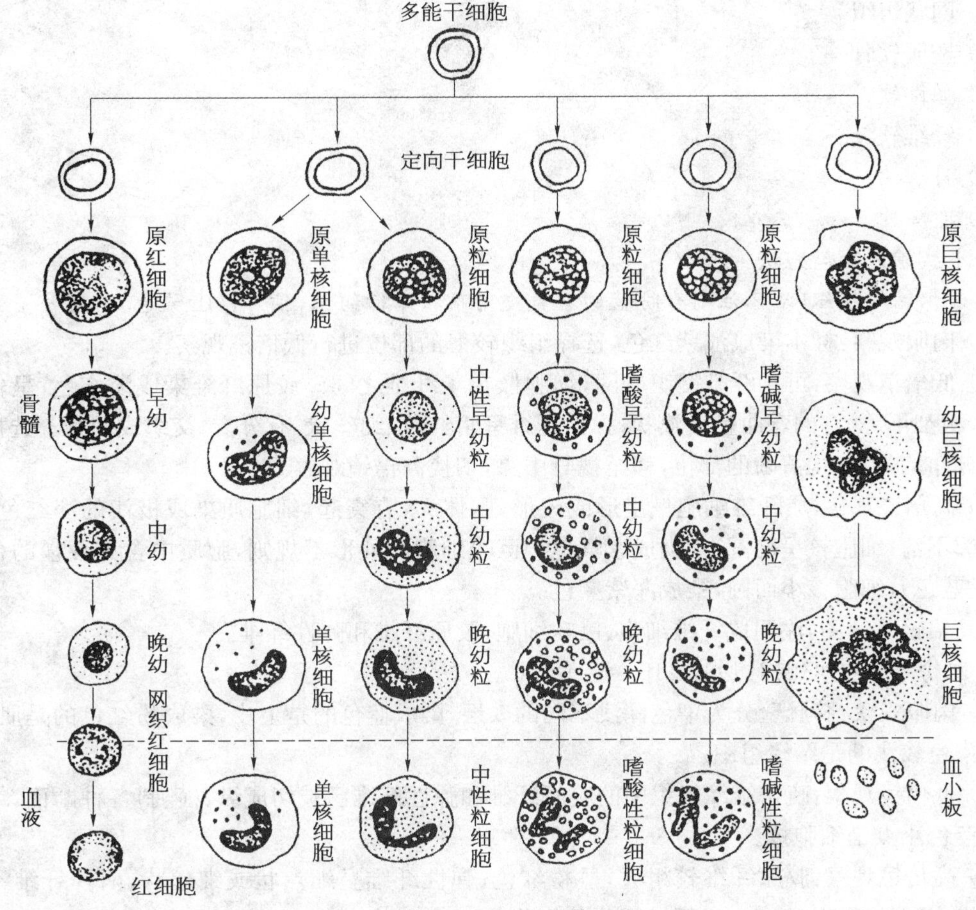

图 2-24　血细胞发生规律示意图

5. 淋巴细胞发生　一部分淋巴性造血干细胞经血液进入胸腺，在胸腺内发育为 T 细胞，一部分在骨髓内发育为 B 细胞和 NK 细胞。因其在发育过程中形态变化不明显，故不易从形态上划分发育阶段。

实验指导

【结缔组织实验】

(一) 实验目的要求

(1) 掌握疏松结缔组织的结构特点。

(2) 熟悉致密结缔组织、脂肪组织及网状组织的结构特点。

(3) 熟悉软骨组织、骨组织的结构特点。

(4) 熟悉各种血细胞的结构特点。

(二) 实验物品

(1) 疏松结缔组织(铺片及切片)。

(2) 致密结缔组织(肌腱、皮肤真皮)。

(3) 脂肪组织。

(4) 网状组织。

(5) 透明软骨。

(6) 弹性软骨。

(7) 纤维软骨。

(8) 骨磨片。

(9) 血涂片。

(三) 实验内容与方法

1. 疏松结缔组织(活体注射台盼蓝的家兔皮下疏松结缔组织,铺片,HE 染色)绘图

(1) 肉眼观察:标本染成浅紫红色,选择组织较薄的部位进行低倍镜观察。

(2) 低倍镜观察:可见纤维交织成网,细胞散在于纤维之间。胶原纤维染成淡红色,呈较宽的束带状,粗细不等,有的弯曲呈波浪状;弹性纤维呈暗红色,细丝状,有分支,交织成网状。选择细胞和纤维分布均匀、结构清晰的部位,移至视野中央,切换高倍镜观察。

(3) 高倍镜观察:成纤维细胞呈星形或梭形,胞体大,有突起,细胞质染成极浅的淡红色,因此细胞轮廓不清;细胞核呈椭圆形,染成紫红色。巨噬细胞的外形不规则,胞质中含有吞噬的台盼蓝颗粒(呈蓝色),细胞核小而圆,染成深紫蓝色。

在高倍镜下绘图,注明成纤维细胞、巨噬细胞、胶原纤维和弹性纤维。

2. 疏松结缔组织(膀胱切片,HE 染色)

(1) 肉眼观察:膀胱壁分为染色深浅不同的 3 层,染成蓝色的是上皮,染成粉红色的是肌层,两者之间染色较浅的是结缔组织。

(2) 低倍镜观察:疏松结缔组织中的胶原纤维和弹性纤维已被切成纵、横、斜各种断面,纤维之间的紫蓝色小点是细胞核。

(3) 高倍镜观察:胶原纤维较粗大,呈粉红色;弹性纤维呈细点状或细丝状,两种纤维不易区分。纤维之间的紫蓝点,多为成纤维细胞的细胞核。

3. 透明软骨(气管横切面,HE 染色)

(1) 肉眼观察:内层染成紫红色的部分是上皮,其外周染成紫蓝色的"C"形部分为透明软骨。

(2) 低倍镜观察:染成紫蓝色的是软骨组织的基质,散在其中的深色小点为软骨细胞。位于周边的软骨细胞较小,呈扁椭圆形;近中央的细胞体积较大,呈圆形或椭圆形,常 2~4 个成群存在。因纤维和基质的折光系数相同,所以在光镜下不能看到纤维。

(3) 高倍镜观察:软骨细胞所占的位置即是软骨陷窝,有的软骨细胞在制作切片的过程中脱落,因此软骨陷窝呈空泡状。软骨陷窝周围的基质染色较深,是软骨囊。

4. 血液涂片(Wright 染色)绘图

(1) 低倍镜观察:选择涂片薄而均匀、染色较浅的部位进行观察。大量圆形、粉红色、无核的是红细胞,散在于红细胞之间,有紫色细胞核的是白细胞。

(2) 高倍镜观察:

1) 红细胞:呈圆形,无核,染成浅红色,中央着色浅,周围着色较深。

2) 中性粒细胞:呈圆形,体积比红细胞稍大。细胞质呈粉红色,内有分布均匀、染成紫红色的细小颗粒。细胞核呈杆状或分叶状(2~5 叶),染成紫蓝色。

3) 嗜酸性粒细胞:圆形,略大于中性粒细胞。细胞质内布满粗大、分布均匀的橘红色颗粒。细胞核染成紫蓝色,常分为 2 叶。

4）嗜碱性粒细胞：细胞质内含有大小不等、分布不均的紫蓝色颗粒。细胞核“S”形或不规则形，染色较浅。因数量极少，一般不易找到，可观察示教片。

5）淋巴细胞：体积大小不等，细胞质很少，染成天蓝色，细胞核大，占细胞体积的大部分，圆形或卵圆形，染成深蓝色。

6）单核细胞：体积最大，圆形或卵圆形。细胞质丰富，染成灰蓝色。细胞核呈肾形或蹄铁形，染色较浅。

7）血小板：呈不规则的紫蓝色小体，成群位于血细胞之间。

在高倍镜下绘各类血细胞图，并标注名称。

5. 示教

（1）规则致密结缔组织（肌腱切片，HE 染色）。

（2）不规则致密结缔组织（皮肤切片，真皮，HE 染色）。

（3）脂肪组织（皮下组织切片，HE 染色）。

（4）网状组织（淋巴结切片，HE 染色）。

（5）纤维软骨（椎间盘切片，HE 染色）。

（6）弹性软骨（耳郭切片，弹性染色）。

（7）骨组织（骨磨片，大力紫染色）。

（8）嗜酸性粒细胞（血涂片，Wright 染色）。

（9）嗜碱性粒细胞（血涂片，Wright 染色）。

第三节　肌　组　织

肌组织主要由肌细胞构成，肌细胞之间有少量结缔组织、血管、淋巴管和神经等。肌细胞呈细长的纤维状，所以又称**肌纤维**。肌纤维的细胞膜称**肌膜**，细胞质称**肌质**，又称**肌浆**，肌质中有大量与细胞长轴平行排列的**肌丝**，肌丝是肌纤维收缩、舒张的结构基础。

根据结构和功能特点，肌组织分为骨骼肌、心肌、平滑肌 3 类。骨骼肌一般借肌腱附于骨骼，收缩迅速而有力，骨骼肌的收缩活动受意识控制，为**随意肌**；平滑肌分布于内脏及血管等处，收缩缓慢而持久；心肌分布于心壁等处，收缩具有自动节律性；心肌和平滑肌的活动不受意识控制，为**不随意肌**。

一、骨骼肌

（一）骨骼肌纤维的光镜结构

骨骼肌纤维呈细长圆柱形，直径 10～100 μm，长短不一，短的仅数毫米，长的可达数厘米。一条骨骼肌纤维内有多个甚至几百个椭圆形细胞核，靠近肌膜分布；肌质内有大量与骨骼肌纤维长轴相平行的肌原纤维，每条肌原纤维上都有许多相间排列的明带和暗带，相邻各肌原纤维的明带和暗带整齐地排列在同一平面上，因而使肌纤维在纵切面上呈现出明暗相间的周期性横纹（图 2－25），故骨骼肌又称横纹肌。**明带称I带，暗带称A带**。暗带中央有一色浅的窄带，称**H带**，H带中央有一条色深的**M线**。在明带中央也有一条色深的线，称**Z线**。相邻两条 Z 线之间的一段肌原纤维称为**肌节**（图 2－26）。每个肌节由 1/2 I 带＋A 带＋1/2 I 带组成。肌节是肌原纤维结构和功能的基本单位。

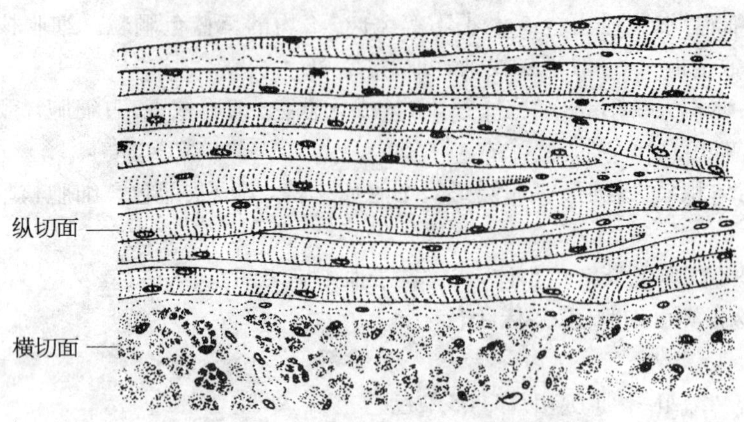

图 2-25　骨骼肌纤维光镜结构

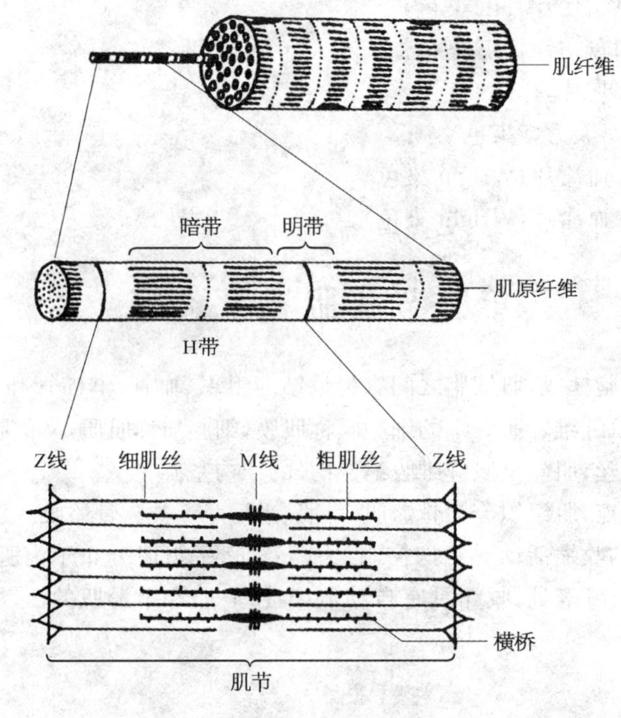

图 2-26　骨骼肌纤维逐级放大示意图

（二）骨骼肌纤维的超微结构

在电镜下，可见到肌节、横小管、肌质网、线粒体等结构（图 2-27）。

1. 肌节　**肌节**由粗肌丝和细肌丝构成。**粗肌丝**由肌球蛋白构成，粗肌丝位于 A 带，中央固定于 M 线上，两端游离，表面有许多小的突起，称**横桥**；**细肌丝**由肌动蛋白构成，细肌丝的一端固定在 Z 线上，另一端伸入暗带内，围绕在粗肌丝的周围，达 H 带的边缘。当肌纤维收缩时，粗肌丝的横桥与细肌丝结合，牵拉细肌丝向 M 线的方向滑行，使 I 带和 H 带的宽度同步缩窄，肌节随之缩短；当肌纤维舒张时，I 带和 H 带同步变宽，肌节延长；A 带的宽度在肌纤维收缩或舒张时均不改变。

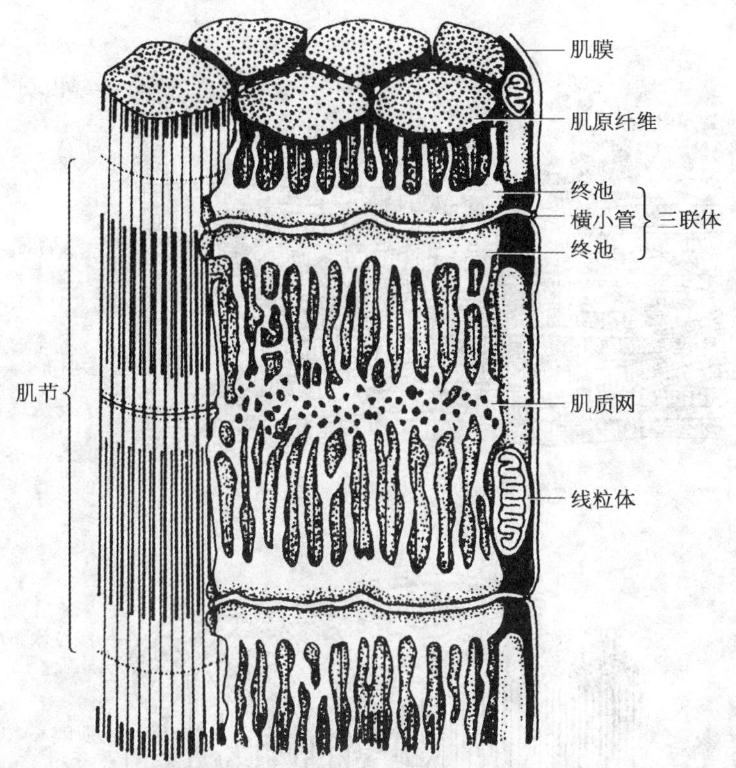

图 2-27　骨骼肌纤维超微结构模式图

2. 横小管　横小管是肌膜陷入肌纤维内部，围绕在肌原纤维周围的横行小管，位于明带与暗带交界处。同一水平的横小管相互连通，其功能是将肌膜的兴奋迅速传入肌纤维内部，从而引起一条肌原纤维各肌节的同步收缩。

3. 肌质网　肌质网(肌浆网)是肌纤维内特殊分化的滑面内质网，位于横小管之间。其中部纵向包绕每条肌原纤维，称纵小管；两端在靠近横小管处扩大成扁平囊状，称终池。横小管与两侧的终池组成三联体。肌质网的功能是通过贮存和释放钙离子，调节肌质中钙离子的浓度，参与骨骼肌纤维的收缩与舒张过程。

二、心肌

(一) 心肌纤维的光镜结构

心肌纤维呈短圆柱形，有分支。多数心肌纤维有一个椭圆形的细胞核，少数有两个核，位于细胞中央。心肌纤维也有横纹，但不如骨骼肌的横纹明显。心肌纤维的互相连接处，有一条染色较深的带状结构，称闰盘(图 2-28)。

(二) 心肌纤维的超微结构

心肌纤维的超微结构与骨骼肌纤维基本相似，但有差别，表现为：①没有明显的肌原纤维，而是粗细不等的肌丝束。②横小管较粗，位于 Z 线水平(图 2-29)。③肌质网稀疏，纵小管不发达，终池小而且少，多见横小管与一侧的终池相贴形成二联体。因此，心肌纤维的贮钙能力低。④闰盘的横向连接面上有中间连接和桥粒，起牢固的连接作用；纵向连接面上存在缝隙连接，便于细胞间化学信息的交流和电冲动的传导，这对于心肌收缩和舒张的同步化是十分重要的。

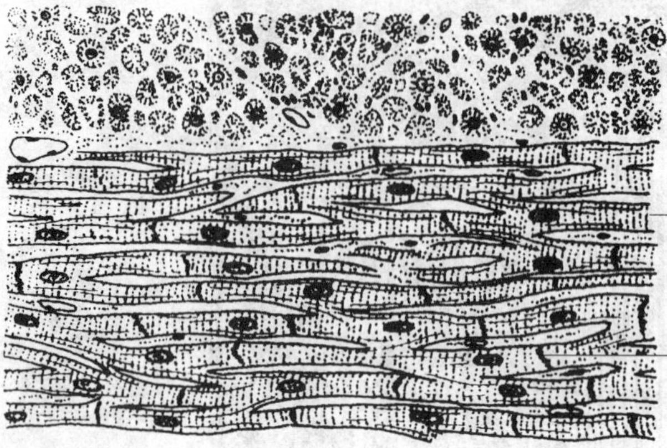

横切面
纵切面
闰盘

图 2-28　心肌纤维光镜结构

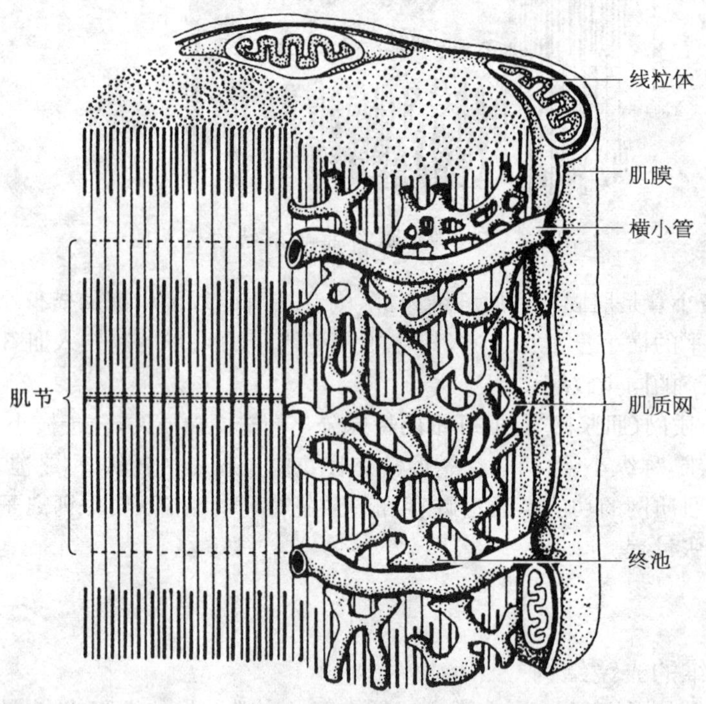

图 2-29　心肌纤维超微结构模式图

三、平滑肌

平滑肌纤维呈细长梭形，细胞核呈椭圆形，位于细胞中央，构成细胞最粗的部分。在横切面上，细胞的直径粗细不等(图 2-30)。

平滑肌纤维多成层或成束排列。在同一层内，相邻的平滑肌纤维彼此平行排列，互相嵌合，但相邻肌层的平滑肌纤维排列方向不同。在相邻的肌纤维间有发达的缝隙连接，便于细胞间化学信息交流和冲动传递，使成层或成束的平滑肌纤维同步收缩，从而形成一个功能整体。

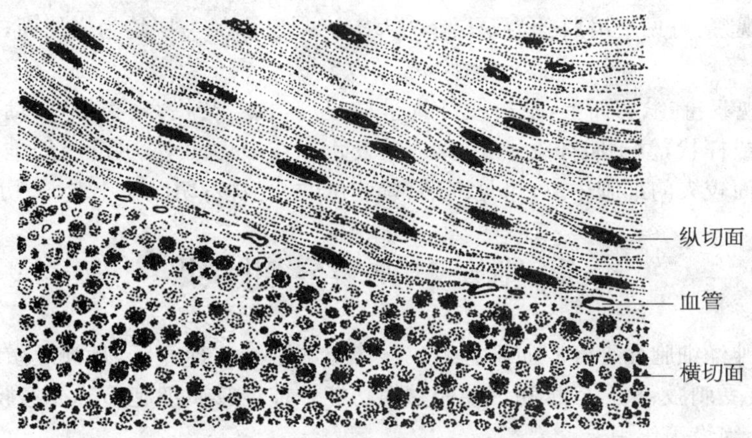

图 2－30　平滑肌光镜结构

实验指导

【肌组织实验】

（一）实验目的要求

（1）掌握肌组织的一般结构特点。

（2）掌握光镜下骨骼肌、心肌、平滑肌的结构特点。

（二）实验物品

（1）骨骼肌切片。

（2）心肌切片。

（3）平滑肌切片。

（三）实验内容与方法

1. 骨骼肌（纵、横切面，HE 染色）绘图

（1）肉眼观察：长条形的部分为纵切面，椭圆形的部分为横切面，镜下主要观察纵切面。

（2）低倍镜观察：骨骼肌纤维呈细长的圆柱形，有明显的横纹。肌质染成粉红色，贴近肌膜深面有多个细胞核，染成紫蓝色。

（3）高倍镜观察：周期性的横纹更为清晰。下降聚光器，调暗视野内的光线，进一步观察明带和暗带。色深的条纹是暗带，暗带之间色浅的是明带。有时可见纵行的肌原纤维。

在高倍镜下绘骨骼肌纵切面图，标明肌膜、细胞核、明带、暗带等结构。

2. 心肌（心壁纵切面，HE 染色）

（1）肉眼观察：绝大部分组织呈红色，为心肌。

（2）低倍镜观察：移动视野可见多种切面，主要观察纵切面。在纵切面上，心肌纤维呈不规则的短带状，有分支。找典型部位换高倍镜观察。

（3）高倍镜观察：心肌纤维纵行排列，也呈现横纹，但不如骨骼肌清晰。每个心肌纤维内有一个椭圆形细胞核，位于中央。相邻心肌纤维连接处有染色较深的线条，即闰盘。

3. 平滑肌（小肠横切片，HE 染色）

（1）肉眼观察：靠近光滑面，染成深红色的一层即为平滑肌层。

(2) 低倍镜观察：可见平滑肌分为两层，一层均为纵切面，另一层均为横切面，两层之间有少量疏松结缔组织。

(3) 高倍镜观察：在纵切面上，平滑肌纤维呈长梭形，相互交错，密集排列。肌质染成红色，细胞核呈长椭圆形或杆状，位于肌纤维中央，染成紫蓝色。在横切面上，平滑肌纤维呈大小不等的圆形或多边形。切面较大的细胞中央，可见圆形、紫蓝色的细胞核；切面较小者，未切到细胞核。

第四节　神 经 组 织

神经组织由神经细胞和神经胶质细胞组成。神经细胞又称神经元，是神经系统结构和功能的基本单位，具有接受刺激、整合信息和传导冲动的功能。神经胶质细胞简称神经胶质，对神经元起支持、保护、营养、绝缘等作用。

一、神经元

(一) 神经元的形态结构

神经元的形态多样，大小不一，但都有突起，所以神经元的基本结构包括细胞体和突起两部分。

1. 细胞体　细胞体是神经元的功能活动中心。其形态多样，有圆形、梭形、锥体形和星形等，体积大小相差悬殊。胞体中央有大而圆的细胞核，核染色淡，核仁大而明显。胞质内除一般的细胞器外，尚有两种特殊的细胞器。

(1) 嗜染质：嗜染质又称尼氏体(Nissl body)，呈斑块状，均匀分布于胞质中(图 2-31)，具强嗜

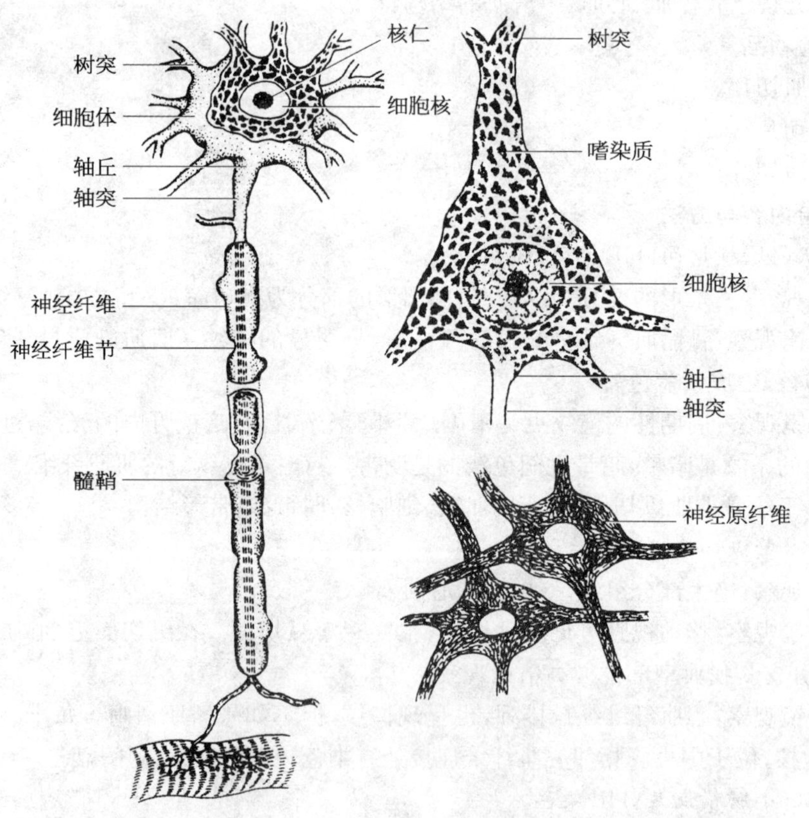

图 2-31　神经元和神经纤维结构模式图

碱性。电镜下观察，嗜染质由发达的粗面内质网和游离核糖体构成，表明神经元具有活跃的合成蛋白质的功能。所合成的蛋白质除供给神经元代谢利用外，有的则是合成**神经递质**，神经递质是神经元向其他神经元或效应细胞传递化学信息的载体。

（2）神经原纤维：呈细丝状交织成网，并伸入突起内。在HE染色的切片上不能分辨，镀银染色标本中呈棕黑色。电镜观察，神经原纤维是由神经丝和微管构成。神经原纤维具有细胞骨架的作用，还与营养物质、神经递质及离子的运输有关。

2. 突起 **突起**由神经元胞体局部的细胞膜和部分细胞质向周围突出形成，分为**树突**和**轴突**。

（1）树突：每个神经元一般有一至多个树突，较短，呈树枝状分支，分支的表面常见大量的短小突起，称**树突棘**。树突内部的细胞质结构与胞体基本相似，含有嗜染质和神经原纤维。树突的功能是接受刺激，树突分支和树突棘使神经元接受刺激的面积大为增加。

（2）轴突：每个神经元只有一个，长短不一，短的仅数微米，长的可达1 m以上。光镜下，可见胞体发出轴突的部位呈圆锥形，称**轴丘**，此区域不含嗜染质，染色淡，是识别轴突的标志。轴突一般较树突细而长，粗细均匀，分支少，通常在距胞体较远或近末端处才有分支。轴突表面的细胞膜称**轴膜**，内含的细胞质称**轴质**。轴质内含有神经原纤维和线粒体等细胞器，但无嗜染质。轴突的功能是将胞体的兴奋传向轴突末端，还负责物质运输。

（二）神经元的分类

1. 按突起的数目 分为**假单极神经元**、**双极神经元**和**多极神经元**3类（图2-32）。

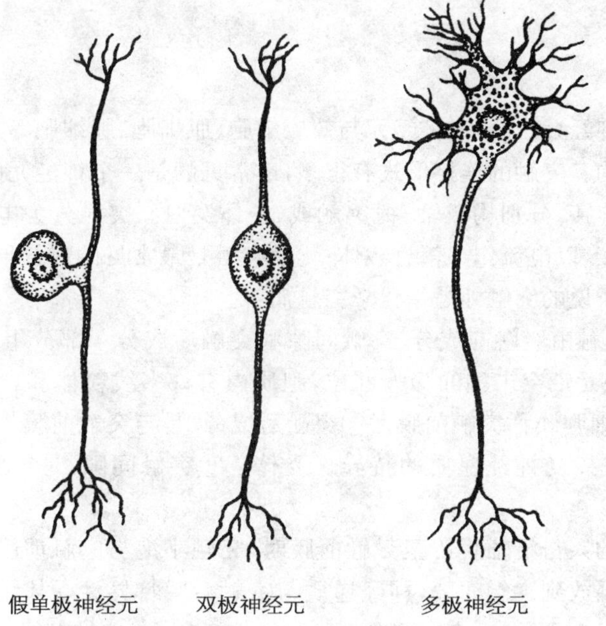

图2-32 不同形态的神经元

（1）假单极神经元：从胞体发出一个突起，在距胞体不远处立即分为两支，一支分布到外周组织或器官，称**周围突**；另一支进入中枢神经系统，称**中枢突**。周围突的末梢分布于皮肤和黏膜等处，接受刺激，中枢突则将冲动传向中枢。

（2）双极神经元：有一个树突和一个轴突。

（3）多极神经元：有多个树突和一个轴突。

2. 按神经元的功能　分为感觉神经元、运动神经元和中间神经元3类(图2-33)。

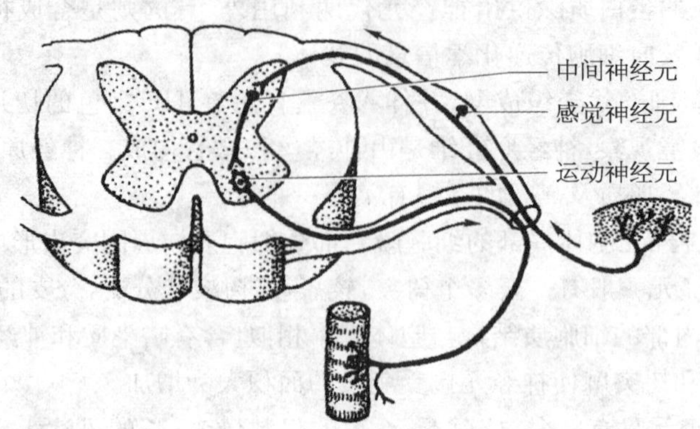

图2-33　不同功能的神经元

(1) 感觉神经元:又称传入神经元,能接受体内、外各种刺激,并将神经冲动传入中枢。此类多为假单极神经元和双极神经元。

(2) 运动神经元:又称传出神经元,负责将中枢的信息传递给肌细胞或腺细胞,支配肌肉的运动和腺细胞的分泌活动。此类多为多极神经元。

(3) 中间神经元:又称联络神经元,在各种神经元之间建立联系,构成复杂的神经通路。此类大多属于多极神经元。

二、突触

突触是神经元与神经元之间,或神经元与效应细胞(肌细胞、腺细胞等)之间的细胞连接,是传递神经信息的功能结构。突触的连接形式有很多,最常见的是一个神经元的轴突末端与另一个神经元的树突或胞体相连接,分别构成轴-树突触或轴-体突触。突触分为电突触和化学突触两类。电突触实际是缝隙连接,以电流作为信息载体;化学突触是最常见的连接形式,以神经递质作为传递信息的媒介。一般所说的突触即是指化学突触而言。

电镜观察,化学突触由突触前成分、突触间隙和突触后成分3部分组成(图2-34)。①突触前成分:指突触前神经元轴突末端的膨大部位,胞质内有许多线粒体和含神经递质的突触小泡。与突触后部相对应的细胞膜称突触前膜。②突触后成分:是与突触前膜相对的部位,主要包括突触后膜,突触后膜上有接受神经递质的特异性受体。③突触间隙:是突触前、后膜之间宽15~30 nm的间隙。

当突触前神经元的兴奋沿轴膜传至突触前膜时,突触小泡与突触前膜接触并与之融合,以胞吐的方式将神经递质释放到突触间隙,神经递质与突触后膜特异性受体结合,导致突触后神经元或效应细胞的膜电位发生变化(兴奋或抑制)。于是,信息便由一个神经元传向另一个神经元或效应细胞。

三、神经胶质细胞

神经胶质细胞广泛分布于中枢神经系统和周围神经系统,其数量为神经元的10~50倍。神经胶质细胞是一种有突起的细胞,但无树突和轴突之分。按分布部位区分为中枢神经系统的神经胶质细胞和周围神经系统的神经胶质细胞两类。

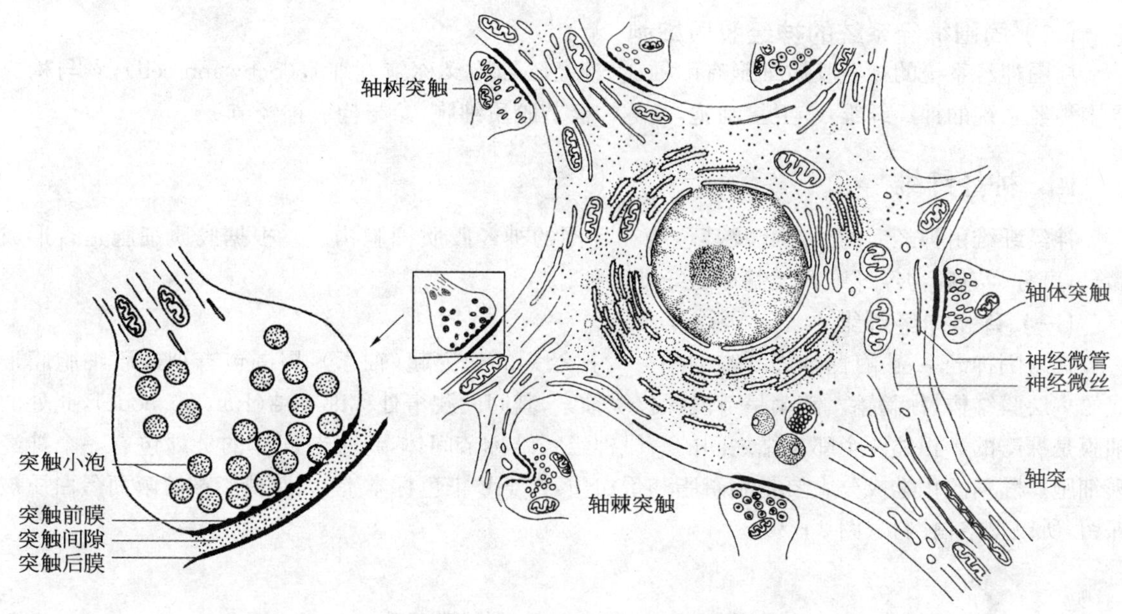

图 2-34　突触超微结构结构模式图

（一）中枢神经系统的神经胶质细胞

中枢神经系统的神经胶质细胞有4种(图2-35)：①**星形胶质细胞**：突起较多，在毛细血管周围形成胶质膜，参与组成血-脑屏障(见第十一章神经系统)；②**少突胶质细胞**：主要参与构成中枢神经系统神经纤维的形成；③**小胶质细胞**：具有吞噬功能；④**室管膜细胞**：覆盖于脑室和脊髓中央管的内表面，具有支持作用。

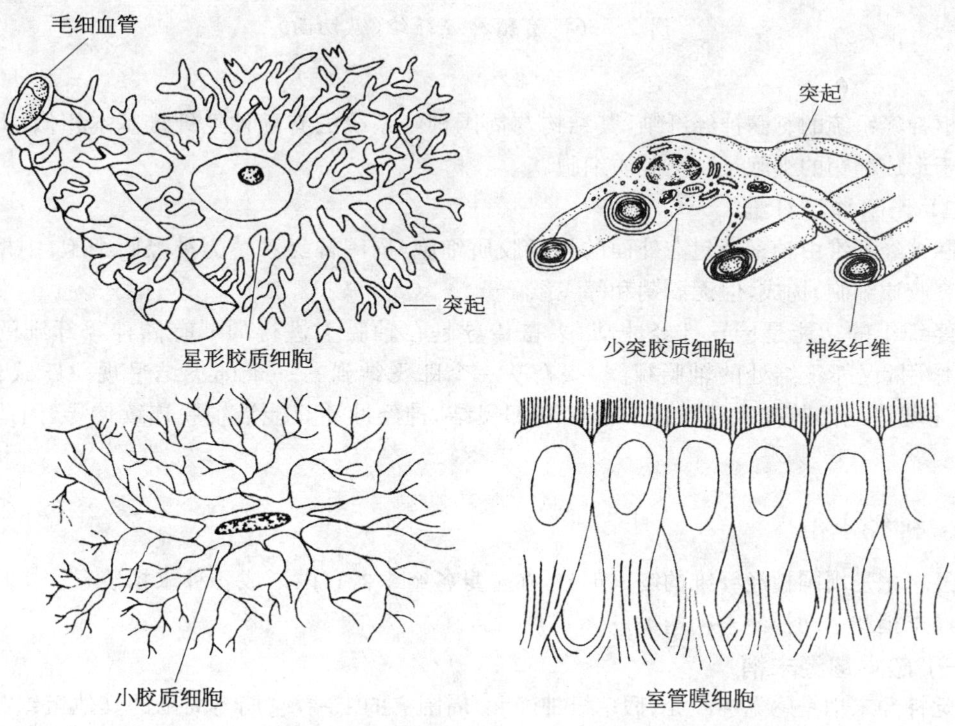

图 2-35　中枢神经系统的神经胶质细胞

(二) 周围神经系统的神经胶质细胞

周围神经系统的神经胶质细胞有两种:①神经膜细胞又称施万细胞(Schwann cell),参与构成周围神经系统的神经纤维;②卫星细胞,又称神经节胶质细胞,参与构成神经节。

四、神经纤维

神经纤维由神经元的长突起及其包绕在周围的神经胶质细胞构成。根据胶质细胞是否形成髓鞘,可分为有髓神经纤维和无髓神经纤维两种。

(一) 有髓神经纤维

在周围神经系统,有髓神经纤维的中央为神经元的长突起(轴索),周围包有神经膜细胞膜形成的多层膜结构,称髓鞘。髓鞘呈节段性包绕轴索,其间的狭窄处称郎飞结(Ranvier node),此处的轴膜是裸露的。相邻两个郎飞结之间的一段神经纤维称节间体,每个节间体的外周包有一个神经膜细胞。髓鞘的化学成分主要是髓磷脂和蛋白质,在HE染色标本上,因髓磷脂被溶解而蛋白质被保留,所以呈空白网状(图2-36)

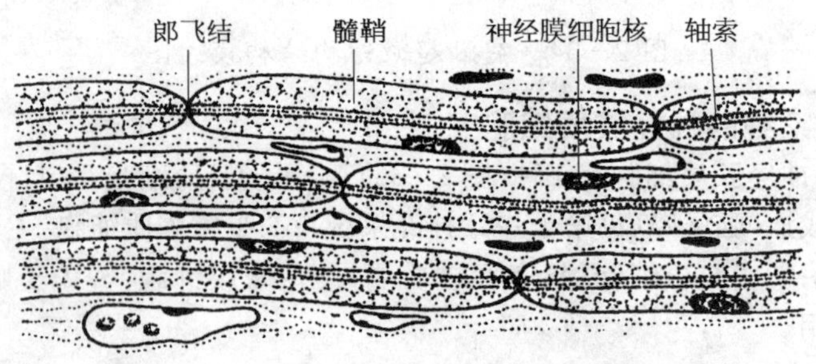

图2-36　有髓神经纤维(纵切面)

中枢神经系统的有髓神经纤维,其结构与周围神经系统的有髓神经纤维基本相似,不同之处主要在于形成髓鞘的细胞是少突胶质细胞。

(二) 无髓神经纤维

无髓神经纤维由轴索及包在外面的神经胶质细胞(周围神经系统为神经膜细胞,中枢神经系统为少突胶质细胞)构成,但无髓鞘和郎飞结。

神经纤维的功能是传导神经冲动,兴奋传导是在轴膜上进行的。有髓神经纤维的髓鞘具有绝缘作用,仅郎飞结处的轴膜裸露,兴奋从一个郎飞结到另一个郎飞结呈现跳跃式传导,因此传导速度快。无髓神经纤维没有髓鞘和郎飞结,神经冲动只能沿轴膜连续传导,因此传导速度慢。

五、神经末梢

神经末梢是周围神经纤维的终末部分,在全身各组织器官内形成各种末梢装置。按功能分为感觉神经末梢和运动神经末梢两类。

(一) 感觉神经末梢

感觉神经末梢是感觉神经元(假单极神经元)周围突的末端,它们与周围的其他组织共同构成感受器。感受器将各种刺激转变为神经冲动,通过感觉神经纤维传入中枢,产生感觉。感觉神经末

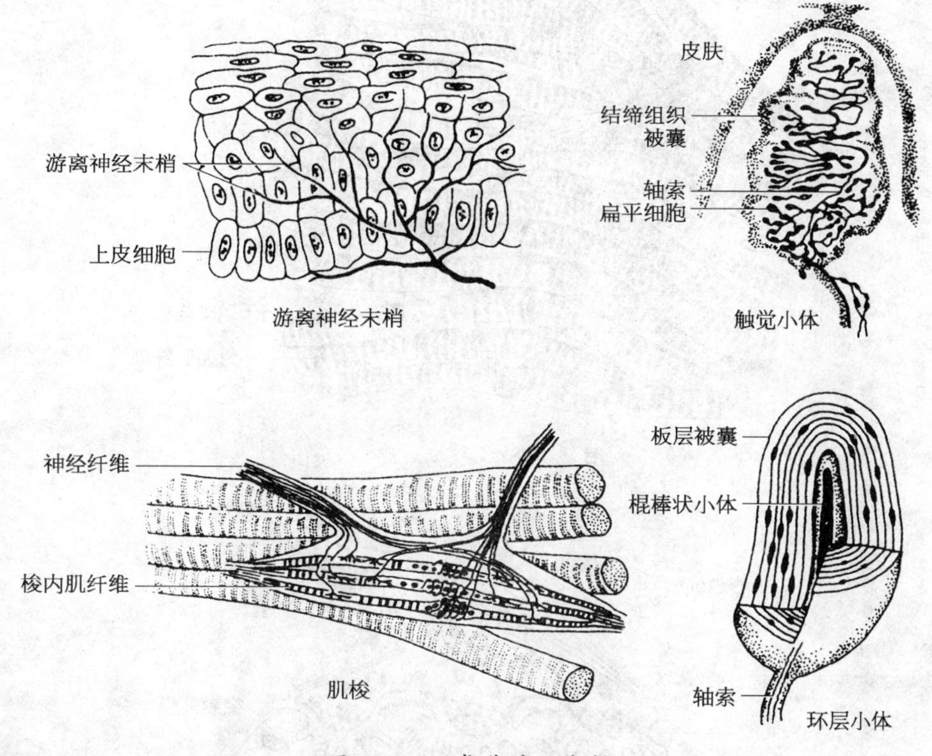

图 2-37 感觉神经末梢

梢可分为游离神经末梢和有被囊的神经末梢两类(图 2-37)。

1. 游离神经末梢 由较细的感觉神经纤维终末部分失去髓鞘,分支形成。主要分布于上皮组织和结缔组织内,感受痛、冷、热和轻触的刺激。

2. 有被囊的神经末梢 形式多样,主要包括:①**触觉小体**:呈卵圆形,分布于皮肤真皮的乳头层内,以手指掌侧的皮肤内最多,能感受触觉;②**环层小体**:呈圆形或卵圆形,广泛分布于皮下组织、肠系膜、韧带和关节囊等处,能感受压觉和振动觉;③**肌梭**:是分布于骨骼肌内的长梭形结构,表面为结缔组织被囊,内有数条骨骼肌纤维,称梭内肌,肌梭属于本体感受器,能感受肌张力的变化和运动的刺激。

(二) 运动神经末梢

运动神经末梢是运动神经纤维在肌组织和腺体的终末结构,能支配肌纤维的收缩和调节腺体的分泌活动。可分为躯体运动神经末梢和内脏运动神经末梢两类。

1. 躯体运动神经末梢 分布于骨骼肌。支配骨骼肌的运动神经纤维,在接近骨骼肌纤维时失去髓鞘,裸露的轴突发出爪状分支,每个分支再形成扣状膨大附着于肌纤维表面,并与之连接,这种结构称为**运动终板**(图 2-38)。电镜观察,运动终板的结构与突触相同,又称**神经肌突触**(图 2-39)。

2. 内脏运动神经末梢 是内脏运动神经纤维分布于心肌、平滑肌和腺体等处所形成的终末结构。

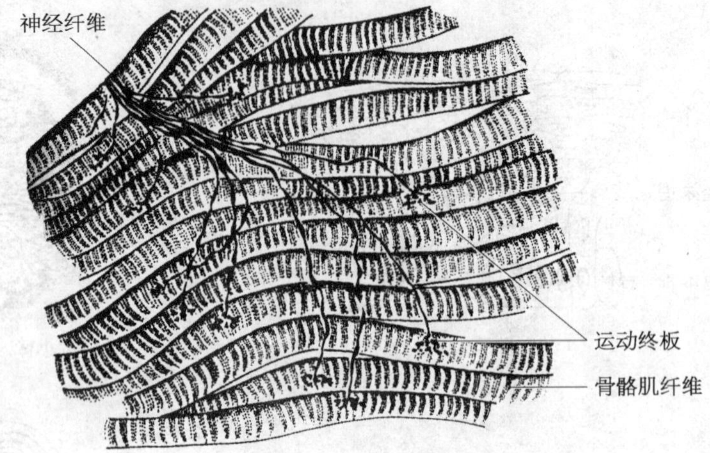

图 2-38 运动终板

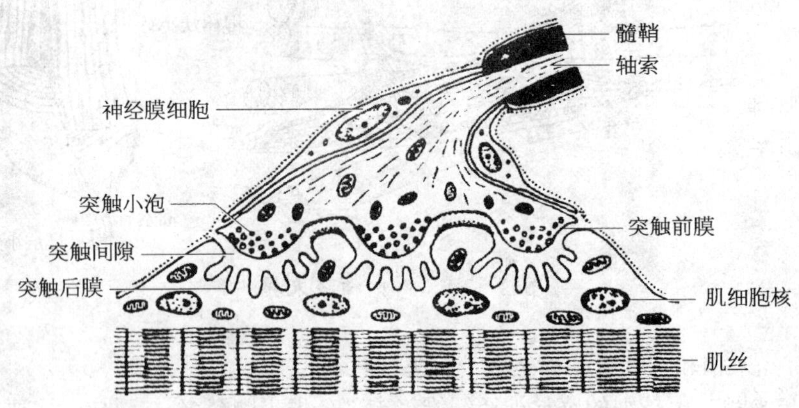

图 2-39 运动终板超微结构模式图

实验指导

【神经组织实验】

(一) 实验目的要求

(1) 掌握神经元的形态、结构。

(2) 熟悉有髓神经纤维的结构。

(3) 熟悉触觉小体、环层小体和运动终板的形态。

(二) 实验物品

(1) 多极神经元(脊髓横切面)。

(2) 有髓神经纤维(神经干纵切面)。

(3) 触觉小体。

(4) 环层小体。

(5) 运动终板。

(三) 实验内容与方法

1. 多极神经元(脊髓横切面,HE 染色)绘图

(1) 肉眼观察:脊髓横切面呈扁圆形,中央染色较深的部位是脊髓灰质,呈蝴蝶形。灰质有两

个粗大的突起，称脊髓前角。镜下观察这一区域。

(2) 低倍镜观察：在脊髓前角可见大小不一的多极神经元，染成紫红色，其周围小而圆的深色结构是神经胶质细胞的细胞核。选择突起较多、又有细胞核的神经元，移至视野中央，切换高倍镜。

(3) 高倍镜观察：神经元胞体呈不规则形，细胞核位居中央，大而圆，染色较浅，核中央染色深的圆点状结构是核仁。细胞质染成浅红色，内有大小不等、分布均匀的颗粒状或斑块状结构，为嗜染质(尼氏体)，染成深紫蓝色。神经元的突起多已被切断，只能见到突起的根部，不易区分树突或轴突。如能见到轴丘(突起内无嗜染质)，即可判断为轴突。

高倍镜下绘多极神经元图，注明胞体、突起、嗜染质、细胞核及核仁等结构。

2. 有髓神经纤维(神经干纵切面，HE 染色)

(1) 低倍镜观察：可见多个神经纤维束平行排列，神经纤维束的周围有染色较深的结缔组织膜，为神经束膜。选择一段结构完整、清晰的神经纤维移至视野中央，切换高倍镜。

(2) 高倍镜观察：在神经纤维的中央，染成紫红色的粗线是神经元的长突起(轴索)，轴索的两侧有呈粉红色或透亮的结构，是有髓神经纤维的髓鞘。髓鞘两侧染成深红色的细线是神经膜细胞形成的膜。神经纤维的缩窄部即是郎飞结，相邻两个郎飞结之间的一段神经纤维为结间体。

3. 示教

(1) 神经原纤维(脊髓横切面，镀银染色)。

(2) 触觉小体(手指皮肤切片，HE 染色)。

(3) 环层小体(皮肤切片，HE 染色)。

(4) 运动终板(骨骼肌铺片，氯化金染色)。

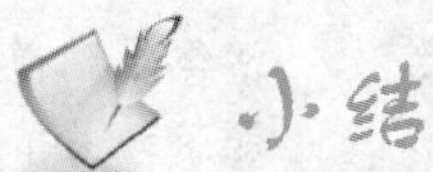

小结

组织由细胞和细胞外基质组成。人体的组织分为上皮组织、结缔组织、肌组织和神经组织。上皮组织由密集排列的细胞和少量的细胞外基质组成。分为被覆上皮、腺上皮和特殊上皮 3 类：被覆上皮被覆于体表及体内各种管、腔、囊的内表面，分为单层扁平上皮、单层立方上皮、单层柱状上皮、假复层纤毛柱状上皮、复层扁平上皮和变移上皮；腺上皮是以分泌功能为主的上皮组织，以腺上皮为主构成腺；特殊上皮分为感觉上皮和生殖上皮。结缔组织由少量细胞和大量细胞外基质构成，分为固有结缔组织、软骨组织、骨组织和血液 4 类：固有结缔组织又分为疏松结缔组织、致密结缔组织、脂肪组织和网状组织，疏松结缔组织的细胞数量少，种类多，分布稀疏，细胞外基质主要是液态的基质和细丝状的纤维；致密结缔组织是以纤维为主的固有结缔组织；脂肪组织以脂肪细胞为主；网状组织主要以网状细胞和网状纤维构成；软骨组织是由软骨细胞、凝胶状的基质和纤维构成的结缔组织；骨组织是以钙化的细胞外基质构成的结缔组织；血液是液态的结缔组织，由血细胞和血浆组成。肌组织是以肌细胞为主的组织，分为骨骼肌、平滑肌和心肌 3 类：骨骼肌在镜下可见明暗相间的横纹，平滑肌呈长梭形，心肌亦有横纹，但不如骨骼肌明显，在细胞连接处有闰盘。神经组织由神经细胞和神经胶质细胞组成。神经细胞又称神经元，具有感受刺激、传导冲动的功能，其结构包括胞体和突起两部分，神经胶质细胞分布在神经元之间，对神经元起支持、保护、营养和绝缘等作用。

第三章
运动系统

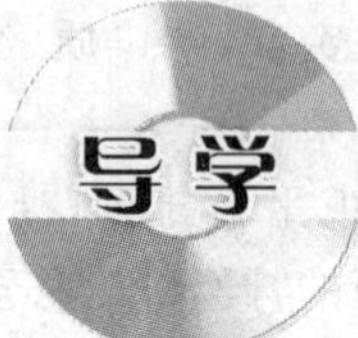

导学

了解：骨的发生和生长；腓骨、足骨；骨连结的概念和分类；足弓；颅骨的纤维连接和软骨连接；肌的辅助结构。

熟悉：骨的理化特性；肱骨、肩胛骨、尺骨、桡骨的主要结构；颅的整体观；新生儿颅的特点；肌的分类、构造、起止、作用；全身主要肌的配布及作用；关节的概念、关节的辅助结构。

应用：运动系统的组成、功能；骨的形态、分类和构造；躯干骨的组成；椎骨的一般形态和各部椎骨的特点；骶骨、尾骨、胸骨的位置和形态；肋的数目和形态；上肢骨的形态和位置；下肢骨的组成和位置；髋骨、股骨、胫骨的主要结构；颅的组成和分部；全身主要骨性标志；椎骨的连接、脊柱的形态和运动、胸廓的组成；肩、肘关节的组成、结构特点和运动；骨盆的构成和分部；髋、膝关节的组成、结构特点和运动；距小腿关节的组成和结构特点；颞下颌关节的组成、结构特点和运动。

实验：全身主要骨的位置和形态结构；在活体上触摸全身主要骨性标志；肩、肘、膝、髋、颞下颌关节的构造；全身各部肌的配布及主要肌的位置。

运动系统由骨、关节和骨骼肌组成。对人体起运动、支持和保护作用，并形成人体的基本外形轮廓。在运动过程中，肌是运动的动力，关节是运动的枢纽，骨起杠杆作用。肌的收缩，牵拉着骨以关节为枢纽，发生位置的改变而产生运动。

能在体表看到或摸到的一些骨的突起（凹陷）或肌的隆起，称为体表标志。它们对于确定内脏器官的位置等具有重要意义。

第一节　骨　学

一、概述

骨学是全身骨的总称。每块骨都具有一定的形态，有一定的功能，具有丰富的血管、淋巴管和神经分布，所以每块骨都是一个器官，并可随年龄的增长和活动状况的改变而变化。经常参加锻炼的人，骨发育粗壮而坚实；长期不活动的人，就会导致骨质疏松和退化。

成人有骨 206 块（图 3-1），按部位可分为颅骨 29 块（包括中耳鼓室内 3 对听小骨）、躯干骨 51 块、上肢骨 64 块和下肢骨 62 块。骨有造血和储备钙与磷的作用，并有破坏、改建及再生能力。

（一）骨的形态

按照骨的形态，可分长骨、短骨、扁骨和不规则骨4种。

1. 长骨　长骨呈管状，可分为一体两端，中部细长称骨干，或骨体，其内有较大的骨髓腔。两端膨大称骺，骺表面有一层光滑的关节软骨。长骨多位于四肢，如上肢的肱骨和下肢的股骨等。

2. 短骨　短骨一般呈立方体，成群分布于手腕和足的后部，如手的腕骨和足的跗骨等。

3. 扁骨　扁骨呈板状，主要参与体腔壁的构成，如颅顶各骨、胸廓的胸骨、肋骨等，对其内部器官起保护作用。

4. 不规则骨　不规则骨形状不规则，如躯干的椎骨、颅底的蝶骨等。某些不规则颅骨内尚有含气的空腔，如上颌骨。

另外，在手、足和膝部肌腱内还有一种形如豆粒状的小骨，称籽骨。运动时它既可减少对肌腱的摩擦，又可改变力的方向。

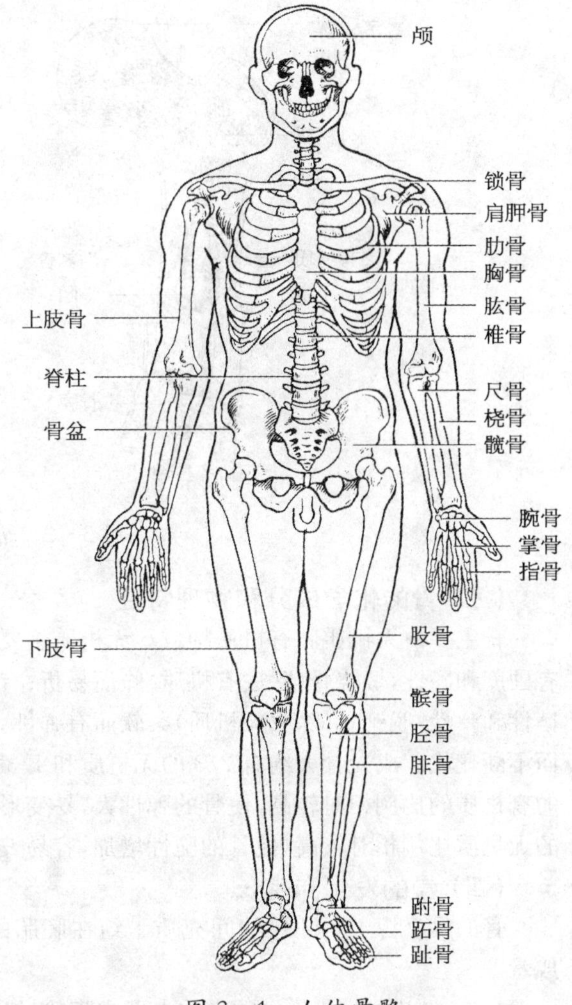

图3-1　人体骨骼

（二）骨的构造

骨由骨膜、骨质和骨髓3部分构成（图3-2）。

1. 骨膜　骨膜覆盖于骨的表面（关节面处除外），是一层致密结缔组织膜，呈淡红色，薄而坚韧，富含血管、淋巴管和神经。骨膜对骨的营养、生长和感觉具有重要作用。骨膜最内层有大量具有潜在分化能力的细胞，骨折时它们重新分裂繁殖为成骨细胞，产生骨质，使断端愈合。骨膜神经末梢丰富，骨发生损伤及炎症时骨膜疼痛剧烈。

2. 骨质　骨质由骨组织构成，分为骨密质和骨松质。骨密质分布于长骨的骨干、骺及其他类型骨的外表面，由紧密排列成层的骨板构成。骨密质的抗压力很强。骨松质呈海绵状，主要分布于长骨两端和其他类型骨的内部，由骨小梁构成。骨小梁的排列与该骨所承受的压力或张力的方向一致。

3. 骨髓　骨髓是分布于骨髓腔和骨松质内的软组织，可分红骨髓和黄骨髓两种。胎儿和婴幼儿时期的骨髓都是红骨髓，具有造血功能，可产生人体内的红细胞和大部分白细胞。随年龄的增长（7岁前后），长骨髓腔内的红骨髓逐渐被脂肪组织替代，成为黄骨髓。正常情况下，黄骨髓不具备造血功能，但当人体大量失血时，它仍可能转化为红骨髓而恢复造血功能，所以说黄骨髓具有潜在的造血能力。成人长骨的两端、短骨、扁骨和不规则骨的骨松质内终生都是具有造血功能的红骨髓。临床上为判断骨髓的造血功能，常在表浅易操作的髂骨或胸骨处抽取少量红骨髓进行检查。

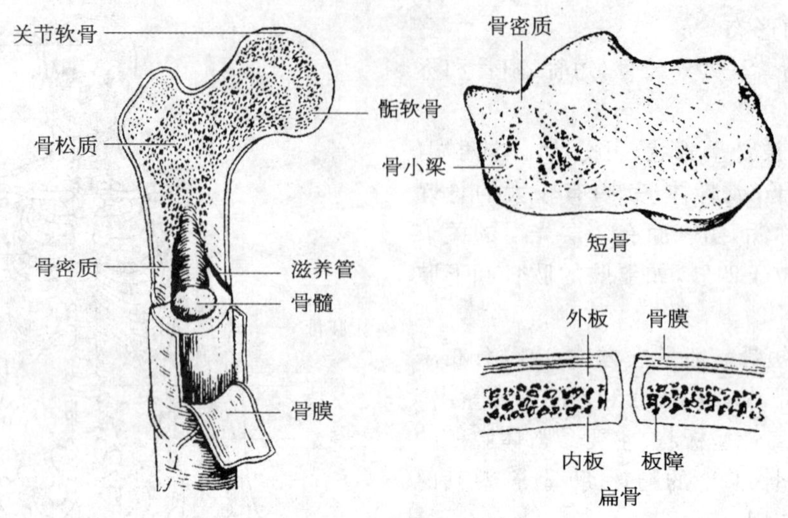

图 3-2 骨的构造

(三) 骨的化学成分和物理特性

骨主要由无机质和有机质构成。无机质主要有磷酸钙[$Ca_3(PO_4)_2$]和碳酸钙($CaCO_3$),使骨具有硬度和脆性,煅烧骨(除去有机质)脆而易折;有机质主要是骨胶原纤维和黏多糖蛋白,使骨具有韧性和弹性,脱钙骨(除去无机质)柔软而有弹性。骨的无机质与有机质之间的比例随年龄的增长而不断变化。成人骨大约有 2/3 的无机质和 1/3 的有机质,使骨的硬度、韧性和弹性最佳;幼儿骨的有机质的比例相对较高,使骨的弹性大,易变形,不易骨折,或折而不断,形成青枝骨折;老年人骨的无机质比例相对较高,使骨的脆性增加,容易发生骨折。

(四) 骨的发生和生长

骨的发生源于中胚层的间充质。约在胚胎的第 8 周左右,中胚层的间充质以两种方式发育成骨。

1. 膜化骨　膜化骨由间充质先形成膜状,然后骨化成骨,如面颅骨和颅顶各骨等。

2. 软骨化骨　软骨化骨由间充质先发育成软骨雏形,然后再由软骨逐渐骨化成骨。绝大部分骨是以此种方式发育而成的。首先在形成的软骨中央出现**初级骨化中心**,然后在软骨的两端出现**次级骨化中心**,初级骨化中心的软骨细胞不断变为骨细胞(即骨化)发育成骨干。次级骨化中心的软骨细胞不断变为骨细胞发育成骨骺。骨干与骨骺之间保留一不断增殖和骨化的**骺软骨**。成年后,骺软骨全部骨化,长骨即停止增长。在长骨两端的 X 线片或切开的骨上,可以见到骨化的骺软骨的痕迹即骺线。

二、躯干骨

躯干骨包括椎骨、胸骨和肋。

(一) 椎骨

椎骨在未成年前有 32～33 块,即颈椎 7 块、胸椎 12 块、腰椎 5 块、骶椎 5 块和尾椎 3～4 块。青春期后 5 块骶椎融合成 1 块骶骨,3～4 块尾椎融合成 1 块尾骨。

1. 椎骨的一般形态　椎骨属不规则骨。椎骨由椎体和椎弓构成(图 3-3)。

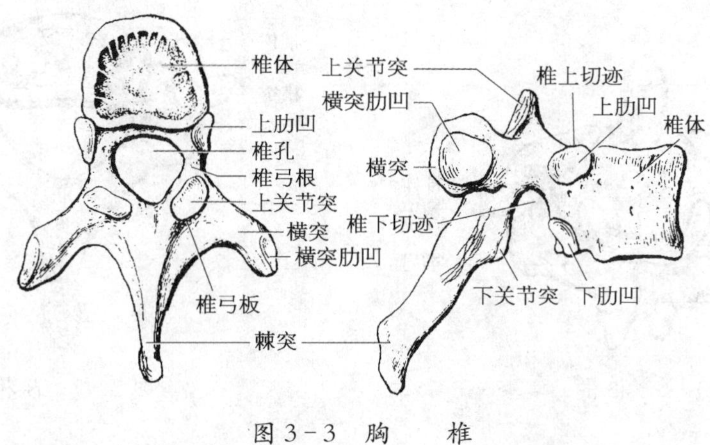

图 3-3　胸　　椎

(1) 椎体：**椎体**位于椎骨的前方，呈短圆柱形，是椎骨承重的主体，因而，从颈椎到腰椎随着承重的增加，椎体的横断面积和体积逐渐增大。

(2) 椎弓：椎弓是位于椎体后方的弓状骨板，与椎体围成**椎孔**，所有椎孔相互连通形成**椎管**，容纳着脊髓。椎弓连接椎体的窄细部分称**椎弓根**，其上方有较浅的**椎上切迹**，下方有较深的**椎下切迹**，相邻椎骨的椎上、下切迹参与构成**椎间孔**，孔内有脊神经根和血管通过。椎弓的后部呈宽厚的板状，称**椎弓板**。从椎弓板上发出 7 个突起：即向后伸出的一个**棘突**，向两侧伸出的一对**横突**，向上的一对**上关节突**和向下的一对**下关节突**。关节突上有关节面，相邻椎骨的上、下关节突构成关节。

(1) 颈椎(图 3-4)：**颈椎**椎体较小，椎孔相对较大，呈三角形；横突根部有孔称**横突孔**，其中上 6 位颈椎的横突孔内有椎动、静脉通过；第 2～6 颈椎棘突末端分叉；颈椎上、下关节突的关节面基本呈水平位。成年人第 3～7 颈椎椎体上面两侧有向上的突起，称**椎体钩**，它常与上位颈椎相应处形成钩椎关节。

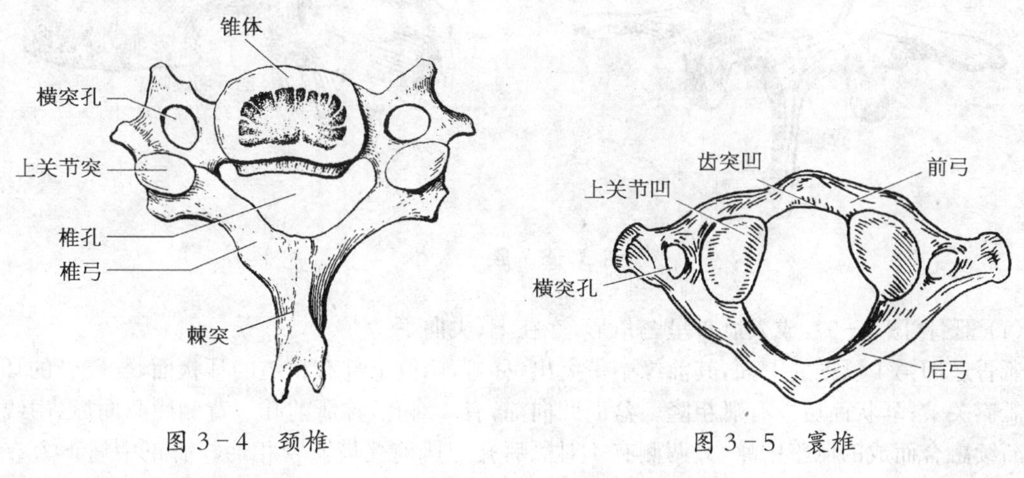

图 3-4　颈椎　　　　图 3-5　寰椎

1) 第 1 颈椎：又称**寰椎**(图 3-5)，呈环形，由前弓、后弓和两个**侧块**构成，无椎体、棘突和关节突。前弓的正中后面有一小的关节面称齿突凹。侧块上面的关节面呈椭圆形，称**上关节凹**，与枕髁形成寰枕关节。侧块下面的关节面呈圆形，与枢椎的上关节突相关节。

2) 第 2 颈椎：又称**枢椎**(图 3-6)，椎体向上伸出一指状突起称**齿突**，与寰椎的齿突凹相关节。

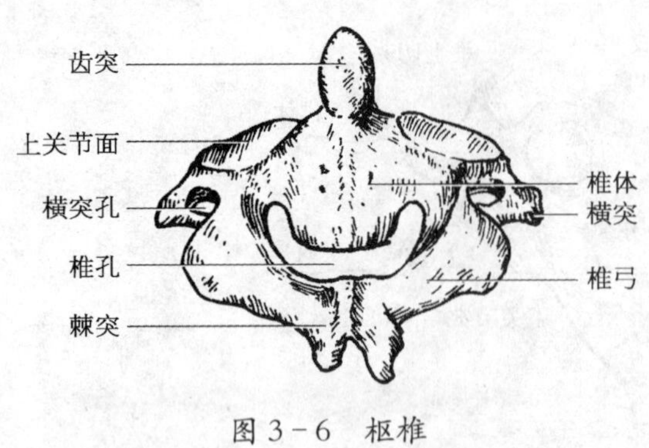

图 3-6 枢椎

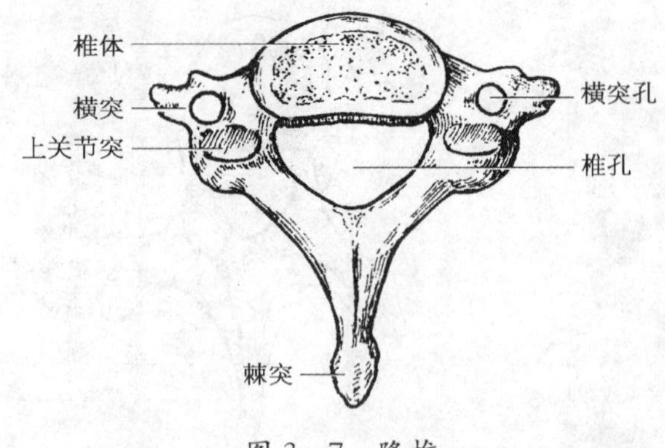

图 3-7 隆椎

3）第 7 颈椎：又称隆椎（图 3-7），棘突长，末端不分叉，稍低头时，在颈后正中线上很容易看到和摸到。可作为椎骨定位的标志。

(2) 胸椎（图 3-3）：胸椎椎体似心形，椎孔相对较小，棘突细长并向后下方倾斜。椎体后部两侧的上、下和横突末端均有小的关节面与肋骨相接，分别称上肋凹、下肋凹和横突肋凹。胸椎上、下关节突的关节面呈额状位。

(3) 腰椎（图 3-8）：腰椎椎体粗大，椎弓发达，椎孔较大近似三角形。棘突水平后伸宽而短呈板状，棘突间隙较宽，腰椎穿刺即从腰椎棘突间隙进针。腰椎上、下关节突的关节面呈矢状位。

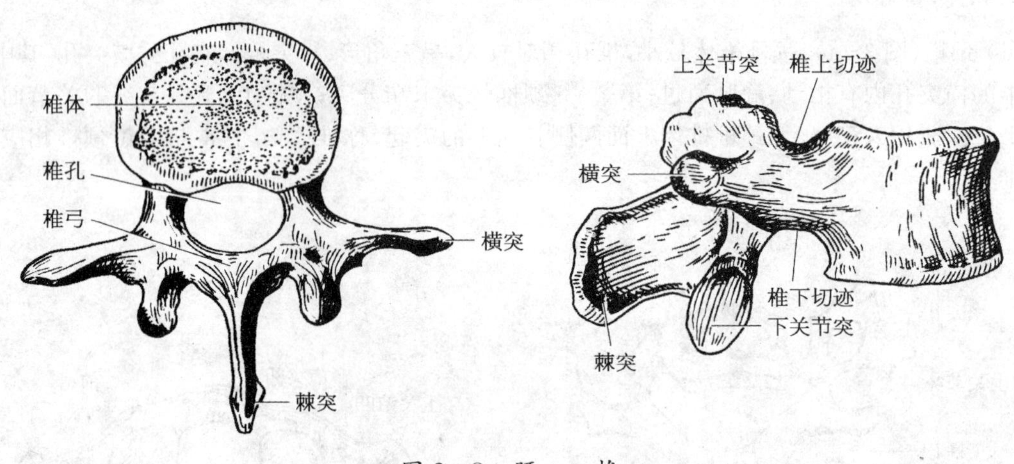

图 3-8 腰 椎

(4) 骶骨（图 3-9）：成人骶骨呈三角形，底在上，尖向下。

骶骨底即第 1 骶椎的上面，其前缘中份突出，称岬，两侧上部有粗糙的耳状面，与髋骨的耳状面形成骶髂关节；耳状面后方有骶粗隆。盆面凹向前，有 4 对孔，称骶前孔。背侧面凸向后，中线处有棘突断续融合而成的骶正中嵴，其两侧有 4 对骶后孔与骶前孔借骶管相通。骶正中嵴下方有形状不整齐的骶管裂孔，向上通骶管，裂孔两侧各有一向下的突起，称骶角，骶角为骶管麻醉确定进针部位的定位标志。骶骨尖向下与尾骨相连。

(5) 尾骨（图 3-9）：尾骨由 3～4 块退化的尾椎融合而成，形体较小，上与骶骨尖相接，下端游离。

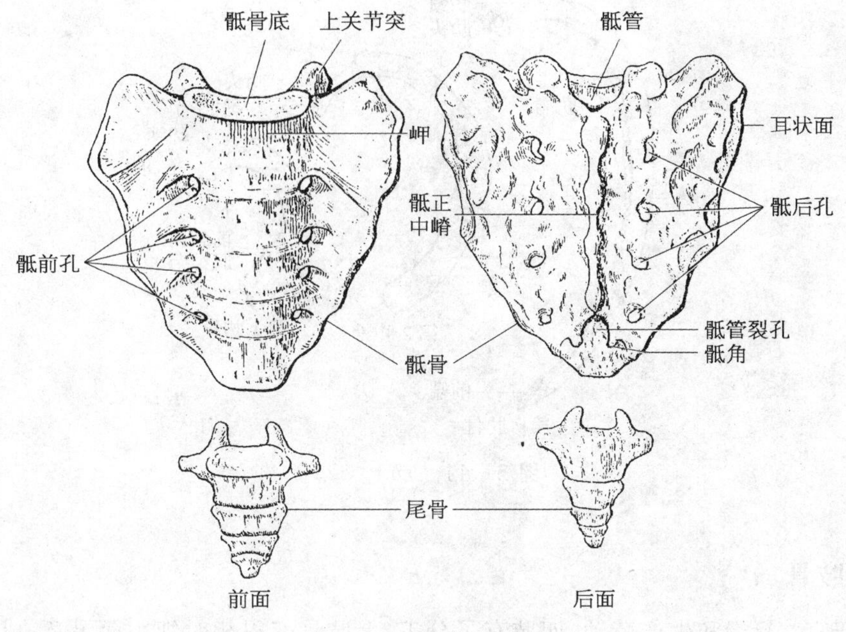

图 3-9 骶骨和尾骨

(二) 胸骨

胸骨(图 3-10)长而扁,位于胸前壁正中皮下,自上而下由**胸骨柄**、**胸骨体**和**剑突**组成。胸骨柄上部宽厚而下部窄薄,上缘中间凹陷称**颈静脉切迹**,外侧有与锁骨相关节称**锁切迹**。柄体相连处稍向前突,称为**胸骨角**,两侧与第 2 肋软骨相连,为计数肋的重要标志。胸骨体呈长方形,外侧缘有与第 2~7 肋软骨相关节的**肋切迹**。剑突窄而薄,形态变化较大,末端游离。

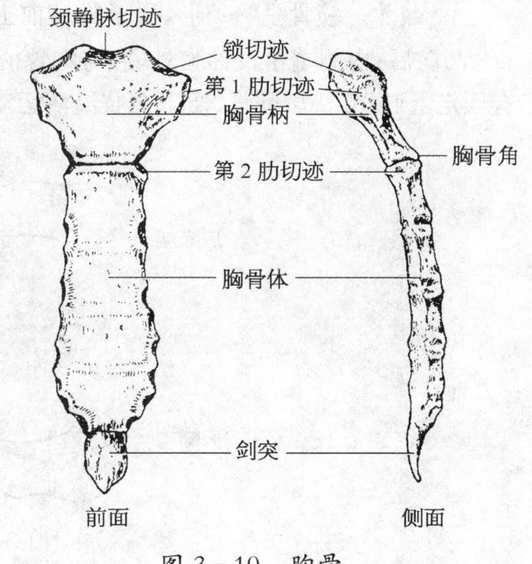

图 3-10 胸骨

(三) 肋

肋包括肋骨和肋软骨两部分。

肋骨(图 3-11)为细长弓状的扁骨,共 12 对。每一肋骨前端有**肋软骨**,第 1~7 对肋前端直接与胸骨相连,称为**真肋**;第 8~12 对肋不直接与胸骨相连称**假肋**,其中第 8~10 对肋软骨依次连接于上位肋软骨构成肋弓,第 11~12 对肋前端游离于肌层中,称浮肋。肋骨后端稍膨大称**肋头**,与胸椎的上、下肋凹相关节,肋头外侧稍细的部分称**肋颈**,前方为**肋体**。颈体交界处的后外侧有突出的**肋结节**,有关节面与胸椎的横突肋凹相关节。肋体内面近下缘处有一浅沟称**肋沟**,肋间血管、神经行于其中。体后份的急转角为**肋角**。

第 1 肋骨扁而宽短,无肋角和肋沟,近水平位。分为上、下面和内、外缘。其内缘前份有前斜角肌附着的前斜角肌结节。

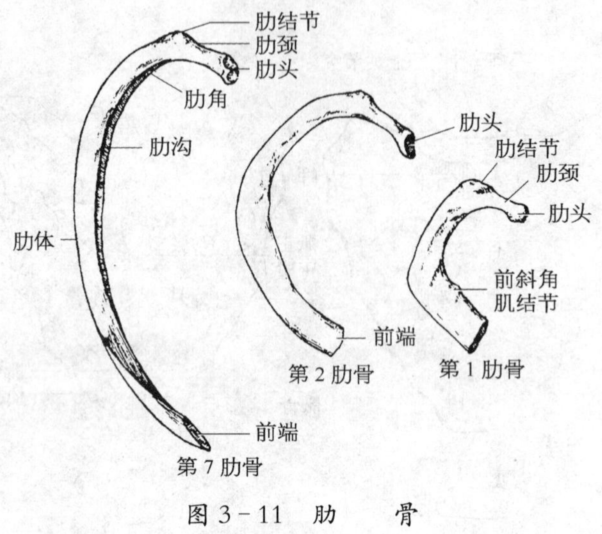

图 3-11 肋 骨

三、上肢骨

人类由于直立行走和生产劳动，四肢有了分工，上肢骨变得相对细小而灵巧，成为劳动的器官。上肢骨包括**上肢带骨**(锁骨、肩胛骨)和**自由上肢骨**(肱骨、桡骨、尺骨和手骨)。

(一) 上肢带骨

1. *锁骨* 锁骨呈"～"形，位于胸廓前上部两侧。上面光滑，下面粗糙，内侧 2/3 凸向前，外侧 1/3 凸向后；内侧端粗大称**胸骨端**，与胸骨柄相关节；外侧端扁平称**肩峰端**，与肩峰相关节。锁骨具有固定上肢、支持肩胛骨、便于上肢灵活运动等功能(图 3-12)。

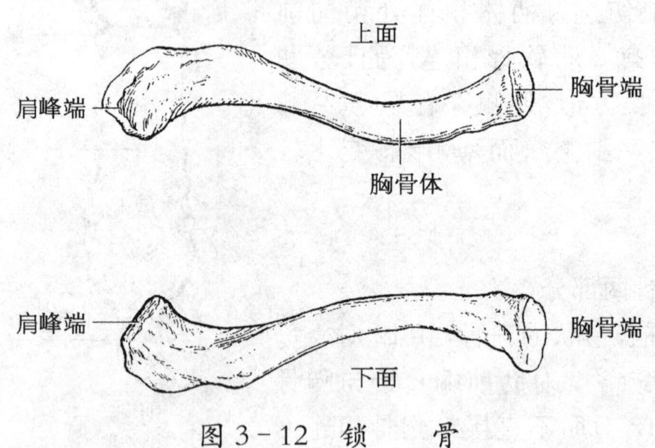

图 3-12 锁 骨

2. *肩胛骨* 肩胛骨为三角形扁骨，附于胸廓后外侧上份，介于第 2～7 肋之间，可分为两面、三缘和三角。前面为一大的凹陷称**肩胛下窝**；后面上方有一横位的骨嵴称**肩胛冈**，冈的外侧端较平宽称**肩峰**，肩胛冈上、下方分别称**冈上窝**和**冈下窝**。内侧缘对向脊柱，又名**脊柱缘**；外侧缘对向腋窝，又名**腋缘**；上缘近外侧有一小切迹称**肩胛切迹**，切迹的外侧向前伸出一指状突起，称喙突。上角在内上方，近似直角，平对第 2 肋；下角为锐角，平对第 7 肋(或第 7 肋间隙)；外侧角肥厚，有一朝外微凹的梨形关节面称**关节盂**，关节盂的上、下方分别有**盂上结节**和**盂下结节**(图 3-13)。

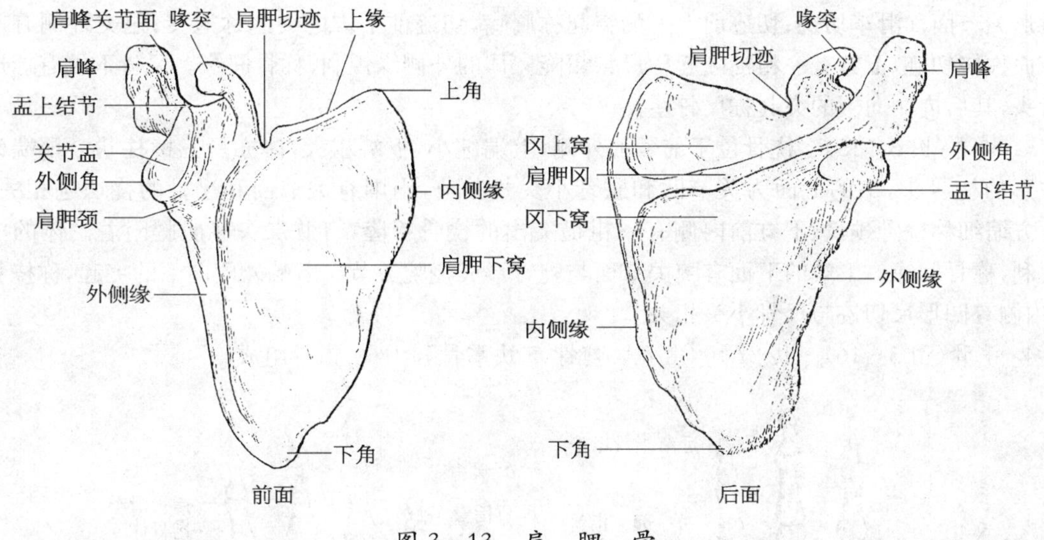

图 3－13　肩　胛　骨

(二) 自由上肢骨

1. 肱骨(图 3－14)　**肱骨**位于上臂，是典型的长骨，可分为中间的骨体和上、下两端。上端有朝向内、后、上方的半球形的**肱骨头**，与肩胛骨的关节盂相关节；头周围的环形浅沟称**解剖颈**；上端外侧较大的突起称**大结节**，前面较小的突起称**小结节**，两结节之间称**结节间沟**，有肱二头肌长头腱经过；大、小结节都有向下延伸的骨嵴，分别称**大结节嵴**和**小结节嵴**。上端与肱骨体交界处稍细称**外科颈**，易骨折。肱骨体外侧中部有粗糙的**三角肌粗隆**，有三角肌附着；后面有一条由内上斜向外下的浅沟，称**桡神经沟**，有桡神经经过，故肱骨干骨折易损伤桡神经。下端膨大，略向前弯曲，内侧有形如滑车的关节面，称**肱骨滑车**，与尺骨的滑车切迹相关节；滑车的后上方有一大窝，称**鹰嘴窝**；外侧有呈球形的关节面，称**肱骨小头**，与桡骨相关节；下端两侧各有一突起，分别称**内上髁**和**外上髁**；内上髁后下面为**尺神经沟**，有尺神经经过。

2. 尺骨(图 3－15)　**尺骨**位于前臂的内侧。上端粗大、下端细小，体呈三棱柱状。上端前面有

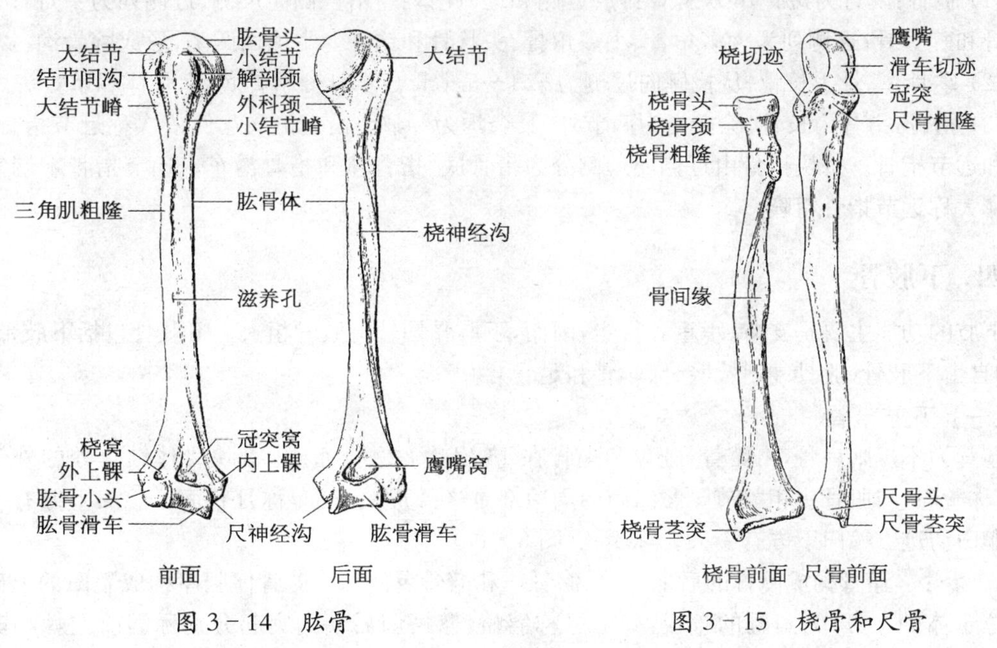

图 3－14　肱骨

图 3－15　桡骨和尺骨

半月形关节面称**滑车切迹**;切迹前上方的突起称**鹰嘴**,切迹前下方的突起称**冠突**;冠突外侧有一小关节面称**桡切迹**,下方有一粗糙隆起称**尺骨粗隆**。体的外侧缘锐利,称**骨间缘**。尺骨下端有球形的**尺骨头**,其后内侧向下的突起称**尺骨茎突**。

3. 桡骨(图 3-15) **桡骨**位于前臂的外侧,上端细小,下端粗大,体亦呈三棱柱状。顶端为短圆柱形的**桡骨头**,头的上面为**关节凹**和肱骨小头相关节,周围有关节面和尺骨的桡切迹相关节。头下方缩细称**桡骨颈**,颈下方前内侧有一粗糙突出的**桡骨粗隆**,有肱二头肌肌腱附着。体的内侧缘锐利,称**骨间缘**。下端的下面有**腕关节面**与腕骨形成桡腕关节。下端外侧向下的突起,称**桡骨茎突**,内侧有凹形**尺切迹**与尺骨小头相关节。

4. 手骨(图 3-16) 共 27 块,由 8 块腕骨、5 块掌骨和 14 块指骨组成。

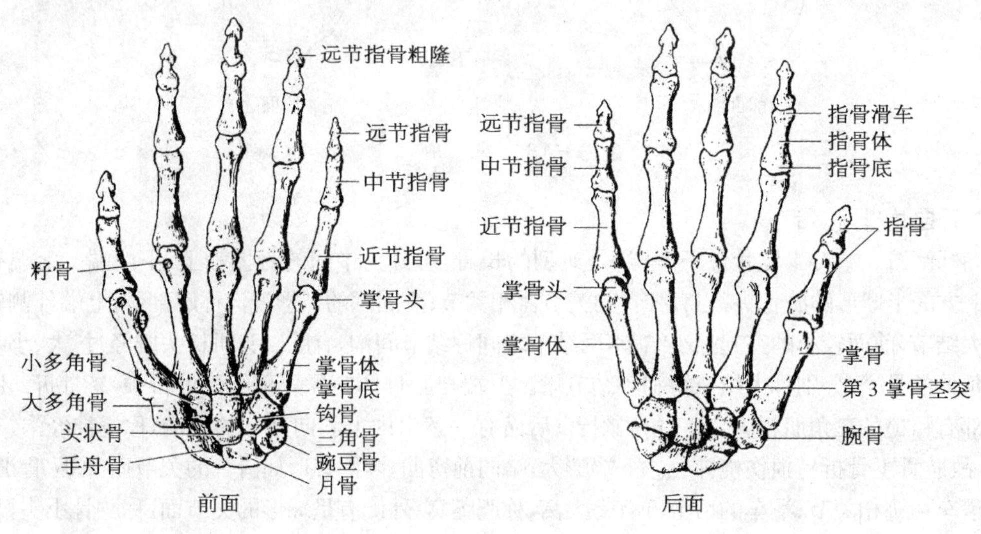

图 3-16 手 骨

(1) 腕骨:**腕骨**为短骨,8 块腕骨排成近侧和远侧两列。由桡侧向尺侧,近侧列为**手舟骨**、**月骨**、**三角骨**和**豌豆骨**;远侧列为**大多角骨**、**小多角骨**、**头状骨**和**钩骨**。掌侧面凹陷,形成**腕骨沟**。

(2) 掌骨:**掌骨**为长骨,从桡侧向尺侧为第 1～5 掌骨。掌骨分**掌骨底**、**掌骨体**和**掌骨头**。

(3) 指骨:**指骨**为长骨,除拇指为两节外,其余均为 3 节。由近侧向远侧依次称**近节指骨**、**中节指骨**和**远节指骨**。每块指骨由近侧向远侧分为**指骨底**、**指骨体**和**指骨滑车**。远节指骨末端掌面的粗糙膨大称**远节指骨粗隆**。

四、下肢骨

下肢的功能主要是支持、承重和行走,因而,下肢骨均较上肢骨粗大。下肢骨包括下肢带骨(髋骨)和自由下肢骨(股骨、髌骨、胫骨、腓骨和足骨)。

(一) 下肢带骨

髋骨为不规则扁骨,由**髂骨**、**耻骨**和**坐骨**在 16 岁左右融合而成。3 块骨体结合处的外侧有一深窝,称**髋臼**,与股骨头相关节。髋臼内的周边部是半月形关节面,称**月状面**。髋臼下缘有一小缺损称**髋臼切迹**。髋臼下方有一大孔称**闭孔**(图 3-17)。

1. 髂骨 **髂骨**构成髋骨的后上部,分**髂骨体**和**髂骨翼**两部。**髂骨体**肥厚构成髋臼的上部。**髂骨翼**位于体的上方,为扁阔的骨板,其上缘称**髂嵴**,髂嵴前后端的突起分别称**髂前上棘**和**髂后上**

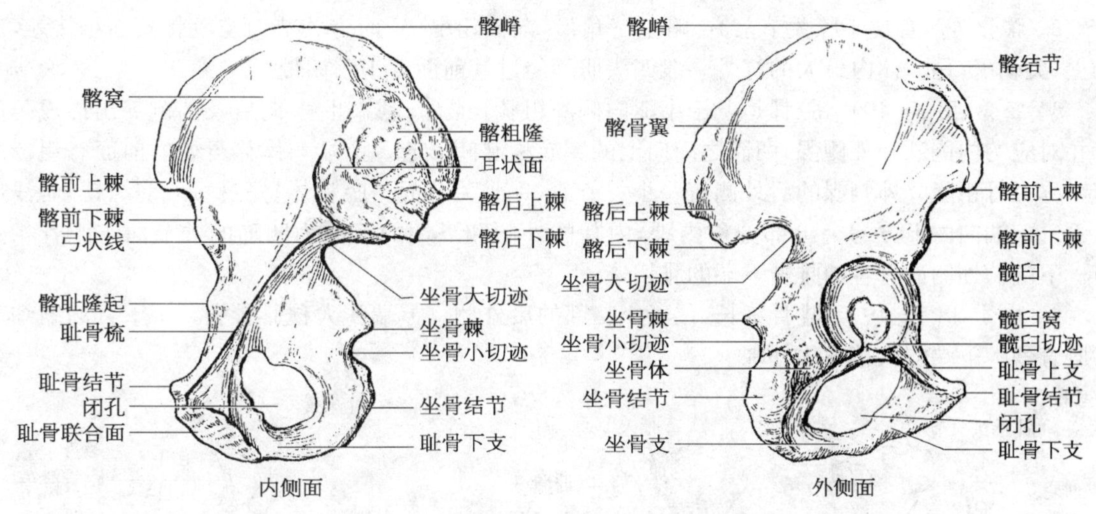

图 3-17　髋　骨

棘，下方亦各有一突起，分别称**髂前下棘**和**髂后下棘**。髂前上棘后上方 5～7 cm 处髂嵴外缘向外侧突出，称**髂结节**。髂骨翼内面稍凹，称**髂窝**，下界为**弓状线**。髂骨翼后部为与骶骨相关节的**耳状面**，其后上方的粗糙隆起称**髂粗隆**。

2. 坐骨　**坐骨**构成髋骨后下部，分坐骨体和坐骨支两部分。**坐骨体**较厚，构成髋臼的后下部，其后下为粗大的**坐骨结节**。坐骨结节与髂后下棘之间有一个三角形突起，称**坐骨棘**，其上方有较大的**坐骨大切迹**，下方有较小的**坐骨小切迹**。自坐骨结节向前是内方延伸为**坐骨支**，坐骨支向前与耻骨下支相延续，共同围成闭孔。

3. 耻骨　**耻骨**构成髋骨的前下部，分耻骨体和耻骨上、下两支。**耻骨体**构成髋臼的前下部，较肥厚。自体向前内侧延伸为**耻骨上支**，再转向后下为**耻骨下支**。移行处的椭圆形粗糙面称**耻骨联合面**。耻骨上支的前端有一突起，称**耻骨结节**。自结节向后上延伸至弓状线为一条较锐的骨嵴称**耻骨梳**。耻骨联合面上缘和耻骨结节间的骨嵴称**耻骨嵴**。

（二）自由下肢骨

1. 股骨（图 3-18）　**股骨**位于大腿部，是人体最长的长骨，约占身高的 1/4，可分为体和上、下两端。

上端有朝向内上方呈球状的**股骨头**，与髋臼相关节。头中央稍下有一小凹，称**股骨头凹**。头外下方的缩细部分称**股骨颈**。颈与体交界处的外侧，有粗糙隆起称**大转子**，内下方的隆起称**小转子**。大、小转子前面有**转子间线**，后面有**转子间嵴**相连。股骨体呈圆柱形略弓向前，股骨体后上方粗糙的突起称**臀肌粗隆**，向下延续的纵行骨嵴称**粗线**。下端左、右膨大并向后突出，形成**内侧髁**和**外侧髁**，两髁之间的深窝称**髁间窝**。两髁在前面相连的关节面，与髌骨相接称**髌面**，两髁侧面上方最突出的部位称**内上髁**与**外上髁**。

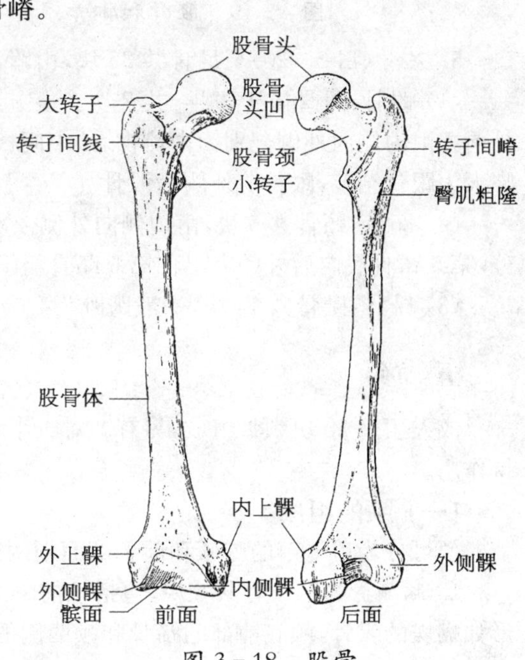

图 3-18　股骨

2. 髌骨　**髌骨**位于膝关节前方，略呈三角形，前面粗糙，后面为关节面与股骨髌面相接触，底朝上，尖朝下，是人体内最大的籽骨。股四头肌腱经过其前面续于髌韧带。

3. 胫骨(图 3－19)　**胫骨**是位于小腿内侧的粗壮长骨。上端粗大，向后及两侧突出形成与股骨相对应的**内侧髁**和**外侧髁**，两髁之间向上的突起称**髁间隆起**。上端与体移行处的前面有粗糙的隆起称**胫骨粗隆**。外侧髁的后外侧有一小关节面，称**腓关节面**。胫骨体呈三棱形，前缘锐利，浅居皮下。下端向内下方的突出部分称**内踝**，内踝的外侧和下端的下面为凹陷的关节面与距骨相关节。下端的外侧面有容纳腓骨下端的**腓切迹**。

4. 腓骨(图 3－19)　**腓骨**细长，位于小腿部的后外侧。上端膨大称**腓骨头**。头下方的缩细部为**腓骨颈**。下端膨大稍扁称**外踝**。

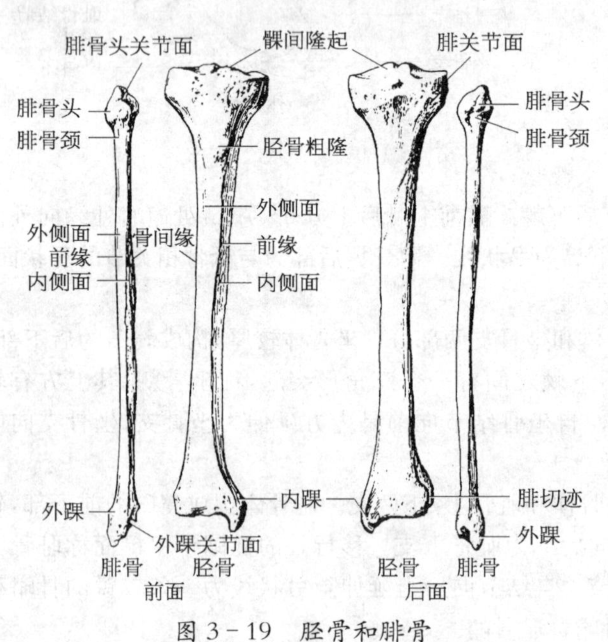

图 3－19　胫骨和腓骨

图 3－20　足骨

5. 足骨(图 3－20)　**足骨**共 26 块，由跗骨、跖骨和趾骨组成。

(1) 跗骨：跗骨属于短骨，共 7 块。上方与胫、腓骨连结的为**距骨**，距骨前内侧为**足舟骨**，足舟骨前方由内侧向外侧分别为**内侧楔骨**、**中间楔骨**和**外侧楔骨**，距骨的后下方是**跟骨**，跟骨后下方的膨大为**跟骨结节**，跟骨前外侧为**骰骨**。

(2) 跖骨：跖骨共 5 块，由内侧向外侧依次称第 1～5 跖骨。每块跖骨可分为的底、体和头 3 部分，第 5 跖骨底向后外的突出称**第 5 跖骨粗隆**。

(3) 趾骨：趾骨共 14 块，一般踇趾为 2 节，其他各趾为 3 节。各节趾骨的命名与手指骨相同。

五、颅

成人颅由 23 块颅骨组成，另有 3 对听小骨位于中耳鼓室内。颅对头部器官起容纳、保护和支持作用。

(一) 颅的组成

颅可分为后上部的脑颅和前下部面颅两部分。

1. 脑颅骨　脑颅骨共 8 块，包括颅前方的**额骨**，后方的**枕骨**，两者之间的一对**顶骨**，颅底中部形如蝴蝶的**蝶骨**，颅底前部的**筛骨**和颅两侧的一对**颞骨**，它们共同围成颅腔，容纳脑。

2. *面颅骨* 面颅骨共15块，构成面部的骨性基础，分别围成眶、鼻腔和口腔的骨性部分。它包括：**上颌骨**一对，上颌骨后方的**腭骨**一对，两上颌骨内上方的**鼻骨**一对，上颌骨外上方突出的**颧骨**一对，鼻腔外侧壁下方的**下鼻甲**一对；两眶内侧壁的**泪骨**一对，不成对的包括**下颌骨**一块，位于鼻腔正中的**犁骨**一块，下颌骨后下方的**舌骨**一块。

(1) 下颌骨(图3-21)：**下颌骨**呈蹄铁形，可分为中部的**下颌体**和两侧的**下颌支**，两者相交处为**下颌角**。下颌体上缘为**牙槽弓**，其上面有容纳下颌牙齿的**牙槽**。体的前面有一对**颏孔**，体后面正中有一锐利的突起称**颏棘**。

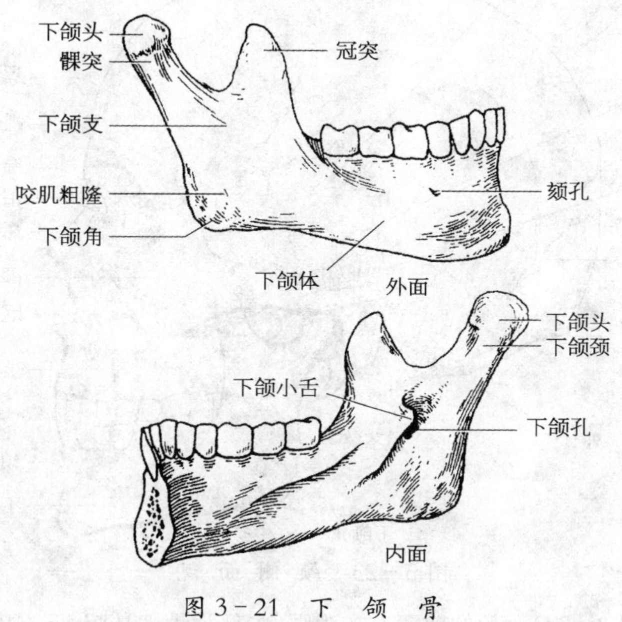

图3-21 下 颌 骨

下颌支的上端有两个突起，前方的尖锐，称**冠突**，后方的宽大，称**髁突**。髁突又分为上端膨大的**下颌头**及其下方缩细的**下颌颈**。下颌支内面中央有**下颌孔**，向下经**下颌管**通颏孔。

(2) 舌骨(图3-22)：舌骨位于下颌骨与喉之间，呈马蹄铁形，中部为**舌骨体**，向后伸出一对**舌骨大角**，体与大角结合处向上伸出一对**舌骨小角**。

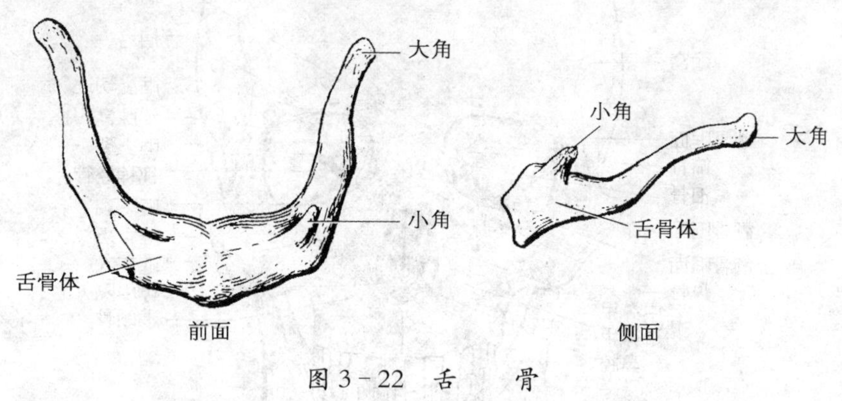

图3-22 舌 骨

(二) 颅的整体观

1. *颅的上面观* 颅的上面由顶骨、额骨及部分颞骨和枕骨构成。各骨借缝互相连接。位于额骨与顶骨之间的缝称**冠状缝**，位于两顶骨之间的缝称**矢状缝**，顶骨与枕骨之间的缝称**人字缝**。

2. 颅的侧面观(图 3-23) 颅的侧面,可见外耳门,向内通外耳道,外耳门后下方的突起称乳突。自外耳门向前有弓形的突起称颧弓。颧弓上方有一个大而浅的凹陷为颞窝。窝的内侧面有额骨、顶骨、颞骨和蝶骨大翼 4 块骨相交呈"H"形的骨缝称翼点,此处骨质薄弱,其内面有脑膜中动脉前支经过,骨折时,易损伤该血管引起硬膜外血肿。颞窝下方的深窝称颞下窝,窝内向前连通的三角形的间隙称翼腭窝。翼腭窝与鼻腔、眶腔、口腔和颅腔均相通。

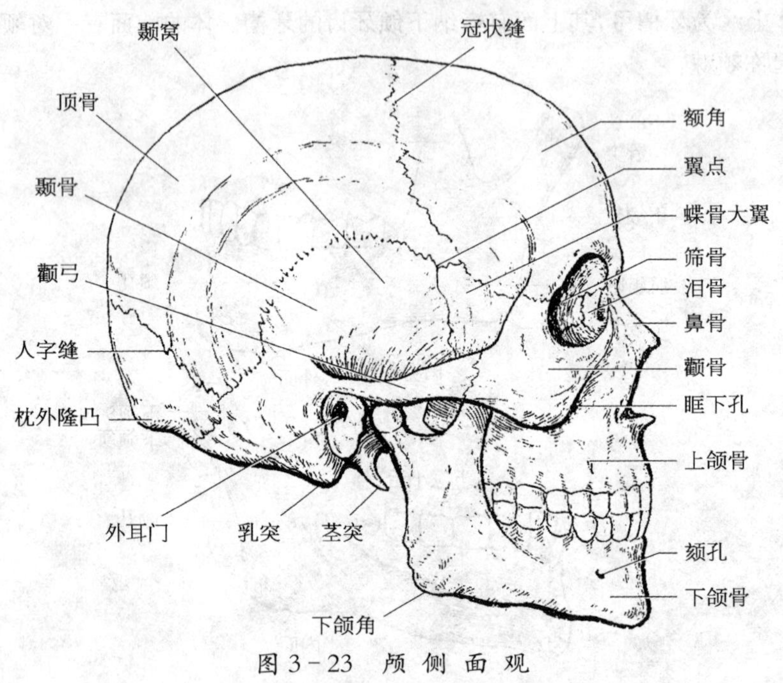

图 3-23 颅侧面观

3. 颅的前面观(图 3-24) 颅的前面上方为眶,中部为骨性鼻腔,下方为骨性口腔。

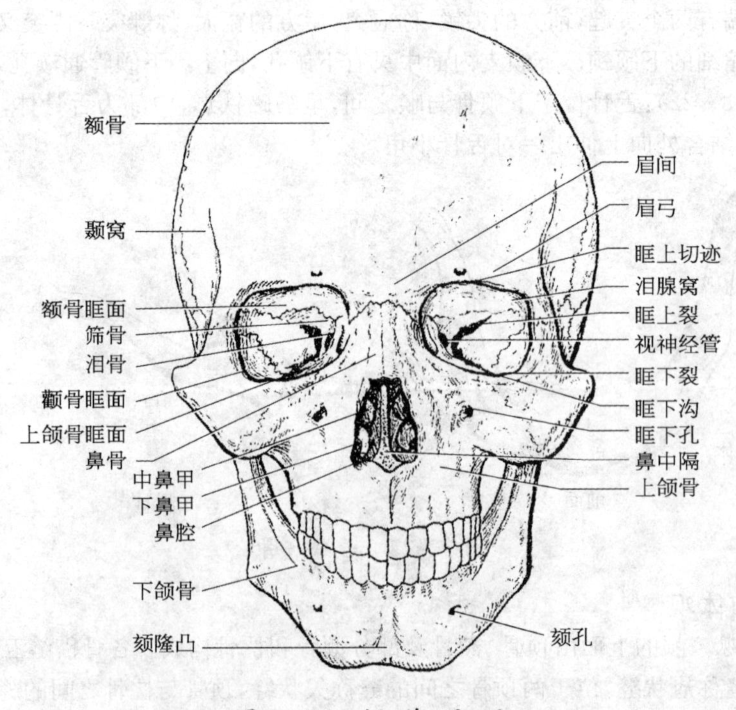

图 3-24 颅前面观

(1) 眶:**眶**容纳视器,呈四面锥体形。其上方的弓形隆起称**眉弓**。其后方为眶尖,经**视神经管**与颅中窝相通;底朝前称**眶口**,其上、下缘分别称**眶上缘**与**眶下缘**。眶上缘的内、中 1/3 交界处有一**眶上切迹**或**眶上孔**;眶下缘的中点下方约 1 cm 处有**眶下孔**。眶由 4 个壁围成,内侧壁前下部有**泪囊窝**,向下经鼻泪管通鼻腔。上壁的外侧部有容纳泪腺的**泪腺窝**。下壁中部有眶下沟,此沟向前经眶下管通眶下孔。眶上壁与外侧壁交界处后方的裂隙为**眶上裂**,与颅中窝相通;眶下壁与外侧壁之间的裂隙为**眶下裂**。

(2) 骨性鼻腔:**骨性鼻腔**位于面颅中央。鼻腔正中矢状位有由筛骨垂直板与犁骨构成的骨性鼻中隔,将骨性鼻腔分为左、右两部分。鼻腔前方的开口称**梨状孔**,后方的开口为**鼻后孔**,通向鼻咽部。鼻腔的外侧壁(图 3-25)自上而下有 3 个突起,分别称**上鼻甲**、**中鼻甲**和**下鼻甲**。相应鼻甲下方的腔隙为相应的鼻道,分别称**上鼻道**、**中鼻道**和**下鼻道**。在上鼻甲后端和蝶骨体之间有**蝶筛隐窝**。

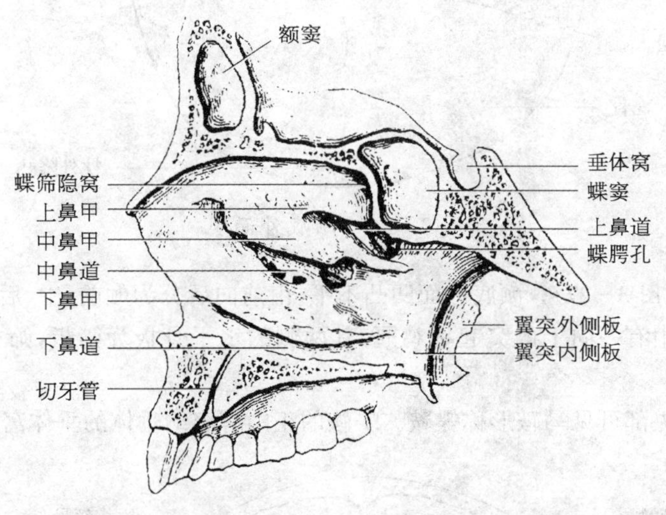

图 3-25　鼻腔外侧壁

鼻旁窦又称**副鼻窦**,包括**上颌窦**、**额窦**、**筛窦**和**蝶窦**各一对,位于同名骨内。各窦均为与鼻腔相通的含气空腔,筛窦又分为前、中、后筛窦。上颌窦、额窦和前、中筛窦开口于中鼻道,后筛窦开口于上鼻道,蝶窦开口于蝶筛隐窝。鼻旁窦可减轻颅骨的重量并对发音起共鸣作用。

(3) 骨性口腔:**骨性口腔**由上颌骨、腭骨和下颌骨构成。口腔顶为骨腭,前壁和两侧壁由上、下颌骨的牙槽突围成。

4. *颅底外面观*(图 3-26)

(1) 颅底外面前部较低:上颌骨牙槽弓围绕的部分称**骨腭**,其前部正中有**切牙孔**,骨腭后部两侧的孔称**腭大孔**。鼻后孔两侧的垂直突起称**翼突**。翼突根部的后外侧自前向后有**卵圆孔**和**棘孔**。

(2) 颅底外面后部较高:正中有一大孔为**枕骨大孔**,其两侧有隆起的**枕髁**。髁的前方有一边缘不整齐的**破裂孔**,髁的前外侧有一**颈静脉孔**。在颈静脉孔前方有**颈动脉管外口**,向内通向颈动脉管。枕髁外侧有明显的突起称**乳突**,其前内侧为细长的**茎突**,茎突、乳突根部的小孔称**茎乳孔**,与面神经管相通。枕髁根部有**舌下神经管外口**。颧弓根部的后方有**下颌窝**,窝前方的横行突起为**关节结节**。枕骨大孔后方正中的突起称**枕外隆凸**,其两侧横向的隆起为**上项线**。

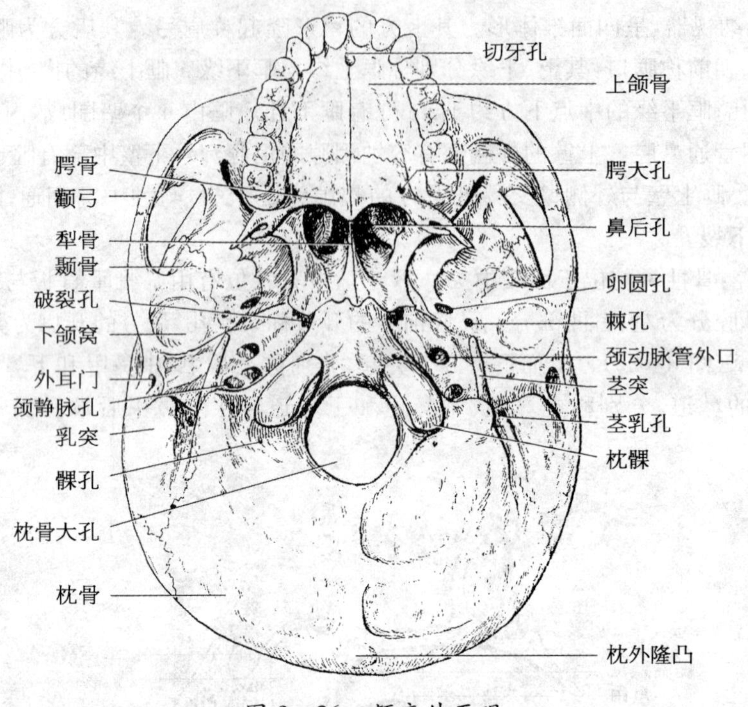

图 3-26　颅底外面观

5. *颅底内面观*(图 3-27)　颅底内面凹凸不平，由前向后分为颅前、中、后窝。

(1) 颅前窝：正中有一向上的突起称鸡冠，其两侧的水平骨板为筛板，筛板上有许多小孔，称筛孔。

(2) 颅中窝：中央部可见马鞍形称蝶鞍。蝶鞍的正中有容纳垂体的垂体窝，前方是横行的交叉

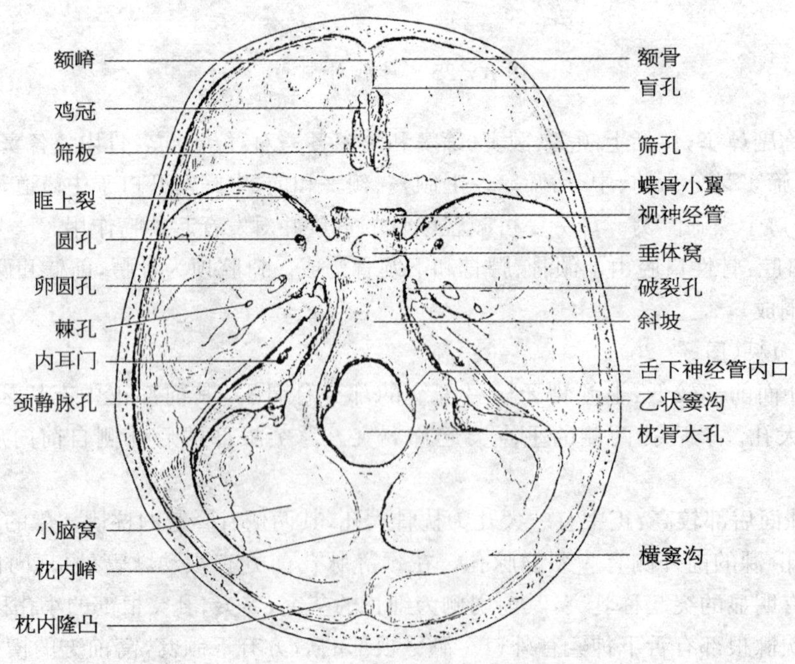

图 3-27　颅底内面观

前沟,向两侧通视神经管。蝶鞍两侧,由前内向后外,依次排列有眶上裂、圆孔、卵圆孔和棘孔。卵圆孔和棘孔的后方是一呈三棱锥状的骨突为颞骨岩部,近尖端处有光滑的三叉神经压迹。

(3) 颅后窝:中央为枕骨大孔,孔的后上方的隆起称枕内隆凸,向两侧续于横窦沟,横窦沟转向前下续为乙状窦沟,经颈静脉孔出颅。颅后窝的前外侧,颞骨岩部后部有朝向前内的内耳门,通内耳道。

6. 新生儿颅的特征及其生后变化 新生儿颅(图3-28)与身长的比例相对较大,约占1/4,成人约为1/7。新生儿脑颅比面颅大的多。面颅狭小约为全颅的1/8,成年人面颅约为全颅的1/4。新生儿颅顶各骨间有一定的间隙,由结缔组织膜封闭,这些间隙称颅囟,其中较大的有位于矢状缝和冠状逢相交处的前囟。前囟一般于一岁半左右闭合。位于矢状缝和人字缝相交处的后囟,后囟于生后不久即闭合。前囟闭合的早晚可作为婴儿发育的标志和颅内压力变化的观测窗口。

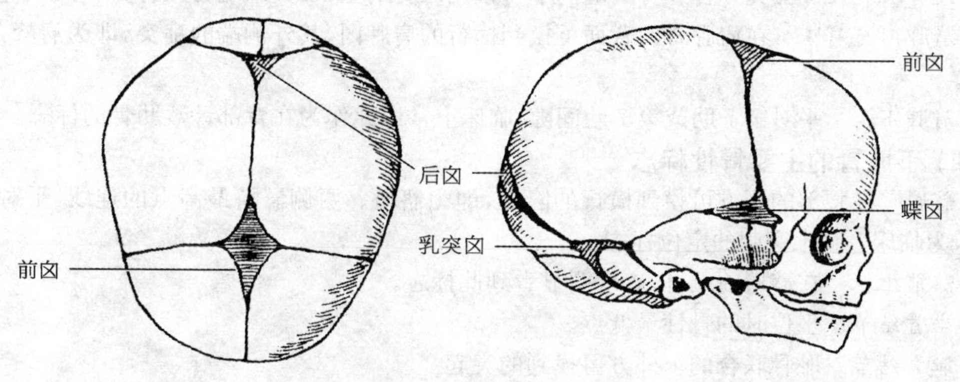

图3-28 新生儿颅

六、全身主要骨性标志

(一) 颅骨的主要骨性标志

1. 乳突 在耳郭后方可摸到较硬的隆起为乳突。

2. 颧弓 在颜面两侧、颧骨后方的横行隆起为颧弓。

3. 下颌头 颧弓的后下方为颞下颌关节,张口时出现一凹窝并可触及下颌头向前移动。

4. 下颌角 沿下颌骨下缘向后方可摸到下颌角。

5. 舌骨 居颈前正中,位于甲状软骨上方。

6. 枕外隆凸 在枕骨后面正中明显向后突出的骨性隆起。

7. 眶上孔或眶上切迹 眶上缘中、内1/3交界处,距中线约2.5 cm。

8. 眶下孔 位于眶下缘中点下方0.5～1.0 cm处。

(二) 躯干骨的主要骨性标志

1. 胸骨角 在胸骨柄、体交界处可摸到横行的隆起,即胸骨角。其两侧平对第2肋,是临床在胸前壁计算肋骨数目的重要标志。

2. 颈静脉切迹 胸骨柄上方的凹窝,其两侧恰为锁骨的胸骨端。

3. 剑突 胸骨体下部的突起,在两侧肋弓的夹角内。

4. 肋弓 可分为左、右肋弓,居皮下,位于剑突两侧、胸廓下口前部,为肝、脾触诊的标志。

5. 第7颈椎棘突 低头时在颈根部的隆起,临床上常作为辨认椎骨序数及针灸取穴的标志。

6. 骶角　位于骶骨背面下端的两侧。两骶角之间即骶管裂孔，临床上可由此进针行骶管麻醉术。

(三) 上肢骨的主要骨性标志

1. 锁骨　横于颈根部两侧，浅居皮下，其全长均可摸到。

2. 肱骨内、外上髁　在肘关节两侧浅居皮下，内上髁突出较明显。

3. 尺骨鹰嘴　肘关节后方的明显突出。

4. 尺神经沟　在肱骨内上髁的下方与尺骨鹰嘴之间。

5. 肘后三角　当屈肘关节呈 90°时，鹰嘴和肱骨内、外上髁连成一等腰三角形，称为肘后三角。当肘关节脱位或骨折，其三者关系将发生变化。

6. 桡骨茎突　桡腕关节外侧稍后方桡骨上的突起。

7. 尺骨头和尺骨茎突　自尺骨鹰嘴向下可摸到尺骨的全长，其末端为尺骨头和尺骨茎突。

8. 肩胛冈与肩峰　在肩胛骨的背面可摸到横行的肩胛冈，其外侧端的扁突，即为肩峰，是肩部最高点。

9. 肩胛下角　平对第 7 肋或第 7 肋间隙，临床上常以此作为在背部计数肋骨的标志。

(四) 下肢骨的主要骨性标志

1. 髂嵴　在腰部的下方可摸到横行的隆起，即为髂嵴。两侧髂嵴最高点的连线，平对第 4 腰椎棘突，为临床上腰椎穿刺的定位标志。

2. 髂前上棘　在髂嵴前端，体表可明显看到此标志。

3. 坐骨结节　坐位时的骨性最低点。

4. 耻骨结节　耻骨联合的上外方可摸到的突起。

5. 大转子　为大腿的外上方向外的突起。坐骨结节和髂前上棘间的连线，称 Nelaton 线，恰好通过大转子尖端。当股骨颈骨折和髋关节脱位时，大转子可向上移位越过此线。

6. 股骨内、外侧髁和内、外上髁　位于股骨下端近膝关节的内、外侧。

7. 髌骨　位于膝关节前面皮下。

8. 胫骨粗隆　在胫骨上端的前面，髌韧带的下方，明显突出。

9. 胫骨前嵴与内踝　沿胫骨粗隆向下可摸到胫骨前嵴。胫骨内侧面向下延续为内踝，在踝关节内侧，浅居皮下突出。

10. 腓骨头与外踝　在胫骨外侧髁的后下方可摸到腓骨头。踝关节外侧为外踝，浅居皮下。

11. 跟骨结节　跟骨后下方的膨大为跟骨结节。

实验指导

【骨学解剖学实验】

(一) 实验目的要求

(1) 掌握骨的形态及构造。

(2) 掌握椎骨、骶骨的形态及各部椎骨的特点。

(3) 掌握胸骨及肋的形态。

(4) 掌握上肢骨的组成及各骨的位置和形态。

(5) 掌握下肢骨的组成及各骨的位置和形态。

(6) 掌握颅的组成及分部。

(7) 掌握脑颅骨和面颅骨的名称和位置。

(8) 掌握下颌骨、舌骨、蝶骨、颞骨和筛骨的形态结构。

(9) 熟悉颅的整体观及新生儿颅的特点。

(10) 掌握全身各部的骨性标志。

(二) 实验物品

(1) 人体骨骼架标本及挂图。

(2) 各类骨标本及挂图。

(3) 儿童长骨的纵切面标本(示骨膜、骨髓和骺软骨)及挂图。

(4) 躯干骨的标本及挂图。

(5) 上肢骨标本及挂图。

(6) 下肢骨标本及挂图。

(7) 颅的水平切面标本及挂图。

(8) 颅的正中矢状切面标本及挂图。

(9) 分离颅骨标本及挂图。

(10) 新生儿颅标本。

(三) 实验内容和方法

1. 教师示教

(1) 在各类骨标本及儿童长骨纵切面标本上讲解骨的形态及构造。

(2) 躯干骨的标本上讲解各部椎骨的特点。

(3) 在人体骨骼架标本及挂图上讲解上、下肢骨的位置及形态。

(4) 在颅骨的标本上指出颅的组成及各颅骨的名称。

(5) 介绍颅底内、外面观的形态结构。

(6) 讲解新生儿颅的特点。

2. 学生分组动手实践,教师巡回指导

(1) 观察各类骨标本,并在各类骨标本中找出长骨、短骨、扁骨和不规则骨。

(2) 在儿童长骨纵切面标本上观察骨膜、骨髓及骨质的构造。了解骨的化学成分和物理特性以及骨的发生和成长。

(3) 在胸椎标本及挂图上辨认椎骨的一般结构及胸椎的特殊结构特点:椎骨的前部成短圆柱状为椎体,后部成弓状为椎弓。椎弓可分为前方低窄的椎弓根和后方的椎弓板。椎弓板向两侧伸出一对横突,向上、下分别伸出一对上、下关节突,向后伸出一个棘突。椎体和椎弓之间围成椎孔。由于胸椎两侧与肋骨相接,故椎体两侧的上、下缘和横突末端均有小的关节面,分别称上肋凹、下肋凹和横突肋凹。棘突细长向后下方倾斜。

(4) 在颈椎标本上可见:颈椎的横突上均有一孔称横突孔。棘突末端除第1、第7颈椎外均分叉。

第1颈椎(又称寰椎):成环形,无椎体和棘突,它是由前弓、后弓和两个侧块构成。前弓的后面正中有齿突凹。

第2颈椎(又称枢椎):在椎体上方有一个齿突,与寰椎的齿突凹构成寰枢关节。

第7颈椎(又称隆椎):棘突最长,末端不分叉,稍低头时,在颈后正中线上很容易看到和摸到。

(5) 在腰椎标本上可见:腰椎的椎体最大,椎弓发达,棘突为矢状位后伸的长方形骨板。

(6) 在骶骨标本上可见:骶骨呈倒置三角形,上端前缘向前突出部为骶骨岬,上端外侧有粗糙的耳状面,骶骨前面有 4 对骶前孔,后面有 4 对骶后孔,正中线上有棘突融合而成的骶正中嵴,骶正中嵴的下方有形状不整齐的骶管裂孔,此裂孔两侧有明显向下突出的骶角。临床上进行骶管麻醉以此为标志。

(7) 在尾骨标本上可见:尾骨由 3～4 块退化的尾椎融合成一块尾骨。

(8) 在肋骨标本上可见:肋骨左、右各 12 条,每条肋骨后端稍膨大称肋头,与胸椎椎体肋凹相关节。肋头外侧稍细的部分称为肋颈,再向前移行为肋体。颈、体交界处的后外侧有突出的肋结节,其上的关节面与胸椎横突肋凹相关节。肋体内面近下缘处有一浅沟称肋沟,肋间神经、血管行于其中。体的后份急转弯处称肋角。肋的前端有肋软骨。

第 1 肋扁而宽短,其上面中部有一结节称斜角肌结节,它的前、后分别有锁骨下静脉和锁骨下动脉经过的沟。

(9) 在胸骨标本上可见:胸骨由胸骨、胸骨体和剑突 3 部分组成。胸骨柄上缘有 3 个凹陷,中部的为颈静脉切迹,两外侧有与锁骨相关节的锁切迹。柄、体相连处有稍向前突的胸骨角。胸骨角外侧端相连的是第 2 肋软骨,故胸骨角常作为计数肋的标志。胸骨体外侧缘有与第 2～7 肋软骨相接触的肋切迹。剑突薄而窄,末端游离。

(10) 取锁骨标本进行观察:锁骨全长均可在体表摸到,是重要的骨性标志。锁骨内侧端粗大称胸骨端,与胸骨柄相连形成胸锁关节。外侧端扁平,称肩峰端,与肩峰相关节。锁骨内侧 2/3 凸向前,外侧 1/3 凸向后。锁骨外、中 1/3 交界处较细,易发生骨折。

(11) 取肩胛骨本进行观察:肩胛骨呈三角行,分两个面、3 个缘和 3 个角。前面为一大而浅的窝称肩胛下窝,后面上方有一向前外上方突出的嵴称肩胛冈,冈的外侧端扁平称肩峰。冈的上、下各有一窝,分别称冈上窝和冈下窝。外侧缘较厚,内侧缘较薄,上缘近外侧有一小切迹称肩胛切迹,自切迹的外侧向前伸出一手指状的突起称喙突。外侧角粗大,有一面向外侧的浅窝称关节盂,与肱骨头形成肩关节。内侧角平第 2 肋,下角平第 7 肋。可作为记数肋的标志。

(12) 取肱骨标本进行观察:肱骨为一典型长骨,分两端一体。上端有朝后上内侧的半球形的肱骨头,头周围的环形窄沟为解剖颈。上端向外侧的突起称大结节,向前的突起称小结节,两结节向下延伸的骨嵴,分别称大结节嵴和小结节嵴,两嵴之间的纵沟为结节间沟。上端与肱骨体交界处为易发生骨折的外科颈。肱骨体外侧面中部有一"V"形隆起的粗糙面称三角肌粗隆,在粗隆的后内侧有一自内上斜向外下走行的浅沟称桡神经沟。肱骨下端内侧为肱骨滑车,它与尺骨相关节;外侧呈球形称肱骨小头,它与桡骨相关节。滑车的后上方有一个大窝称鹰嘴窝。下端两侧各有一突起,分别称内上髁和外上髁。内上髁后面有尺神经沟,沟内有尺神经经过。

(13) 取尺骨标本进行观察:尺骨上端大、下端小。上端有两个朝前的明显突起,上方的称鹰嘴,下方的称冠突,两者之间的半月形关节面称滑车切迹。在滑车切迹的下外侧有一小关节面称桡切迹。在冠突稍下方有粗糙的隆起称尺骨粗隆。尺骨下端有球形的尺骨头,其后内侧有向下的突起称尺骨茎突。

(14) 取桡骨标本进行观察:桡骨上端小,下端大。上端有圆柱形的桡骨头,头上面有关节凹,它与肱骨小头形成肱桡关节。头的周围为环状关节面,与尺骨桡切迹形成关节。桡骨头下方变细的部分称桡骨颈,颈下有向前内侧突出的桡骨粗隆。桡骨体内侧缘锐利称骨间缘。桡骨下端外侧向下突出的部分称桡骨茎突。内侧有凹形关节面称尺切迹,与尺骨相关节,下面有腕关节面与腕骨相关节。

(15) 取手骨标本进行观察:手骨由 8 块腕骨、5 块掌骨和 14 块指骨构成。腕骨分近侧和远侧两列，由桡侧向尺侧排列，近侧列依次为手舟骨、月骨、三角骨和豌豆骨；远侧列依次为大多角骨、小多角骨、头状骨和钩骨。掌骨从外侧向内侧排列，依次为第1～5掌骨。掌骨的近侧端为掌骨底，中部为掌骨体，远侧端为掌骨头。指骨除拇指两节外，其他均为3节。依次为近节指骨、中节指骨和远节指骨。

(16) 取髋骨标本进行观察：髋骨由髂骨、耻骨和坐骨组成，一般在15岁前3骨之间由软骨结合，15岁后逐渐骨化才融合为一骨。融合处有一大而深的窝称髋臼。在髋臼的前下方有一卵圆形孔，称闭孔。

髂骨分体和翼两部。体肥厚，构成髋臼的上部。髂骨翼宽而薄，位于体的上方，它的上缘称髂嵴。两髂嵴的最高点连线平对第4腰椎棘突。髂嵴的前、中1/3交界处向外侧突出称髂结节。髂嵴的前、后的突起分别称髂前上棘和髂后上棘，它们的下方各有一突起，分别称髂前下棘和髂后下棘。髂骨翼内面平滑稍凹称髂窝，窝的下界为突出的弓状线，窝的后部上方有粗糙的隆起称髂粗隆，下方为耳状面。

坐骨分体和支两部。坐骨体位于髋臼后下部，肥厚粗壮，其后下为粗大的坐骨结节。结节的后上方有一三角形突起称坐骨棘。棘的上、下各有一切迹，分别称坐骨大切迹和坐骨小切迹。坐骨支和耻骨支围成闭孔。

耻骨分体及上、下支。体构成髋臼的前下部，它和髂骨体结合部的上面有较粗糙的髂耻隆起。耻骨体向前内移行为耻骨上支，上支的上缘锐薄称耻骨梳。向后与弓状线相续，向前终于耻骨结节。耻骨上支的内侧端成锐角弯向下，移行于耻骨下支。耻骨上、下支移行部的内侧面为耻骨联合面。

(17) 取股骨标本进行观察：股骨分体及上、下两端。上端有朝向内上方半球状的股骨头，头顶端有一小凹称股骨头凹。股骨头外下方较细的部分称股骨颈。颈与体的连接处有两个隆起，外上方的较大称大转子，内下方的较小称小转子。大、小转子之间，前面有转子间线，后面有转子间嵴。股骨体的后面中部有一条纵嵴叫粗线。粗线上端的外侧为臀肌粗隆。股骨下端膨大，向后方突出形成内侧髁和外侧髁，两髁后部之间的深窝称髁间窝。两髁侧面的最突出部，分别称内上髁和外上髁。

(18) 取髌骨标本进行观察：髌骨为全身最大籽骨。呈三角形，底朝上，尖朝下。前面粗糙，后面光滑。

(19) 取胫骨标本进行观察：胫骨分上、下两端和一体。上端向后方及两侧突出，形成内侧髁和外侧髁，两髁之间向上的隆起称髁间隆起。胫骨上端与体移行处的前面，有呈三角形隆起的胫骨粗隆。胫骨体成三棱柱形，其前缘锐利，内侧面平坦。胫骨下端较膨大，其内侧面向下的突起称内踝，外侧面有一腓切迹。

(20) 取腓骨标本进行观察：腓骨上端膨大称腓骨头，下端粗大而略扁称外踝。

(21) 取足骨标本进行观察：足骨由7块跗骨、5块跖骨和14块趾骨组成。跗骨上方紧连胫、腓骨的为距骨，距骨的前端接足舟骨，足舟骨的前方是3块并列的楔骨，自内侧向外侧依次为内侧楔骨、中间楔骨和外侧楔骨。骰骨位于外侧楔骨的外侧。跟骨位于距骨的下方，其后部粗糙隆起为跟骨结节。

(22) 颅的上面又称颅顶，有3条缝。位于额骨和顶骨之间的称冠状缝；位于两顶骨之间的为矢状缝；位于顶骨和枕骨之间的称人字缝。

(23) 取颅标本进行观察：颅侧面中部有外耳门，外耳门向前有一骨梁，称颧弓。外耳门后方向下的突起称乳突。颧弓上有大而浅的凹陷称颞窝。颞窝前下部有额骨、顶骨、颞骨和蝶骨大翼4块骨相交汇形成的"H"形骨缝称翼点。颞窝下方为颞下窝。

(24) 取完整颅的标本进行观察:颅的前面。

1) 眶:略呈四棱锥形,眶尖处有视神经管。眶上缘内、中 1/3 交界处有眶上切迹或眶上孔,眶下缘中点下方有眶下孔。眶内侧壁前部的凹陷称泪囊窝,向下移行为骨性鼻泪管。眶外侧壁后部的上、下各有一裂缝,分别称眶上裂和眶下裂。

2) 骨性鼻腔:鼻腔正中有骨鼻中隔,将鼻腔分为左、右两部分。前方共同的开口称梨状孔,后方有两个鼻后孔。鼻腔侧壁自上而下有 3 个突起,分别为上鼻甲、中鼻甲和下鼻甲。3 个鼻甲的下方为相应的上鼻道、中鼻道和下鼻道,在上鼻甲和蝶骨体之间的浅窝称蝶筛隐窝。

3) 鼻旁窦:包括额窦、筛窦、蝶窦和上颌窦。在正中矢状标本注意观察各窦的开口。

(25) 取颅骨标本进行观察:颅底。

1) 颅底外面后部正中有一大孔,为枕骨大孔。孔的两侧的隆起称枕髁。枕髁的前方有破裂孔。髁的前外侧有一颈静脉孔,在颈静脉孔的前方有颈动脉管外口。在乳突前内侧有一尖锐的茎突,它与乳突间有一小孔为茎乳孔,乳突前方的凹陷为下颌窝。颅底外面后部正中的突起为枕外隆凸。颅底外面前部上颌骨牙槽弓围绕的部分称骨腭,其前部正中有切牙孔。牙槽后方的突起称蝶骨翼突,翼突后外侧依次有卵圆孔和棘孔。

2) 颅底的内面观:①颅前窝:窝正中有一向上的突起称鸡冠。其两侧的骨板称筛板,筛板上有许多小孔称筛孔。②颅中窝:中央呈马鞍形的结构为蝶鞍。正中有一浅窝为垂体窝。窝的前方有交叉前沟,此沟向两侧通视神经管。垂体窝的两侧由前向后依次为眶上裂、圆孔、卵圆孔和棘孔。③颅后窝:中央有枕骨大孔。与枕外隆凸相对处内面有枕内隆凸,向两侧有横窦沟,弯向前下移行为乙状窦沟,终于颈静脉孔。颅后窝的前外侧,有与外耳道方向一致的内耳门通内耳道。

(26) 取下颌骨和舌骨观察:下颌骨呈蹄铁形,其上部形成牙槽弓。体的前外侧面有颏孔。下颌体与下颌支的交接处称下颌角。上颌支位于体的后外方,下颌支的上缘有两个突起,前方的称冠突,后方的称髁突。下颌支内面的中部有下颌孔通下颌管。

舌骨呈蹄铁形,中部为舌骨体,自体向后延伸出一对舌骨大角。体与大角结合处向上伸出一对舌骨小角。

(27) 取新生儿颅观察:颅顶部由结缔组织膜构成,矢状缝前、后有前囟和后囟。颅底由软骨组成。

(28) 在自己身上触摸身体各部的骨性标志。

第二节 关 节 学

一、概述

骨与骨之间的连结称骨连结。按连结方式可分为直接连结和间接连结两种。间接连结又称关节,研究全身关节的科学称关节学。

(一) 直接连结

骨与骨之间借纤维结缔组织或软骨直接连结(图 3-29),连结牢固,不能活动或仅能作轻微活动。直接连结可分为纤维连结、软骨连结和骨性结合。

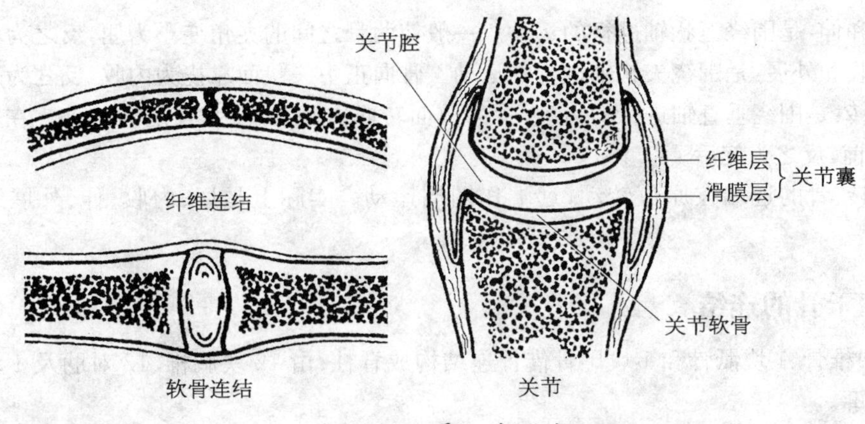

图 3-29 骨 连 结

1. 纤维连结 骨与骨之间借致密结缔组织直接相连称**纤维连结**,如前臂骨的骨间膜、颅骨之间的缝、椎骨棘突之间的韧带等。

2. 软骨连结 骨与骨之间借软骨组织直接相连称**软骨连结**,如椎体之间的椎间盘、耻骨联合等。

3. 骨性结合 软骨连结的软骨组织骨化,则为**骨性结合**,如骶骨和髋骨等。

(二) 间接连结

骨与骨之间借膜性的结缔组织囊相连,这种连结称**间接连结**,又称**滑膜关节**,简称**关节**。关节一般具有较大的活动性。

1. 关节的基本结构 关节的基本结构包括关节面、关节囊和关节腔(图 3-29)。

(1) 关节面:**关节面**是构成关节各骨的相对面。关节面的形态常为一凸一凹,分别构成**关节头**和**关节窝**。关节面上覆盖一薄层透明软骨,称**关节软骨**,其表面光滑,有弹性,有缓冲震荡和冲击的作用,同时可减少运动时的摩擦。

(2) 关节囊:**关节囊**为结缔组织囊,分内、外两层。外层为**纤维膜**,由致密结缔组织构成,厚而坚韧,两端附着于关节面周缘及其附近的骨面,并与骨膜相延续。内层为**滑膜**,由疏松结缔组织构成,薄而柔软,紧贴纤维膜的内面,可分泌滑液。两端附着于关节软骨周缘。有润滑和营养关节软骨的作用。

(3) 关节腔:**关节腔**为滑膜与关节软骨之间围成的密闭腔隙,内含少量滑液。腔内为负压,有利于关节的稳固。

2. 关节的辅助结构 有些关节除具备上述基本结构外,还有一些辅助结构,如韧带、关节盘、关节唇等,以增加关节的稳固性和灵活性。

(1) 韧带:**韧带**是连于两骨之间的致密结缔组织束。可分为**囊内韧带**和**囊外韧带**,囊内韧带位于关节囊内,表面被滑膜包被。囊外韧带位于关节囊的外面。韧带具有加固关节和限制关节过度活动的作用。

(2) 关节盘:**关节盘**是位于两骨关节面之间的纤维软骨板,附着于关节囊内面,其周缘略厚,中央稍薄,具有一定的弹性和缓冲作用,并具有使两骨关节面更加适应、增加关节的稳固性和灵活性的作用。膝关节内的关节盘呈半月形,称**关节半月板**。

(3) 关节唇:**关节唇**是附着于关节窝周缘的纤维软骨环。它可加深关节窝,增加关节的稳固性。

3. 关节的运动形式 关节围绕某一运动轴可产生两种方向相反的运动形式。根据运动轴的方位不同,关节的运动形式可分为以下 4 种。

(1) 屈和伸：是围绕冠状轴进行的运动。一般使两骨之间的夹角变小为屈，反之为伸。

(2) 内收和外展：是围绕矢状轴进行的运动。骨向正中矢状面靠拢为内收，反之为外展。

(3) 旋转：是围绕垂直轴进行的运动，骨的前面转向内侧为旋内，反之为旋外。在前臂手背转向前方为旋前，反之为旋后。

(4) 环转：骨的近端在原位转动，远端作圆周运动。实际上是屈、内收、伸、外展结合的连续动作。

二、躯干骨的连结

由 24 块椎骨、1 块骶骨和 1 块尾骨借骨连结构成脊柱；由 12 块胸椎、12 对肋及 1 块胸骨借骨连结构成胸廓。

(一) 脊柱

1. 椎骨间的连结　椎骨间借椎间盘、韧带和关节相连。

(1) 椎间盘(图 3-30)：椎间盘是连结相邻两个椎体间的纤维软骨盘，由髓核和纤维环两部分构成。髓核柔软而富有弹性，位于椎间盘的中央。纤维环由数层同心圆排列的纤维软骨环构成，环绕在髓核周围，牢固连结相邻椎体。整个椎间盘既坚韧又富有弹性，除对椎体起连结作用及保护和限制髓核向外膨出外，还可缓冲震荡，起"弹性垫"样作用，并保证脊柱能向各个方向运动。脊柱的 23 个椎间盘，各部薄厚不一，腰部最厚，颈部次之，胸部最薄，故脊柱腰部活动度最大。当纤维环受损破裂时，髓核容易向后外侧脱出，突入椎管或椎间孔，压迫脊髓或脊神经根，临床上称椎间盘突出症。

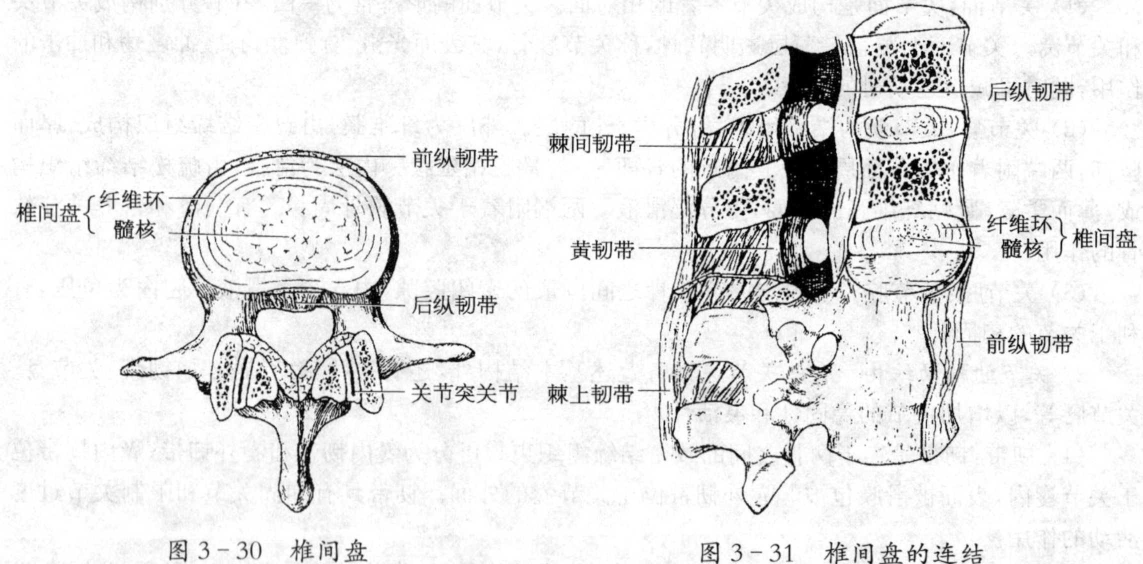

图 3-30　椎间盘　　　图 3-31　椎间盘的连结

(2) 前纵韧带(图 3-31)：是位于所有椎体及椎间盘前面的纵长韧带，有限制脊柱过度后伸的作用。

(3) 后纵韧带(图 3-31)：位于椎管前壁所有椎体及椎间盘的后面，有限制脊柱过度前屈的作用。

(4) 黄韧带(图 3-31)：又称弓间韧带，为连结相邻椎弓板间的短韧带，参与椎管后壁的构成，并有限制脊柱过度前屈的作用。

(5) 棘间韧带(图 3-31):为连于相邻棘突间的短韧带。有限制脊柱过度前屈的作用。

(6) 棘上韧带(图 3-31):为附着于各棘突末端的纵行长韧带。有限制脊柱过度前屈的作用。

(7) 关节突关节:由相邻椎骨的上、下关节突构成,属于微动关节。

(8) 寰枕关节:由枕骨的枕髁与寰椎侧块上的上关节凹构成,属联合关节,可使头前俯、后仰和侧屈运动。

(9) 寰枢关节:由寰椎的齿突凹和枢椎的齿突构成,可使头部作旋转运动。

2. 脊柱的整体观　成年男性脊柱长约 70 cm,女性的脊柱约 60 cm,椎间盘总厚度约为脊柱长度的 1/4(图3-32)。

(1) 脊柱前面观:椎体自上而下逐渐增大,自骶骨以下又逐渐缩小。这与脊柱承重依次加大有关。

(2) 脊柱后面观:棘突自上而下排列成一条纵嵴,隆椎棘突长而突出;胸椎棘突斜向后下方,呈叠瓦状排列;腰椎棘突呈板状,水平向后伸出,棘突间隙较宽,是腰椎穿刺常选部位。

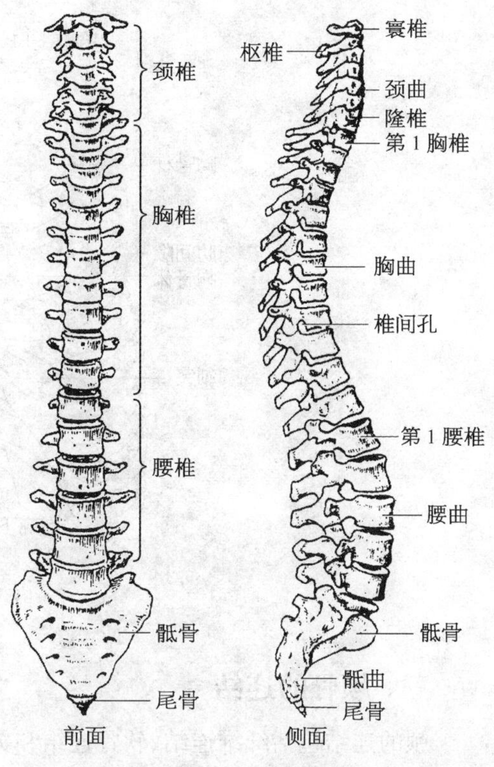

图 3-32　脊柱整体观

(3) 脊柱侧面观:可见脊柱有 4 个生理性弯曲,**颈曲、胸曲、腰曲和骶曲**。颈曲和腰曲凸向前,是在出生后发育过程中,随着抬头、坐立而相继形成的;胸曲和骶曲凸向后,在胚胎时期已形成,利于保护胸、盆腔脏器。脊柱生理性弯曲增大了脊柱的弹性,有利于维持身体平衡及减缓冲击力和震荡。

3. 脊柱的功能　脊柱除支持体重、传递重力、缓冲震荡,保护脊髓和内脏等功能外,还有运动功能。虽然相邻两个椎骨间的运动较小,但整个脊柱的活动范围较大,尤其是颈部和腰部运动幅度最大。脊柱有前屈、后伸、侧屈、旋转和环转等多种运动形式。

(二) 胸廓

1. 肋椎关节　肋椎关节包括肋头关节和肋横突关节。肋头关节由肋头与相邻椎体上、下肋凹组合的关节窝构成;肋横突关节由肋结节与横突肋凹构成。

2. 胸肋连结(图 3-33)　第 1 肋前端与胸骨柄之间为软骨连结,称第 1 胸肋结合。第 2～7 肋前端分别与胸骨体的肋切迹构成**胸肋关节**。第 8～10 肋前端借肋软骨依次与上位肋软骨相连,形成肋弓,第 11、第 12 肋的前端游离于腹壁的肌肉中。

3. 胸廓的形态　成人胸廓呈前后略扁的圆锥形(图 3-33)。**胸廓上口**较小,朝向前下,由第 1 胸椎、第 1 肋和胸骨的颈静脉切迹围成。**胸廓下口**较大,由第 12 胸椎、第 12、第 11 对肋骨、两侧肋弓和剑突围成。两侧肋弓之间的夹角称**胸骨下角**。相邻两肋之间的间隙称肋间隙,共有 11 对。

胸廓的形状和大小与年龄、性别、体型、营养、健康状况等因素有关。新生儿胸廓横径与前后径近似,呈桶状;老年人胸廓则扁而长。成年女性的胸廓短而圆,各径线均小于男性。

4. 胸廓的功能　胸廓除具有保护、支持功能外,主要参与呼吸运动。在呼吸运动中,吸气时,肋前端上提,胸骨抬高并前移,肋体向外扩展,胸廓前后径和横径都增大,胸腔容积扩大,肺被动扩张,助吸气;呼气时则相反。

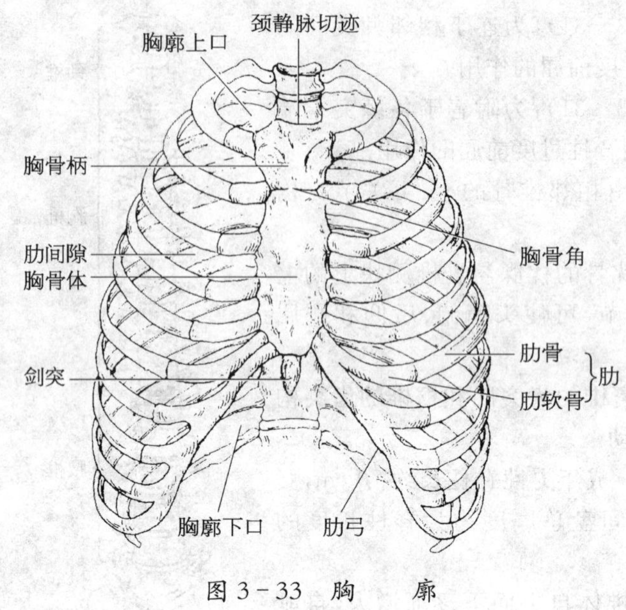

图 3-33 胸 廓

三、颅骨的连结

颅的连结包括纤维连结、软骨连结和关节。

(一) 颅骨的纤维连结和软骨连结

颅盖骨之间大多借骨缝相连,各骨缝间均有薄层的结缔组织膜。颅底各骨之间主要为软骨连结,随着年龄的增长,有些缝和软骨因骨化形成骨性结合。

(二) 颞下颌关节(图 3-34)

颞下颌关节通常称下颌关节,由颞骨的下颌窝、关节结节与下颌头构成。是颅连结中惟一的滑膜关节。关节囊松弛,前部较薄弱,外侧有韧带加强。囊内有椭圆形的关节盘,将关节腔分隔成上、下两部。颞下颌关节属于联合关节,两侧同时运动,可使下颌骨上提、下降和向前、后、侧方运动。由于关节囊较为松弛,若当张口过大或受外力打击时,可造成下颌头滑到关节结节的前方而无法退回关节窝,形成颞下颌关节脱位。

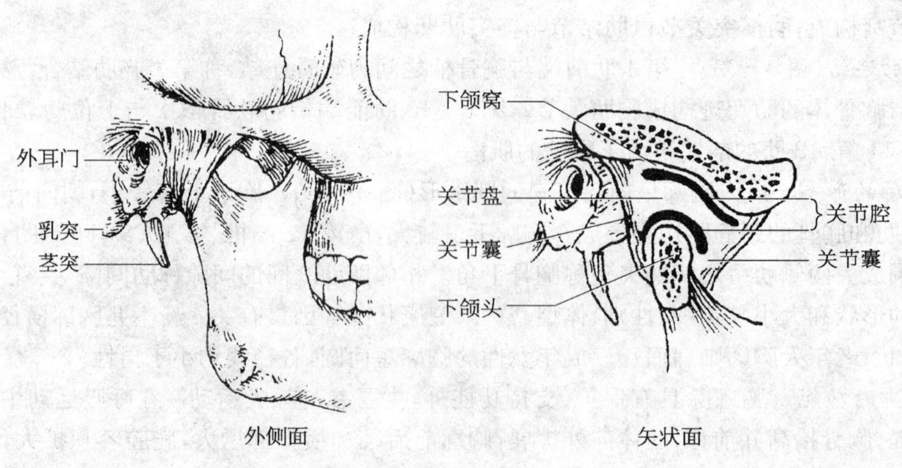

图 3-34 颞下颌关节

四、上肢骨的连结

(一) 上肢带骨的连结

1. 胸锁关节 胸锁关节是上肢骨与躯干骨连结的惟一关节。由胸骨的锁切迹与锁骨的胸骨端构成,关节囊坚韧,并有韧带加强,囊内有关节盘。胸锁关节可使锁骨外侧端小幅度地向上、下、前、后运动及作微小的旋转、环转运动。

2. 肩锁关节 肩锁关节由锁骨的肩峰端与肩胛骨的肩峰构成,属微动关节。

(二) 自由上肢骨的连结

1. 肩关节(图 3-35) 肩关节由肱骨头与肩胛骨的关节盂构成。肱骨头大,关节盂小而浅,边缘附有纤维软骨构成的盂唇,加深关节窝,但仍只能容纳 1/4～1/3 肱骨头的关节面,因此肩关节运动幅度大,而关节的稳定性较差。关节囊薄而松弛,囊内有肱二头肌长头腱通过。关节囊外的韧带有喙肱韧带和喙肩韧带,以加强关节的稳固性。关节囊的下壁薄弱,没有肌和韧带加强,故肩关节脱位时,肱骨头常向前下方脱出。

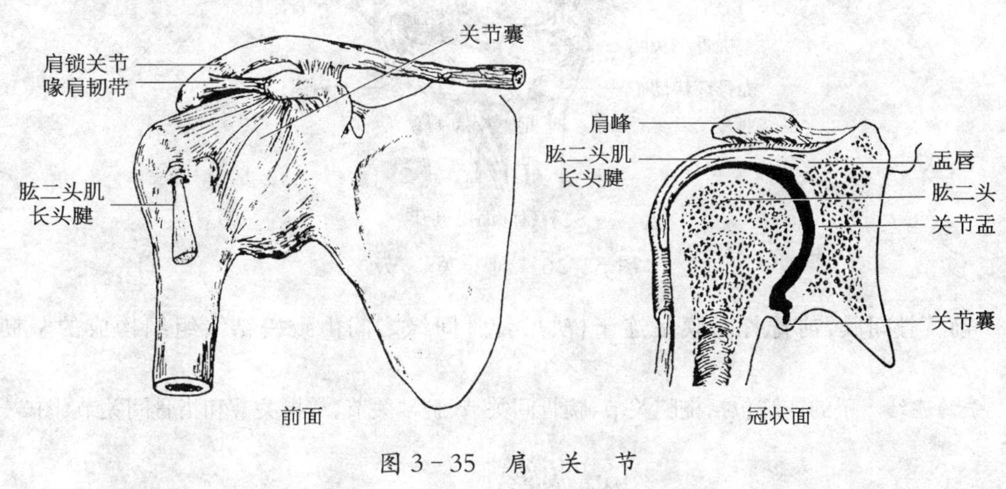

图 3-35 肩 关 节

肩关节是全身运动幅度最大、最灵活的关节。可作屈、伸、内收、外展、旋转和环转运动。

2. 肘关节(图 3-36) 肘关节由肱骨下端与尺、桡骨上端构成,共包括 3 个关节:①**肱尺关节**:由肱骨滑车与尺骨的滑车切迹构成;②**肱桡关节**:由肱骨小头与桡骨上关节面构成;③**桡尺近侧关节**:由桡骨头环状关节面与尺骨桡切迹构成。3 个关节包在一个关节囊内。关节囊的前、后壁薄而松弛,两侧部厚而紧张,分别有**尺侧副韧带**和**桡侧副韧带**加强。关节囊内环绕在桡骨环状关节面周围的**桡骨环状韧带**,可防止桡骨头脱出。幼儿的桡骨头发育尚未完全,当肘关节伸直位牵拉前臂时,易发生桡骨头半脱位。

肘关节可作屈、伸运动,和桡尺远侧关节联合可作旋转运动。

3. 前臂骨连结 前臂的桡骨与尺骨借桡尺近侧关节、前臂骨间膜和桡尺远侧关节相连。桡尺近侧关节在结构上属于肘关节的一部分。

(1) 桡尺远侧关节:**桡尺远侧关节**由尺骨头环状关节面,与桡骨的尺切迹共同构成。桡尺近侧关节和桡尺远侧关节是联合关节,可使前臂作旋前和旋后运动。

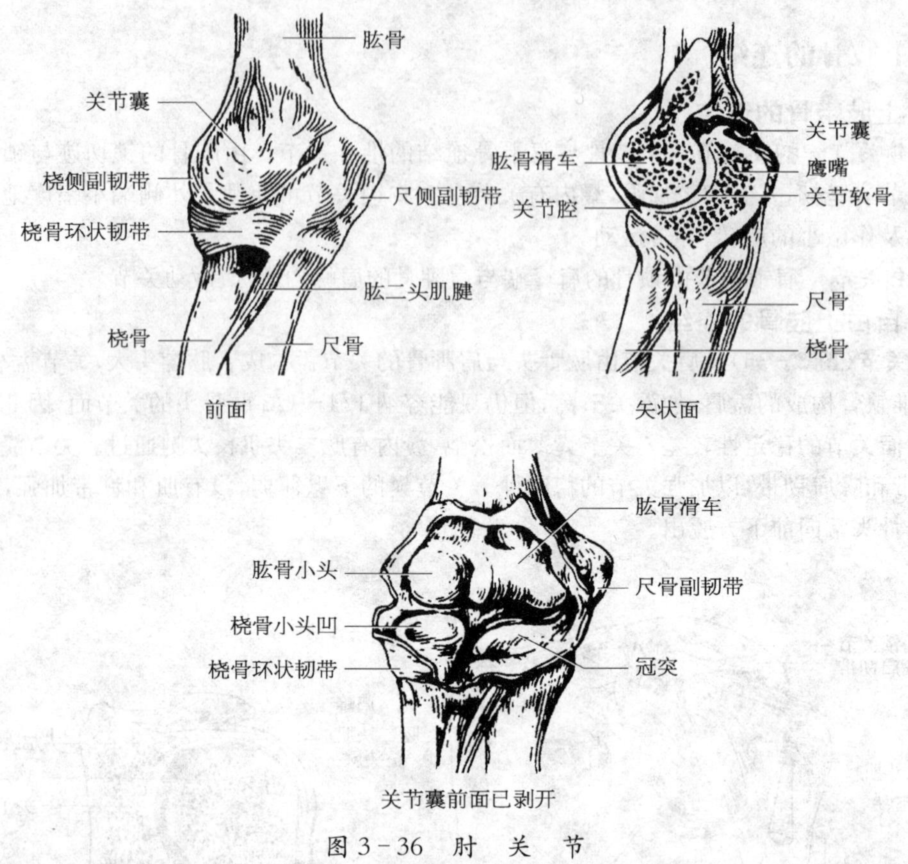

图 3－36　肘　关　节

(2) 前臂骨间膜：前臂骨间膜是连于桡、尺骨骨间缘之间由致密结缔组织构成的坚韧的纤维膜。

4. 手的连结　手的连结包括桡腕关节、腕骨间关节、腕掌关节、掌指关节和指骨间关节(图 3－37)。

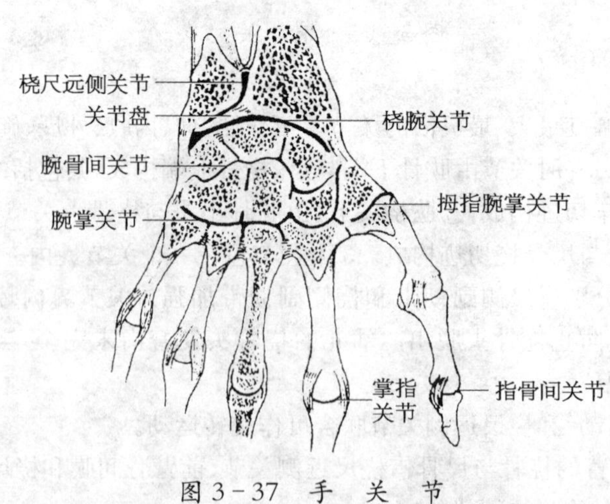

图 3－37　手　关　节

(1) 桡腕关节：桡腕关节又称腕关节。由桡骨腕关节面和尺骨头下方关节盘形成的关节窝，与手舟骨、月骨和三角骨近侧关节面组成的关节头构成。关节囊松弛，其前、后和两侧有韧带加强。桡腕关节可作屈、伸、收、展和环转运动。

（2）腕骨间关节：**腕骨间关节**为相邻各腕骨之间构成的微动关节。

（3）腕掌关节：**腕掌关节**由远侧列腕骨与5块掌骨的底构成。其中**拇指腕掌关节**的关节囊松弛，运动灵活，能作屈、伸、收、展、环转和对掌运动。拇指与其他各指的掌面相对的动作称对掌运动。其他各腕掌关节活动范围较小。

（4）掌指关节：**掌指关节**共5个，由掌骨头与近节指骨底构成。可作屈、伸、收、展和环转运动。以中指为准靠近中指为收，远离中指为展。

（5）指骨间关节：**指骨间关节**由相邻两节指骨的滑车与指骨底构成，只能作屈、伸运动。

五、下肢骨的连结

（一）下肢带骨的连结

1. 骨盆的连结

（1）骶髂关节：**骶髂关节**由骶、髂两骨的耳状面构成。关节面对合紧密，关节囊紧张，周围有强厚的韧带加强，连结牢固，活动甚微（图3－38）。

（2）髋骨与骶骨的韧带连结：髋骨与骶骨有很多韧带相连，其中，骶骨与坐骨之间有两条：从骶、尾骨侧缘连至坐骨结节内侧缘，呈扇形的一条称**骶结节韧带**；位于骶结节韧带前方，从骶、尾骨侧缘连至坐骨棘，呈三角形的称**骶棘韧带**。此两条韧带把坐骨大、小切迹围成**坐骨大孔**和**坐骨小孔**（图3－38）。

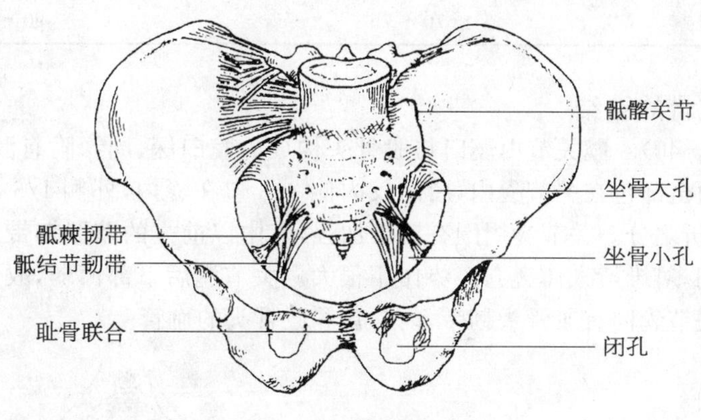

图3－38　骨盆的连结

（3）耻骨联合：由两侧耻骨联合面借纤维软骨构成的**耻骨间盘**连结而成。耻骨间盘内有一矢状位裂隙。女性耻骨间盘较厚，裂隙也稍大，分娩时裂隙增大，有利于胎儿娩出。

闭孔被闭孔膜封闭，上部留有供血管、神经穿过的闭膜管。

2. 骨盆的构成与功能　**骨盆**由左、右髋骨及骶骨、尾骨及骨连结构成。从骶骨岬经两侧弓状线、耻骨梳、耻骨结节、耻骨嵴至耻骨联合上缘形成的环形线称**界线**。骨盆以界线为界分为上部的**大骨盆**和下部的**小骨盆**两部分。小骨盆的上口称**骨盆上口**，由界线围成。**骨盆下口**由尾骨尖、骶结节韧带、坐骨结节、坐骨支、耻骨下支和耻骨联合下缘围成。两侧坐骨支与耻骨下支连成**耻骨弓**，它们之间的夹角称**耻骨下角**。小骨盆的内腔称**骨盆腔**。

骨盆具有承受、传递重力和保护盆内器官的作用。在女性，骨盆还是胎儿娩出的产道。

3. 骨盆的性别差异　由于成年女性骨盆与妊娠和分娩功能相适应，故两性骨盆在形态上差别显著（图3－39，表3－1）。

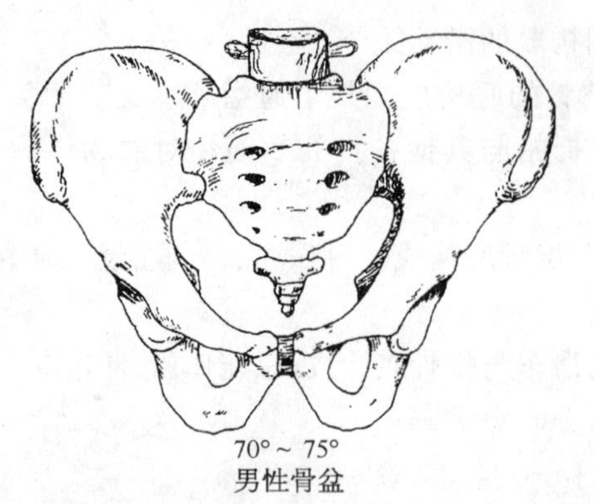

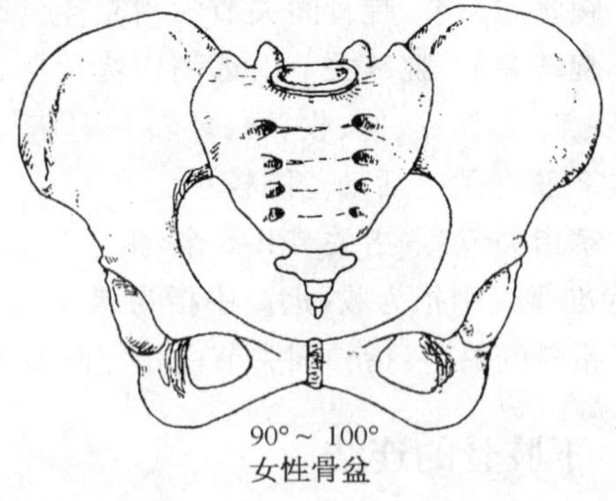

图 3-39 骨盆的性别差异

表 3-1 骨盆的性别差异

	男性	女性
骨盆形状	窄而长	宽而短
骨盆上口	心形	近似圆形
骨盆下口	狭小	宽大
骨盆腔	漏斗形	圆桶形
耻骨下角	70°～75°	90°～100°

(二) 自由下肢骨的连结

1. 髋关节(图 3-40) **髋关节由髋臼与股骨头构成。髋臼深,周缘附有髋臼唇。关节囊厚而坚韧。股骨颈的前面全部包在关节囊内,后面仅内侧 2/3 包在囊内,外侧 1/3 露于囊外,故股骨颈骨折有囊内、囊外骨折之分。关节囊周围有韧带加强,其中以前方的髂股韧带最为强韧,连于髂前下棘与转子间线之间,对维持人体直立姿势作用很大。关节囊后下部薄弱,故髋关节脱位时,股骨头多脱向后下方。关节囊内有股骨头韧带,内含营养股骨头的血管。**

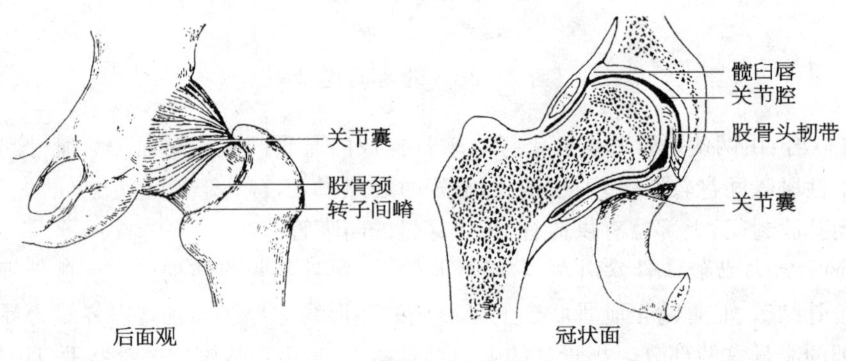

图 3-40 髋 关 节

髋关节可作屈、伸、收、展、旋内、旋外和环转运动,其运动幅度远不及肩关节,但具有较大的稳固性。

2. 膝关节(图 3-41) **膝关节由股骨下端、胫骨上端和髌骨构成,是人体最大最复杂的关节。膝关节囊宽阔而松弛,其前方有股四头肌肌腱及由其延伸的厚而强韧的髌韧带。关节囊的两侧分**

别有**胫侧副韧带**和**腓侧副韧带**。囊内有**前交叉韧带**、**后交叉韧带**，可防止胫骨向前、后移位。股骨内、外侧髁与胫骨内、外侧髁之间有两块纤维软骨板，分别称**内侧半月板**和**外侧半月板**(图 3-41)。内侧半月板较大，呈"C"形；外侧半月板较小，呈"O"形。半月板外缘厚，内缘薄。上面凹陷，下面平坦，分别与胫骨、股骨的关节面相适应，增强了膝关节的稳固性。

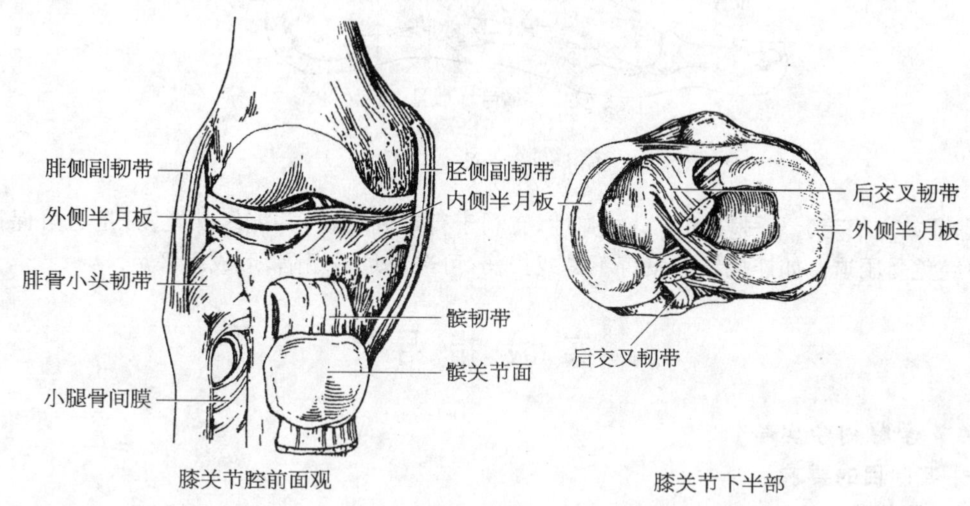

图 3-41　膝　关　节

膝关节主要可作屈、伸运动，在半屈位时，还可作小幅度的旋内、旋外运动。

3. *小腿骨连结*　胫骨与腓骨的连结包括：上端由胫骨的腓关节面与腓骨头构成的胫腓关节；两骨干之间有坚韧的小腿骨间膜相连；下端借韧带连结。胫、腓骨之间活动度很小。

4. *足骨的连结*　足骨的连结包括距小腿关节、跗骨间关节、跗跖关节、跖趾关节和趾骨间关节(图 3-42)。

(1) 距小腿关节：**距小腿关节**又称**踝关节**，由胫、腓骨下端与距骨构成。关节囊前、后松弛，两侧有韧带加强。内侧韧带较强厚。外侧的韧带较薄弱，足过度内翻容易引起外侧韧带扭伤。距小腿关节能作背屈和跖屈运动。足尖上抬，足背向小腿靠拢称背屈，反之称跖屈。跖屈时还可作轻度的侧方运动。

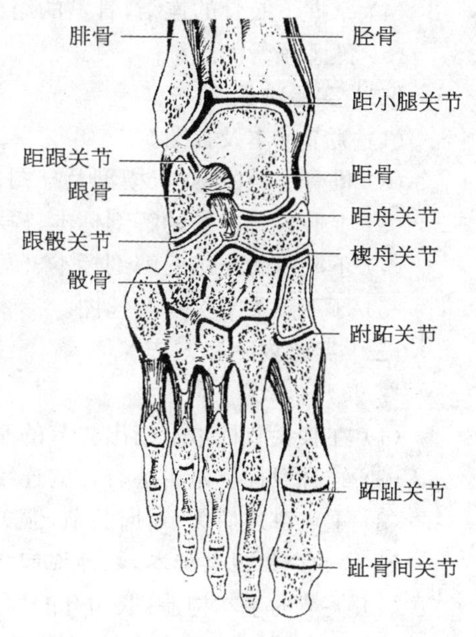

图 3-42　足关节

(2) 跗骨间关节：**跗骨间关节**为各跗骨之间的关节。跗骨间关节与距小腿关节联合运动可使足内翻或外翻。足底朝向内侧，称足内翻；足底朝向外侧，称足外翻。

(3) 跗跖关节：**跗跖关节**由 3 块楔骨和骰骨与 5 块跖骨的跖骨底构成，属微动关节。

(4) 跖趾关节：**跖趾关节**由跖骨头与近节趾骨底构成，可作轻微屈、伸、收、展运动。

(5) 趾骨间关节：**趾骨间关节**是相邻趾骨间的关节，只能作屈、伸运动。

(6) 足弓(图 3-43)：**足弓**是跗骨和跖骨借关节和韧带形成凸向上的弓，可分为前后方向的内、外侧纵弓和内外侧方向的横弓。站立时，足仅以跟骨结节及第 1、第 5 跖骨头 3 点着地，如同"三

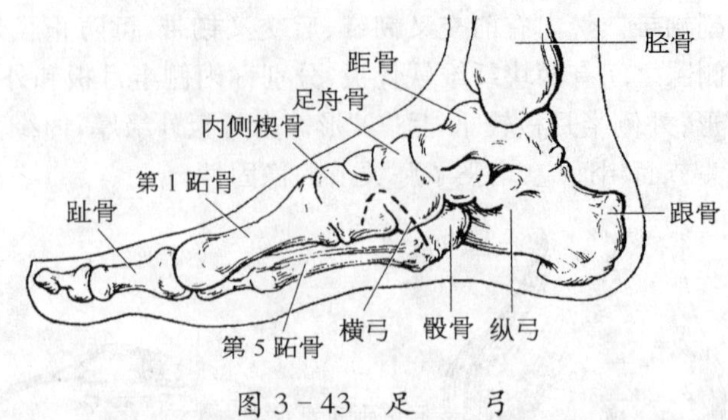

图 3-43　足　弓

脚架”,保证站立稳定。足弓增加了足的弹性,有利于行走和跳跃,并能缓冲震荡;足弓可保护足底血管、神经免受压迫。如连接结构发育不良或损伤,可造成足弓塌陷,形成扁平足。

实验指导

【关节学解剖学实验】

(一) 实验目的要求

(1) 掌握关节的构造。

(2) 掌握躯干骨的连结。

(3) 掌握上肢骨的连结。

(4) 掌握下肢骨的连结,骨盆的组成、分部及性别差异。

(5) 熟悉颅骨的连结。

(二) 实验物品

(1) 关节标本及挂图。

(2) 椎骨连结的标本、模型及挂图。

(3) 上肢各骨连结的解剖标本、模型及挂图。

(4) 下肢各骨连结的解剖标本、模型及挂图。

(5) 颞下颌关节标本及挂图。

(三) 实验内容和方法

1. 教师示教

(1) 在膝关节标本上指出关节的基本结构。

(2) 结合脊柱标本讲解脊柱的连结。

(3) 重点讲述肩关节、肘关节、髋关节和膝关节的结构特点。

2. 学生分组观察标本,教师巡回指导

(1) 关节的基本构造:取切开的肩关节进行观察关节囊、关节面和关节腔的结构。在关节囊前后壁均切开的膝关节标本上认真观察韧带及半月板的结构特点。在颞下颌关节标本上观察关节盘的结构。

(2) 躯干的连结:

1) 椎骨的连结:①椎间盘:呈盘状,连接相邻的两个椎体。其周围部为纤维环;中央部为髓核。②韧带:前纵韧带和后纵韧带分别位于椎体和椎间盘的前方和后方;棘上韧带连于棘突的末端,细长,至项部则变宽,成为片状的项韧带;黄韧带连于相邻的椎弓板之间;棘间韧带连接相邻的棘突之间。③关节：关节突关节由相邻椎骨的上下关节突构成；寰枢关节由寰椎和枢椎构成；寰枕关节由寰椎上关节面与枕髁构成。

2）胸廓：①肋椎关节：肋头与肋凹构成肋头关节，肋结节与横突肋凹构成肋横突关节，两者合称肋椎关节。②肋前端的连接：第1肋前端与胸骨柄之间为软骨连结；第2～7肋前端分别与胸骨体的肋切迹构成胸肋关节；第8～10肋前端依次与上位肋骨相连，它们的下缘形成肋弓；第11～12肋前端游离。

（3）颅骨的连结：颞下颌关节由颞骨的下颌窝、关节结节与下颌头构成。关节囊松弛，前部较薄弱，外侧有韧带加强，囊内有关节盘，将关节腔分隔成上、下两部。

（4）上肢骨的连结：

1）胸锁关节：由胸骨的锁切迹与锁骨的胸骨端构成。其关节囊坚韧，并有韧带加强，囊内有关节盘。

2）肩锁关节：由肩胛骨的肩峰与锁骨的肩峰端构成。

3）肩关节：由肱骨头与肩胛骨的关节盂构成。关节盂小而浅，关节囊薄而松弛。关节囊下部最薄弱，故肩关节脱位时肱骨头脱向下方。肩关节运动灵活，可作前屈、后伸、内收、外展、旋内和环转运动。

4）肘关节：包括肱尺关节、肱桡关节和桡尺近侧关节。3个关节包在一个关节囊内。关节囊的前、后部薄而松弛，两侧分别有尺侧副韧带和桡侧副韧带。在桡骨头周围有桡骨环状韧带。在关节伸直时，肱骨内、外上髁和尺骨鹰嘴3点成一条直线。关节屈90°时，3点呈等腰三角形。关节脱位时，3点的位置关系将发生改变。

5）手关节：取手关节的额状切面标本进行观察桡腕关节、腕骨间关节、腕掌关节、掌指关节和指骨间关节。并验证其运动。

（5）下肢骨的连结：

1）骶髂关节：由骶骨和髂骨的耳状面构成。关节囊紧张，周围有强厚的韧带。

骨盆可分上下两部，骶骨岬经两侧弓状线、耻骨梳、耻骨嵴至耻骨联合上缘连成界线。界线以上为大骨盆；界限以下为小骨盆。小骨盆上口由界限围成，下口由尾骨尖、骶结节韧带、坐骨结节、坐骨支、耻骨下支和耻骨下缘围成。两侧耻骨下支之间的夹角为耻骨下角。

2）髋关节：由髋臼与股骨头构成。关节囊厚而坚韧，周围有韧带加强。其中以前方的髂股韧带最为强厚。关节囊后下部薄弱，故髋关节脱位时，股骨头多脱向后下方。关节囊内有股骨头韧带。髋关节可作屈、伸、收、展、旋内、旋外和环转运动。

3）膝关节：由股骨上端、胫骨上端和髌骨构成。膝关节前方有股四头肌肌腱延续而成的髌韧带。两侧有胫侧副韧带和腓侧副韧带。关节囊内有前、后交叉韧带。在关节面之间分别有内侧半月板和外侧半月板。膝关节的主要运动是屈、伸。在半屈位时，可作小幅度的旋内和旋外。

4）足关节：包括距小腿关节、跗骨间结节、跗跖关节、跖趾关节和趾骨间关节。距小腿关节的关节囊的前、后壁都较薄而松弛，两侧分别有内侧韧带和外侧韧带增强。

第三节　肌　　学

一、概述

运动系统的肌均属骨骼肌，是运动的动力部分，在神经系统的支配下，骨骼肌的收缩和舒张牵动骨骼产生运动。由于骨骼肌的运动受人的意志控制,又称随意肌。骨骼肌数量众多,分布广泛,有600余块,占体重的40%左右。每块肌都具有一定的形态,执行一定的功能,并有丰富的血管、神经和淋巴管分布,所以每块肌均是一个器官。

(一) 肌的形态和构造

肌的形态多种多样,大致可分为4类,即长肌、短肌、扁肌和轮匝肌(图3-44)。长肌呈梭形,主要分布于四肢,收缩时可产生较大幅度的运动。短肌短小,多分布于躯干深层,小而短,具有明显的节段性,收缩幅度较小。扁肌呈薄片状,多分布于胸、腹壁,除运动外还有保护体内器官的功能。轮匝肌呈环形,分布于孔和裂的周围,收缩时可缩小或关闭孔裂。

骨骼肌由中间的肌腹和两端的肌腱构成。肌腹主要由骨骼肌纤维构成,色红、柔软,有收缩功能;肌腱由致密结缔组织构成,呈银白色,较坚韧但无收缩能力。扁肌的肌腱薄而宽阔,称为腱膜。肌借肌腱附着于骨。

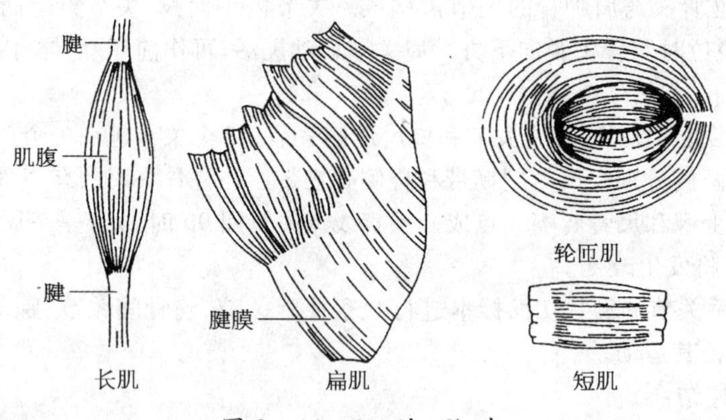

图3-44 肌的形态

(二) 肌的起止、配布和作用

骨骼肌通常以两端附着于两块或两块以上的骨,中间跨跃一个或多个关节。肌收缩时,使两骨位置发生变化,从而产生运动。一般来说,运动过程中两骨中有一块骨的位置相对固定,另一块骨相对移动。肌在固定骨上的附着点称为起点,而在移动骨上的附着点称为止点。全身肌的起止点有一定的规律性,通常以靠近正中矢状面及四肢近侧的附着点为起点,远离正中矢状面及四肢远侧的附着点为止点。起点和止点是相对的,在一定条件下可因肌作用的不同而相互转换(图3-45)。

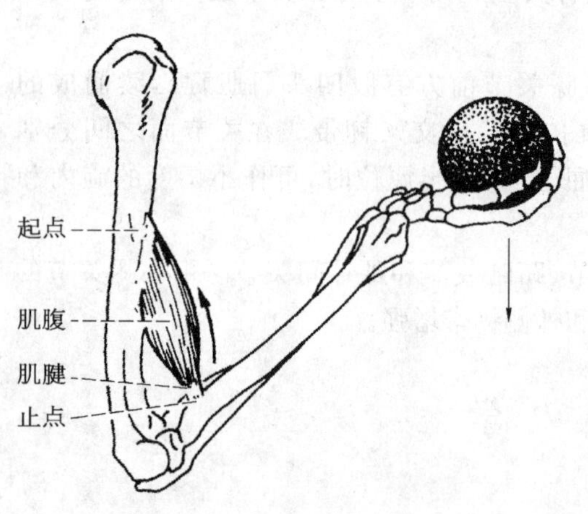

图3-45 肌的起止和作用

肌的配布与关节的运动类型密切相关。每一个关节至少配布有两组作用完全相反的肌,称为拮抗肌。在一个运动轴同侧功能相同的肌,称为协同肌。各肌在神经系统的支配调节下,既互相对抗,又彼此协调,以保持人体的某些姿势和完成各种动作。

(三) 肌的辅助结构

肌的辅助结构包括筋膜、滑膜囊和腱鞘。具有保护和协助骨骼肌运动的作用。

1. 筋膜 **筋膜**分浅筋膜和深筋膜两种(图 3－46)。

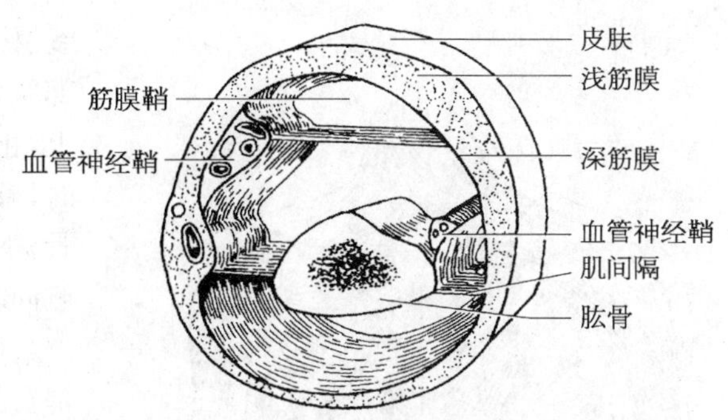

图 3－46 臂部横断面(示筋膜)

(1) 浅筋膜：**浅筋膜**亦称**皮下筋膜**，由疏松结缔组织构成，位于真皮之下，包被身体各部，内含脂肪、血管和神经等。所含脂肪的多少因身体的部位、性别及营养状态不同而异。浅筋膜具有减少热量散失、保持体温、保护深部结构的作用。

(2) 深筋膜：**深筋膜**亦称**固有筋膜**，位于浅筋膜的深面，由致密结缔组织构成，包被体壁、肌、血管和神经。在四肢，深筋膜还深入肌群之间，并附着于骨，构成**肌间隔**。深筋膜包绕肌群构成鞘状结构，称**筋膜鞘**。在腕、踝部，深筋膜增厚形成**支持带**，对深部的肌腱起支持和约束作用。深筋膜还包绕血管、神经形成**血管神经鞘**。

2. 滑膜囊 **滑膜囊**为扁薄密闭的结缔组织小囊，内含少量滑液，多位于腱与骨面相接触处，以减少两者间的摩擦。有的滑膜囊在关节附近与关节腔相通。滑膜囊炎症可影响肢体局部的运动功能。

3. 腱鞘(图 3－47) **腱鞘**是包裹在长肌腱外面的鞘管，多存在于活动性较大的腕、踝、手指和足趾等处。腱鞘呈双层套管状，分为纤维层和滑膜层两部分。纤维层为深筋膜增厚形成与周围的结缔组织相连。**滑膜层**紧包于腱的周围，其脏、壁两层相互移行，形成腔隙，内含少量滑液，从而保证肌收缩时腱在腱鞘内灵活滑动，减少肌腱与骨面之间的摩擦。腱滑膜层从骨面移行到肌腱的部分称**腱系膜**，供应腱的血管、神经由此通过。

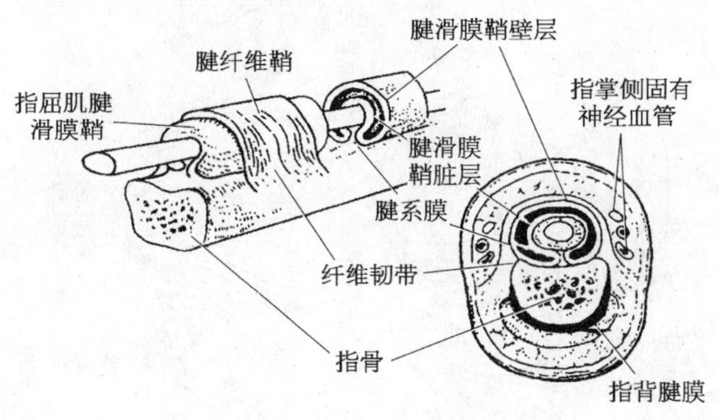

图 3－47 腱鞘示意图

二、躯干肌

躯干肌可分为背肌、胸肌、膈、腹肌和会阴肌。

(一) 背肌

背肌位于躯干的背侧，可分为浅、深两群(图 3－48)。浅层主要有斜方肌、背阔肌、肩胛提肌和菱形肌，深层主要有竖脊肌。

1. 浅群肌

(1) 斜方肌：**斜方肌**位于项部和背上部，一侧呈三角形，左右两侧合起来呈斜方形。起自上项

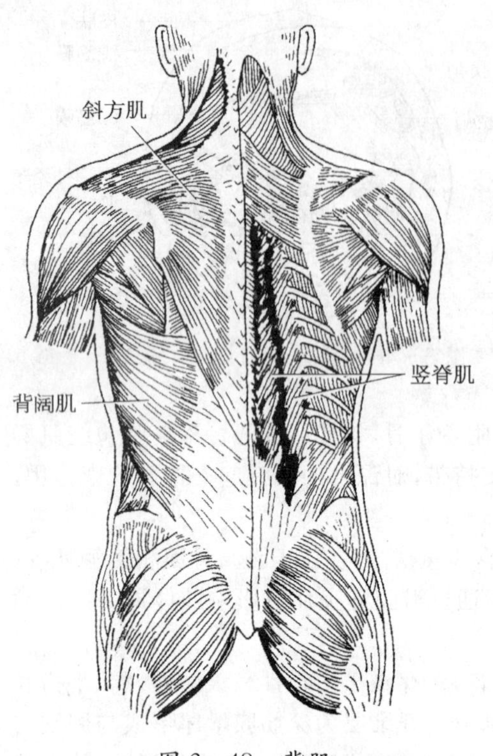

图 3-48　背肌

线、枕外隆凸、项韧带、第 7 颈椎和全部胸椎棘突。上部肌束斜向外下,中部肌束水平向外,下部肌束斜向外上,止于锁骨外侧 1/3 部、肩峰及肩胛冈。该肌收缩时,可使肩胛骨向脊柱靠拢,上部肌束收缩可上提肩胛骨,下部肌束收缩可使肩胛骨下降,如肩胛骨固定,两侧同时收缩时,可使头后仰。

(2) 背阔肌:**背阔肌**为全身最大的阔肌,位于背下部及胸外侧部,起自下位 6 个胸椎棘突、全部腰椎棘突和髂嵴后份,肌束向外上方集中,止于肱骨小结节嵴。收缩时使臂内收、旋内和后伸即"背手"动作。上肢上举固定时,可引体向上。

2. *深群肌*　**竖脊肌**亦称骶棘肌,位于脊柱两侧的纵沟内,为背肌中最大、最长的肌。起自骶骨背面和髂嵴的后份,向上发出很多肌束,分别止于椎骨、肋骨和颅骨。收缩时可使脊柱后伸和仰头,竖脊肌对维持人体直立起重要作用。

(二) 胸肌

胸肌分为胸上肢肌和胸固有肌。

1. 胸上肢肌(图 3-49)　**胸上肢肌**均起自胸廓外面,止于上肢带骨或肱骨。

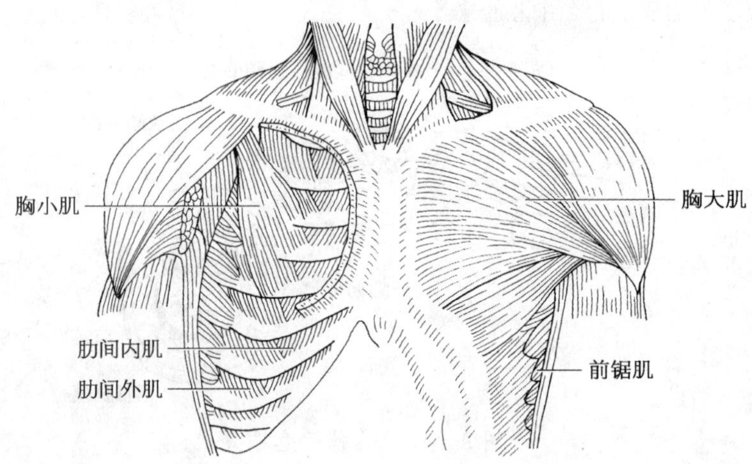

图 3-49　胸上肢肌

(1) 胸大肌:**胸大肌**位于胸廓的前上部,呈扇形,肌质肥厚,起自锁骨内侧半、胸骨和第 1～6 肋软骨,肌束向外侧集中,止于肱骨大结节嵴。收缩时,可使肩关节内收、旋内和前屈。若上肢固定可上提躯干,亦可提肋协助吸气。

(2) 胸小肌:**胸小肌**位于胸大肌的深面,呈三角形,起自第 3～5 肋骨的前面,止于肩胛骨的喙突。收缩时,可向前下方牵拉肩胛骨。肩胛骨固定时,可提肋助吸气。

(3) 前锯肌(图 3-50):**前锯肌**位于胸廓侧壁的宽大扁肌,以肌齿起自上位 8～9 个肋骨的外面,肌束斜向后上,止于肩胛骨内侧缘和下角。收缩时,可向前牵拉肩胛骨并使其紧贴胸廓。当肩

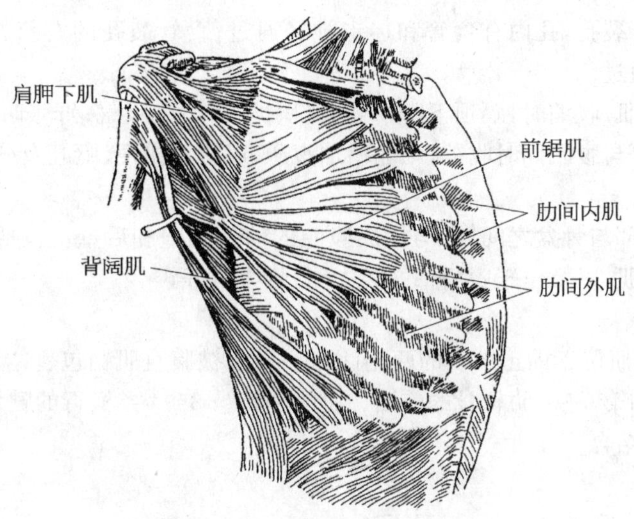

图 3-50　前锯肌和肋间肌

胛骨固定时，可提肋以助深吸气。

2. 胸固有肌（图 3-50）　胸固有肌参与构成胸壁，主要位于肋间隙内。

（1）肋间外肌：肋间外肌位于浅层，起自上位肋的下缘，肌纤维斜向前下方，止于下位肋的上缘。收缩时，可提肋以助吸气。

（2）肋间内肌：肋间内肌位于肋间外肌的深面，起自下位肋的上缘，肌纤维斜向后上，止于上位肋的下缘。收缩时，可降肋以助呼气。

（三）膈

膈为向上膨隆的穹隆状扁肌，位于胸、腹腔之间（图 3-51）。膈的周边部分是肌性部，中央部分为腱膜，称中心腱。膈以肌束起自胸廓下口的周缘和腰椎前面，各部肌束向中央止于中心腱。

膈上有 3 个裂孔：紧靠脊柱前方的，称主动脉裂孔，孔内有降主动脉和胸导管通过；在主动脉裂

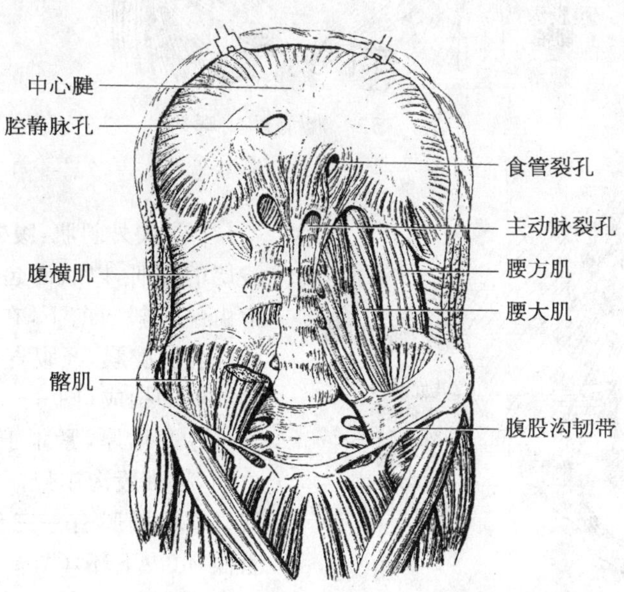

图 3-51　膈及腹后壁肌

孔的左前上方，有食管裂孔，孔内有食管和迷走神经通过；食管裂孔的右前方，中心腱内有腔静脉孔，孔内有下腔静脉通过。

膈是重要的呼吸肌，收缩时，膈顶下降，胸腔容积扩大，引起吸气；舒张时，膈顶上升，胸腔容积变小，引起呼气。若膈与腹肌同时收缩，则能增加腹压，以协助排便、呕吐及分娩等。

（四）腹肌

腹肌位于胸廓下部与骨盆之间，参与构成腹腔的前外侧壁和后壁。包括位于腹前外侧壁的3层扁肌和带状的腹直肌，以及位于腹后壁的腰方肌、腰大肌等。

1. 前外侧群

（1）腹直肌：腹直肌位于前正中线的两侧（图3-52），被腹直肌鞘包裹，上宽下窄。肌束起自耻骨嵴，向上止于剑突和第5～7肋软骨的前面。肌的全长被3～4条横行的腱划分成多个肌腹，腱划与腹直肌鞘前层紧密结合。

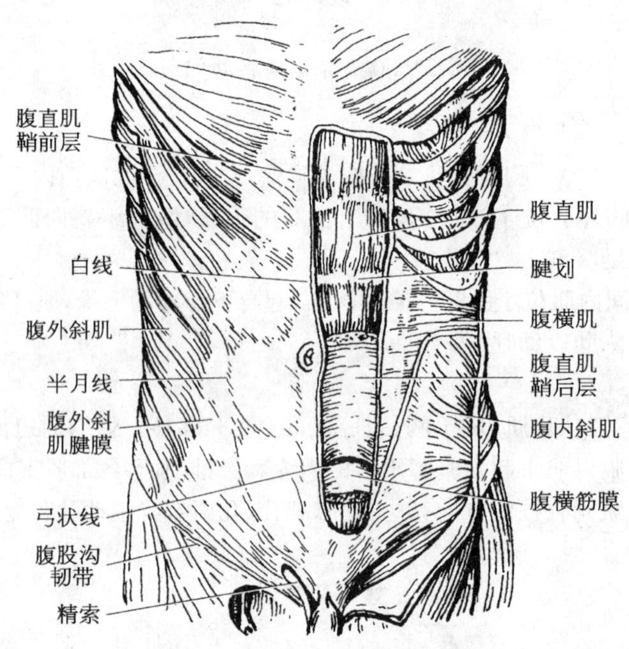

图3-52　腹前外侧群肌

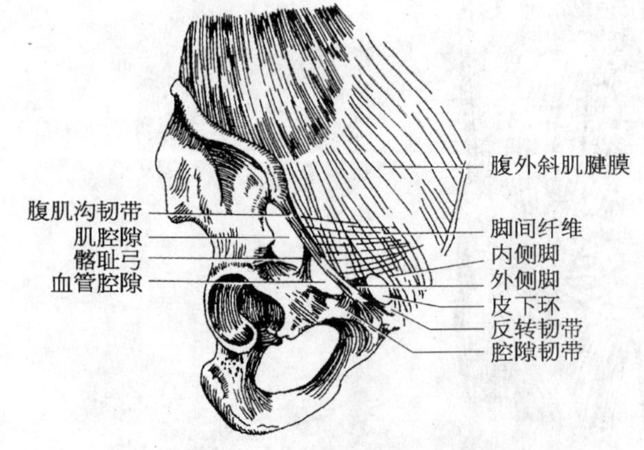

图3-53　腹外斜肌腱膜及形成结构

（2）腹外斜肌：腹外斜肌是腹前外侧壁最浅层的扁肌，以肌齿起于下8个肋的外面，肌束由外上斜向前下，在腹直肌外侧缘移行为腹外斜肌腱膜，经腹直肌的前面，参与腹直肌鞘前层的构成（图3-52）。腹外斜肌腱膜的下缘卷曲增厚，紧张于髂前上棘与耻骨结节之间，称腹股沟韧带。在耻骨结节的外上方，腹外斜肌腱膜有一三角形的裂孔，称腹股沟管浅环（皮下环）（图3-53）。

(3) 腹内斜肌：**腹内斜肌**位于腹外斜肌深面，起自胸腰筋膜、髂嵴和腹股沟韧带的外侧半，肌束呈扇形放散斜向前上方，至腹直肌外侧移行为腱膜，腱膜分前、后两层，包裹腹直肌，参与腹直肌鞘前、后层的构成。腹内斜肌下部的腱膜与腹横肌腱膜的下部会合，形成**腹股沟镰**（或称**联合腱**），止于耻骨梳的内侧份。自腹内斜肌下缘分出一些肌束，与腹横肌最下部的肌束一起包绕精索和睾丸，称为**提睾肌**，提睾肌收缩时，可上提睾丸（图 3-54）。

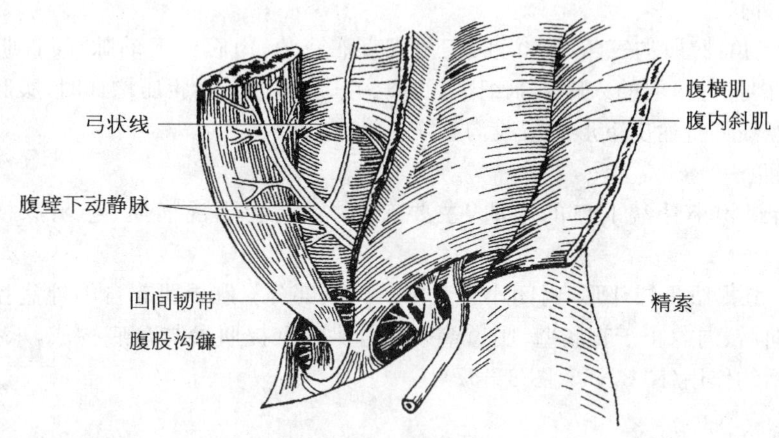

图 3-54　腹前壁下部

(4) 腹横肌：**腹横肌**位于腹内斜肌的深面，起自下 6 个肋的内面、胸腰筋膜、髂嵴和腹股沟韧带的外侧 1/3，肌束横行向前，在腹直肌的外侧缘移行为腱膜，参与腹直肌鞘后层的构成。

腹前外侧肌群具有保护腹腔脏器的作用；与膈协同收缩，可增加腹压，协助排便、分娩、呕吐和咳嗽等功能；可使脊柱前屈、侧屈和旋转；也能降肋以助呼气。

2. *后群*　有腰大肌和腰方肌，腰大肌将在下肢肌中叙述。

腰方肌位于腹后壁脊柱的两侧（图 3-51）。起自髂嵴后部，向上止于第 12 肋和第 1～4 腰椎横突。收缩时能下降和固定第 12 肋，单侧收缩能使脊柱侧屈。

3. 腹肌形成的结构

(1) 腹直肌鞘：**腹直肌鞘**包裹腹直肌，由腹壁 3 层扁肌的腱膜构成（图 3-55）。腹直肌鞘分前、后两层，前层由腹外斜肌腱膜与腹内斜肌腱膜的前层愈合而成；后层由腹内斜肌腱膜的后层与腹横肌腱膜愈合而成。在脐下 4～5 cm 以下，后层完全转至腹直肌的前面参与前层的构成，形成凸向上的弧形的游离下缘（图 3-54），称为**弓状线**（**半环线**）。弓状线以下腹直肌鞘后层缺如，腹直肌的后面紧贴腹横筋膜。

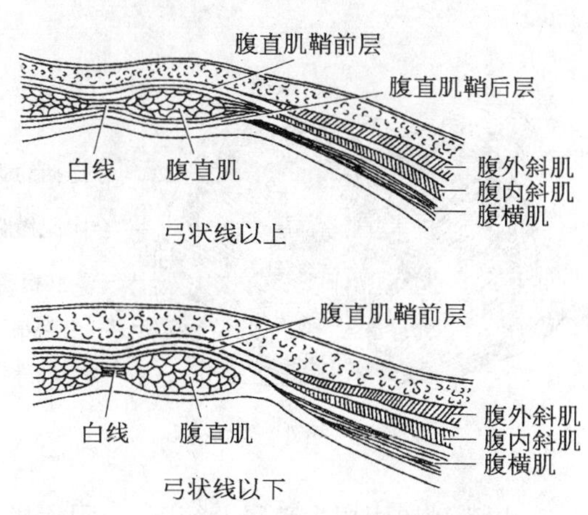

图 3-55　腹前壁水平切面（示腹直肌鞘）

(2) 白线：**白线**位于腹前壁正中线左、右腹直肌鞘之间，由两侧 3 层扁肌的腱膜交织而成。上起剑突，下至耻骨联合。白线坚韧而缺乏血管，是临床腹部切口的常选部位。白线中点有疏松的瘢痕组织环即**脐环**，为腹壁的一个薄弱点，若腹腔内容物由此膨出，则形成脐疝。

(3) 腹股沟管:腹股沟管为肌和腱膜之间的潜在斜行裂隙,位于腹股沟韧带内侧半的上方,长4～5 cm,男性有精索、女性有子宫圆韧带通过。腹股沟管有内、外两口和前、后、上、下4壁。内口称**腹股沟管深环(腹环)**,位于腹股沟韧带中点上方约1.5 cm处,由腹横筋膜形成。外口即**腹股沟管浅环(皮下环)**。腹股沟管的前壁为腹外斜肌腱膜和腹内斜肌,后壁为腹横筋膜和腹股沟镰,上壁为腹内斜肌和腹横肌的弓状下缘,下壁为腹股沟韧带。腹股沟管是腹壁下部的薄弱区之一,为腹股沟斜疝的发生部位。

(4) 腹股沟三角:腹股沟三角又称海氏三角或直疝三角,由腹壁下动脉、腹直肌外侧缘和腹股沟韧带围成。肌肉发育薄弱的人腹直肌细窄,腹股沟三角扩大。当腹压增加时,腹腔内容物若由腹股沟三角突出,经浅环直达皮下形成腹股沟直疝。

(五) 会阴肌

会阴肌是指封闭小骨盆下口的诸肌,主要有肛提肌、会阴浅横肌、会阴深横肌、尿道括约肌等。

1. 肛提肌　**肛提肌**呈漏斗形,封闭小骨盆下口的大部分。肛提肌起自小骨盆腔的前壁和外侧壁的内面,肌束向后、向内止于直肠壁、阴道壁和尾骨尖。肛提肌参与盆底构成,承托盆腔脏器,并对肛管、阴道有括约作用(图3-56、图3-57)。

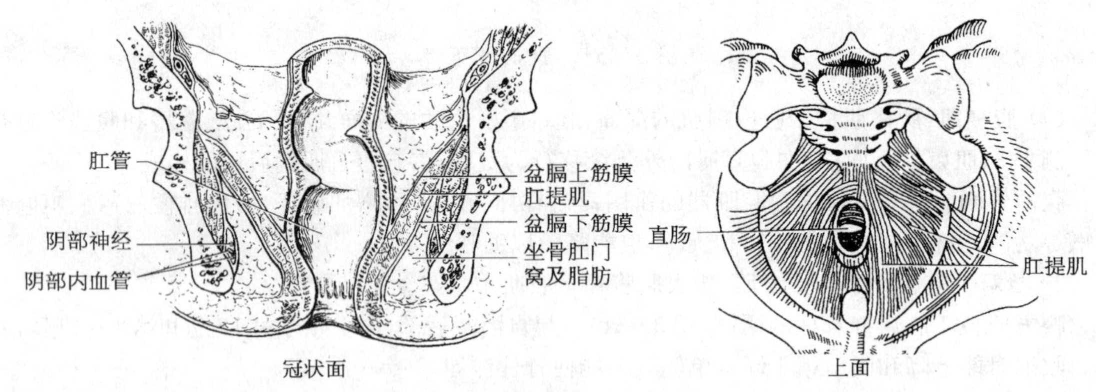

图3-56　肛　提　肌

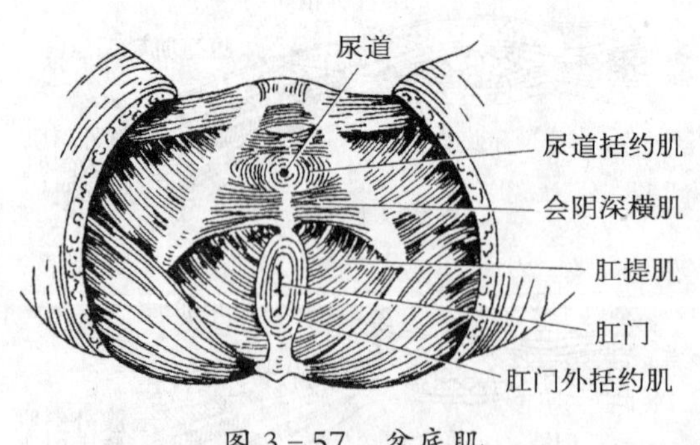

图3-57　盆底肌

盆膈由**盆膈上筋膜**(肛提肌和尾骨肌上方的深筋膜)、**盆膈下筋膜**(肛提肌和尾骨肌下方的深筋膜)及其间的肛提肌和尾骨肌构成(图3-56)。盆膈为盆腔的底,有直肠通过。

2. 会阴深横肌　**会阴深横肌**位于小骨盆下口的前下部的扁肌,肌束横行附着于两侧的坐骨支。

3. 尿道括约肌　**尿道括约肌**位于会阴深横肌的前方,环绕在尿道周围,在女性环绕尿道和阴道,称**尿道阴道括约肌**。

尿生殖膈由**尿生殖膈上筋膜**(会阴深横肌和尿道括约肌上方的深筋膜)、**尿生殖膈下筋膜**(会阴深横肌和尿道括约肌下方的深筋膜)及其间的会阴深横肌和尿道括约肌构成。它封闭小骨盆下口的前份。男性有尿道、女性有尿道和阴道通过。

三、头颈肌

(一) 头肌

头肌分为面肌和咀嚼肌两部分。

1. 面肌(图 3-58) **面肌**也称**表情肌**,为扁而薄的皮肌。大多数起自颅骨,止于面部皮肤。主要分布在口裂、睑裂和鼻孔的周围,可分为环形肌和辐射状肌两种。面肌的作用主要是开大或闭合上述孔和裂,并能牵拉面部皮肤,产生各种表情。

(1) 枕额肌:**枕额肌**由两个肌腹和中间的**帽状腱膜**构成。前方的肌腹位于额部皮下,称**额腹**,收缩时可提眉,使额部出现皱纹;后方的肌腹位于枕部皮下,称**枕腹**,收缩时可向后牵拉帽状腱膜。

(2) 眼轮匝肌:**眼轮匝肌**位于睑裂周围,呈扁椭圆环形,收缩时可缩小或闭合睑裂。

(3) 口轮匝肌:**口轮匝肌**位于口裂周围,呈扁环形,收缩时可缩小或闭合口裂。

口周围还有从各个方向作辐射状排列的一些肌,它们收缩时可协助开大口裂或改变口裂的外形。

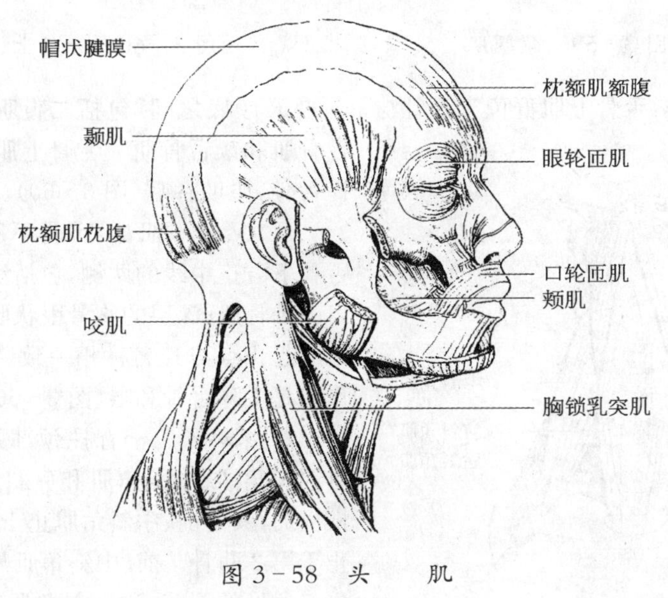

图 3-58 头 肌

2. 咀嚼肌 包括颞肌、咬肌、翼内肌和翼外肌。

(1) 颞肌:**颞肌**呈扇形,起自颞窝,向下止于下颌骨的冠突(图 3-58),收缩时可上提下颌骨。

(2) 咬肌:**咬肌**长方形,起自颧弓,止于下颌角的外面(图 3-58),收缩时上提下颌骨。

(3) 翼内肌:**翼内肌**起自翼突,止于下颌角内面,收缩时可上提并向前运动下颌骨。

(4) 翼外肌:**翼外肌**起自翼突,止于下颌颈,双侧收缩时使下颌骨向前,以协助张口,单侧收缩使下颌骨移向对侧。

(二) 颈肌

颈肌依其所在位置分为浅、深两群。

1. 浅群

(1) 颈阔肌:**颈阔肌**位于颈部浅筋膜中的皮肌,薄而宽阔,也属于表情肌。起自胸大肌和三角肌表面的深筋膜,向上止于口角等处。收缩时可紧张颈部皮肤,并有下拉口角的作用(图 3-59)。

(2) 胸锁乳突肌:**胸锁乳突肌**起自胸骨柄的前面和锁骨的胸骨端,斜向后上方,止于颞骨的乳突。一侧收缩使头屈向同侧、颜面转向对侧;两侧同时收缩,可使头后仰(图 3-58)。

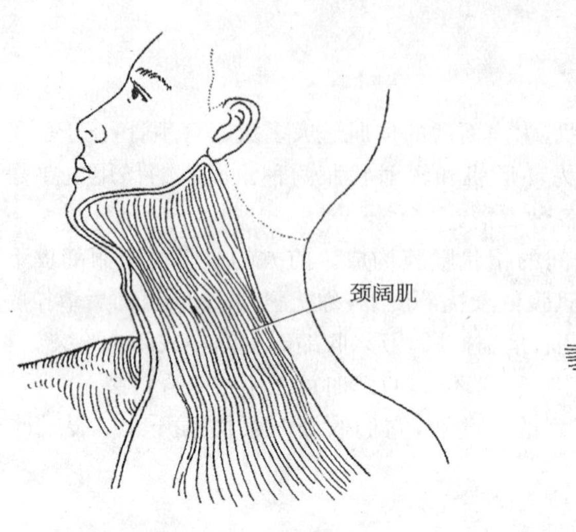

图 3-59 颈阔肌

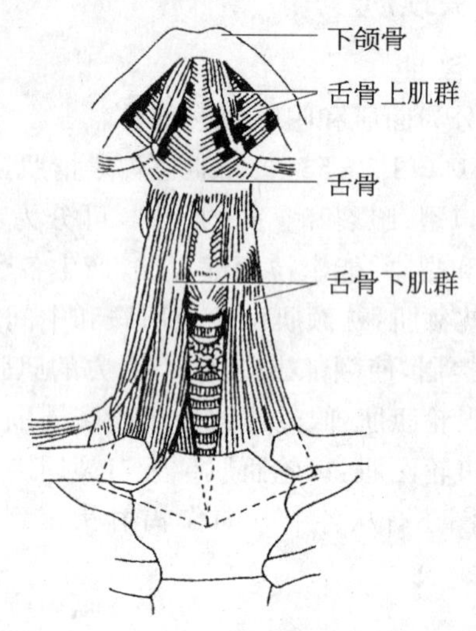

图 3-60 舌肌上、下肌群

(3) 舌骨上肌群:舌骨上肌群位于舌骨与下颌骨及颅底之间,包括二腹肌、下颌舌骨肌、茎突舌骨肌和颏舌骨肌。舌骨上肌群的主要作用是上提舌骨,协助吞咽(图 3-60)。

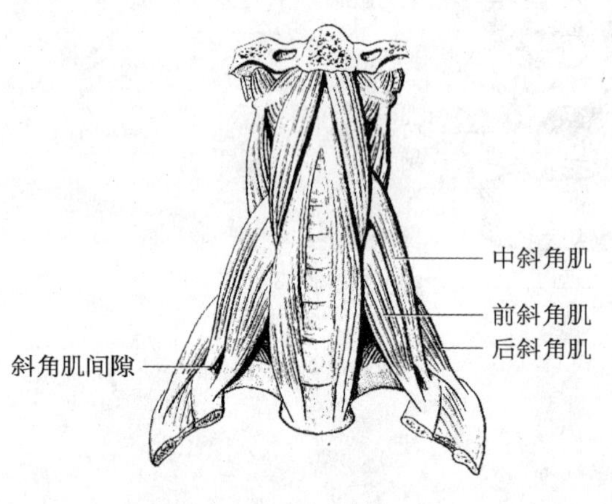

图 3-61 颈深肌群

(4) 舌骨下肌群:舌骨下肌群位于颈前部,在舌骨下方正中线的两侧,包括浅层的胸骨舌骨肌和肩胛舌骨肌;深层的胸骨甲状肌和甲状舌骨肌。各肌的起止点与其名称相一致。舌骨下肌群的主要作用是下降舌骨和喉(图 3-60)。

2. 深群 位于脊柱颈部的两侧和前方,主要有前斜角肌、中斜角肌和后斜角肌,各肌均起自颈椎横突,其中前、中斜角肌止于第 1 肋骨,后斜角肌止于第 2 肋骨。前、中斜角肌与第 1 肋之间形成一呈三角形的裂隙,称为斜角肌间隙,内有锁骨下动脉和臂丛通过(图 3-61)。

四、上肢肌

上肢肌按其所在部位可分为肩肌、臂肌、前臂肌和手肌。

(一) 肩肌(图 3-62)

1. 三角肌 三角肌位于肩外侧部,呈三角形。起自锁骨的外侧段、肩峰和肩胛冈,肌束从前、外、后覆盖肩关节,逐渐向外下方集中,止于肱骨的三角肌粗隆。主要作用可使肩关节外展。

2. 冈上肌 冈上肌起自冈上窝,越过肩关节的上方,止于肱骨大结节的上部,其作用是使肩关节外展。

3. 冈下肌 冈下肌起自冈下窝,经肩关节的后方,止于肱骨大结节中部,其作用是使肩关节旋外。

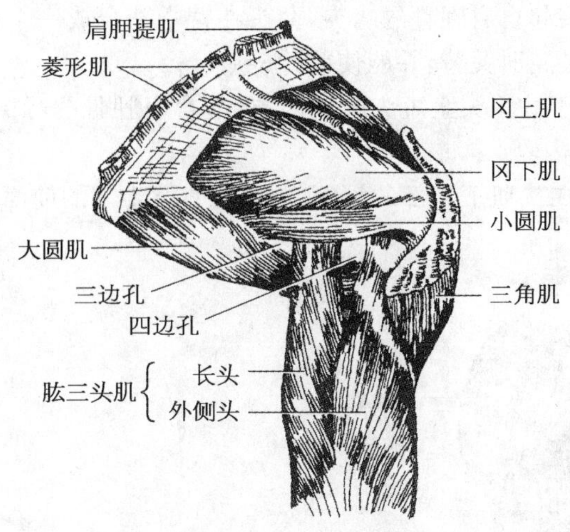

图 3-62 肩肌(背侧)

4. 肩胛下肌 **肩胛下肌**起自肩胛下窝,止于肱骨小结节,其作用是使肩关节旋内。

(二) 臂肌

臂肌分为前、后两群(图 3-63、图 3-65)。

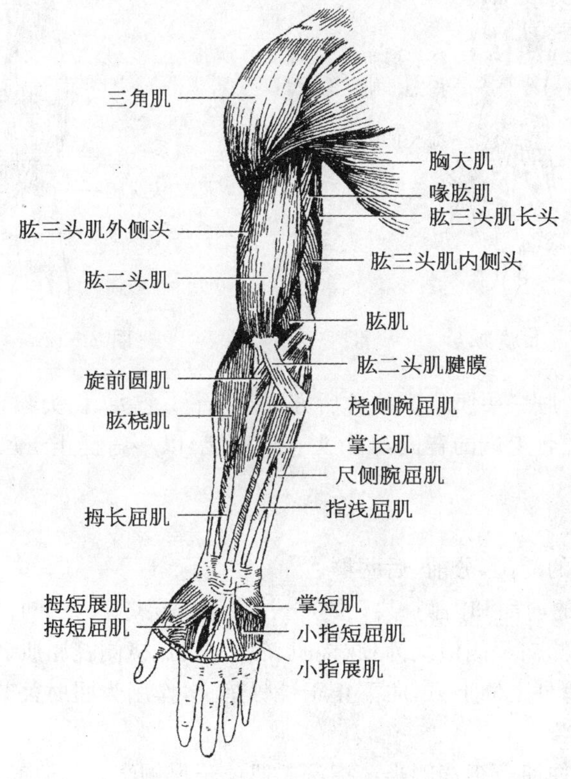

图 3-63 上肢肌前面观

1. 前群

(1) 肱二头肌:**肱二头肌**呈梭形,起端有长、短两个头,长头起自肩胛骨的盂上结节,穿过肩关节囊，经结节间沟下降；短头起自肩胛骨的喙突，两头在臂中部合成一个肌腹，经肘关节的前方，止于桡骨粗隆。其主要作用是屈肘关节，并能使前臂旋后。

(2) 喙肱肌：**喙肱肌**位于肱二头肌短头的后内方，起自肩胛骨的喙突，止于肱骨体中部的内侧面，其作用是使肩关节屈和内收。

(3) 肱肌：**肱肌**位于肱二头肌下半部的深面，起自肱骨下半部的前面，止于尺骨粗隆，其作用是屈肘关节。

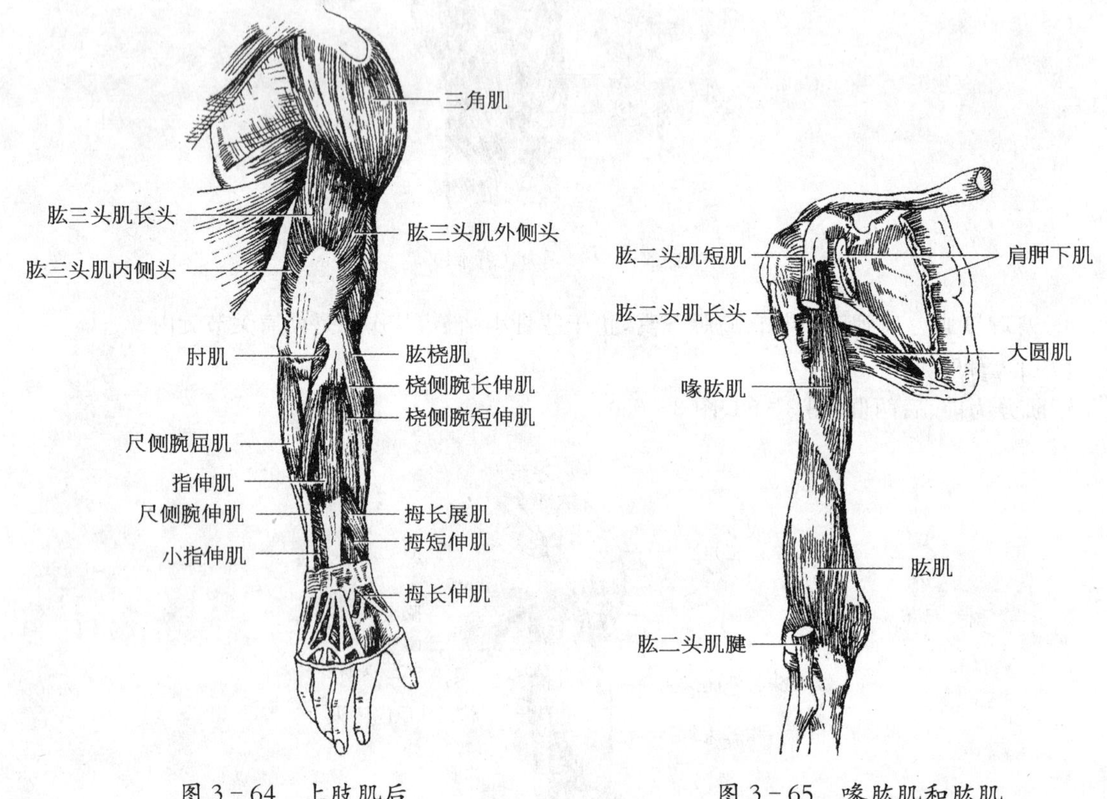

图 3-64　上肢肌后　　图 3-65　喙肱肌和肱肌

2. *后群*(图 3-64)　**肱三头肌**位于肱骨后方，起端有 3 个头，长头起自肩胛骨的盂下结节，内侧头和外侧头分别起自肱骨上端的背面，3 个头合成肌腹，以一扁腱止于尺骨鹰嘴。其主要作用是伸肘关节。

(三) 前臂肌

前臂肌位于尺、桡骨的周围，分前、后两群。

1. 前群　位于前臂的前面和内侧，共 9 块，分浅层和深层(图 3-66)。

(1) 浅层：6 块，自桡侧向尺侧依次为：**肱桡肌**、**旋前圆肌**、**桡侧腕屈肌**、**掌长肌**、**指浅屈肌**和**尺侧腕屈肌**。肱桡肌起自肱骨外上髁上方，向下止于桡骨茎突，作用为屈肘关节。其余肌皆起自肱骨内上髁，分别止于桡骨和手骨。

(2) 深层：3 块，**拇长屈肌**位于桡侧半。**指深屈肌**位于尺侧半。两肌起自桡、尺骨上端的前面和骨间膜，肌腱经腕管入手掌。**旋前方肌**是方形小肌，贴在桡、尺骨远端的前面。前臂前群肌的作用多数与名称一致，主要是屈肘、屈腕、屈指间关节，使前臂旋前。

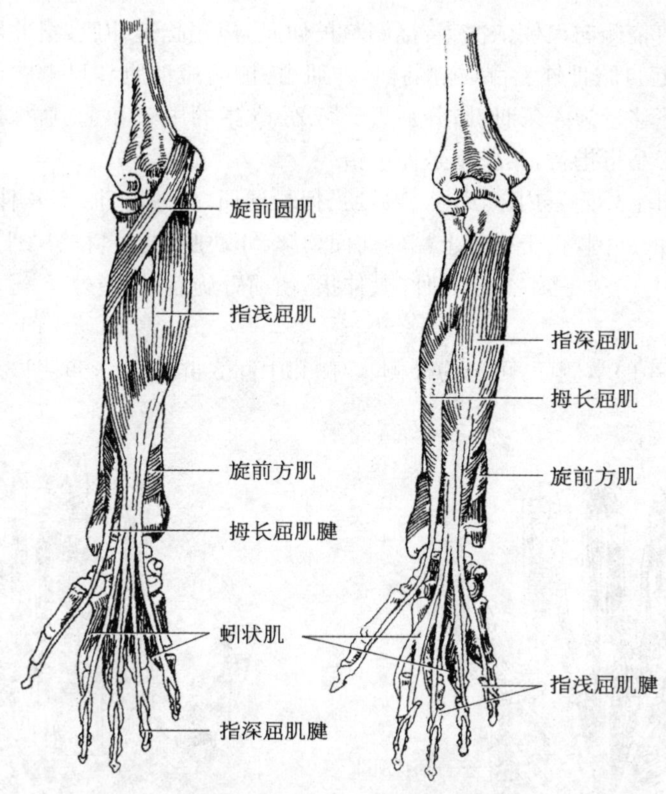

图 3-66 前臂前群肌

2. *后群* 位于前臂的后面，有 10 块，分为浅、深两层(图 3-67)。

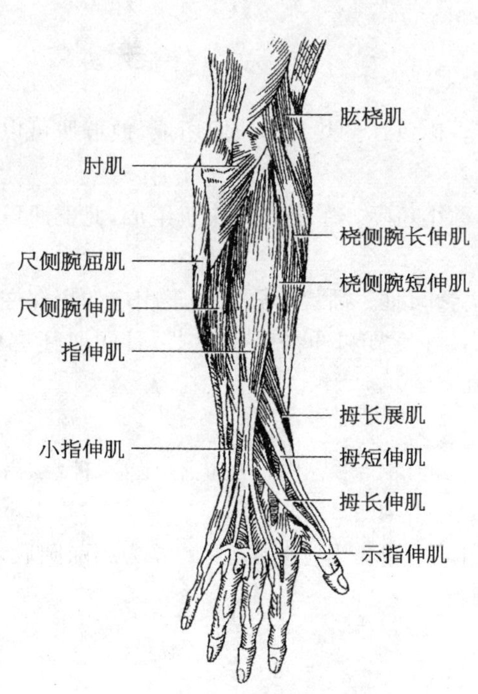

图 3-67 前臂后群浅层

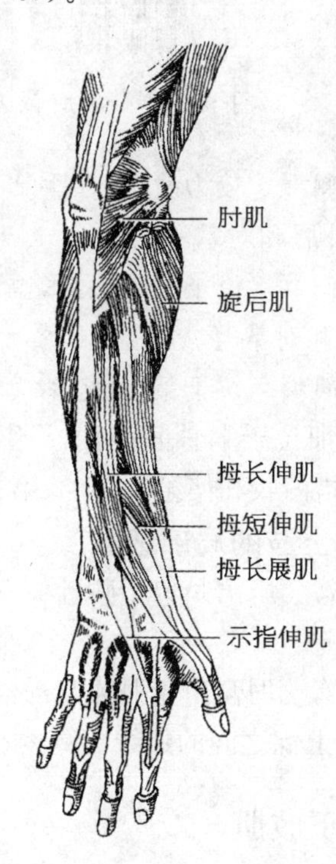

图 3-68 前臂后群深层肌

(1) 浅层:5块,自桡侧向尺侧依次为:**桡侧腕长伸肌、桡侧腕短伸肌、指伸肌、小指伸肌和尺侧腕伸肌**。5块肌共同起自肱骨外上髁,桡侧腕长伸肌、桡侧腕短伸肌和尺侧腕伸肌止于掌骨,其作用是伸腕;指伸肌向下移行为4条肌腱,分别止于第2～5指的中节和远节指骨,其作用是伸指、伸腕;小指伸肌肌腱止于小指指背,其作用是伸小指。

(2) 深层:5块,自上外向下内依次为:**旋后肌、拇长展肌、拇短伸肌、拇长伸肌和示指伸肌**。除旋后肌起自尺骨上端的外侧,止于桡骨上端的前面,其余4块肌均起自桡、尺骨背面,分别止于拇指和示指。各肌的作用与名称一致,主要是伸腕、伸指,使前臂旋后、拇指外展。

(四) 手肌

手肌主要集中在手的掌侧面,可分为外侧、内侧和中间3群(图3-69、图3-70)。

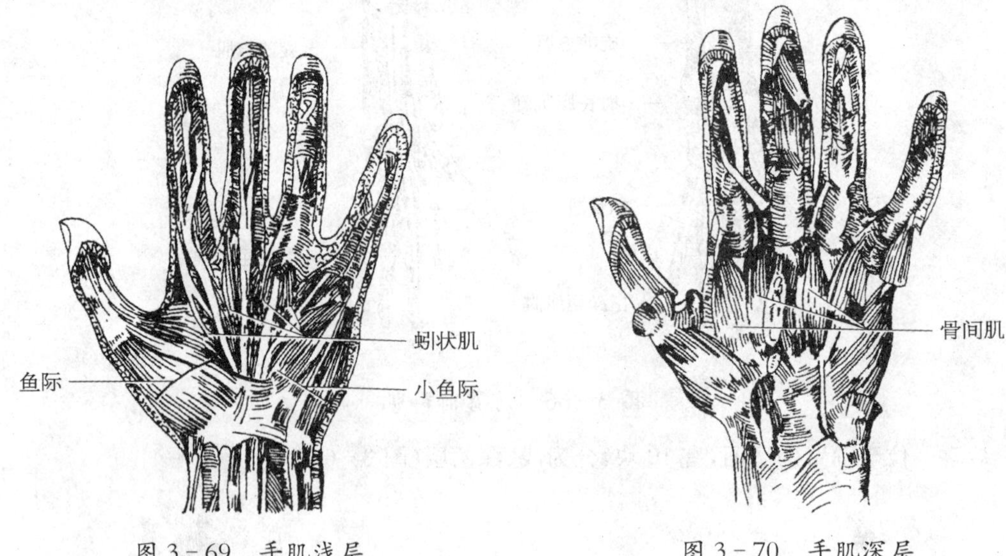

图3-69　手肌浅层　　图3-70　手肌深层

1. 外侧群　较为发达,在手掌桡侧形成一隆起,称**鱼际**。共有4块肌组成,此群肌可以使拇指屈、内收、外展和对掌等。

2. 内侧群　位于手掌尺侧,也形成一个隆起,称**小鱼际**。主要有3块肌组成,此群肌可以使小指屈、外展和对掌等。

3. 中间群　位于掌心,包括4块**蚓状肌**和7块**骨间肌**。蚓状肌分别位于相应的指深屈肌腱的桡侧,骨间肌位于掌骨间隙内。这两组肌都可屈掌指关节和伸指骨间关节;骨间肌还有使第2、第4、第5指内收和使第2、第3、第4指外展的作用。

(五) 上肢的局部记载

1. 腋窝　**腋窝**是位于胸外侧壁与臂上部内侧之间的锥形腔隙。腔内有血管、神经、淋巴结和脂肪等。

2. 肘窝　**肘窝**位于肘关节前面,为三角形浅凹。外侧界为肱桡肌,内侧界为旋前圆肌,上界为肱骨内、外上髁之间的连线。窝内有血管和神经通过。

五、下肢肌

下肢肌按部位可分为髋肌、大腿肌、小腿肌和足肌。

(一) 髋肌

髋肌分前、后两群(图 3－71)。

1. *前群*　包括髂腰肌和阔筋膜张肌。

(1) 髂腰肌:**髂腰肌**由腰大肌和髂肌组成。**腰大肌**起自腰椎体侧面和横突;**髂肌**起自髂窝,两肌向下会合后,经腹股沟韧带深面,止于股骨小转子。其作用有:使髋关节前屈和旋外;下肢固定,可使躯干前屈。

(2) 阔筋膜张肌:**阔筋膜张肌**位于大腿上部的前外侧,起自髂前上棘,肌腹被包在阔筋膜的两层之间,向下移行为**髂胫束**,止于胫骨外侧髁。阔筋膜张肌可紧张阔筋膜并屈髋关节。

2. *后群*　主要位于臀部,故又称臀肌,主要有臀大、中、小肌和梨状肌。

(1) 臀大肌:**臀大肌**位于臀部皮下,大而肥厚,形成臀部膨隆。起自髂骨翼外面和骶骨背面,止于股骨的臀肌粗隆。其作用可使髋关节伸和旋外,下肢固定时能防止躯干前倾。臀大肌是临床肌肉注射的主要部位。

(2) 臀中肌:**臀中肌**位于臀部外上方,大部分被臀大肌覆盖。

(3) 臀小肌:**臀小肌**位于臀中肌深面。两肌皆起自髂骨翼外面,止于股骨大转子。两肌作用相同,可使髋关节外展。

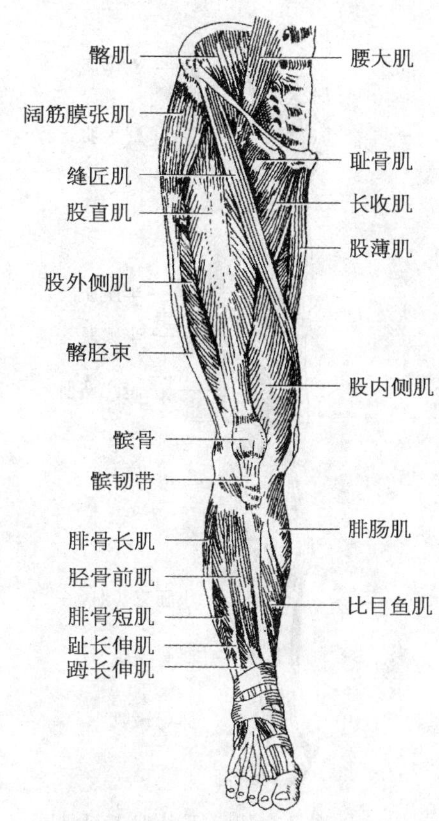

图 3－71　下肢肌前面观

(4) 梨状肌:**梨状肌**位于臀中肌下方,起自骶骨前面的外侧部,肌束向外经坐骨大孔出骨盆腔,止于股骨大转子。其作用是使髋关节旋外。梨状肌将坐骨大孔分隔成**梨状肌上孔**和**梨状肌下孔**,孔内有重要的血管、神经通过。

(二) 大腿肌

大腿肌位于股骨周围,分前群、后群和内侧群。

1. *前群*(图 3－71)

(1) 缝匠肌:**缝匠肌**是人体最长的肌,呈扁带状,起自髂前上棘,肌束斜向内下方走行,止于胫骨上端的内侧面。主要作用是屈髋关节和膝关节。

(2) 股四头肌:**股四头肌**是人体内体积最大的肌。有**股直肌**、**股内侧肌**、**股外侧肌**和**股中间肌**4个头,除股直肌起自髂前下棘外,其余均起自股骨,4 个头合并向下形成一个肌腱,包绕髌骨的前面和两侧,越过髌骨延续为髌韧带,止于胫骨粗隆。股四头肌的主要作用是伸膝关节,股直肌收缩可屈髋关节。

2. *内侧群*　位于大腿的内侧,共 5 块,分层排列。浅层自外向内依次为**耻骨肌**、**长收肌**和**股薄肌**,在耻骨肌和长收肌的深面为**短收肌**,诸肌的深面为**大收肌**。内侧群肌的主要作用是内收大腿(图 3－71)。

3. *后群*(图 3－72)

(1) 股二头肌:**股二头肌**位于股后部外侧,有长、短两个头,长头起自坐骨结节,短头起自股骨粗线,两头合并后,以长腱止于腓骨头。

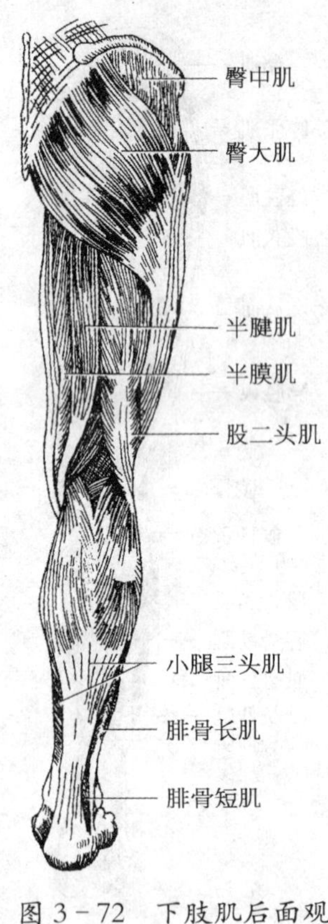

图 3-72　下肢肌后面观

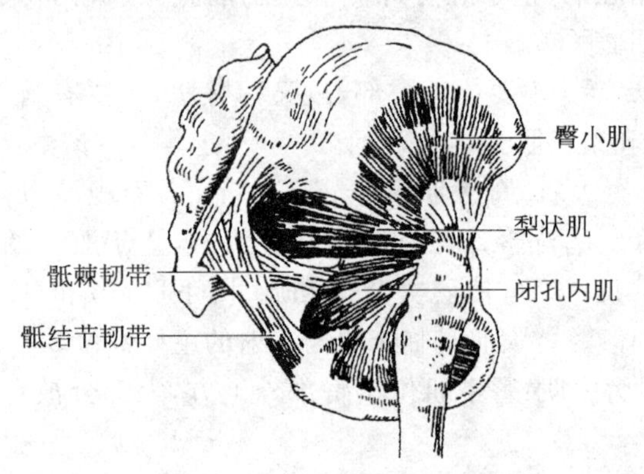

图 3-73　臀部深层

(2) 半腱肌:半腱肌位于股后部的内侧,腱细长,几乎占肌的一半。起自坐骨结节,止于胫骨上端的内侧面。

(3) 半膜肌:半膜肌位于半腱肌的深面,以几乎占肌的一半的扁而薄的腱膜起自坐骨结节,止于胫骨内侧髁的后面。

后群肌的主要作用是屈膝关节、伸髋关节。

(三) 小腿肌

小腿肌主要有10块,可分为前群、后群和外侧群。

1. *前群*　位于小腿骨间膜和胫、腓骨的前面,有3块(图3-71),从内侧向外侧依次为**胫骨前肌**、**踇长伸肌**和**趾长伸肌**。3块肌均起自胫、腓骨上端和骨间膜,下行至足背,胫骨前肌止于内侧楔骨和第1跖骨底,可使足背屈和内翻。踇长伸肌止于踇趾远节趾骨,趾长伸肌分成4条长腱分别止于第2～5趾。两肌的作用与名称相同,并可使足背屈。

2. *外侧群*　位于腓骨外侧,有2块。外侧为**腓骨长肌**,内侧为**腓骨短肌**,两肌的腱经外踝后方绕到足底,腓骨长肌止于第1跖骨,腓骨短肌的腱止于第5跖骨粗隆。两肌的作用是使足外翻和跖屈,并有维持足弓的作用(图3-71)。

3. *后群*　主要有5块,分浅、深两层。

(1) 浅层:**小腿三头肌**形成小腿后方膨隆的外形,由腓肠肌和深面的比目鱼肌组成。**腓肠肌**有内、外侧两头,分别起自股骨内、外侧髁的后面,两头于小腿中部合成一个肌腹,向下移行为腱;**比目鱼肌**起自胫、腓骨后面上部,肌束向下移行为腱,两肌的肌腱合成粗大的**跟腱**,止于跟骨结节。其主要作用是屈(跖屈)踝关节和膝关节。此外,腓肠肌对维持站立姿势起着十分重要的作用(图3-

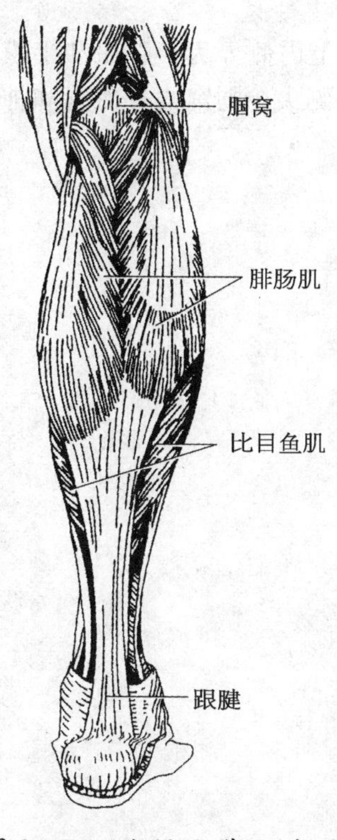

图 3-74 小腿后群肌(浅层)

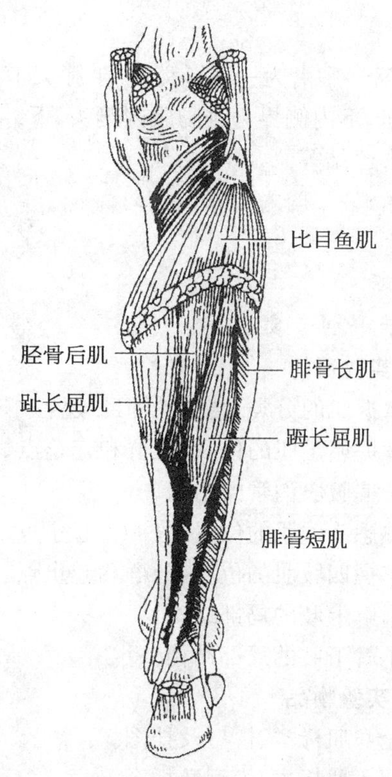

图 3-75 小腿后群肌(深层)

72、图 3-74)。

(2) 深层:与前群肌相对应,也有 3 块肌,自内侧向外侧依次为趾长屈肌、胫骨后肌和踇长屈肌,它们都起于胫、腓骨后面和骨间膜,向下移行为肌腱,经内踝后方转至足底。胫骨后肌止于足舟骨,其作用是使足跖屈和内翻。趾长屈肌腱分成 4 条,分别止于第2~5 趾,踇长屈肌止于踇趾,此两肌的作用是使足跖屈和屈趾(图 3-75)。

(四) 足肌

足肌可分为足背肌和足底肌。足背肌较弱小,足底肌的配布情况和作用与手肌相似,但不能作与对掌运动相当的动作。其主要作用是运动足趾和维持足弓(图 3-76)。

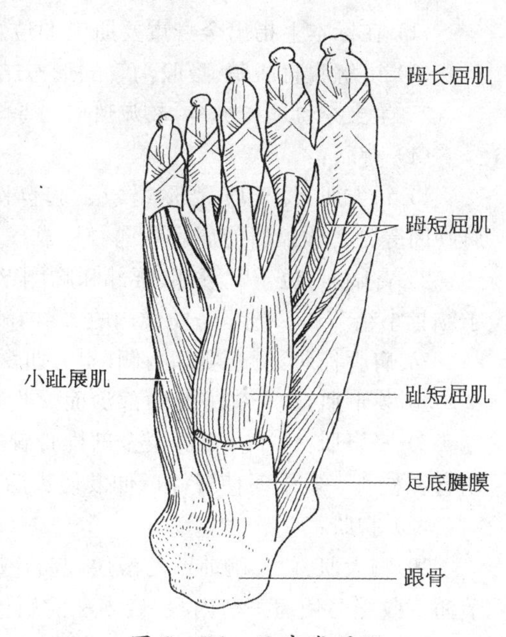

图 3-76 足底浅层肌

(五) 下肢的局部记载

1. 股三角 股三角位于大腿前面的上部,呈倒三角形,其上界为腹股沟韧带,内侧界为长收肌的内侧缘,外侧界为缝匠肌的内侧缘。股三角内有股神经、股血管和淋巴结等。

2. 收肌管 收肌管位于大腿中部,在缝匠肌深面、大收肌与股内侧肌之间。管的上口通向股三角尖,下口为收肌腱裂孔,通向腘窝。管内有股血管等通过。

3. 腘窝　腘窝为一菱形窝，位于膝关节后面。腘窝的上内侧界为半腱肌和半膜肌，上外侧界为股二头肌，下内侧界为腓肠肌内侧头，下外侧界为腓肠外侧头。腘窝内有血管和神经通过，并含有脂肪和淋巴结等。

实验指导

【肌学解剖学实验】

(一) 实验目的

(1) 掌握肌的分类、结构和辅助装置。

(2) 掌握躯干肌的位置、分群和起止点。

(3) 掌握腹股沟管的结构。

(4) 熟悉头颈肌的位置、分群和起止点。

(5) 掌握四肢肌的位置、分群和起止点。

(6) 了解上肢的局部结构。

(7) 了解下肢的局部结构。

(二) 实验物品

(1) 全身肌标本、模型及挂图。

(2) 躯干肌标本、模型及挂图。

(3) 头颈肌的标本、模型及挂图。

(4) 四肢肌的标本、模型及挂图。

(5) 膈标本、模型及挂图。

(三) 实验内容和方法

1. 教师示教

(1) 在标本上指出全身重要肌肉的位置和名称。

(2) 讲解腹直肌鞘、腹股沟管的形态结构。

2. 学生分组进行观察，教师巡回指导

(1) 背肌：

1) 斜方肌：位于项背部的浅层，起自枕骨、项韧带和全部胸椎棘突，止于锁骨的外侧 1/3 部和肩胛冈等处。收缩时使肩胛骨向脊柱靠拢。斜方肌瘫痪可导致“塌肩”。

2) 背阔肌：位于背下部、腰部和胸侧壁，起自第 6 胸椎以下的全部椎骨的棘突和髂嵴后份，止于肱骨小结节嵴。收缩时使臂内收、旋内和后伸。

3) 肩胛提肌：位于项部两侧，斜方肌深面。收缩时上提肩胛骨。

4) 菱形肌：位于斜方肌中部深面。收缩时牵拉肩胛骨向内上方。

5) 竖脊肌：位于背部深层全部椎骨棘突两侧的纵沟内。起于骶骨背面和髂嵴后份，止于椎骨、肋骨和枕骨。收缩时使脊柱后伸及使头后仰。

(2) 胸肌：

1) 胸大肌：位于胸前壁的浅层，起自锁骨内侧半、胸骨和第 1～6 肋软骨的前面，止于肱骨大结节嵴。收缩时使肩关节内收、旋内和前屈。

2) 胸小肌：位于胸大肌深面。起自第 3～5 肋，止于肩胛骨喙突。收缩时牵拉肩胛骨向前下。

3）前锯肌：紧贴胸廓外侧壁。起自上 8 肋的外面，止于肩胛骨内侧缘和下角。上部肌束收缩，可使肩胛骨向前；下部肌束收缩，可使肩胛骨下角向外上旋转。

4）肋间外肌：起自上位肋下缘，肌束斜向前下，止于下位肋上缘。

5）肋间内肌：起自下位肋上缘，肌束斜向前上，止于上位肋下缘。

（3）膈：为穹隆形扁肌，起于胸廓下口周缘，肌束向内上移行为中心腱。膈有 3 个裂孔：位于脊柱前方的是主动脉裂孔；主动脉裂孔的左前方为食管裂孔；主动脉裂孔的右前方有腔静脉孔。膈收缩时，膈顶下降，胸腔容积扩大，助吸气；舒张时，膈顶回升，胸腔容积变小，助呼气。

（4）腹肌：

1）腹直肌：位于中线两侧的一对长带肌，起自耻骨嵴，向上止于剑突和第 5～7 肋软骨。腹直肌上有 3～4 条横行的腱划。

2）腹外斜肌：位于腹前外侧壁的浅层，起自下 8 肋的外面，肌束斜向内下移行为腱膜，最后终于腹白线。参与腹直肌鞘前层的构成。腹外斜肌腱膜的下缘增厚卷曲，紧张于髂前上棘和耻骨结节之间，形成腹股沟韧带。

3）腹内斜肌：位于腹外斜肌深面，起自胸腰筋膜、髂嵴和腹股沟韧带的外侧半，肌束行至腹直肌外侧缘移行为腱膜，并分两层包绕直肌，参与腹直肌鞘的构成，终于白线。男性腹内斜肌最下部发出一些肌束包绕精索和睾丸，形成提睾肌。

4）腹横肌：位于腹内斜肌深面，起自下 6 肋的内面、胸腰筋膜、髂嵴和腹股沟韧带的外 1/3 处，肌束横行向前内，在腹直肌外侧缘移行为腱膜，参与腹直肌鞘后层的构成。终于白线。腹横肌最下部肌束和腱膜与腹内斜肌腱膜会合成形成腹股沟镰，止于耻骨梳。另有一部分肌束下降加入提睾肌。

5）腰方肌：位于腹后壁腰椎体两侧，起自髂嵴，止于第 12 肋和腰椎横突。收缩时降 12 肋。

6）腹直肌鞘：由腹外斜肌腱膜和腹内斜肌腱膜的前层形成鞘前层；腹横肌腱膜和腹内横肌腱膜的后层形成鞘后层，脐下 4～5 cm 处腱膜全部参与腹直肌鞘前层的构成，后层缺如，其下缘游离，呈弧形，形成弓状线。

7）腹股沟管：位于腹股沟韧带内侧半的上方。管有两口、四壁：内口称腹股沟深环（腹环），位于腹股沟韧带中点上方一横指处；外口称腹股沟浅环（皮下环），位于耻骨结节的外上方。管的前壁为腹外斜肌腱膜和部分腹内斜肌；后壁为腹横筋膜和腹股沟镰；上壁为腹内斜肌和腹横肌的弓状下缘；下壁为腹股沟韧带。腹股沟管内在男性有精索通过；在女性有子宫圆韧带通过。

（5）盆底肌：

1）肛提肌：封闭小骨盆下口的大部分。起自小骨盆腔的前壁和外侧壁的内面，止于直肠壁、阴道壁和尾骨尖。具有承托盆腔器官的作用。

2）会阴深横肌：位于小骨盆下口的前下部，肌束横行张于两侧坐骨支。

3）尿道括约肌：位于会阴深横肌的前方，尿道周围。

4）尿生殖膈：由会阴深横肌、尿道括约肌和覆盖在它们上、下两面的尿生殖膈上、下筋膜共同构成，中央有尿道穿过，在女性尚有阴道穿过。

（6）头颈肌：

1）枕额肌：其前部为额腹，后部为枕腹，两腹之间为帽状腱膜连接。

2）眼轮匝肌：环绕睑裂的周围，呈椭圆形，收缩时使睑裂闭合。

3）口轮匝肌：口裂周围，收缩时使口裂闭合。

4）咀嚼肌：共 4 块，有咬肌、颞肌和位于颞下窝内的翼内肌和翼外肌。

5）颈阔肌：位于颈前部两侧浅筋膜中，收缩时可下拉口角。

6）胸锁乳突肌：起于胸骨柄和锁骨内侧端，止于颞骨乳突。一侧收缩使头歪向同侧，颜面转向对侧，两侧同时收缩时使头后仰。

7）舌骨上肌群：位于舌骨、下颌骨和颅底之间。包括二腹肌、下颌舌骨肌和茎突舌骨肌等。

8）舌骨下肌群：位于颈前正中线两侧。包括胸骨舌骨肌、肩胛舌骨肌、胸骨甲状肌和甲状舌骨肌。

9）颈深肌群：主要有前、中、后斜角肌。它们均起自颈椎横突，前、中、斜角肌，止于第1肋，并与第1肋围成三角形的斜角肌间隙。

（7）肩肌：

1）三角肌：位于肩部，起自锁骨外侧端、肩峰和肩胛冈，止于三角肌粗隆。三角肌与肱骨头在肩部形成圆隆的外形，在肩关节脱位时，此粗隆消失，出现“方肩”。

2）冈上肌和冈下肌：分别起自冈上窝和冈下窝，止于肱骨大结节。

3）大圆肌和小圆肌：分别起自肩胛骨下角和肩胛骨外侧缘，分别止于小结节嵴和大结节下部。

4）肩胛下肌：起自肩胛下窝，止于肱骨小结节。

（8）臂肌：

1）肱二头肌：起端有长、短两个头，长头起自肩胛骨的盂上结节，穿过肩关节囊，沿肱骨结节间沟下降；短头起自肩胛骨喙突，两头合成肌腹后以一圆腱止于桡骨粗隆。其作用是屈肘关节，并使前臂旋后，尚可协助屈肩关节。

2）喙肱肌：位于肱二头肌短头的后内侧。

3）肱肌：位于肱二头肌下半部的深面，止于尺骨粗隆。

4）肱三头肌：起端有3个头，长头起自肩胛骨盂下结节，内侧头和外侧头均起自肱骨背面，3个头会合后止于尺骨鹰嘴。其作用是伸肘关节。

（9）前臂肌：

1）前群：浅层有6块，自外向内侧，依次为肱桡肌、旋前圆肌、桡侧腕屈肌、掌长肌、指浅屈肌和尺侧腕屈肌。深层有3块，即拇长屈肌、指深屈肌和旋前方肌。

2）后群：浅层有5块，由桡侧向尺侧，依次为桡侧腕长伸肌、桡侧腕短伸肌、指伸肌、小指伸肌和尺侧腕伸肌。深层也有5块，自上而下，由桡侧向尺侧，依次为旋后肌、拇长伸肌、拇短伸肌和示指伸肌。

（10）手肌：

1）外侧群：共4块，称鱼际。浅层外侧为拇短展肌，内侧为指短屈肌，深层外侧为拇对掌肌，内侧为拇收肌。

2）内侧群：共3块，称小鱼际。前层内侧为小指展肌，外侧为小指短屈肌，深层为小指对掌肌。

（11）髋肌：

1）髂腰肌：由腰大肌和髂肌合成。腰大肌起自腰椎体侧面，髂肌起自髂窝，两肌合并后，止于股骨小转子。

2）阔筋膜张肌：起自髂前上棘，肌腹向下移行为髂胫束，止于胫骨外侧髁。

3）臀大肌：起自骶骨背面和髂骨翼外面，止于股骨的臀肌粗隆和髂胫束。其作用是伸髋关节，可防止躯干前倾、固定骨盆、维持人体直立。

4）臀中肌和臀小肌：均起自髂骨翼外面，止于股骨大转子。

5）梨状肌：起自骶骨的前面，穿坐骨大孔出盆腔，止于大转子。

(12) 大腿肌：

1) 前群：位于大腿前面，有缝匠肌和股四头肌。缝匠肌起自髂前上棘，斜向内下，经膝关节内侧，止于胫骨上端内侧面。股四头肌有 4 个头，分别是股直肌、股内侧肌、股外侧肌和股中间肌。除股直肌起自髂前下棘外，其他均起自股骨，4 个头汇合后向下延续为髌韧带，止于胫骨粗隆。

2) 内侧群：共 5 块，股薄肌位于最内。其他 4 块分 3 层，浅层靠外上方为耻骨肌，下方为长收肌。第二层为短收肌，第三层为大收肌。均起自耻骨支和坐骨支，除股薄肌止于股骨上端内侧外，其余均止于股骨粗线。

3) 后群：包括股二头肌、半腱肌和半膜肌。股二头肌有长、短两个头。长头起自坐骨结节，短头起于股骨粗线，两头会合止于腓骨头。半腱肌和半膜肌均起自坐骨结节，分别止于胫骨上端和胫骨内侧髁。

(13) 小腿肌：

1) 前群：有 3 块肌，从内向外，依次为胫骨前肌、蹈长伸肌和趾长伸肌。

2) 外侧群：浅层为腓骨长肌；深层为腓骨短肌。

3) 后群：浅层为小腿三头肌，由腓肠肌和比目鱼肌的合成。深层有 3 块肌，自内向外侧，依次为趾长屈肌、胫骨后肌和蹈长屈肌。

(14) 足肌：主要位于足底，分内侧、外侧和中间 3 群，但内侧群不能作与对掌运动相当的动作。

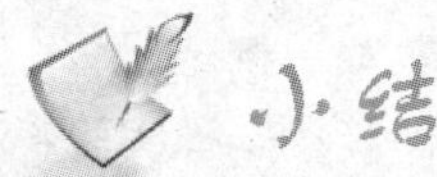

小结

运动系统由骨、骨连结和骨骼肌组成。成人骨 206 块，按部位分为颅骨 29 块、躯干骨 51 块、上肢骨 64 块和下肢骨 62 块。按形态分为长骨、短骨、扁骨和不规则骨；骨由骨膜、骨质和骨髓构成；成人骨大约有 2/3 的无机质和 1/3的有机质；骨以膜化骨和软骨化骨两种方式发育而成。

躯干骨包括 24 块椎骨、1 块胸骨和 12 对肋。椎骨分颈椎 7 块、胸椎 12 块、腰椎 5 块、骶椎 5 块和尾椎 3～4 块。青春期后骶椎融合成骶骨，尾椎融合成尾骨。椎骨由椎体和椎弓构成。胸骨由胸骨柄、胸骨体和剑突组成。

上肢骨包括锁骨、肩胛骨、肱骨、桡骨、尺骨和手骨。下肢骨包括髋骨和股骨、髌骨、胫骨、腓骨和足骨。

成人颅由 23 块颅骨组成，脑颅骨共 8 块，面颅骨共 15 块。

骨与骨之间的连结称骨连结。分为直接连结和间接连结（关节）两种。关节包括关节面、关节囊和关节腔。

躯干肌可分为背肌（斜方肌、背阔肌、竖脊肌等）、胸肌（胸大肌、前锯肌、肋间肌等）、膈、腹肌（腹直肌、腹外斜肌、腹内斜肌、腹横肌）和会阴肌；头肌分为面肌和咀嚼肌两部分；颈肌依其所在位置分为浅（胸锁乳突肌等）、深两群；上肢肌按其所在部位可分为肩肌、臂肌、前臂肌和手肌。下肢肌按部位可分为髋肌、大腿肌、小腿肌和足肌。

第四章 消化系统

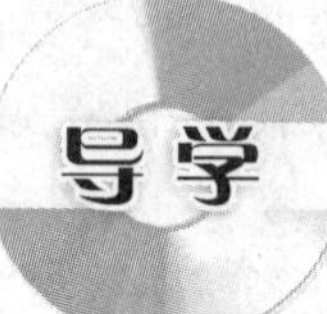

导学

熟悉：消化系统的组成、功能；消化管的一般结构；胸部的标志线及腹部的分区；消化管的组成和上、下消化道的概念；口腔的境界和各器官的结构；小肠的分部、十二指肠的位置和分部；胰的位置、形态和微细结构；腹膜与腹盆腔器官的关系；腹膜形成的主要结构。

应用：咽的位置、分部和交通；食管的位置、狭窄和微细结构特点；胃的位置、毗邻、形态和微细结构特点；大肠的分部和形态特点，盲肠、阑尾根部的体表投影，直肠的位置、形态，肛管；肝的位置、形态、微细结构，胆囊的位置、形态和胆囊底的体表投影点，输胆管道的组成和胆汁排出途径；腹膜的概念、腹膜腔的概念。

实验：消化系统主要器官的位置、形态结构；胃、小肠、肝、胰的微细结构。

消化系统由**消化管**和**消化腺**两部分组成(图 4－1)。消化管包括口腔、咽、食管、胃、小肠(十二指肠、空肠、回肠)和大肠(盲肠、阑尾、结肠、直肠、肛管)。临床上常把从口腔到十二指肠这一段消化管称为**上消化道**，把空肠以下的一段消化管称为**下消化道**。消化腺可分为大消化腺和小消化腺两类，大消化腺包括唾液腺、肝和胰；小消化腺位于消化管壁内，如食管腺、胃腺、肠腺等。

消化系统的主要功能是消化食物、吸收营养物质、排出食物残渣。

消化、呼吸、泌尿、生殖系统大部分器官位于胸、腹腔内，并借管道直接或间接与外界相通，这 4 个系统的器官总称为**内脏**。为了便于描述内脏器官的正常位置，通常在胸、腹部体表确定若干标志线和分区。常用的标志线和分区见图 4－2。

1. 胸部的标志线

(1) 前正中线：沿身体前面正中所作的垂直线，称前正中线。

(2) 胸骨线：经胸骨最宽处的外侧缘所作的垂直线，称胸骨线。

(3) 锁骨中线：经锁骨中点所作的垂直线，称锁骨中线。

(4) 胸骨旁线：沿胸骨线和锁骨中线之间的中点所作的垂直线，称胸骨旁线。

(5) 腋前线：经腋前襞所作的垂直线，称腋前线。

(6) 腋后线：经腋后襞所作的垂直线，称腋后线。

(7) 腋中线：沿腋前、后线之间中点所作的垂直线，称腋中线。

(8) 肩胛线：经肩胛骨下角所作的垂直线，称肩胛线。

(9) 后正中线：沿身体后面正中(通过各椎骨棘突)所作的垂直线，称后正中线。

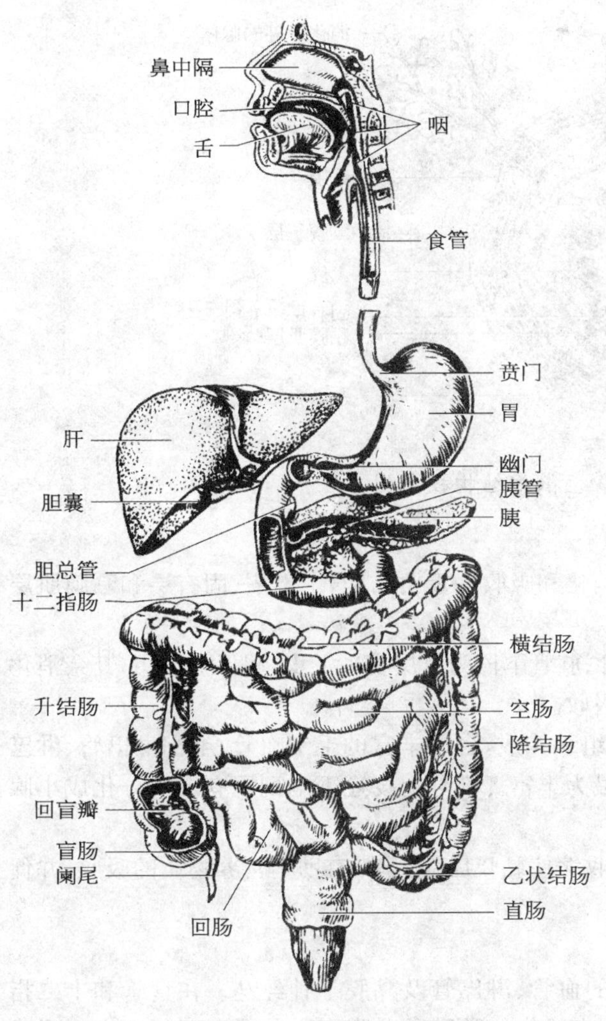

图 4－1　消化系统概观

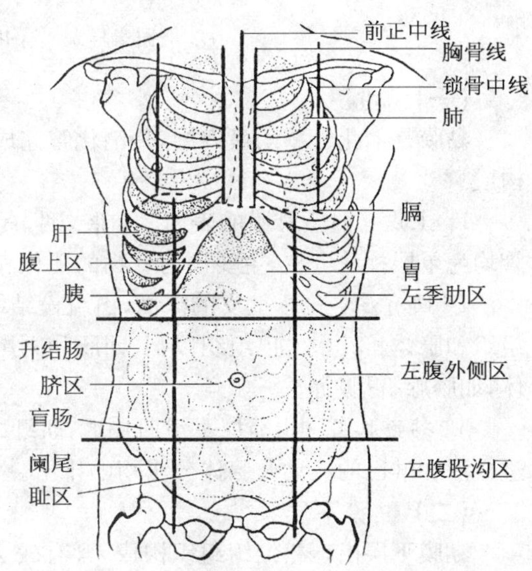

图 4－2　胸腹部标志线和腹部分区

2. 腹部的标志线和分区　通常用两条横线和两条纵线将腹部分为 9 个区。上横线是两侧肋弓最低点的连线；下横线是两侧髂结节的连线；左、右纵线分别是通过两侧腹股沟韧带中点向上所作的垂线。

通过上、下横线将腹部分为上、中、下 3 部分，再通过左、右纵线将腹部分为 9 个区。包括上腹部的左季肋区、腹上区和右季肋区；中腹部的左腹外侧区、脐区和右腹外侧区；下腹部的左腹股沟区（左髂区）、耻区（腹下区）和右腹股沟区（右髂区）。

临床上常通过脐作一条横线和一条垂线，将腹部分为左上腹部、右上腹部、左下腹部、右下腹部4 个区。

第一节　消　化　管

一、消化管的一般结构

除口腔外，消化管壁的结构一般分为 4 层，由内向外分别是黏膜、黏膜下层、肌层和外膜（图 4－3）。

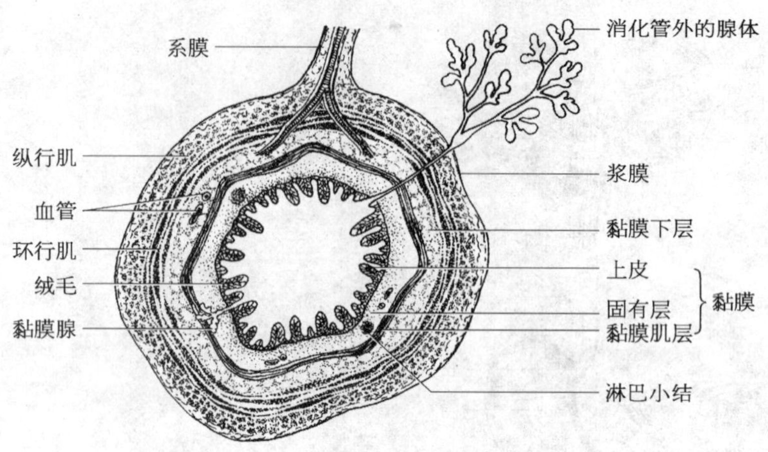

图 4-3 消化管壁微细结构模式图

(一) 黏膜

黏膜是消化管壁的最内层，是消化管完成消化和吸收的重要结构，由上皮、固有层和黏膜肌层构成。

1. 上皮 衬于黏膜的表面。口腔、咽、食管、肛管下段为复层扁平上皮，起保护作用，其余消化管均为单层柱状上皮，主要参与食物的消化和吸收。

2. 固有层 位于上皮的深面，由疏松结缔组织构成，含有丰富的毛细血管、毛细淋巴管、淋巴组织和腺体。其中淋巴组织以咽、回肠和阑尾最为丰富。部分上皮还下陷到固有层内分化成小腺体，如肠腺、胃腺等。

3. 黏膜肌层 由薄层平滑肌构成，肌纤维收缩使黏膜局部运动，有助于营养物质的吸收，并促进血液和淋巴的流动及腺体分泌物的排出。

(二) 黏膜下层

黏膜下层由疏松结缔组织构成，含有较大的血管、淋巴管及黏膜下神经丛。在食管和十二指肠黏膜下层内分别有食管腺和十二指肠腺。有些部位的黏膜和黏膜下层共同向管腔内突出形成皱襞，从而扩大了黏膜的表面积。

(三) 肌层

除口腔、咽、食管上段和肛门外括约肌为骨骼肌外，其余均为平滑肌。肌层一般分为内环、外纵两层，两层之间有肌间神经丛，可调节肌层的运动。

(四) 外膜

外膜位于消化管最外层。咽、食管、十二指肠大部及直肠下段为纤维膜，由薄层结缔组织构成。其余消化管均为浆膜，由薄层结缔组织及表面的一层间皮构成，间皮表面光滑有利于胃肠活动。

二、口腔

口腔是消化管的起始部，前经口裂与外界相通，后经咽峡与咽相通。口腔的上壁为腭，下壁为口腔底，前壁为上、下唇，侧壁为颊。口腔以上、下牙弓为界分为前方的口腔前庭和后方的固有口腔。当上、下颌牙紧咬时，口腔前庭可经磨牙后间隙通固有口腔，临床患者牙关紧闭时，可借此间隙插管给患者灌药。

(一) 口唇

口唇分上唇和下唇，两唇之间的裂隙称口裂，两唇结合处称口角。口唇外面为皮肤，中间为口轮匝肌，内面为黏膜。口唇游离缘称唇红，为皮肤与黏膜的移行处，是体表毛细血管最丰富的部位之一，呈红色，当机体缺氧时呈暗红色，临床称紫绀。上唇外面的正中有一纵行的浅沟称人中，为人类所特有。其上、中 1/3 交界处为人中穴，当患者昏迷时，可在此处针刺或指压急救。在上唇外侧与两颊交界处各有一浅沟，称**鼻唇沟**。

（二）颊

颊为口腔的侧壁，结构与唇相似，由皮肤、颊肌和黏膜构成。在与上颌第二磨牙相对的颊黏膜上有腮腺管乳头，其上有腮腺导管的开口。

（三）腭

腭是固有口腔的顶，分隔鼻腔与口腔。腭分为前 2/3 的**硬腭**和后 1/3 的**软腭**。硬腭主要由骨腭表面覆以黏膜构成。软腭由肌、肌腱和黏膜构成，软腭的后份斜向后下称**腭帆**。腭帆后缘游离，中央有一向下的突起称**腭垂**。自腭帆两侧向下各有两条黏膜皱襞，前方一对向下续于舌根称**腭舌弓**，后方一对向下延续于咽侧壁称**腭咽弓**，两弓之间的凹陷称**扁桃体窝**，容纳**腭扁桃体**。

腭垂、腭帆的游离缘、两侧的腭舌弓和舌根围成**咽峡**（图 4－4），是口腔与咽的分界。

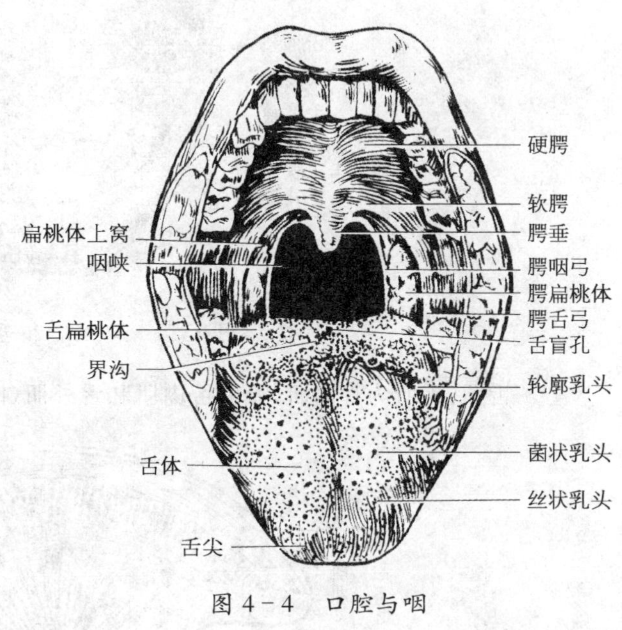

图 4－4 口腔与咽

（四）舌

舌为连于口腔底的肌性器官，具有感受味觉、搅拌食物、协助吞咽和辅助发声等功能。

1. *舌的形态* 舌分为前 2/3 的**舌体**和后 1/3 的**舌根**，在舌上面舌根与舌体交界处有向前开放的“V”字形界沟。舌体的上面称舌背，舌体前端称舌尖。

2. *舌的构造* 舌由骨骼肌表面覆以黏膜构成。

（1）舌黏膜：覆于舌的表面，由复层扁平上皮与固有层构成。

舌背的黏膜呈红色，可见许多小的突起称舌乳头。舌乳头分为丝状乳头、菌状乳头、叶状乳头、轮廓乳头 4 种（图 4－4）。①**丝状乳头**：呈白色丝绒状，遍布舌背，司一般感觉。②**菌状乳头**：呈红色圆点状，数量较少，散在于丝状乳头之间，多布于舌尖和舌侧缘。③**叶状乳头**：位于舌的外侧缘后部，为叶片状的黏膜皱襞，小儿较清楚。④**轮廓乳头**：7～11 个，排列于界沟的前方，体积较大，中央隆起，周围成环形沟。菌状乳头、叶状乳头、轮廓乳头黏膜上皮中含有味蕾，是味觉感受器，具有感受甜、苦、酸、咸等味道的功能。

在舌根背部的黏膜内有淋巴组织构成的大小不等的黏膜隆起称舌扁桃体。

舌乳头浅层的上皮细胞角化脱落，与食物残渣及细菌等混合在一起，形成舌苔，舌苔的变化是中医诊断疾病的依据之一。

舌下面的黏膜光滑细薄，呈淡红色。在正中线处有一条连于口腔底的黏膜皱襞称**舌系带**，舌系带根部两侧各有一圆形的黏膜隆起称**舌下阜**，其上有下颌下腺导管及舌下腺大管的开口。由舌下阜伸向口腔底外侧的带状黏膜皱襞称**舌下襞**，有舌下腺小管的开口（图 4－5）。

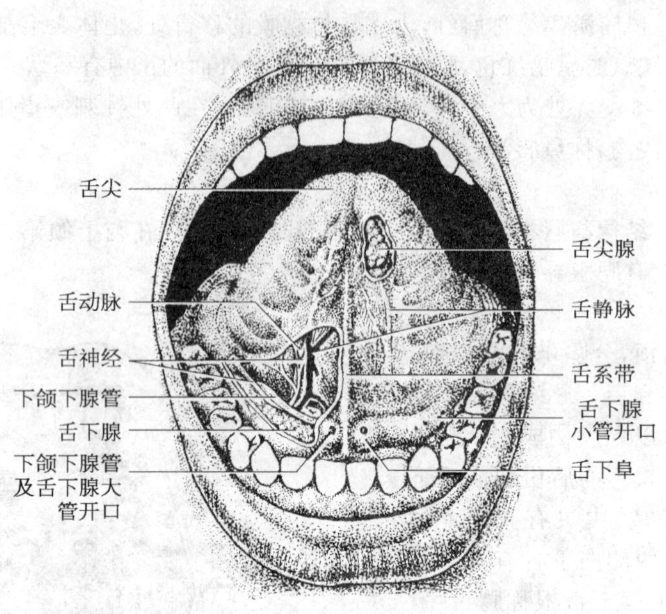

图 4-5　口腔底和舌下面的黏膜

（2）舌肌：舌肌为骨骼肌，分为舌内肌和舌外肌（图 4-6）。舌内肌起止点均在舌内，肌纤维的

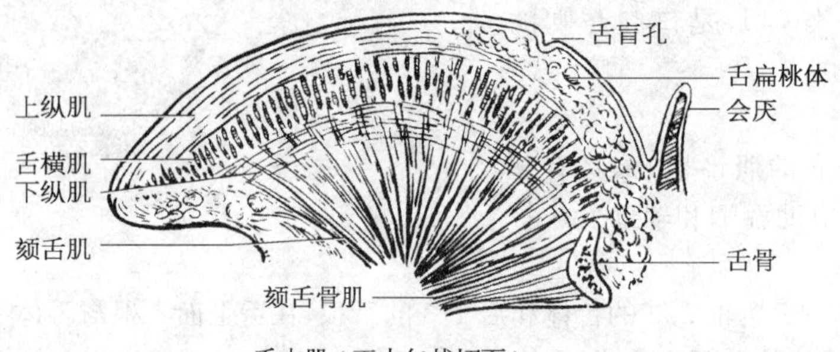

舌内肌（正中矢状切面）

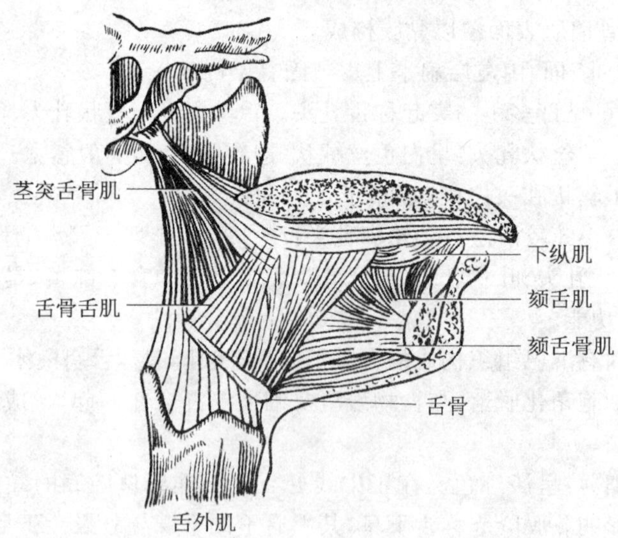

舌外肌

图 4-6　舌　　肌

排列呈纵、横、垂直3个方向，舒缩可以改变舌的外形。舌外肌起自舌周围一些骨，止于舌内，舒缩可以使舌产生运动。舌外肌中主要有颏舌肌，起于下颌骨体内面的颏棘，止于舌内正中线的两侧。两侧颏舌肌同时收缩可伸舌，一侧收缩可使舌尖伸向对侧，如一侧颏舌肌瘫痪，伸舌时舌尖偏向患侧。

(五) 牙

牙镶嵌于上下颌骨的牙槽内，是人体最坚硬的器官，有咀嚼食物和辅助发声的功能。

1. 牙的形态　每个牙可分为牙冠、牙颈、牙根3部分(图4-7)。暴露在口腔内的部分称**牙冠**；镶嵌在牙槽内的部分称**牙根**，牙冠与牙根交界处，称**牙颈**，被牙龈覆盖。切牙和尖牙只有1个根，前磨牙一般也只有1个根，下颌磨牙有两个根，上颌磨牙有3个根。

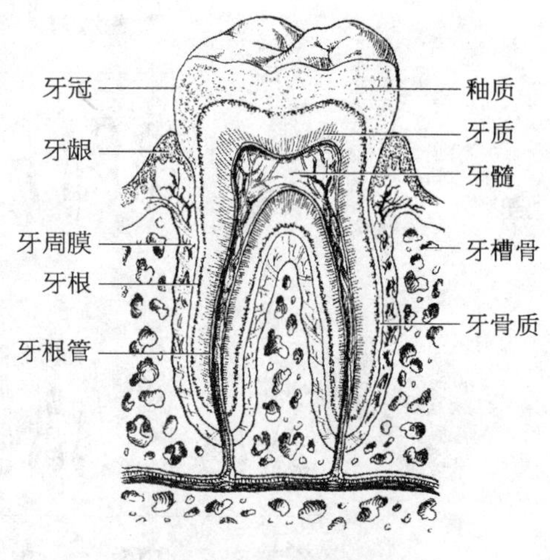

图4-7　牙的构造

2. 牙的构造　牙由牙质、釉质、牙骨质和牙髓构成。**牙质**是构成牙的主体，呈淡黄色包绕着牙腔；**釉质**包在牙冠部牙质的表面，是人体内最坚硬的结构；在牙颈和牙根的牙质表面包有**牙骨质**。牙内部有一与牙体外形相似的腔隙称**牙腔**，开口于牙根尖端的孔，称**根尖孔**。牙根尖孔通过**牙根管**与牙腔相通，血管、神经由根尖孔出入。**牙髓**位于牙腔内，由神经、血管和结缔组织构成。

3. 牙的分类及排列　人的一生中先后有两副牙齿，即**乳牙**和**恒牙**。乳牙在生后6个月开始萌出，3岁前出齐，共20个。6岁左右，乳牙开始脱落，恒牙开始萌出，12～14岁基本出齐，但第三磨牙往往在18～25岁或更晚才萌出，称迟牙或智牙，有人终生不出，因此恒牙数量为28～32个。牙的萌出和脱落时间见表4-1。

表4-1　牙的脱落和萌出时间

牙		萌出时间	脱落时间
乳牙	乳中切牙	6～8个月	7岁
	乳侧切牙	6～10个月	8岁
	乳尖牙	16～20个月	12岁
	第一乳磨牙	12～16个月	10岁
	第二乳磨牙	20～30个月	11～12岁
恒牙	中切牙	6～8岁	
	侧切牙	7～9岁	
	尖牙	9～12岁	
	第一前磨牙	10～12岁	
	第二前磨牙	10～12岁	
	第一磨牙	6～7岁	
	第二磨牙	11～13岁	
	第三磨牙	18～25岁或更迟	

根据牙的形态和功能，乳牙可分为切牙、尖牙和磨牙，恒牙可分为切牙、尖牙、前磨牙和磨牙(图4－8)。

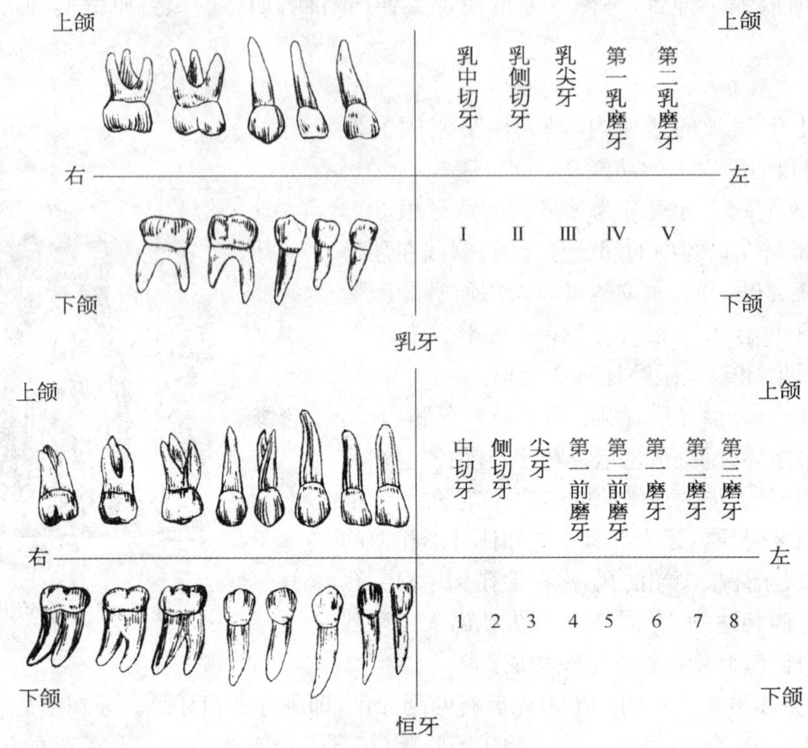

图4－8　牙名称及排列

临床上为了记录牙的位置，常以被检查者的方位为准，以"＋"划分为4个区，表示左、右侧及上、下颌的牙位，用罗马数字Ⅰ～Ⅴ表示乳牙，用阿拉伯数字1～8表示恒牙，如|Ⅴ表示左侧上颌第二乳磨牙，5|表示右侧下颌第二前磨牙。

4. 牙周组织　包括牙周膜、牙槽骨、牙龈3部分，对牙有保护、固定、支持作用。牙根和牙槽骨之间的致密结缔组织膜称牙周膜，具有将牙根固定于牙槽内和缓冲咀嚼压力的作用。牙龈是覆盖于牙颈与邻近牙槽骨上的口腔黏膜，血管丰富，与骨膜紧密相贴，故牙龈不能移动。如果牙周组织发炎，易使牙齿松动。

(六) 唾液腺

唾液腺位于口腔周围，又称口腔腺，分泌唾液，有湿润口腔、分解淀粉、清洁和保护口腔的功能。唾液腺分为大小两类，小唾液腺数量多，包括唇腺、颊腺、腭腺、舌腺等；大唾液腺有腮腺、舌下腺和下颌下腺3对(图4－9)。

1. 腮腺　腮腺是最大的唾液腺，呈不规则三角形，位于耳郭前下方和下颌支与胸锁乳突肌之间的下颌后窝内。腮腺导管从腮腺前缘发出，于颧弓下一横指处横过咬肌表面，至咬肌前缘弯向深处穿颊肌，开口于平对上颌第二磨牙牙冠处颊黏膜上的腮腺管乳头。

2. 下颌下腺　下颌下腺略呈卵圆形，位于下颌骨体内面，导管开口于舌下阜。

3. 舌下腺　舌下腺呈扁长杏核状，位于舌下襞深面，导管分大小两类，大管开口于舌下阜，小管约10条，开口于舌下襞。

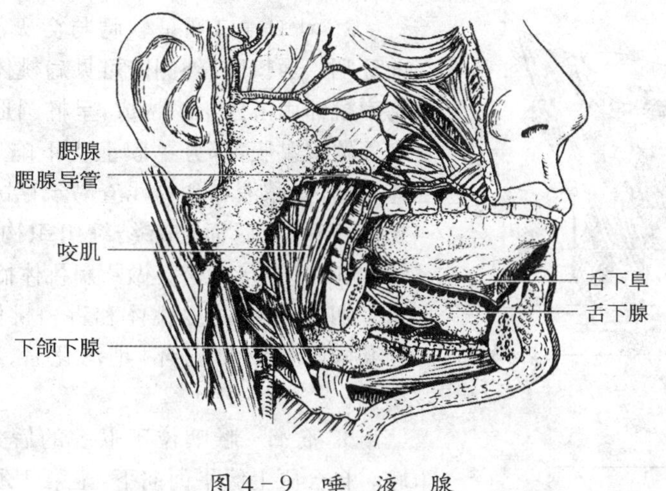

图 4-9 唾 液 腺

三、咽

(一) 咽的形态、位置

咽为一前后略扁的漏斗状肌性管道，位于第 1～6 颈椎前方，上端起自颅底，下至第 6 颈椎体下缘续于食管，全长约 12 cm。咽的两侧壁和后壁主要由咽缩肌构成，内衬黏膜，前壁不完整，分别与鼻腔、口腔、喉腔相通(图 4-10)。咽是呼吸道和消化管的共同通道。

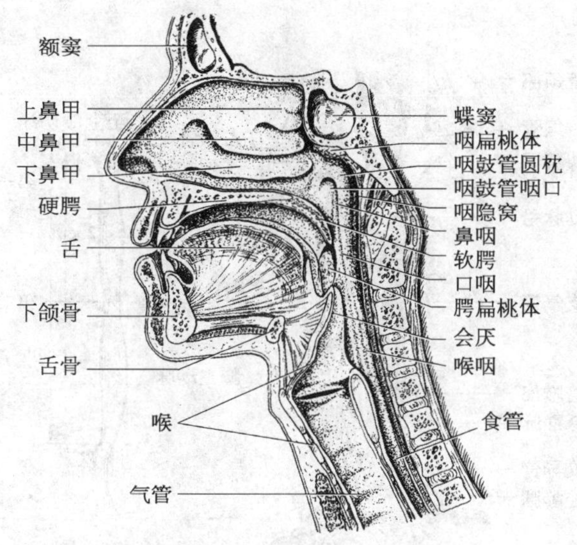

图 4-10 头、颈部正中矢状切面

(二) 咽的分部

咽分为鼻咽、口咽、喉咽 3 部分(图 4-11)。

1. 鼻咽 **鼻咽**是软腭平面以上的部分，位于鼻腔后方。鼻咽上壁后部黏膜内有丰富的淋巴组织称**咽扁桃体**，在幼儿时期较发达，6～7 岁开始萎缩，10 岁以后则大部退化。鼻咽部的两侧壁上，正对下鼻甲后方约 1 cm 处，有**咽鼓管咽口**，经咽鼓管通中耳鼓室。咽鼓管咽口前、上、后方有一弧形的隆起称**咽鼓管圆枕**，其后方有一纵形的深窝称**咽隐窝**，是鼻咽癌的好发部位。

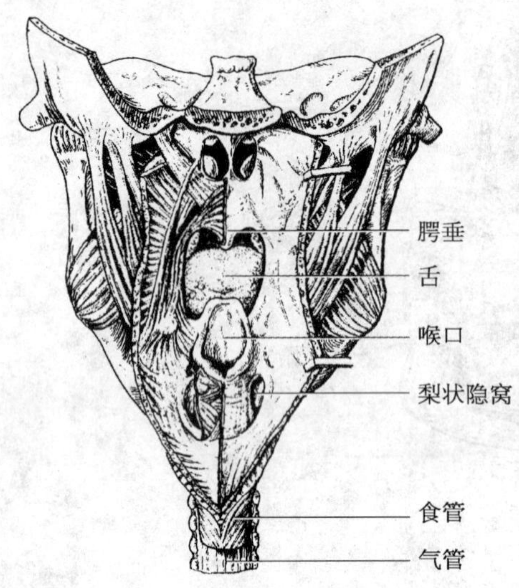

图 4-11　咽腔(切开咽后壁)

2. 口咽　口咽是软腭与会厌上缘之间的部分,向前经咽峡通口腔,外侧壁可见扁桃体窝,内有腭扁桃体。**腭扁桃体**由淋巴组织构成,呈椭圆形,其内侧面朝咽腔,表面覆以黏膜,部分黏膜上皮下陷形成 10～20 个**扁桃体小窝**,是脓液和食物残渣易于存留的部位。腭扁桃体外侧面和前、后面均有结缔组织构成的腭扁桃体囊包绕,与咽壁连接疏松。做腭扁桃体摘除时,易剥离。

咽扁桃体、腭扁桃体和舌扁桃体在口腔、鼻腔通咽处共同围成**咽淋巴环**,是消化管、呼吸道上端的防御结构。

3. 喉咽　**喉咽**位于喉腔的后方,向前经喉口通喉腔。自会厌上缘平面向下,至第 6 颈椎体下缘平面移行于食管。在喉口两侧各有一纵行深窝称**梨状隐窝**,是异物易滞留的部位。

四、食管

(一) 食管的形态、位置

食管为一前后略扁的肌性管道,上端于第 6 颈椎体下缘平面起于咽,沿脊柱前方下行,穿膈的食管裂孔进入腹腔,在第 11 胸椎左侧与胃的贲门相续,长约 25 cm。依食管的走行位置可分为颈部、胸部和腹部(图 4-12)。

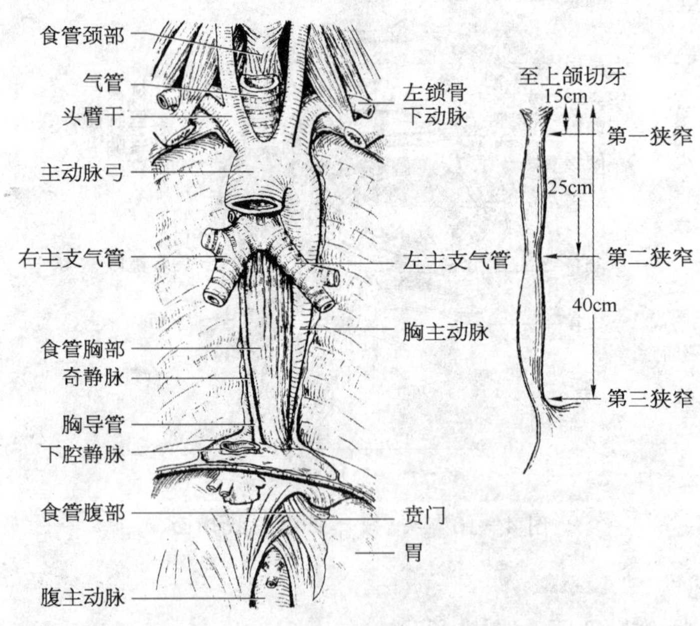

图 4-12　食管位置及 3 处狭窄

食管颈部长约 5 cm,自起始部至颈静脉切迹平面,前方邻气管,后方邻颈椎体,两侧有颈部的大血管。

食管胸部最长,长 18～20 cm,自颈静脉切迹平面至食管裂孔,前方自上而下依次与气管、左主支气管、心包(左心房)相邻,后方邻脊柱、胸导管,右后方有奇静脉,上部左侧有胸主动脉。

食管腹部最短,长 1~2 cm,自食管裂孔至贲门,前方邻肝左叶。

(二) 食管的狭窄

食管全长有 3 处狭窄:第一处狭窄在食管起始处,距上颌中切牙约 15 cm;第二处狭窄在食管与左主支气管交叉处,距上颌中切牙约 25 cm;第三处狭窄位于食管穿膈的食管裂孔处,距上颌中切牙约 40 cm。这 3 处狭窄是异物滞留和肿瘤的好发部位,进行食管插管时也应注意这几处狭窄部位。

(三) 食管的微细结构特点

食管腔面有 7~10 条纵行皱襞,当食物通过时,管腔扩大,皱襞消失。

1. 黏膜　上皮为非角化的复层扁平上皮,具有保护作用,在食管与贲门交界处,复层扁平上皮变为单层柱状上皮。固有层为细密结缔组织,在食管上端和下端可见少量的黏液腺。黏膜肌层由纵行平滑肌构成(图 4-13)。

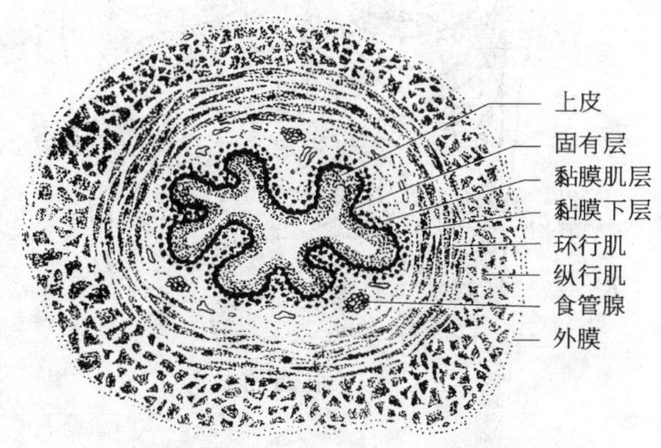

图 4-13　食管壁的微细结构

2. 黏膜下层　由疏松结缔组织构成,含有黏液性或混合性的食管腺,其导管穿过黏膜层开口于黏膜表面。

3. 肌层　食管上 1/3 段为骨骼肌,中 1/3 段由骨骼肌和平滑肌混合组成,下 1/3 段为平滑肌。

4. 外膜　为纤维膜。

五、胃

胃是消化管中最膨大的部分,上接食管,下续十二指肠。胃有容纳食物,对食物进行初步消化的功能。成人的胃容积约为 1 500 ml,新生儿约为 30 ml。

(一) 胃的形态和分部

胃有入、出两口,前、后两壁,上、下两缘。入口称贲门,上与食管相接。出口称幽门,下与十二指肠相续。胃的前壁朝向前上方,后壁朝向后下方。上缘凹而短,朝向右上,称胃小弯,其最低处曲度明显称角切迹。下缘较长,凸向左下,称胃大弯(图 4-14)。

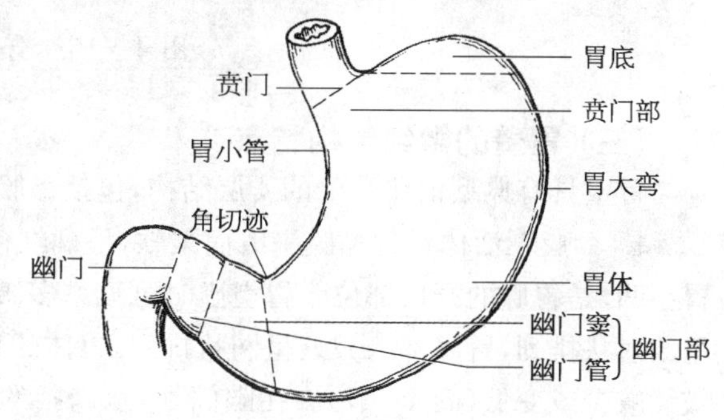

图 4-14　胃的形态和分部

胃可分为4部分，贲门附近的部分称贲门部。贲门平面以上，胃凸向左上方的部分称胃底。胃底与角切迹之间的部分称胃体。角切迹与幽门之间的部分称幽门部，临床上称胃窦。幽门部的胃大弯侧有一浅沟称中间沟，将幽门部分为左侧的幽门窦和右侧的幽门管。幽门窦近小弯侧是胃溃疡和胃癌的好发部位。

(二) 胃的位置和毗邻

胃的位置常因体型、体位和胃的充盈程度不同而变化。中等充盈条件下，胃大部分位于左季肋区，小部分位于腹上区。贲门位于第11胸椎体左侧，幽门位于第1腰椎体的右侧。矮胖体型者，胃的位置较高；瘦长体型者则较低；卧位时胃上移，立位时胃大弯可达脐平面。

胃前壁在右侧与肝左叶相邻，左侧与膈相邻，被左肋弓遮盖，中间部在剑突下方与腹前壁直接相贴(图4-15)。剑突左下方是临床上进行胃触诊的部位。胃后壁与横结肠、胰、左肾、左肾上腺相邻，胃底与脾和膈下面相邻(图4-16)。

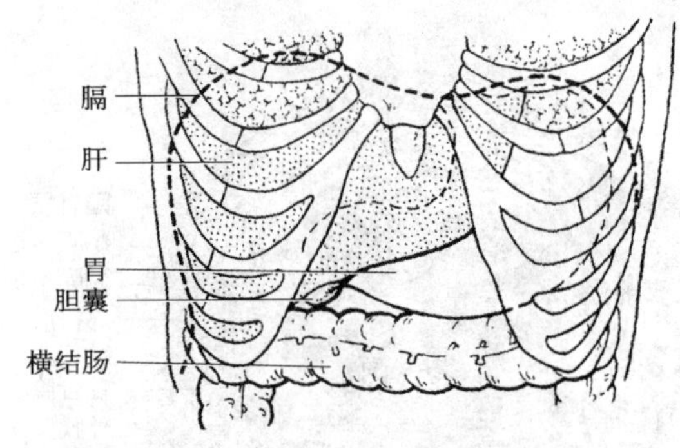

图4-15　胃前面的毗邻

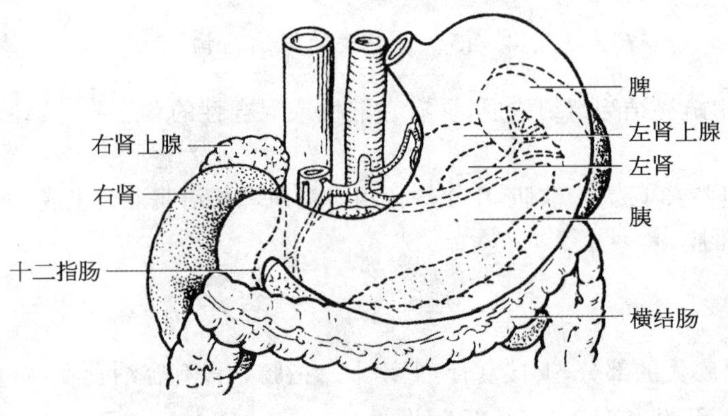

图4-16　胃后面的毗邻

(三) 胃壁的微细结构特点

胃壁具有典型消化管壁的4层结构，包括黏膜、黏膜下层、肌层和外膜。

1. 黏膜　活体胃的黏膜平滑而柔软，呈橘红色，黏膜表面上皮下陷形成许多针孔状的小窝，称胃小凹，是胃腺的开口部位。胃空虚时可见许多皱襞，在胃小弯处有4～5条纵行皱襞，贲门的皱襞呈放射状排列，胃底部的皱襞呈网状排列，胃体的皱襞与胃的长轴平行，并延伸至幽门。胃充盈时，皱襞减少或变低(图4-17)。在幽门处，幽门括约肌表面的黏膜突入腔内形成环形的皱襞称幽门瓣，有延缓胃内容物排空，阻止十二指肠内容物逆流的作用。

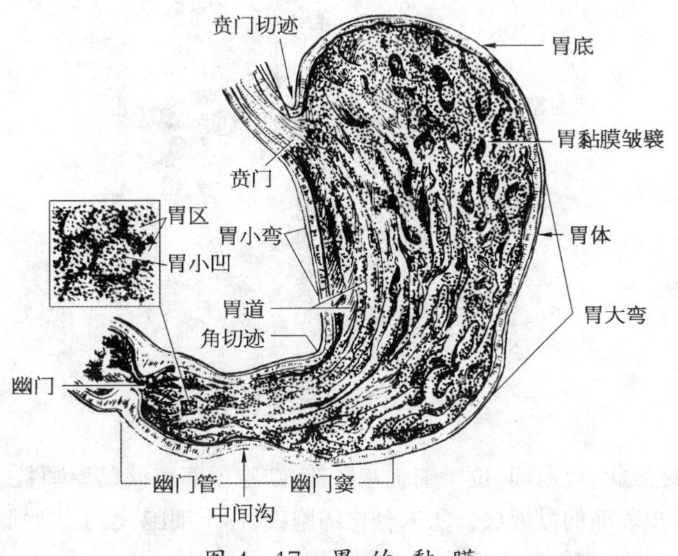

图 4-17 胃的黏膜

(1) 上皮：为单层柱状上皮，无杯状细胞(图 4-18)。柱状细胞的细胞核呈椭圆形，位于细胞基底部，顶部胞质内充满黏原颗粒，HE 染色切片上不易着色，故胞质着色较浅，呈透明状。该细胞分泌的黏液，覆盖于上皮表面，不被盐酸溶解，与上皮细胞之间的紧密连接共同构成胃黏膜屏障，可防止胃酸和胃蛋白酶对胃黏膜的侵蚀与消化。上皮细胞不断脱落，由胃小凹底部和胃腺颈部的未分化细胞增殖补充。

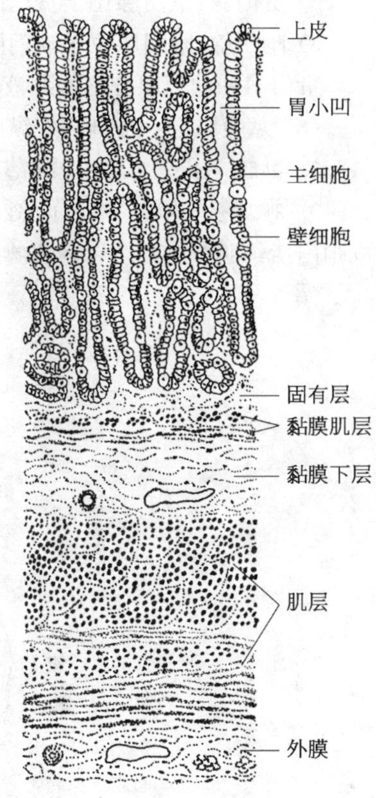

图 4-18 胃壁的微细结构

(2) 固有层：由结缔组织构成，有紧密排列的大量管状腺。按分布部位和结构的不同，胃腺可分为胃底腺、贲门腺和幽门腺。其中胃底腺最多，也最重要。

1) 胃底腺：胃底腺分布于胃底、胃体部的固有层内。为分支管状腺，可分为颈、体、底 3 部分，颈部最短与胃小凹相连，中段为体部，下段为底部，可达黏膜肌层。胃底腺主要由主细胞、壁细胞、颈黏液细胞和未分化细胞构成(图 4-19)。①**主细胞**：又称**胃酶细胞**，数量最多，分布于腺的体部及底部。细胞为柱状，核圆形，位于细胞基底部。胞质嗜碱性，胞质顶部充满酶原颗粒，基底部含有密集的粗面内质网。主细胞主要分泌**胃蛋白酶原**，经盐酸激活成为胃蛋白酶，可消化蛋白质。②**壁细胞**：又称**盐酸细胞**，在腺的体部及颈部较多。细胞呈锥体形或圆形，核圆形，位于细胞中央，可见双核。胞质嗜酸性，易被伊红染色。壁细胞能合成和分泌盐酸，盐酸是胃液的主要成分，可激活胃蛋白酶原，使之变成胃蛋白酶，并有杀菌及促进胰分泌的作用。人的壁细胞还能分泌内因子，内因子能促进回肠对维生素 B_{12} 的吸收。如内因子缺乏，维生素 B_{12} 吸收障碍，使红细胞生成受阻，可出现恶性贫血。③**颈黏液细胞**：位于胃底腺颈部，数量较少，常夹于其他细胞之

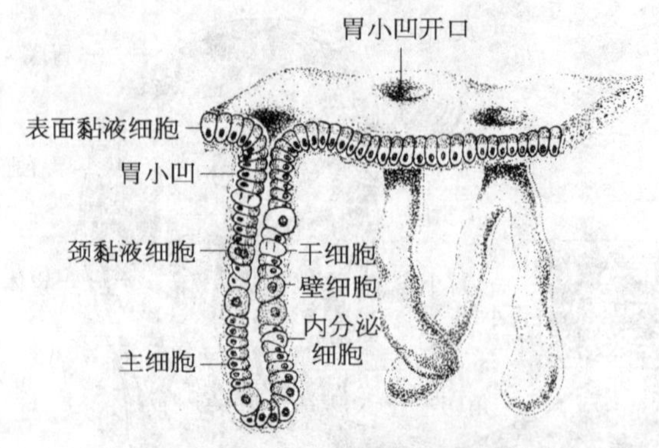

图 4-19　胃底腺模式图

间。细胞呈柱状或烧瓶状，核扁圆，位于细胞基底部，细胞顶部充满黏原颗粒。颈黏液细胞能分泌黏液，参与形成胃上皮表面的黏液层。④**未分化细胞**：又称**干细胞**，位于胃底腺颈部至胃小凹深部，可分化为胃黏膜表面的上皮细胞或其他胃底腺细胞。

2）贲门腺：贲门腺位于贲门附近，为单管状或分支管状腺，能分泌黏液。

3）幽门腺：幽门腺位于幽门附近，为分支管状腺，能分泌黏液。

贲门腺和幽门腺分泌的黏液也参与形成胃上皮表面的黏液层。

（3）黏膜肌层：由内环、外纵两层平滑肌组成，平滑肌纤维收缩，可帮助胃腺分泌物的排出。

2. 黏膜下层　为疏松结缔组织，含血管、淋巴管和黏膜下神经丛。

3. 肌层　较厚，一般由内斜、中环、外纵 3 层平滑肌构成(图 4-20)。环形肌在幽门处增厚，形成幽门括约肌。有延缓胃内容物排空和防止肠内容物反流至胃的功能。

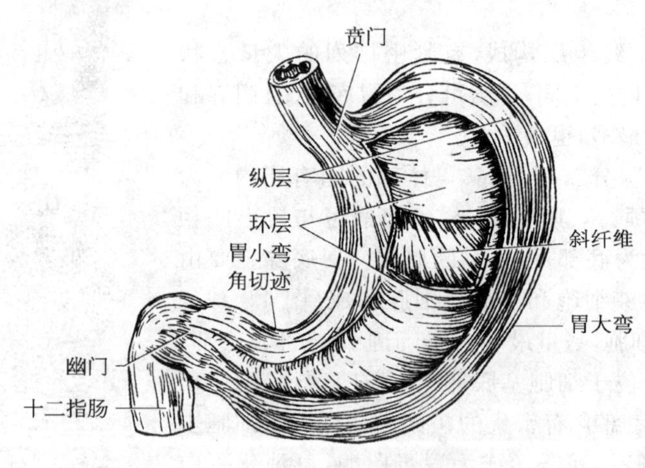

图 4-20　胃壁的肌层

4. 外膜　为浆膜。

六、小肠

小肠是消化管中最长的一段，成人长 5～7 m，盘曲在腹腔的中、下部，上接幽门，下续盲肠，可分为十二指肠、空肠、回肠 3 部分。小肠是消化、吸收的主要部位。

(一) 十二指肠

十二指肠是小肠的起始段，介于幽门与空肠之间，长约 25 cm，除起始段和末段外，大部分紧贴腹后壁，位置较固定，呈"C"字形环抱胰头，分为**上部**、**降部**、**水平部**和**升部**(图 4-21)。

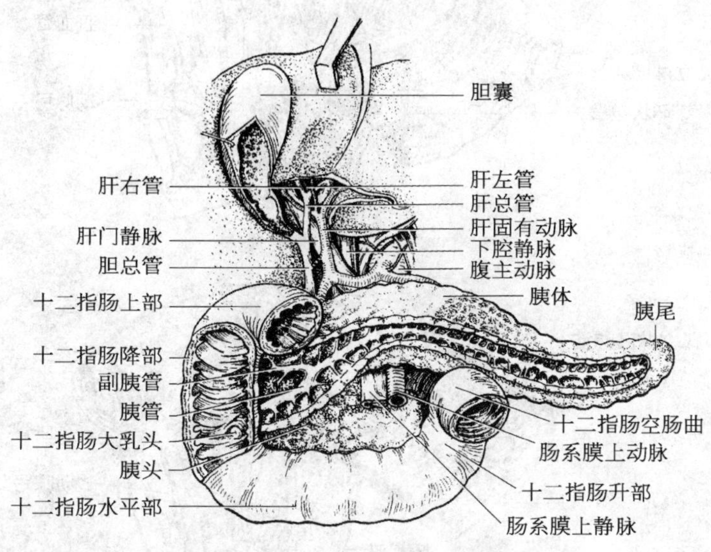

图 4-21　胆道、十二指肠和胰

1. 上部　于第 1 腰椎的右侧起于胃的幽门，向右后方行至肝门下方，急转向下移行为降部。其转折处称为**十二指肠上曲**。上部与幽门相接处的一段肠管，管腔较大，管壁较薄，黏膜平滑无皱襞，称**十二指肠球部**，是十二指肠溃疡的好发部位。

2. 降部　下行于第 1～3 腰椎右侧，至第 3 腰椎下缘平面弯向左侧，移行为水平部。转折处称**十二指肠下曲**。降部黏膜形成发达的环形皱襞，在其中份后内侧壁上有一纵行的黏膜皱襞称**十二指肠纵襞**，其下端呈圆形的隆起，称**十二指肠大乳头**，为肝胰壶腹的开口处，距中切牙约 75 cm。在十二指肠大乳头的上方偶见**十二指肠小乳头**，是副胰管的开口处。

3. 水平部　在第 3 腰椎平面，向左跨过下腔静脉，于腹主动脉前方移行为十二指肠升部。肠系膜上动、静脉斜过水平部的前方，因此水平部位于腹主动脉和肠系膜上动脉的夹角内。

4. 升部　最短，自腹主动脉前方斜向左上方，至第 2 腰椎的左侧急转向前下移行为空肠。其转弯处称**十二指肠空肠曲**。十二指肠空肠曲的后壁借**十二指肠悬肌**连于腹后壁。十二指肠悬肌和表面覆盖的腹膜皱襞共同形成**十二指肠悬韧带**，又称 Treitz 韧带，是手术中确定空肠起始部的重要标志。

(二) 空肠与回肠

空肠上接十二指肠，回肠下与盲肠相续，占小肠全长的大部分，均有肠系膜连于腹后壁，活动度较大。空肠和回肠在腹腔中、下部盘曲，形成许多**小肠襻**，为结肠所环抱。空肠和回肠之间无明显界线，一般空肠约占空、回肠全长近侧的 2/5，位于腹腔左上部，其管径较大，管壁较厚，血供丰富，活体呈淡红色，黏膜皱襞和绒毛高而密集，有散在的**孤立淋巴滤泡**；回肠约占空、回肠全长远侧的 3/5，位于腹腔的右下部，其管径较小，管壁较薄，血供较差，颜色较淡，黏膜皱襞和绒毛低而稀疏，除有孤立淋巴滤泡外还有大量**集合淋巴滤泡**(图 4-22)。患肠伤寒时，病菌多侵犯集合淋巴滤泡。

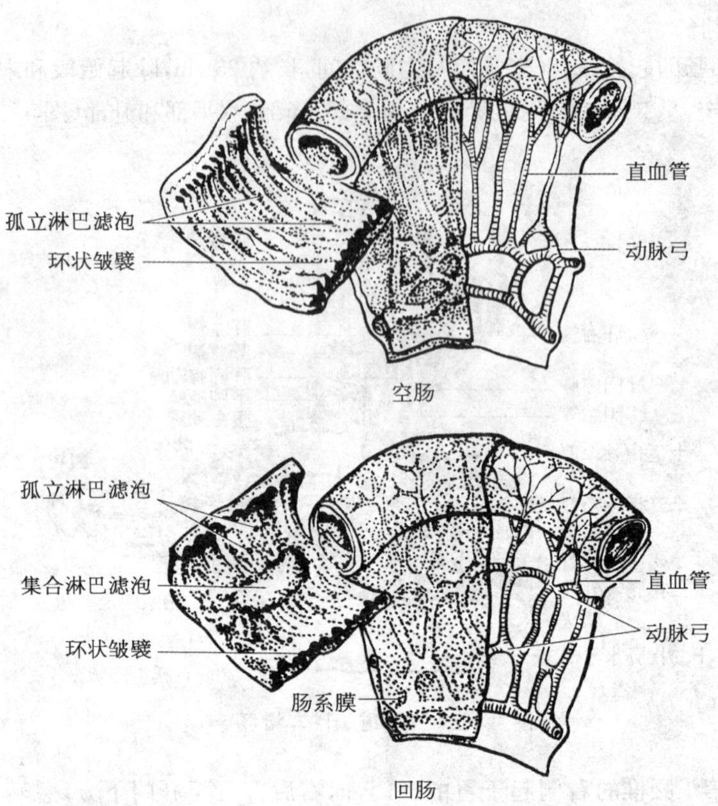

图 4-22　空肠与回肠

约 2%的成人在距回肠末端 0.3～1 m 处回肠壁上有长 2～5 cm 的囊状突起，称 Meckel 憩室，为胚胎时期卵黄囊的遗迹，炎症或合并溃疡穿孔时，易误诊为阑尾炎。

（三）小肠的微细结构特点

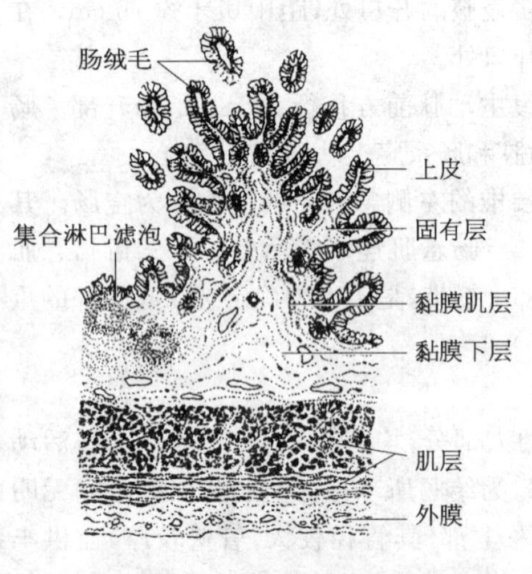

图 4-23　回肠纵切面

小肠壁也由黏膜、黏膜下层、肌层和外膜 4 层构成（图 4-23），其结构特点主要表现在黏膜。小肠黏膜和部分黏膜下层共同突入肠腔形成环状襞。黏膜上皮和固有层共同突入肠腔形成许多细小的指状突起称绒毛。上皮中吸收细胞的游离面有细胞膜和细胞质共同形成的突起称微绒毛。环状襞、绒毛和微绒毛使小肠腔面的表面积扩大了约 600 倍，有利于小肠的吸收功能。绒毛根部的黏膜上皮下陷到固有层内形成管状肠腺，分泌小肠液参与食物的消化。小肠固有层内散在有许多淋巴组织，是小肠壁重要的防御结构。

1. 绒毛　绒毛由表面的上皮和中轴部的固有层构成。

（1）上皮：为单层柱状上皮，主要由吸收细胞、杯状细胞和少量的内分泌细胞构成（图 4-24）。

1）吸收细胞：数量多，约占上皮细胞的 90%，细胞呈高柱状，核椭圆形位于细胞基底部，细胞的游离面有纹状缘。纹状缘由密集的微绒毛组成。每个吸收细胞有 2 000～3 000 根微绒毛，可使细胞游离面表面积扩大约30倍。吸收细胞对糖、蛋白质和脂肪的吸收起重要作用。吸收细胞顶部有紧密连接封闭细胞间隙，可阻止大分子物质进入。

2）杯状细胞：分散在吸收细胞之间，分泌黏液附于上皮细胞表面，对肠黏膜起润滑和保护作用。

3）内分泌细胞：分布于上皮细胞之间。

(2) 固有层：构成绒毛的中轴(图4-24)，由结缔组织构成。其内含有丰富的毛细血管、毛细淋巴管、分散的平滑肌纤维及淋巴细胞、肥大细胞、浆细胞等多种细胞成分。绒毛中央有起于盲端的毛细淋巴管，称**中央乳糜管**，可收集和运送肠上皮吸收的脂肪。毛细血管主要运输肠上皮吸收的氨基酸和葡萄糖。而平滑肌纤维的收缩有利于血液与淋巴的运行及物质的吸收。

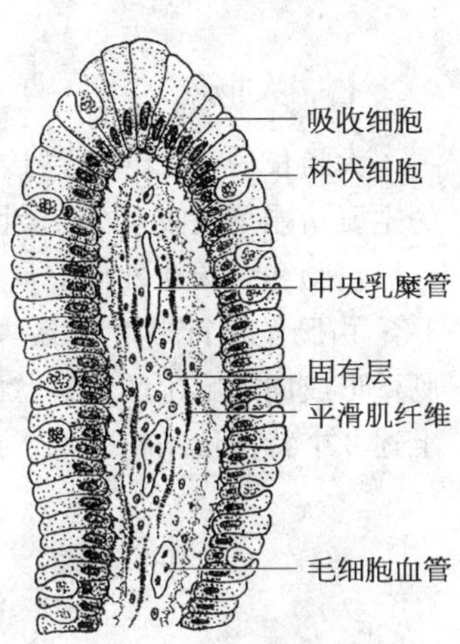

图4-24　小肠绒毛

2. 肠腺　**肠腺**由黏膜上皮下陷至固有层形成，开口于相邻肠绒毛根部之间。肠腺主要由**柱状细胞**、**杯状细胞**、**帕内特细胞**(**潘氏细胞**)及**未分化细胞**构成(图4-25)。

(1) 柱状细胞：数量最多，靠近绒毛的柱状细胞与吸收细胞相似，深部的柱状细胞可分泌多种消化酶。

(2) 杯状细胞：分泌黏液。

(3) 帕内特细胞：帕内特细胞常三五成群分布于肠腺底部，细胞呈锥体形，核椭圆形，位于细胞基底部，胞质中含大量嗜酸性颗粒。帕内特细胞能分泌溶菌酶，有杀菌功能。

(4) 未分化细胞：散在于其他细胞之间，是一种干细胞，分裂增殖补充脱落的绒毛上皮细胞和肠腺细胞。

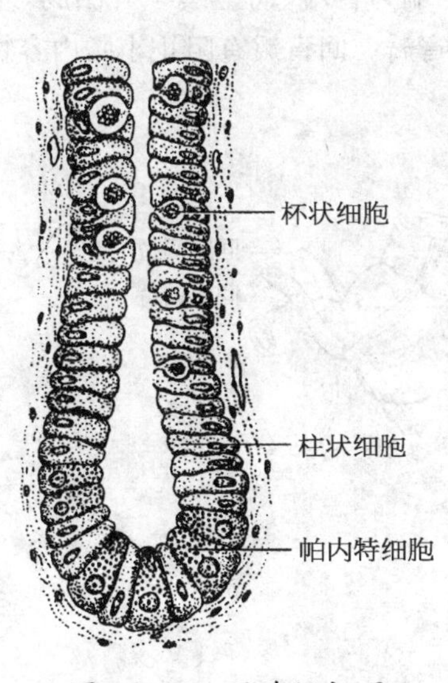

图4-25　肠腺纵切面

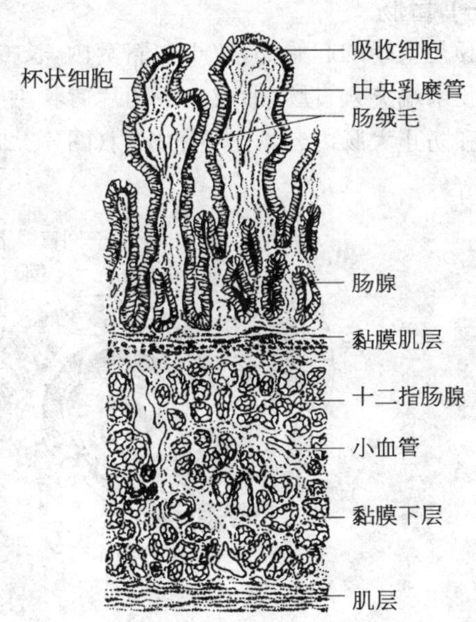

图4-26　十二指肠横切面

小肠壁的黏膜下层为疏松结缔组织，富含血管和淋巴管。十二指肠黏膜下层含有十二指肠腺(图4-26)，分泌碱性黏液。肌层为内环、外纵两层平滑肌，两层之间有肌间神经丛。外膜除十二指肠大部为纤维膜外，其余各段肠管均为浆膜。

七、大肠

大肠长约1.5 m，上端接回肠，末端终于肛门。分盲肠、阑尾、结肠、直肠和肛管5部分。大肠的主要功能是吸收水分、维生素和无机盐，分泌黏液，将食物残渣形成粪便排出体外。

盲肠和结肠在外形上具有3种特征性结构，即**结肠带、结肠袋和肠脂垂**(图4-27)。结肠带有3条，由肠壁纵行平滑肌增厚形成，与肠管纵轴一致平行排列。由于结肠带较肠管短，肠管皱缩，使肠壁形成向外膨出的囊袋状突起，称结肠袋。肠脂垂为附于结肠带附近的大小不等的脂肪突起。上述3个特征性结构是手术中区别大、小肠的重要标志。

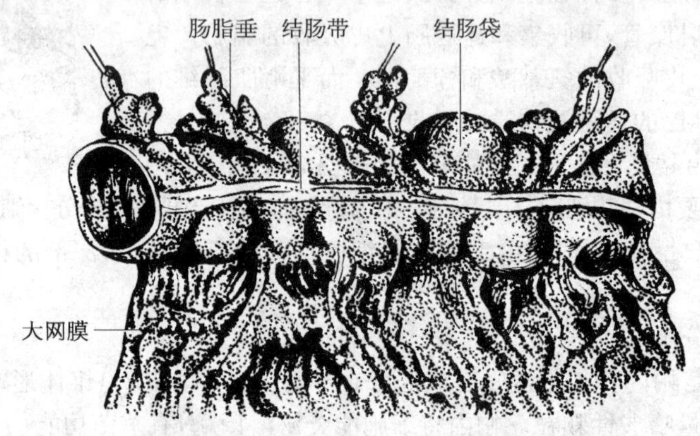

图4-27　结肠的特征性结构

(一) 盲肠

盲肠是大肠的起始部，位于右髂窝内，长6～8 cm，其下端为盲端，向上续于升结肠，左侧接回肠。回肠末端突入盲肠，形成上下两片唇状黏膜皱襞，称**回盲瓣**。回盲瓣有阻止小肠内容物过快进入大肠和防止大肠内容物逆流的作用(图4-28)。

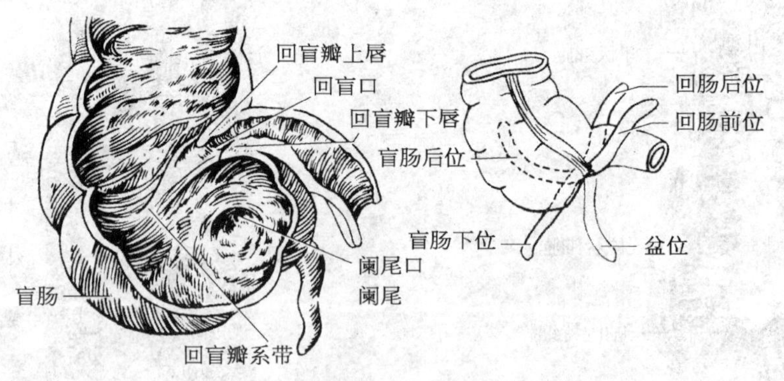

图4-28　盲肠和阑尾

(二) 阑尾

阑尾连于盲肠的后内侧壁，为一蚓状盲管，又称蚓突，一般长5～7 cm，其管径为0.5～1 cm。阑尾多与盲肠位于右髂窝内。其末端游离，位置变化较大。根据国人体质调查资料，阑尾以盲肠后位和回肠后位较多见。阑尾根部的位置较恒定，为3条结肠带的汇集处，临床做阑尾手术时可沿结肠带寻找阑尾。由于阑尾根部连于盲肠，所以阑尾的位置也可随盲肠的位置而变化。

阑尾根部的体表投影：通常在脐与右髂前上棘连线的中、外 1/3 交点处，称McBurney点。由于阑尾的位置常有变化，所以诊断阑尾炎时，确切的体表投影位置并不十分重要，而在右下腹部有一明显的压痛点对阑尾炎的诊断更有意义。

（三）结肠

结肠是位于盲肠和直肠之间的一段大肠。围绕在空、回肠的周围，可分为升结肠、横结肠、降结肠和乙状结肠 4 部分(图 4－29)。

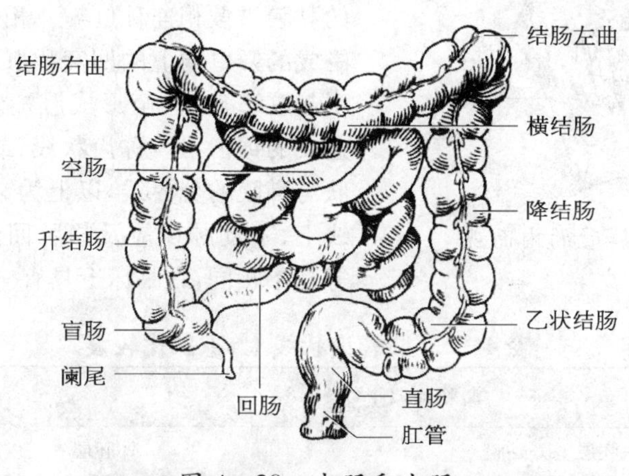

图 4－29　大肠和小肠

1. 升结肠　**升结肠**在右髂窝处起自盲肠，贴腹后壁上升至肝右叶下方，折而向左移行于横结肠，转弯处称**结肠右曲**(或肝曲)。升结肠是腹膜间位器官，无系膜，其后面借结缔组织连于腹后壁，故活动性很小。

2. 横结肠　**横结肠**起自结肠右曲，在胃的后下方横行向左至脾的下方，折而向下移行于降结肠，转折处称**结肠左曲**(或脾曲)。横结肠有系膜连于腹后壁，活动度较大，其中间部可呈弓状下垂到脐平面以下。

3. 降结肠　**降结肠**自结肠左曲沿左肾外侧缘贴腹后壁下行，到左髂嵴处向内下移行于乙状结肠。降结肠与升结肠一样，活动性很小。

4. 乙状结肠　**乙状结肠**在左髂嵴处起自降结肠，经左髂窝进入盆腔，至第 3 骶椎平面移行于直肠。乙状结肠呈"乙"字形弯曲，借乙状结肠系膜连于盆腔左后壁，活动度较大。

（四）直肠

直肠位于盆腔后部，长 10～14 cm。直肠在第 3 骶椎平面起于乙状结肠，沿骶、尾骨前面下行，穿盆膈移行于肛管。直肠并不直，在矢状面上有两个弯曲，上部弯曲较大，与骶骨前面弯曲一致，凸向后称**直肠骶曲**。下部弯曲较小，为直肠绕过尾骨尖的前方处，凸向前称**直肠会阴曲**。在冠状面上，有 3 个凸向侧面的轻度弯曲，一般中间的弯曲较大凸向左，上、下两个弯曲较小凸向右(图 4－30)。临床上做直肠镜、乙状结肠镜检查或插管时应注意这些弯曲，以免损伤肠壁。

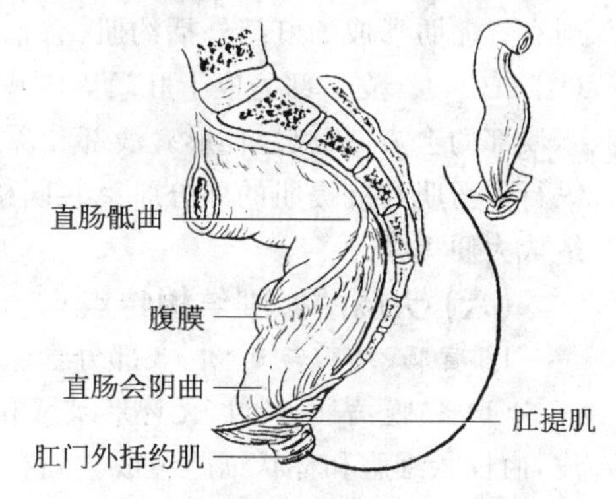

图 4－30　直肠的位置和外形

直肠下段膨大，称**直肠壶腹**。直肠内面有 2～3 个半

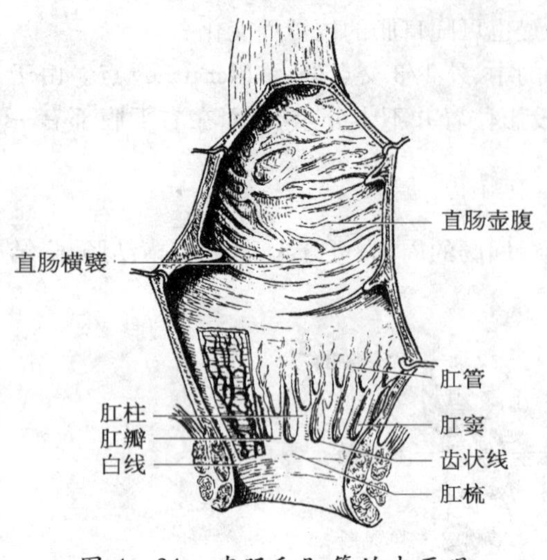

图 4-31　直肠和肛管的内面观

月形的黏膜皱襞，称**直肠横襞**，由黏膜和环行肌构成。其中间的一个直肠横襞，大而恒定，位于直肠右前壁，距肛门约 7 cm，是直肠镜检时的定位标志。

（五）肛管

肛管是消化管的末段，上端接直肠，下端终于肛门，长 3～4 cm。肛管上段内面有 6～10 条纵行的黏膜皱襞称**肛柱**（图 4-31）。相邻肛柱下端有半月形的黏膜皱襞相连称**肛瓣**。相邻肛柱下端与肛瓣之间围成的开口向上的凹窝称**肛窦**。肛窦内易存留粪便引起肛窦炎，甚至形成肛瘘。肛柱下端与肛瓣边缘连成的锯齿状线称**齿状线**（或**肛皮线**）。齿状线是皮肤与黏膜的分界线，以上为黏膜，以下为皮肤。齿状线上、下动脉供应及静脉回流、淋巴回流、神经支配等都不相同，在临床上具有一定的意义（表 4-2）。

表 4-2　肛管齿状线上、下部比较表

	齿状线以上	齿状线以下
组织来源	内胚层——黏膜	外胚层——皮肤
动脉供应	直肠上、下动脉	肛动脉
静脉回应	直肠上静脉→肠系膜下静脉→肝门静脉	肝门静脉→阴部内静脉→髂内静脉→髂总静脉→下腔静脉
淋巴回流	肠系膜下淋巴结	腹股沟浅淋巴结
神经支配	内脏神经	躯体神经

在齿状线下方，有宽约 1 cm 的光滑环形区域称**肛梳**或**痔环**。肛梳下缘有一不明显的环行浅沟称**白线**，活体可触及，是肛门内、外括约肌的分界。

肛柱部的黏膜下层和肛梳部的皮下组织中有丰富的静脉丛，病理情况下，容易发生静脉淤血、曲张形成痔。在齿状线以下者称**外痔**，在齿状线以上者称**内痔**，也有跨越于齿状线上、下的称为**混合痔**。由于神经分布不同，所以外痔常感疼痛，而内痔不疼。

肛管的环形肌在肛管上 3/4 处增厚形成**肛门内括约肌**，有协助排便作用。肛门内括约肌的外周有骨骼肌形成的**肛门外括约肌**，有括约肛门的作用。肛门外括约肌可分为皮下部、浅部和深部（图 4-31）。皮下部为位于肛门周围皮下的环形肌，浅部位于皮下部外上方，肌束呈梭形，深部位于浅部的上方，肌束呈环形。浅部和深部对括约肛门有重要作用。肛门内、外括约肌及肛管下部的纵行平滑肌和肛提肌的部分肌束共同构成肛直肠环，在控制排便方面有重要作用，若手术损伤会造成大便失禁。

（六）大肠的微细结构特点

1. 盲肠、结肠与直肠　3 部分管壁的微细结构基本相同（图 4-32）。

（1）黏膜：表面光滑，无环形皱襞和绒毛，结肠内面可见半月形黏膜皱壁。上皮是单层柱状上皮，由柱状细胞和杯状细胞组成。固有层内大肠腺排列稠密，杯状细胞较多，分泌大量黏液，有润滑

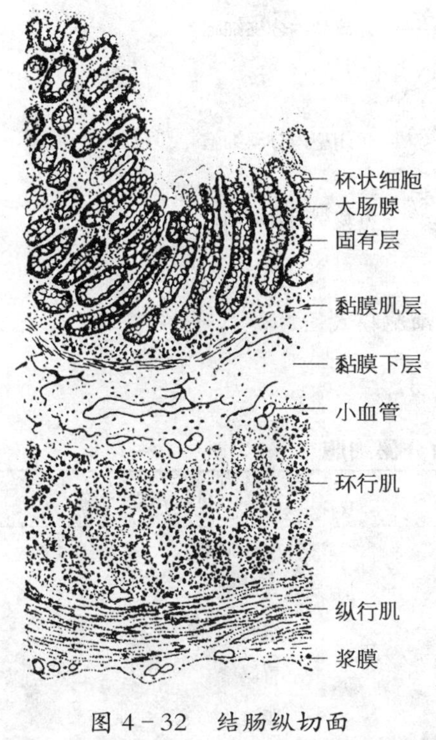

图 4－32　结肠纵切面

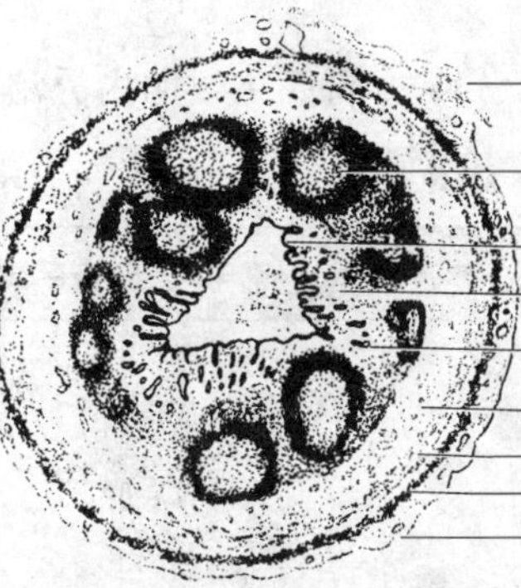

系膜
淋巴小结
上皮
大肠腺
黏膜肌层
黏膜下层
环行肌
纵行肌
浆膜

图 4－33　阑尾横切面

粪便以利排出的作用。固有层内有丰富的淋巴组织，参与局部免疫。

(2) 黏膜下层：由疏松结缔组织构成，内有小动脉、小静脉、淋巴管和成群的脂肪细胞。

(3) 肌层：有内环、外纵两层平滑肌，纵行肌纤维局部增厚形成 3 条结肠带，结肠带之间的纵行肌很薄。

(4) 外膜：盲肠、横结肠、乙状结肠为浆膜，升、降结肠前壁为浆膜，后壁为纤维膜，直肠上 1/3 段的大部、中 1/3 段的前壁为浆膜，其余为纤维膜。

2. 阑尾　阑尾的管腔狭窄，管壁的构造与结肠相似(图 4－33)，但肠腺少而短，固有层内有丰富的弥散淋巴组织和大量淋巴小结，并突破黏膜肌层至黏膜下层，故黏膜肌层不完整。肌层很薄，外膜为浆膜。阑尾与人体的免疫功能有关。

3. 肛管　齿状线以上的肛管内面为黏膜，其上皮为单层柱状上皮，齿状线以下的肛管内面为皮肤，其上皮为未角化的复层扁平上皮。

附：胃肠的内分泌细胞

在胃肠的上皮及腺体中有大量的散在内分泌细胞，目前确认的有 40 余种，这些内分泌细胞的总量，超过任何一种内分泌腺。它们分泌的激素主要作用是协调胃肠道自身的消化吸收功能，也参与调节其他器官的生理活动。在 HE 染色标本上这些内分泌细胞与普通上皮细胞不易区分，其细胞质中含有许多颗粒可被硝酸银着色，故又称**嗜银细胞**。

根据胃肠内分泌细胞的游离面是否到达腔面，可分为两种类型：①**开放型细胞**：数量多，呈锥体形，游离面有微绒毛伸向管腔，对管腔内食物和 pH 的刺激较敏感，从而引起内分泌活动；②**封闭型细胞**：数量少，为椭圆形，顶部被相邻细胞覆盖，不露出腔面，主要感受胃肠运动的机械刺激而改

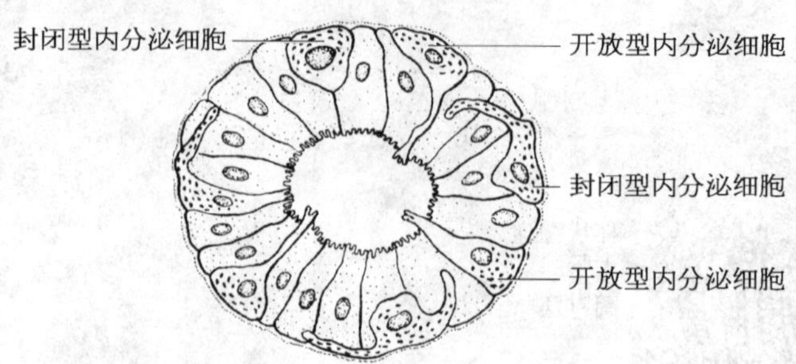

图 4－34　消化管内分泌细胞模式图

变分泌状态(图 4－34)。胃肠主要的内分泌细胞见表 4－3。

表 4－3　胃肠主要的内分泌细胞

细胞名称	分布部位	分泌激素名称
D 细胞	胃、小肠、结肠、胰	生长抑素
MO 细胞	小肠	胃动素
ECL 细胞	胃底腺	组胺
G 细胞	幽门腺、十二指肠	胃泌素
I 细胞	十二指肠、空肠	胆囊收缩素——促胰酶素
K 细胞	空肠、回肠	抑胃肽
PP 细胞	胃、小肠、结肠	胰多肽
S 细胞	十二指肠、空肠	促胰液素

第二节　消　化　腺

消化腺可分为大消化腺和小消化腺，消化管壁内的小腺体和 3 对大唾液腺已于前述，本节主要介绍肝和胰。消化腺的主要功能是分泌消化液，参与消化食物。

一、肝

肝是人体最大的消化腺，我国成年人的肝占体重的 1/50～1/40，新生儿的肝相对较大。肝的功能极为复杂，其主要功能有分泌胆汁参与脂肪的消化和吸收、参与物质代谢、解毒和防御等。胎儿时期肝还有造血功能。

(一) 肝的形态

肝血液供应丰富，在活体呈红褐色，质软而脆，受暴力打击易破裂而发生大出血。肝呈不规则的楔形，可分为前、后两缘，上、下两面。肝前缘较薄，后缘钝圆。肝上面光滑膨隆，与膈相邻，又称**膈面**，借矢状位的**镰状韧带**分为厚而大的右叶和小而薄的左叶。肝上面后部没有腹膜覆盖的部分称**肝裸区**(图 4－35)。肝的下面凹凸不平，与腹腔脏器相对，称**脏面**(图 4－36)。脏面中部有略呈“H”形的 3 条沟，即矢状方向上的左、右侧纵沟和位于两纵沟之间的横沟。右侧纵沟前部凹陷称**胆囊窝**，容纳胆囊，后部是**腔静脉沟**，有下腔静脉通过。在腔静脉沟上部有肝左、中、右静脉出肝注入下腔静脉，临床上腔静脉沟上部又称第二肝门。左侧纵沟前份有**肝圆韧带**，是胎儿时期的脐静脉闭

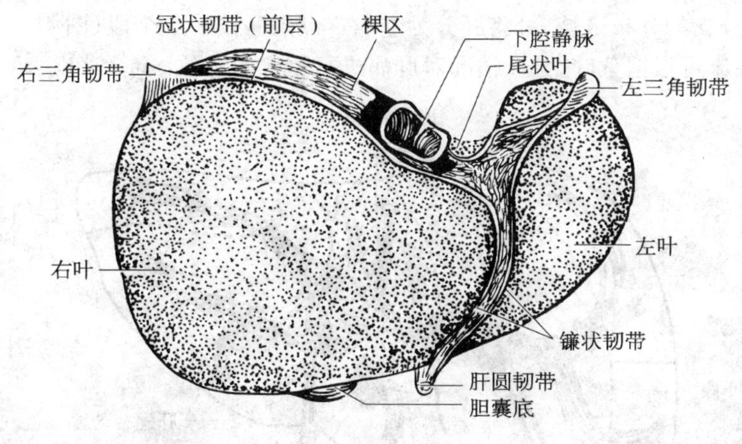

图 4-35　肝的膈面

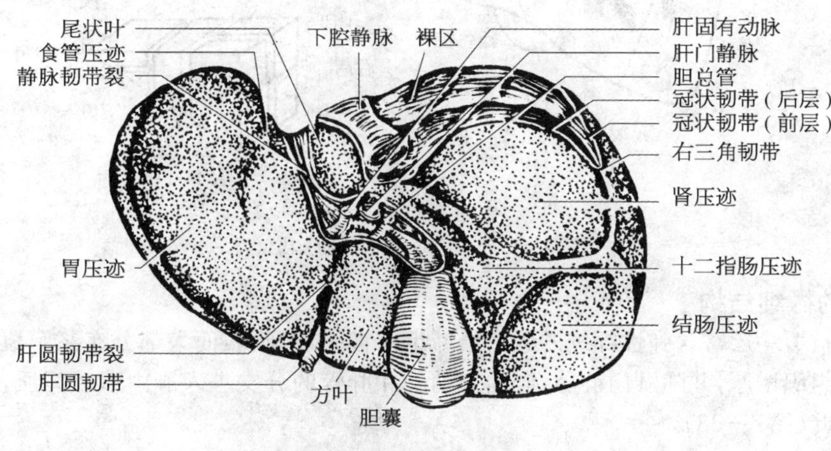

图 4-36　肝的脏面

锁后的遗迹，后份有**静脉韧带**，是胎儿时期静脉导管闭锁后的遗迹。横沟即是**肝门**，是肝固有动脉、肝门静脉、肝左右管、神经、淋巴管等出入肝的部位。出入肝门的这些结构被结缔组织包绕在一起构成**肝蒂**。肝的脏面被"H"形沟分为 4 叶，右侧纵沟右侧为**肝右叶**，左侧纵沟左侧为**肝左叶**，左、右侧纵沟之间，肝门前方为**方叶**，肝门后方为**尾状叶**。

（二）肝的位置和毗邻

肝大部分位于右季肋区和腹上区，小部分位于左季肋区。肝大部分被肋弓所覆盖，仅在腹上区左、右肋弓之间露出，与腹前壁直接接触。肝的上界与膈穹隆一致，其右侧最高点相当于右锁骨中线与第 5 肋的交点，中间相当于前正中线与剑胸结合部的交点，左侧最高点相当于左锁骨中线与第 5 肋间隙的交点；肝下界与肝的前缘一致，在右侧与右肋弓一致，至腹上区可达剑突下 3 cm，左侧至第 7、第 8 肋软骨结合处被肋弓所遮盖。故体检时在成人右肋弓下缘不应触到肝。7 岁以下儿童肝下界可低于右肋弓，但一般不会超过 2 cm。肝可随膈的运动而上、下移动，平静呼吸时移动幅度为 2～3 cm。

肝上面与膈相贴，肝下面邻近腹腔器官，肝左叶下面邻胃前壁，后上方邻食管腹段；肝右叶下面从前向后分别与结肠右曲、十二指肠上部、右肾和右肾上腺相邻。

（三）肝的分叶与分段

肝内有 4 套管道，形成两个系统。肝固有动脉及分支、肝门静脉及分支、肝管及分支在肝内均伴行，分布基本一致，并由结缔组织包绕，形成**Glisson 系统**；而肝静脉及属支形成**肝静脉系统**。按照 Glisson 系统各分支的分布区域，可将肝分为左、右半肝、5 个叶、6 个段(图 4－37)。肝静脉系统行于肝段之间。临床可根据分叶、分段情况对肝病进行精确的定位诊断和切除。

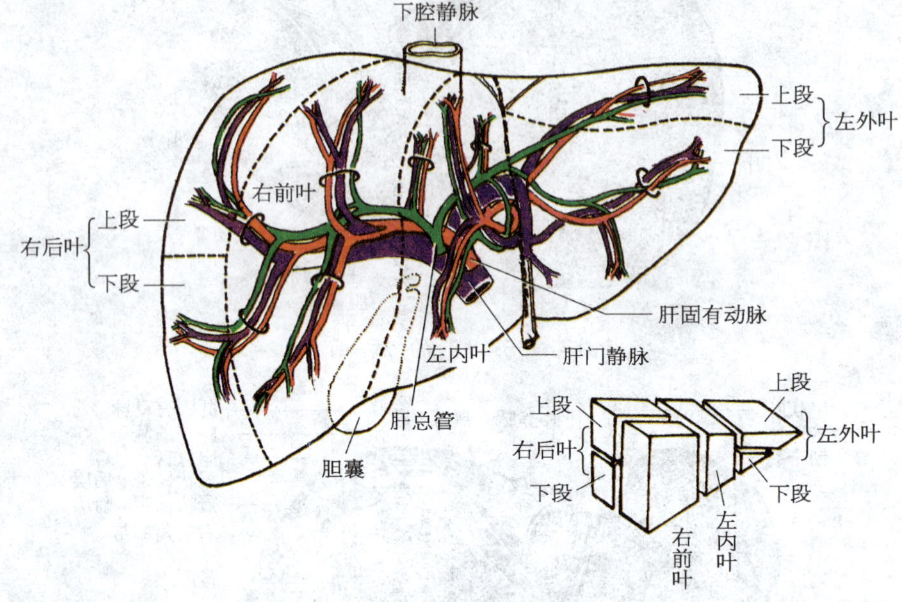

图 4－37　肝的分叶和分段

(四) 肝的微细结构

肝的表面被覆一层富含弹性纤维的致密结缔组织被膜，被膜表面大部分有浆膜覆盖。在肝门处被膜的结缔组织增厚，并随肝门静脉、肝固有动脉和肝管的分支进入肝内形成间质，将肝实质分隔成许多肝小叶(图 4－38)。

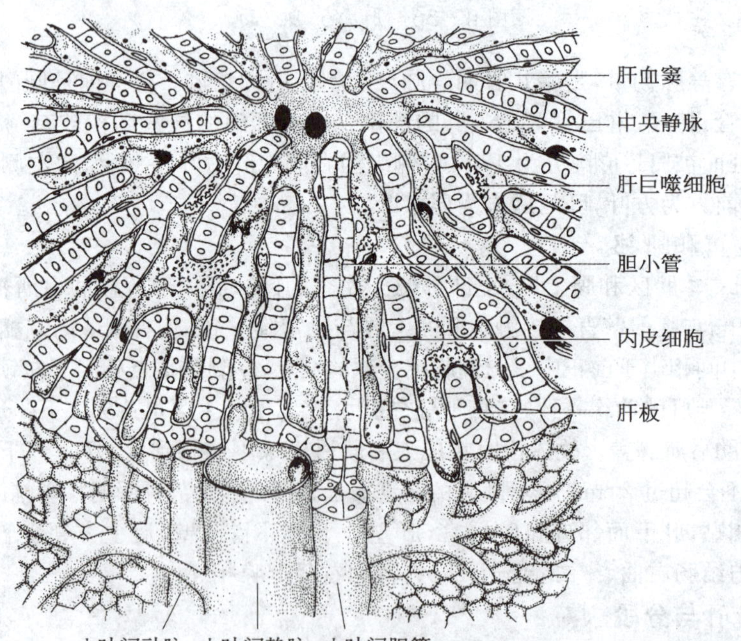

图 4－38　肝的微细结构

1. 肝小叶　肝小叶是肝的基本结构和功能单位，呈多面棱柱体，长约 2 mm，宽约 1 mm。肝小叶之间有结缔组织分隔，人的肝小叶之间结缔组织较少，故分界不明显。肝小叶中央有一条沿其长轴走行的**中央静脉**。中央静脉周围有呈放射状排列的**肝板**，肝板是由肝细胞单层排列形成的板状结构，其横断面呈索状，称肝索。肝板内相邻肝细胞之间有**胆小管**。相邻肝板之间的腔隙是肝血窦（图 4-39）。肝细胞是肝小叶最主要的结构。

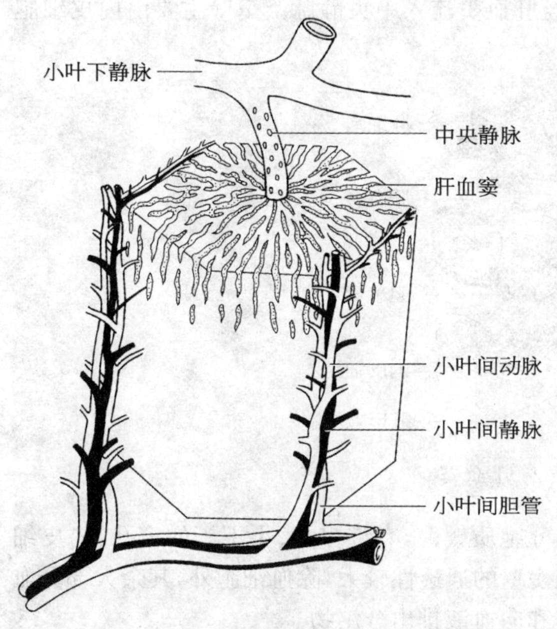

图 4-39　肝小叶立体模式图

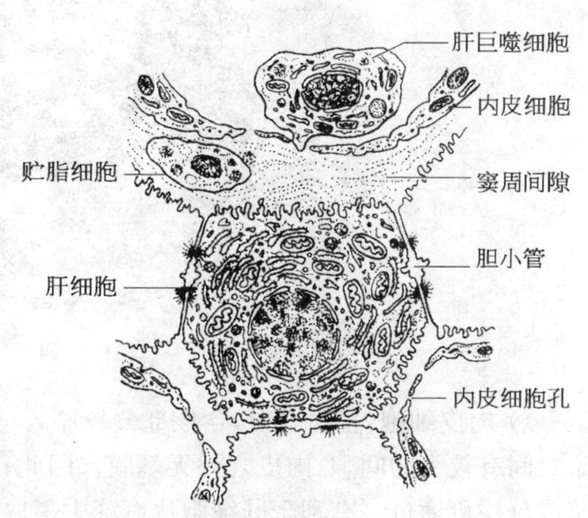

图 4-40　肝细胞、肝血窦和窦周隙

（1）肝细胞：肝细胞体积较大，呈多面体形，核圆形，位于细胞中央，染色较浅，核仁明显。部分肝细胞有双核，为功能活跃的细胞。胞质呈嗜酸性，含有多种细胞器，是实现肝功能的结构基础（图 4-40）。

1）线粒体：数量多，遍布于细胞质内，为肝细胞的各种功能活动提供能量。

2）粗面内质网和游离的核糖体：粗面内质网和游离的核糖体成群分布于细胞核和线粒体的周围，能合成多种蛋白质，并直接释放至肝血窦内。

3）滑面内质网：广泛分布于细胞质内，其膜上有多种酶系分布，参与胆汁合成，脂类、糖、激素代谢以及解毒功能。

4）高尔基复合体：很发达，分布于细胞核附近。粗面内质网合成的蛋白质一部分转移到高尔基复合体加工或贮存，同时高尔基复合体还参与肝细胞的分泌活动。

5）溶酶体：数量较多，能消化分解肝细胞吞饮的物质、退化的细胞器等，对肝细胞结构自我更新和维持细胞正常功能有重要的作用。

6）包涵物：为细胞质中的非细胞器结构，包括一些代谢产物或储备的营养物质，如肝细胞内的糖原、脂滴、色素等物质。其含量可随机体不同的功能状况而改变。

肝细胞为多面体形，每个肝细胞有 3 种类型的邻接面，即血窦面、胆小管面和肝细胞邻接面。血窦面有许多微绒毛，可通过窦周隙与肝血窦进行物质交换；肝细胞分泌胆汁经胆小管面进入胆小管；肝细胞邻接面有紧密连接，如桥粒和缝隙连接等结构。肝细胞通过这些不同功能的邻接面实现其多种功能。

(2) 胆小管:胆小管是相邻肝细胞之间彼此对应的细胞膜局部内陷围成的微细管道。胆小管在肝板内吻合成网,从肝小叶中央向周边部走行,出肝小叶汇集成小叶间胆管。胆小管的周围相邻肝细胞之间形成紧密连接,严密封闭胆小管,防止胆汁外溢,当患黄疸性肝炎或胆道阻塞时,紧密连接被破坏,则胆汁外溢经窦周隙进入肝血窦,出现黄疸。

(3) 肝血窦:肝血窦是位于肝板之间的不规则腔隙,互相吻合成网,其内充满血液。肝血窦内的血液来自肝固有动脉和肝门静脉,由肝小叶周边经肝血窦流入中央静脉。窦壁主要由内皮细胞构成,窦内还有散在的肝巨噬细胞(图 4-41)。

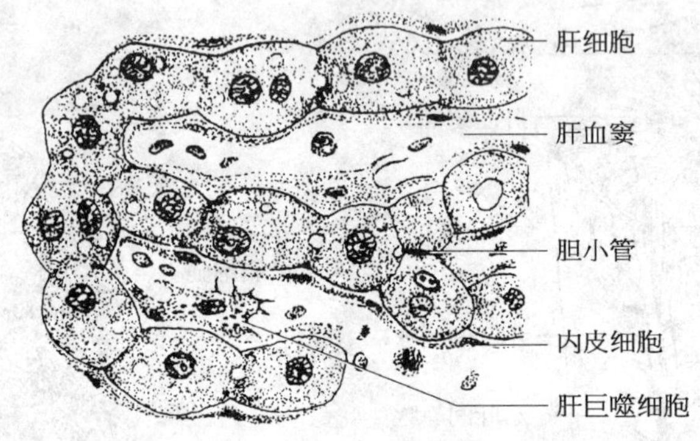

图 4-41 肝索与肝血窦

1) 内皮细胞:呈扁平形,含核部分较厚,其余部分胞质较薄,有许多大、小不等的窗孔,内皮细胞之间有较大的间隙,内皮之外无基膜。因此,肝血窦壁的通透性较大,除血细胞外,其余大部分血浆成分均可通过。有利于肝细胞从血液中摄取营养和向血液排出分泌物。

2) 肝巨噬细胞:又称库普弗细胞(Kupffer cell),定居于肝血窦内,较内皮细胞大,有突起,形状不规则,表面有大量皱褶和微绒毛,胞质内有发达的溶酶体,有很强的吞噬能力,可清除血液中细菌、异物和衰老的红细胞等,还能参与免疫应答,是肝内重要的防御装置。

(4) 窦周隙:窦周隙是肝血窦内皮细胞与肝细胞之间狭小的间隙。由于肝血窦壁通透性大,使窦周隙内充满血浆,肝细胞血窦面的微绒毛便浸于血浆中,可使肝细胞和血浆进行充分的物质交换。

窦周隙内还散在有一种形态不规则的贮脂细胞,它有摄取和贮存维生素 A、产生网状纤维的功能。慢性肝病时,窦周隙内贮脂细胞异常增多,肝内网状纤维增多,可形成肝硬化。

2. 肝门管区　肝门管区为相邻几个肝小叶之间的区域,结缔组织较多,其中有小叶间胆管、小叶间动脉、小叶间静脉通过。小叶间胆管为胆小管出肝小叶后汇合成的小管,管壁为单层立方上皮,小叶间胆管在近肝门处汇合成肝管出肝;小叶间动脉是肝固有动脉的分支,管壁相对较厚,由内皮和少量环形平滑肌组成;小叶间静脉是肝门静脉的分支,管腔大而不规则,管壁薄。小叶间动脉、小叶间静脉在肝小叶边缘与肝血窦相通。

3. 肝的血液循环　肝的血液供应丰富,有两套血管入肝。肝门静脉是肝的功能血管,将从胃肠吸收的营养物质输送入肝内进行代谢和转化,肝门静脉在肝内分支成小叶间静脉,流入肝血窦。肝固有动脉是肝的营养血管,含氧丰富,肝固有动脉在肝内分支成小叶间动脉,也流入肝血窦。肝血窦的血液流入中央静脉,再汇入单独走行于小叶间结缔组织内的小叶下静脉,最后集成肝静脉出肝,注入下腔静脉。肝的血液循环途径如下:

肝门静脉→小叶间静脉
肝固有动脉→小叶间动脉 } 肝血窦→中央静脉→小叶下静脉→肝静脉→下腔静脉

(五) 胆囊和输胆管道

1. 胆囊 胆囊位于右季肋区、肝下面的胆囊窝内,其上面借结缔组织与肝相连,下面游离,被有腹膜。胆囊有贮存和浓缩胆汁的作用,其容积为 40~60 ml。

胆囊呈梨形,可分为胆囊底、胆囊体、胆囊颈和胆囊管 4 部分。胆囊底为前端的膨大部分,当胆囊充盈时,可突出肝前缘,与腹前壁相贴。胆囊底的体表投影位于右锁骨中线与右肋弓交点处稍下方。胆囊有病变时,此处常有明显压痛。胆囊体是胆囊的主体部分,与胆囊底无明显界线,是胆囊底向左后方逐渐缩细的部分,在肝门右侧续于胆囊颈。胆囊颈细而弯曲,位于肝门右侧。由胆囊颈弯向左下呈管状的部分称胆囊管(图 4-42),长 3~4 cm。胆囊壁内面衬有黏膜,其中胆囊颈和胆囊管黏膜呈螺旋状突入管腔,形成螺旋襞,有控制胆汁进出的功能。

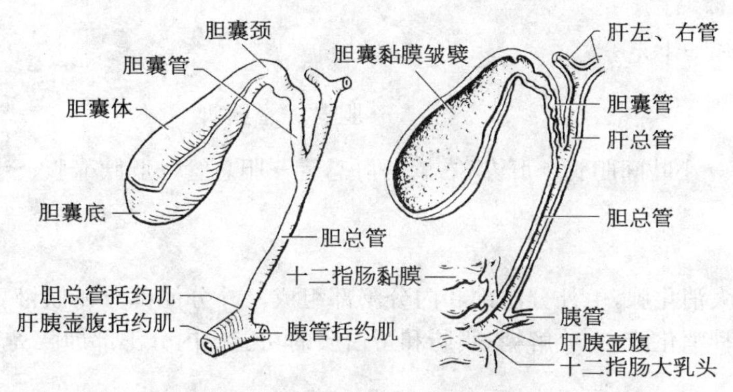

图 4-42 胆囊与输胆管道

肝总管、胆囊管和肝的脏面所围成的三角形区域称胆囊三角,内有胆囊动脉经过,是胆囊手术时寻找胆囊动脉的标志。

2. 输胆管道 输胆管道是将肝细胞分泌的胆汁输送至十二指肠的管道,可分为肝内胆道和肝外胆道两部分。肝内胆道包括胆小管和小叶间胆管。肝外胆道包括肝左右管、肝总管、胆总管和胆囊(图 4-43)。

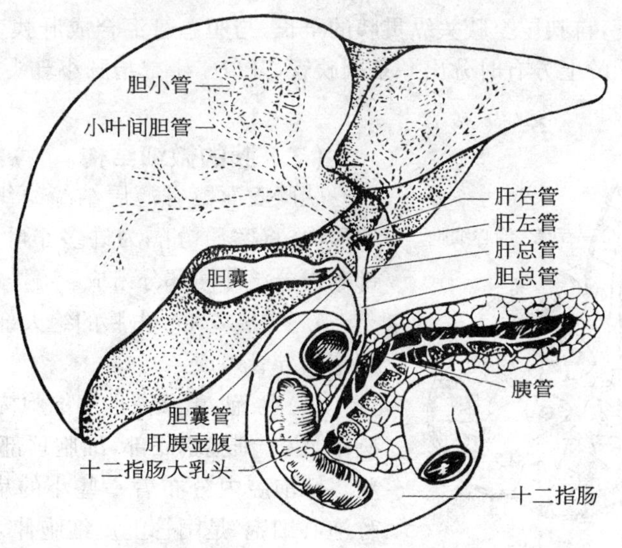

图 4-43 胆道、十二指肠和胰模式图

肝内的胆小管出肝小叶先汇合成小叶间胆管，在肝内逐渐汇合，近肝门处合成**肝左管**和**肝右管**，出肝门后两者汇合成**肝总管**。肝总管在肝十二指肠韧带内下行与胆囊管以锐角汇合成**胆总管**。胆总管长 3～8 cm，直径 0.6～0.8 cm，向下经十二指肠上部的后方，降至胰头和十二指肠降部之间，与胰管汇合成**肝胰壶腹**，斜穿十二指肠降部后内侧壁，开口于十二指肠大乳头。在胆总管末端、胰管末端及肝胰壶腹周围的环行平滑肌称**肝胰壶腹括约肌**，其舒缩可以调节胆汁和胰液的排出。

空腹时，肝胰壶腹括约肌收缩，而胆囊舒张，肝细胞分泌的胆汁经胆小管、小叶间胆管、肝左管、肝右管、肝总管和胆囊管进入胆囊贮存和浓缩。进食后，特别是进食含脂肪食物后反射性地引起胆囊收缩，肝胰壶腹括约肌舒张，胆囊中的胆汁经胆囊管、胆总管、肝胰壶腹排入十二指肠，参与脂肪的消化。

胆汁的排出途径如下：

胆囊 ⇅（肝总管）　胰管 ↓（胆总管）

肝细胞→胆小管→小叶间胆管→肝左、右管→肝总管→胆总管→肝胰壶腹→十二指肠大乳头

二、胰

胰是人体第二大消化腺，由外分泌部和内分泌部组成。外分泌部分泌胰液，含多种消化酶，是消化能力最强的一种消化液，有分解糖、脂肪和蛋白质的功能。内分泌部即胰岛，主要分泌胰岛素，可调节血糖浓度。

(一) 胰的位置和形态

胰位于腹膜后间隙，呈横位，紧贴于腹后壁，相当于第 1、第 2 腰椎平面。胰呈三棱形，色灰红，质地柔软，可分为头、体、尾 3 部分。

胰右侧的膨大部分称**胰头**，被十二指肠所环抱，位于第 2 腰椎的右侧，胰头后面与胆总管、肝门静脉相邻。胰头肿大时，压迫肝门静脉起始部，可致腹水和脾肿大等症状。**胰体**为胰中间的大部分，位于第 1 腰椎前方，前面隔网膜囊与胃相邻，故胃后壁溃疡穿孔常与胰体粘连。胰后面从右向左与下腔静脉、腹主动脉、左肾和左肾上腺相邻。胰左端细小称**胰尾**，邻近脾门。

胰的输出管称胰管，自胰尾至胰头纵贯胰的全长，与胆总管汇合成**肝胰壶腹**，开口于十二指肠大乳头。在胰头部胰管的上方有时分出一条**副胰管**，开口于十二指肠小乳头。胰液经胰管、肝胰壶腹排入十二指肠降部(图 4-43)。

(二) 胰的微细结构

胰腺表面覆有薄层结缔组织，结缔组织伸入胰腺实质内，将实质分隔为许多小叶。胰腺实质由外分泌部和内分泌部两部分组成。

1. 外分泌部　占胰的绝大部分，为复管泡状腺，由腺泡和导管组成。

(1) 腺泡：由浆液性腺细胞构成，细胞呈锥体形，核圆形，位于细胞基底部，细胞顶部胞质中有许多酶原颗粒。腺泡腔内分布着一些小的扁平形或立方形细胞，称**泡心细胞**，是闰管上皮细胞伸入腺泡腔内所形成(图 4-44)。

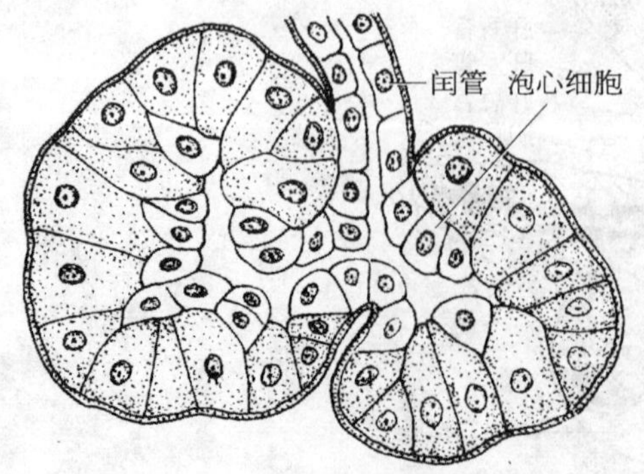

图 4-44　胰腺泡模式图

(2) 导管:腺泡借泡心细胞与闰管相连,闰管细长,远端汇合成**小叶内导管**,小叶内导管再汇合成**小叶间导管**,小叶间导管走行于小叶间结缔组织内,许多小叶间导管汇合成一条**胰管**,贯穿胰腺全长,开口于十二指肠大乳头。由闰管至胰管,起始部为单层扁平上皮或单层立方上皮,随着管腔的逐渐增粗,逐渐变为单层柱状上皮,胰管为单层高柱状上皮,上皮内散在杯状细胞。

2. 内分泌部 是散在于腺泡之间的大小不等的内分泌细胞团,又称**胰岛**(图 4-45)。内分泌细胞组成球形细胞团,细胞之间有丰富的有孔毛细血管,内分泌细胞分泌的激素直接进入毛细血管。人胰岛中主要有**A 细胞**、**B 细胞**、**D 细胞**、**PP 细胞**4 种类型的内分泌细胞,HE 染色标本中不易区分。

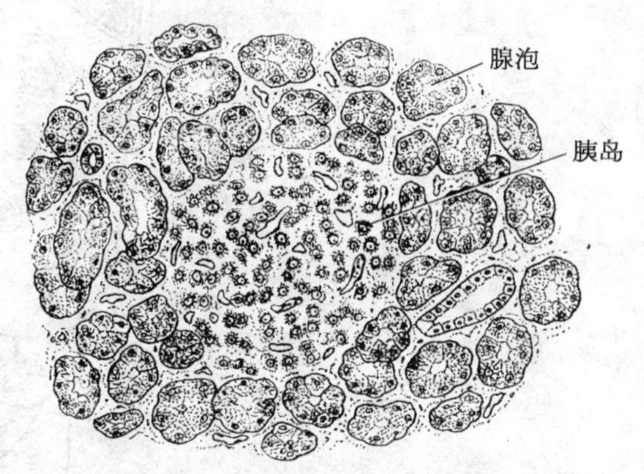

图 4-45 胰的微细结构

(1) A 细胞:约占胰岛细胞总数的 20%。细胞体积较大,多分布在胰岛外周部。A 细胞分泌**胰高血糖素**,能促进糖原分解并抑制糖原合成,导致血糖升高。

(2) B 细胞:约占胰岛细胞总数的 70%,细胞较小,多分布于胰岛中央部。B 细胞分泌**胰岛素**,促进血糖合成糖原或转化为脂肪贮存,使血糖降低。通过胰岛素和胰高血糖素协同作用,可使血糖浓度保持稳定,若胰高血糖素过多或胰岛素不足,影响糖原合成,使血糖浓度升高,并从尿中排出,称为糖尿病。

(3) D 细胞:约占胰岛细胞总数的 5%,分散在 A 细胞、B 细胞之间,D 细胞分泌生长抑素,抑制 A 细胞、B 细胞和 PP 细胞的分泌功能。

(4) PP 细胞:数量很少,能分泌胰多肽。胰多肽有抑制胃肠运动,减弱胆囊收缩等功能。

第三节 腹 膜

一、概述

腹膜是衬于腹、盆壁内面和覆盖在腹、盆腔脏器表面的一层薄而光滑的浆膜,由间皮和少量结缔组织构成,呈半透明状(图 4-46)。腹膜分两部分:衬于腹、盆壁内面的部分称**壁腹膜**;由壁腹膜返折并覆盖于腹、盆腔脏器表面的部分称**脏腹膜**。壁腹膜和脏腹膜互相延续、移行,共同围成不规则的潜在性腔隙,称**腹膜腔**,腔内只存在少量浆液。腹膜腔在男性是密闭的,在女性可经输卵管、子宫、阴道等与外界相通。

腹膜具有分泌、吸收、保护、支持、固定和修复等功能:①腹膜能分泌少量浆液,起润滑作用,可减少脏器间的摩擦。②腹膜还具有吸收腹膜腔内积液和空气的作用。上腹部,尤其是膈下区的腹膜吸收能力较强,所以腹膜炎或术后的患者多采取半卧位,使有害液体流入下腹部,以减缓腹膜对有害成分的吸收。③腹膜形成的结构可固定和支持腹腔脏器。④腹膜和腹膜腔内浆液中含有大量巨噬细胞,可吞噬细菌和异物,有防御作用。⑤腹膜有较强的修复和再生能力,所分泌浆液中的纤维素有粘连作用,可促进炎症的局限化和伤口的愈合。

腹膜腔和腹腔是解剖学上两个不同而又相关的概念。腹膜腔是指脏腹膜和壁腹膜之间的潜在性腔隙,而腹腔则是小骨盆上口以上、膈以下,腹前壁和腹后壁之间的腔。腹膜腔是套在腹腔内

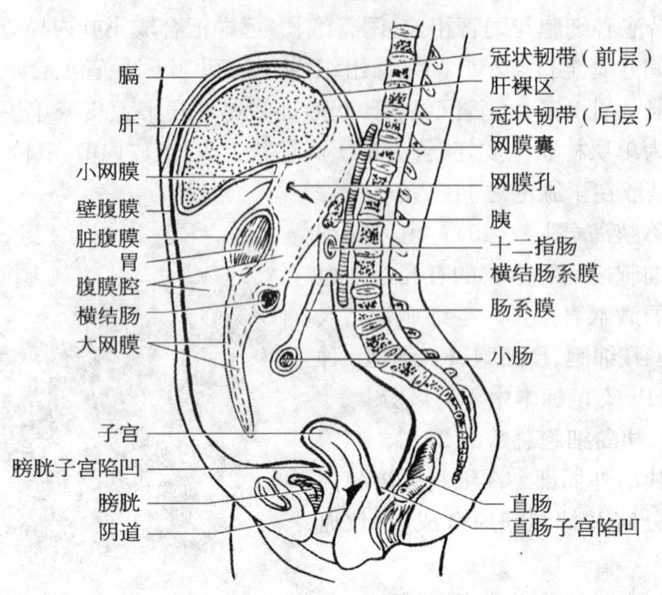

图 4-46 腹、盆腔正中矢状切面

的,而腹、盆腔脏器均在腹腔之内、腹膜腔之外,腹膜腔内只有少量浆液。手术者应对两腔有明确的概念。

二、腹膜与腹、盆腔脏器的关系

根据脏器被腹膜覆盖的程度不同,可将腹、盆腔器官分为 3 类,即腹膜内位器官、腹膜间位器官和腹膜外位器官(图 4-47)。

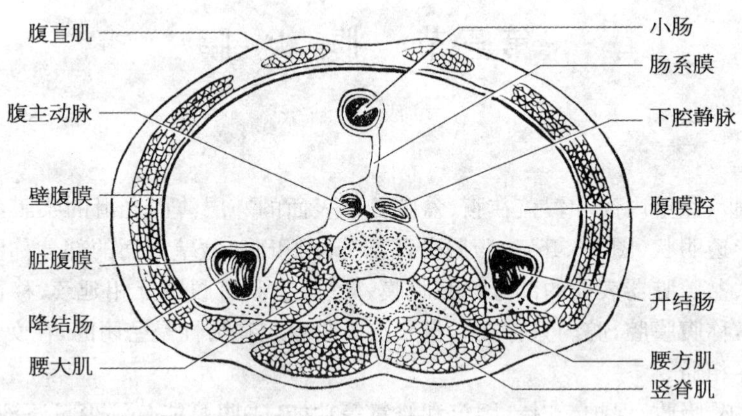

图 4-47 腹膜与脏器的关系

(一) 腹膜内位器官

表面几乎全部被腹膜所包裹的器官称腹膜内位器官。如胃、十二指肠上部、空肠、回肠、盲肠、阑尾、横结肠、乙状结肠、脾、卵巢、输卵管等。这些器官多有系膜连于腹、盆壁,活动度较大。

(二) 腹膜间位器官

表面大部分为腹膜覆盖的器官称腹膜间位器官。如肝、胆囊、升结肠、降结肠、子宫、膀胱和直肠上段。无系膜,活动度较小。

(三) 腹膜外位器官

仅一面或一小部分被腹膜覆盖的器官称**腹膜外位器官**。如肾、肾上腺、输尿管、十二指肠降部和水平部、直肠中下段及胰等。位置固定,几乎不能活动。

了解腹膜与脏器的关系,有重要的临床意义。如腹膜内位器官的手术必须通过腹膜腔,而胰、肾、输尿管等腹膜外位器官的手术则不必打开腹膜腔,这样可避免腹膜腔的感染,并减少术后器官的粘连。

三、腹膜形成的结构

脏、壁腹膜相互移行或脏腹膜在器官之间移行的过程中,形成网膜、系膜和韧带等结构。这些结构对脏器起连接和固定作用,也是血管和神经出入脏器的途径。

(一) 网膜

网膜由双层腹膜构成,其间有血管、神经、淋巴管和结缔组织等。包括大网膜、小网膜和网膜囊。

1. 小网膜 **小网膜**是肝门至胃小弯和十二指肠上部之间的双层腹膜结构,由肝胃韧带和肝十二指肠韧带两部分组成(图 4-48)。**肝胃韧带**是连于肝门和胃小弯之间的部分,内有胃左、右血管。**肝十二指肠韧带**是连于肝门和十二指肠上部之间的部分,其间含有 3 个重要结构:胆总管、肝固有动脉和肝门静脉。胆总管紧靠小网膜的右缘,其左侧为肝固有动脉,肝门静脉则位于两者之间的后方。

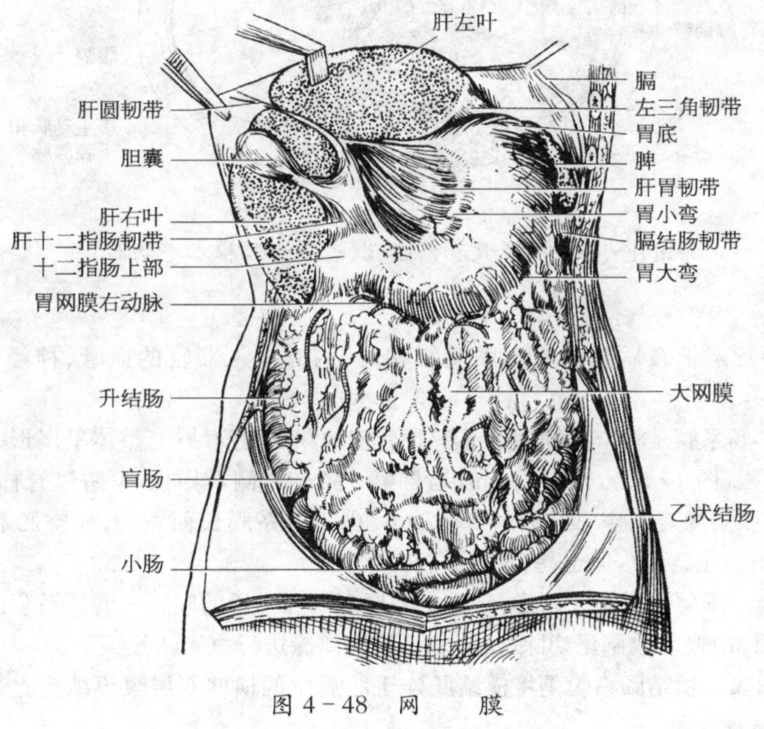

图 4-48 网 膜

小网膜的右缘游离,其后方有网膜孔,经此孔可进入网膜囊。网膜孔是连通网膜囊和腹膜腔的惟一通道。

2. 大网膜 **大网膜**呈围裙状覆盖于横结肠、空肠和回肠的前方,是连于胃大弯与横结肠之间的4层腹膜结构。由小网膜下行的两层腹膜分别覆盖胃的前后壁，自胃大弯和十二指肠起始部下降，形成大网膜的前两层，下降至脐平面稍下方，然后折返向上，形成大网膜的后两层，向上包绕横结肠，并与横结肠系膜相连。大网膜前两层与后两层之间的潜在性腔隙是网膜囊的下部，在成人大网膜4层常成为一个整体。自胃大弯下行至横结肠的前两层腹膜又称为胃结肠韧带。

大网膜内含有丰富的血管、脂肪和巨噬细胞，具有重要的防御功能。活体上大网膜的下垂部分常可移动位置，当腹膜腔内有炎症时，大网膜可向病灶处移动，包绕病变部位，限制炎症扩散。因此，手术时可根据大网膜移位情况探查病变的发生部位。小儿的大网膜较短，一般在脐平面以上，当阑尾炎穿孔或下腹部炎症时，病灶不易被大网膜包裹，易形成弥漫性腹膜炎。

3. 网膜囊(图4-49)　网膜囊是位于小网膜、胃后壁与腹后壁之间的一个扁窄的腹膜间隙，又称小腹膜腔，腹膜腔的其余部分则称为大腹膜腔。当胃后壁穿孔时，早期常局限于网膜囊内，给诊断带来一定困难，若有大量内容物流出时，可经网膜孔流至大腹膜腔引起弥漫性腹膜炎。

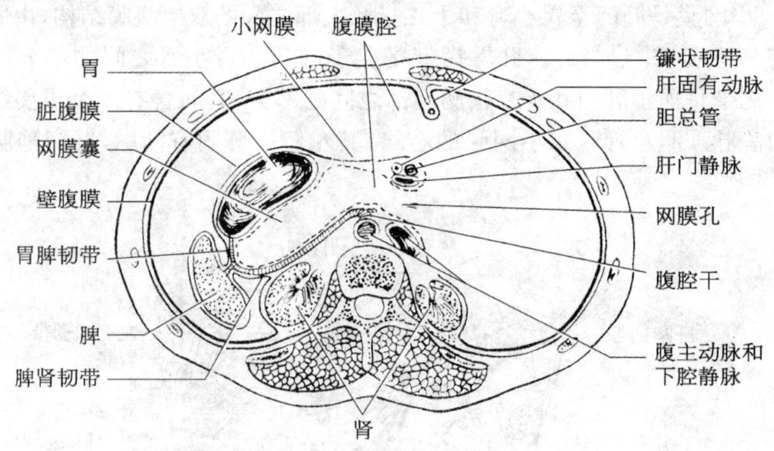

图4-49　网膜囊和网膜孔(过第1腰椎水平切面)

(二)系膜

系膜是将肠管连于腹后壁的双层腹膜结构，其内有出入器官的血管、神经、淋巴管和淋巴结等。

1. 肠系膜　肠系膜是将空肠和回肠连于腹后壁的双层腹膜结构，整体呈扇形。其附于腹后壁的部分称肠系膜根(图4-50)，长约15 cm，起自第2腰椎左侧，斜向右下跨过脊柱，止于右侧骶髂关节前方。肠系膜肠缘连接空、回肠，长5～7 m。由于肠系膜长而宽阔，使空肠和回肠活动度较大，可促进小肠的消化、吸收，但也易引发肠扭转。

2. 阑尾系膜　阑尾系膜呈三角形，是连于阑尾和回肠末段的腹膜皱襞。系膜的游离缘内有阑尾的血管、淋巴管和神经，故阑尾切除时，应从系膜游离缘进行血管结扎。

3. 横结肠系膜　横结肠系膜是将横结肠连于腹后壁的横向双层腹膜结构。其根部起自结肠右曲，向左止于结肠左曲。

4. 乙状结肠系膜　乙状结肠系膜是将乙状结肠连于左下腹的双层腹膜结构，其根部附于左髂窝和骨盆左后壁。该系膜较长，故乙状结肠有较大活动度，易发生肠扭转。

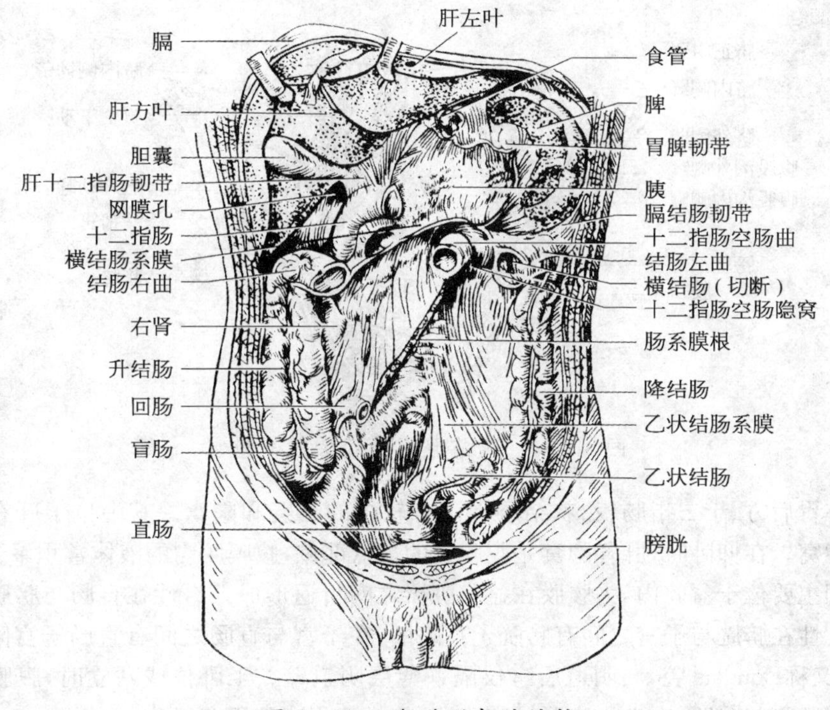

图 4－50　腹膜形成的结构

（三）韧带

韧带是壁腹膜移行于脏腹膜或连于脏器之间的腹膜结构，多数为双层，少数为单层，对脏器有固定或悬吊作用。

1. 肝的韧带　肝的下面有肝胃韧带和肝十二指肠韧带（已述），肝的上面有镰状韧带、冠状韧带和左、右三角韧带。**镰状韧带**是连于膈下面和上腹前壁与肝上面之间的双层腹膜结构，呈矢状位，位于前正中线右侧，其游离缘内有**肝圆韧带**。**冠状韧带**是连于肝上面与膈下面的双层腹膜结构，呈冠状位，分前、后两层，两层之间无腹膜覆盖的肝表面称为**肝裸区**。冠状韧带左、右两端的两层腹膜会合增厚形成左、右三**角韧带**。

2. 脾的韧带　包括胃脾韧带、脾肾韧带和膈脾韧带。连于胃底和胃大弯上部与脾门之间的双层腹膜结构称**胃脾韧带**，内含胃短血管、胃网膜左血管、胰和脾的淋巴管和淋巴结等。脾门至左肾前面的双层腹膜结构称**脾肾韧带**，其内含脾血管、胰尾、淋巴管及神经等。由脾上极连至膈下的双层腹膜结构称**膈脾韧带**，为脾肾韧带的上部。

（四）皱襞、隐窝和陷凹

腹膜皱襞为腹膜移行过程中形成的隆起，深面常有血管走行。在皱襞之间或皱襞与腹盆壁之间形成的腹膜凹陷称隐窝。较大的隐窝称陷凹。

腹前壁下部形成 5 条腹膜皱襞（图 4－51）：膀胱尖与脐之间为**脐正中襞**，内含脐尿管闭锁后的脐正中韧带；位于脐正中襞两侧的是一对**脐内侧襞**，内含脐动脉闭锁后形成的脐内侧韧带；位于脐内侧襞外侧的是一对**脐外侧襞**，内含腹壁下血管。在腹股沟韧带上方，5 条皱襞下份之间形成 3 对隐窝，由中线向外侧依次为**膀胱上窝**、**腹股沟内侧窝**和**腹股沟外侧窝**。腹股沟内侧窝和外侧窝分别与腹股沟管浅环和深环位置相对应。前述各窝是腹壁较薄弱的地方，也是疝的好发部位。

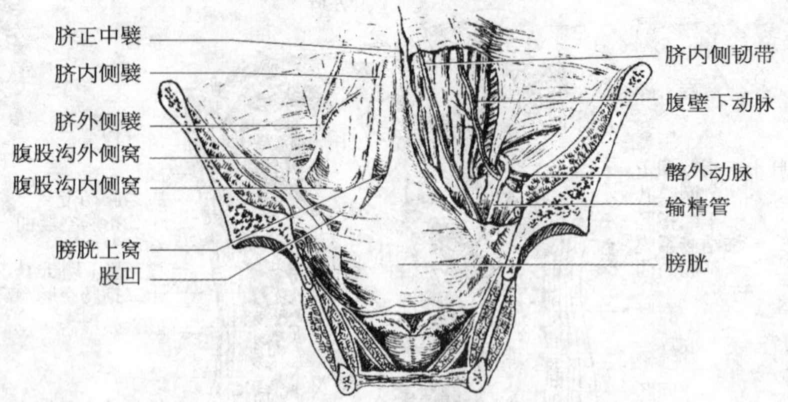

图 4-51 腹前壁内面的皱襞及隐窝

腹后壁在胃后方、十二指肠、乙状结肠周围有较多的皱襞和隐窝。其中位于肝右叶与右肾之间的称**肝肾隐窝**。在仰卧时，肝肾隐窝是腹膜腔的最低部位，腹膜腔内的液体常积聚于此。

腹膜陷凹主要位于盆腔内，为腹膜在盆腔脏器之间折返形成。男性在直肠与膀胱之间有**直肠膀胱陷凹**。女性在膀胱与子宫之间有**膀胱子宫陷凹**，在子宫与直肠之间有**直肠子宫陷凹**。直肠子宫陷凹较深，又称Douglas腔，与阴道后穹仅隔一薄层阴道壁。半卧位或站立时，腹膜腔的最低部位在男性为直肠膀胱陷凹，女性为直肠子宫陷凹，腹膜腔积液常积存于此。

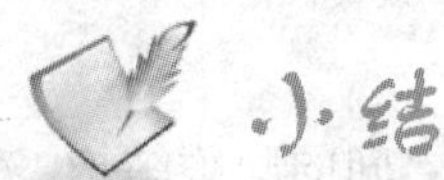

小结

消化系统由消化管和消化腺组成。

消化管包括口腔、咽、食管、胃、小肠和大肠。上消化道是指口腔到十二指肠的一段消化管，下消化道是指空肠以下的消化管。除口腔外消化管壁的结构一般分为黏膜、黏膜下层、肌层和外膜 4 层，黏膜由上皮、固有层和黏膜肌层构成。口腔分为口腔前庭和固有口腔。舌背的黏膜可见丝状乳头、菌状乳头、叶状乳头和轮廓乳头 4 种舌乳头。牙可分牙冠、牙颈、牙根 3 部分，牙由牙质、釉质、牙骨质和牙髓构成。牙周组织包括牙周膜、牙槽骨、牙龈 3 部分。大唾液腺有腮腺、舌下腺和下颌下腺 3 对。咽为一前后略扁的漏斗状肌性管道，分鼻咽、口咽、喉咽 3 部分。食管全长有 3 处狭窄：第一处在食管起始处；第二处在食管与左主支气管交叉处；第三处位于食管穿膈处。胃大部分位于左季肋区，小部分位于腹上区。分贲门部、胃底、胃体和幽门部 4 部分。胃体和胃底的固有层内有胃底腺，主要由主细胞、壁细胞、颈黏液细胞和未分化细胞构成。小肠是消化、吸收的主要部位，分为十二指肠、空肠和回肠。小肠壁内面有环状襞、绒毛和微绒毛，有利于小肠的吸收功能。绒毛由上皮和固有层构成。大肠分盲肠、阑尾、结肠、直肠和肛管。盲肠和结肠有结肠带、结肠袋和肠脂垂 3 种特征性结构。

消化腺可分为大消化腺和小消化腺，大消化腺包括 3 对大唾液腺、肝和胰。肝是人体最大的消化腺，大部分位于右季肋区和腹上区，小部分位于左季肋区。肝的脏面有“H”型沟，横沟即肝门，有肝门静脉、肝固有动脉和肝左、右管等出入。肝主要由肝小叶和门管区构成。肝小叶是肝的基本结构和功能单位，主要由肝细胞构成，肝细胞是实现肝功能的结构基础。胆囊有贮存和浓缩胆汁的功能。胆囊底的体表投影位于右锁骨中线与右肋弓交点处稍下方。肝外胆道包括肝左、右管、肝总管、胆总管和胆囊。胰呈横位紧贴于腹后壁，相当于第1、第 2 腰椎水平。胰实质由内分泌部和外分泌部两部分构成。

腹膜分脏腹膜和壁腹膜两部分，壁腹膜和脏腹膜相互延续、移行，共同围成潜在性的腹膜腔。男性腹膜腔是密闭的，女性腹膜腔与外界相通。根据被腹膜覆盖的程度不同，腹盆腔器官可分为腹膜内位器官、腹膜外位器官和腹膜间位器官3类。腹膜在移行过程中形成网膜、系膜、韧带和陷凹等结构。网膜包括大网膜、小网膜和网膜囊。系膜有肠系膜、阑尾系膜、横结肠系膜和乙状结肠系膜。腹膜陷凹在男性有直肠膀胱陷凹；在女性有膀胱子宫陷凹和直肠子宫陷凹。

实验指导

【消化系统的解剖学实验】

（一）实验目的要求

（1）掌握消化管的组成和上、下消化道的区分。

（2）掌握口腔的境界和区分，咽峡的构成。

（3）掌握舌的形态及舌黏膜的结构特点。

（4）掌握牙的形态、构造和分类。

（5）掌握3对大唾液腺的位置及其导管的开口部位。

（6）掌握咽的分部及交通。

（7）掌握食管的位置、分部及狭窄。

（8）掌握胃的位置、形态。

（9）了解胃的毗邻。

（10）掌握十二指肠的位置、分部。

（11）熟悉空、回肠的形态特点。

（12）掌握大肠的分部及各部的形态特点。

（13）熟悉盲肠、阑尾的位置及阑尾根部体表投影。

（14）掌握肛管内面结构。

（15）掌握肝的形态、位置及体表投影。

（16）了解肝的毗邻。

（17）掌握胆囊的形态、位置及胆囊底的体表投影。

（18）熟悉肝外胆道的组成、胆汁的产生及排出途径。

（19）了解胰的形态、位置及毗邻关系。

（20）熟悉腹膜的配布、腹膜腔的形成，区别腹膜腔与腹腔。

（21）熟悉腹膜与脏器的位置关系。

（22）掌握腹膜形成的主要结构。

（二）实验物品

（1）打开胸、腹腔的尸体标本。

（2）人体半身模型。

（3）头颈部正中矢状切面标本或模型。

（4）各类牙标本或模型。

(5) 舌标本或模型。

(6) 已消毒的压舌板、小镜子。

(7) 男、女性腹、盆腔正中矢状切面标本或模型。

(8) 消化管各段及消化腺的离体标本或模型。

(9) 显示腹膜后间隙器官的标本。

(10) 直肠肛管剖面标本或模型。

(11) 完整腹膜标本或模型。

(12) 腹前壁内面的腹膜皱襞及隐窝标本或模型。

(13) 相应的解剖挂图。

(三) 实验内容和方法

在打开胸、腹腔的尸体标本和人体半身模型上，观察消化系统的组成和上、下消化道的区分。

1. 口腔　学生两人为一组相互观察对方的口腔器官，或个人对照小镜子观察自己的口腔器官。以活体观察为主，结合标本模型，辨认口腔的境界及口腔内的主要结构。在活体上辨认人中、鼻唇沟、腮腺导管开口部位，观察唇红的色泽。口腔的前壁和侧壁分别是唇和颊，上壁为腭，前 2/3 为硬腭，后 1/3 为软腭，确认腭帆、腭垂、腭舌弓、腭咽弓、咽峡、腭扁桃体的位置。下壁为口腔底，主要结构为舌。

在活体上观察舌的形态、分部。舌上面后份可见“V”形界沟，界沟前为舌体，后为舌根。舌体上面黏膜突起形成舌乳头，区分菌状乳头、丝状乳头和轮廓乳头。舌根部有舌扁桃体。将舌尖轻轻抬起，在舌下面观察舌系带、舌下阜、舌下襞。在舌切面标本或模型上观察舌肌，理解舌肌的作用。

在活体上观察牙的数量、分类、排列。观察各类牙的形态特点及牙龈的位置和色泽。熟悉恒牙、乳牙位置的记录方法。在牙的标本及模型上观察牙的形态、构造和牙周组织的构成。

在头面部解剖标本及模型上观察腮腺、下颌下腺和舌下腺的形态、位置及导管开口部位。

2. 咽　观察头颈部正中矢状切面和咽腔的标本或模型，确认咽的位置。咽的前壁不完整，从上向下依次与鼻腔、口腔和喉腔相通。辨认腭帆和会厌上缘，咽以此为标志分为鼻咽、口咽和喉咽。观察鼻咽，确认咽鼓管咽口、咽鼓管圆枕、咽隐窝和咽扁桃体，查看咽隐窝与破裂孔的位置关系。观察口咽，确认腭咽弓、腭舌弓和腭扁桃体。观察喉咽，确认喉口和梨状隐窝。

3. 食管　观察打开胸、腹腔的尸体标本，确认食管的起始及走行位置。食管全长以颈静脉切迹和膈的食管裂孔为界分为颈段、胸段和腹段 3 部分，观察食管各段的毗邻关系。检查食管的 3 个狭窄，理解其临床意义。在离体食管切开标本上观察食管内面的纵行黏膜皱襞。

4. 胃　胃是消化管的膨大部，其形态和位置个体变化较大，在观察时应注意。观察打开胸腹腔的尸体标本，确认胃的位置、毗邻、连接关系。在胃的离体标本或模型上确认贲门、幽门、胃底、胃体、胃大弯、胃小弯、角切迹。在胃的切开标本或模型上观察胃黏膜皱襞、胃小凹、幽门瓣等结构。

5. 小肠　在尸体解剖标本上可见小肠盘曲于腹腔的中、下部，上接幽门，下续大肠。

(1) 十二指肠：首先在尸体标本上辨认幽门和十二指肠空肠曲，确认十二指肠起止、位置。十二指肠环抱胰头，分为上部、降部、水平部和升部，观察十二指肠各部的位置和形态。观察十二指肠纵行剖开的标本，确认各部黏膜形态特点及十二指肠降部后内侧壁上的十二指肠纵襞和十二指肠大乳头，寻认十二指肠小乳头。

(2) 空肠和回肠：在尸体解剖标本上辨别空、回肠的位置、形态和血管分布特点。在空肠、回肠离体切开标本上观察比较两者管壁的厚度、黏膜皱襞的形态、淋巴滤泡的形态和分布情况。

6. 大肠　在尸体解剖标本上观察大肠的位置和分部。观察盲肠和结肠的特征性结构，确认结肠带、结肠袋和肠脂垂。

(1) 盲肠及阑尾:在尸体解剖标本上观察盲肠、阑尾的位置、形态、连属关系。理解盲肠和阑尾的位置变化,确认阑尾根部与3条结肠带的关系。在活体指出阑尾根部的体表投影部位。在回盲部切开标本上观察回盲瓣的形态,并理解其功能,寻找确认阑尾的开口部位。

(2) 结肠:在尸体解剖标本上观察升结肠、横结肠、降结肠、乙状结肠的位置和活动度,确认结肠右曲和结肠左曲的位置。在结肠切开标本上观察结肠黏膜皱襞的形态,并与小肠黏膜皱襞进行比较。

(3) 直肠:在盆腔正中矢状切面标本或模型上观察直肠的位置、形态、毗邻关系。确认直肠骶曲、会阴曲、直肠和肛管的分界,在直肠的切开标本上确认直肠横襞的位置及距肛门的距离。

(4) 肛管:在肛管切开标本或模型上确认肛柱、肛瓣、肛窦、齿状线、肛梳、白线、肛门内外括约肌。理解齿状线是黏膜和皮肤的分界线和肛门内、外括约肌的作用。

7. 肝和输胆管道　在尸体解剖标本上观察肝脏和胆囊的位置、毗邻。在离体肝脏标本上观察肝的形态、分部和胆囊外形及分部,确认肝的膈面、镰状韧带、冠状韧带、肝裸区、左右三角韧带、肝圆韧带、肝的脏面、肝左叶、肝右叶、方叶、尾状叶、左纵沟、右纵沟、肝门。辨认出入肝门的结构:肝左管、肝右管、肝固有动脉、肝门静脉等。在肝、胆、胰和十二指肠标本或模型上,观察肝外胆道的组成及其连属关系,查看胆总管的走行位置和开口部位,熟悉胆汁的排出途径。

在活体上同学互相触摸肝下界及胆囊底的体表投影点。

8. 胰　在显示腹膜后间隙器官的标本上观察胰的位置和毗邻关系。在胰和十二指肠标本或模型上确认胰头、胰体和胰尾,观察胰管与胆总管的关系及开口部位,理解胰液的产生及排出途径。

9. 腹膜　取完整腹膜标本或模型,观察壁腹膜、脏腹膜的配布及两部腹膜移行围成的腹膜腔,并区分腹腔与腹膜腔。

再结合腹、盆部正中矢状切面标本或模型进一步观察胃、空肠、回肠、盲肠、升结肠、横结肠、降结肠、乙状结肠、肝、胰、肾、膀胱和子宫等器官,确认这些器官与腹膜的位置关系,是腹膜内位器官、腹膜外位器官或腹膜间位器官中的哪一类。同时,观察腹膜形成的结构:镰状韧带连于肝的膈面至上腹前壁和肝上面,其游离缘内有肝圆韧带;冠状韧带位于肝与膈之间;在脾与左肾之间的为脾肾韧带;小肠系膜连空肠、回肠于腹后壁,注意观察小肠系膜根的附着位置及走行方向;横结肠系膜连横结肠于腹后壁;乙状结肠系膜连于乙状结肠与左髂窝和左盆壁之间;阑尾系膜在阑尾与回肠末段之间;自肝门至十二指肠上部和胃小弯之间的双层腹膜结构称小网膜,可分为肝胃韧带和肝十二指肠韧带,观察肝十二指肠韧带内通过的主要结构和网膜孔的位置,指探网膜孔的大小,确认网膜囊的位置;自胃大弯至横结肠,垂于空肠、回肠前方的4层腹膜结构为大网膜;女性的腹膜陷凹有直肠子宫陷凹和膀胱子宫陷凹,男性为直肠膀胱陷凹。

【消化系统的组织学实验】

(一) 实验目的要求

(1) 熟悉消化管壁的4层结构。

(2) 掌握光镜下胃及小肠的微细结构(重点观察胃底腺和小肠上皮细胞的形态结构)。

(3) 了解食管、阑尾、结肠的结构特点。

(4) 掌握光镜下肝脏和胰腺的组织结构(重点观察肝小叶和门管区的微细结构)。

(5) 熟悉胰的外分泌部和内分泌部的微细结构。

(二) 实验物品

(1) 显微镜。

(2) 食管横切片(HE染色)。

(3) 胃底切片(HE染色)。

(4) 空肠和回肠切片(HE染色)。

(5) 十二指肠切片(HE染色)。

(6) 阑尾切片(HE染色)。

(7) 结肠切片(HE染色)。

(8) 肝切片(人肝、猪肝切片)。

(9) 胰腺切片(HE染色)。

(三) 实验内容和方法

1. 食管横切片(HE染色)

(1) 肉眼观察:管腔面不规则,呈紫蓝色的一层是黏膜,由黏膜层向外依次是黏膜下层、肌层和外膜。

(2) 低倍镜观察:由内向外观察4层结构的特点。

1) 黏膜:上皮在管壁最内层,为未角化的复层扁平上皮。固有层位于上皮的外周为粉红色,由疏松结缔组织构成,内含小血管、食管腺的导管及淋巴组织。黏膜肌层为纵行平滑肌,在横切面可见被横断的平滑肌束。

2) 黏膜下层:为疏松结缔组织,含有较多的食管腺和血管。食管腺是以黏液性腺为主的混合腺。

3) 肌层:为内环、外纵两层。食管上段为骨骼肌,下段为平滑肌,中段既可见到平滑肌又可见到骨骼肌。

4) 外膜:为结缔组织构成的纤维膜。

2. 胃底切片(HE染色)绘图

(1) 肉眼观察:标本一面凹凸不平,表面呈紫蓝色的部分为黏膜,向外依次是黏膜下层(淡红色)、肌层(红色)和外膜。

(2) 低倍镜观察:首先分辨管壁4层结构,重点观察黏膜层。

1) 黏膜:较厚,黏膜表面的凹陷是胃小凹。上皮为单层柱状,胞质清亮,核椭圆形,位于细胞基底部,深紫色,排列整齐密集。固有层位于上皮深面,含有大量的胃底腺,胃底腺呈管状,在切片中可见到纵、横、斜切面。胃底腺中有染成红色的壁细胞和蓝色的主细胞两种细胞;少量结缔组织分布于胃底腺之间,有的部位可见弥散的淋巴组织。黏膜肌层较薄,由内环、外纵两层平滑肌构成。

2) 黏膜下层:为疏松结缔组织,染色较浅,含血管和神经,有时可见黏膜下神经丛。

3) 肌层:较厚,由内斜、中环、外纵平滑肌构成,层次不易分清。

4) 外膜:为浆膜,由薄层结缔组织和间皮构成。

(3) 高倍镜观察:选择一完整的胃底腺纵切面,移至视野中央,换高倍镜观察,胃底腺呈单管状,管腔很狭窄,管壁上主要有主细胞、壁细胞和颈黏液细胞。

1) 主细胞:数量多,多见于胃底腺的体部和底部,细胞呈柱状或锥体形,核圆形或椭圆形,位于细胞基底部,胞质呈蓝色。

2) 壁细胞:多见于胃底腺的体部和颈部,细胞较大呈圆形或三角形,核大圆形,位于细胞中央,可见双核,胞质呈红色。

3) 颈黏液细胞:数量较少,位于胃底腺的颈部,细胞呈柱状,核扁圆,位于细胞基底部,胞质染色浅淡。

3. 空肠横切片(HE 染色)

(1) 肉眼观察:管腔面凹凸不平,有皱襞,皱襞表面染成淡紫红色的部分是黏膜,其外面依次是黏膜下层、肌层和外膜。

(2) 低倍镜观察:重点观察黏膜层。

1) 黏膜:表面有许多呈指状的突起为小肠绒毛,浅层为单层柱状上皮,上皮细胞之间夹有杯状细胞。柱状细胞核细长,胞质呈粉红色,上皮细胞的游离面有一细线状深红色的结构为纹状缘。杯状细胞顶部胞质染色淡,呈空泡状,核小,呈扁平或三角形,位于细胞基底部。绒毛的中轴由结缔组织构成,中央乳糜管位于绒毛中央,管壁由内皮细胞构成,管腔大而不规则,内有乳糜微粒。结缔组织中还含有毛细血管和平滑肌纤维。

上皮深面的固有层内可见不同切面的肠腺。肠腺也是管状腺,肠腺上皮为单层柱状上皮,与肠绒毛上皮相续,肠腺开口于相邻绒毛之间,在空肠固有层内有时可见孤立淋巴滤泡。

黏膜肌层为内环、外纵两层,较薄的平滑肌。

2) 黏膜下层:为疏松结缔组织,有小血管和神经,黏膜下层与黏膜层共同形成环形皱襞。

3) 肌层:为平滑肌,分内环、外纵两层。

4) 外膜:为浆膜。

(3) 高倍镜观察:选择典型的小肠绒毛进一步观察确认中央乳糜管、毛细血管、平滑肌、上皮的柱状细胞、杯状细胞。选择一条肠腺纵切面,辨认帕内特细胞。

4. 肝切片(HE 染色)绘图

(1) 肉眼观察:标本为肝的一部分,较致密的一边是肝表面,实质部分为深红色。

(2) 低倍镜观察:认出肝小叶和门管区两大结构(人的肝小叶周围结缔组织较少,分界不清;而猪的肝小叶周围结缔组织较多,分界明显)。肝小叶中央为中央静脉,周围呈放射状排列的肝细胞索,即肝板。肝板互连成网,肝板之间的腔隙为肝血窦。数个肝小叶之间,有较多的结缔组织,其中含 3 种不同结构的管腔断面,即门管区。

(3) 高倍镜观察:选择典型的肝小叶和门管区进行仔细观察。

1) 肝小叶:中央静脉位于肝小叶中央,单独走行,腔大壁薄,管壁不完整,内皮细胞与血窦内皮相连。

肝板呈条索状,以中央静脉为中心,呈放射状排列,由单行肝细胞构成,肝细胞呈多边形,体积较大,核大,圆形,染色浅淡,位于细胞中央,核仁明显,可见双核。

肝血窦位于肝板之间,为不规则的腔隙,窦壁为一层内皮细胞,与肝细胞紧贴,核扁小,染色深。窦腔内有肝巨噬细胞和血细胞。

2) 门管区:结缔组织中含有以下 3 种管腔断面。①小叶间静脉:腔大,壁薄不规则。②小叶间动脉:管腔小而圆,管壁厚,内皮深面有环形平滑肌。③小叶间胆管:管腔小,管壁,为单层立方上皮,上皮细胞核圆形,位于细胞中央,排列整齐。

在低倍镜下绘肝小叶和门管区图,注明中央静脉、肝板、肝血窦、小叶间胆管、小叶间静脉和小叶间动脉。

5. 胰切片(HE 染色)

(1) 肉眼观察:胰腺切片呈蓝色,胰腺组织被分成许多小叶。

(2) 低倍镜观察:被膜很薄,由结缔组织构成,结缔组织伸入小叶之间形成不明显的小叶间隔。胰的外分泌部主要由胰腺泡构成,腺泡被结缔组织分成小叶。在结缔组织中含有较大的导管和血管。

腺泡占胰腺的绝大部分，属浆液性腺泡，着色较深，每个腺泡由数个腺细胞围成，腺细胞核圆，紫蓝色，胞质着红色。

胰岛位于外分泌部腺泡之间，为大小不等的细胞团索，细胞着色较浅，境界不大清楚。

(3) 高倍镜观察：

1) 腺泡：为浆液性腺泡，腺细胞呈锥体形，核圆，位于细胞基底部，基部胞质嗜碱性，染色较深，顶部胞质染色较淡。

泡心细胞位于腺泡腔内，细胞呈扁平形界限不清，核扁圆，是闰管扁平上皮延伸至腺泡腔内形成的。

2) 导管：在小叶内结缔组织中可见小叶内导管，管径较闰管稍大，管壁为单层立方上皮。在小叶间结缔组织中可见小叶间导管，管壁为单层柱状上皮。

3) 胰岛：细胞染色较浅淡，排列成球形细胞团，细胞体积小，圆形、椭圆形或多边形，核圆形或椭圆形，居中。细胞质呈粉红色，深浅不一。细胞之间有丰富的毛细血管，此染色法不能区分各种细胞。

6. 示教

(1) 十二指肠切片(HE 染色)：重点观察黏膜下层的十二指肠腺。

(2) 结肠切片(HE 染色)：观察上皮深面的固有层中充满大量的大肠腺。

(3) 阑尾切片(HE 染色)：观察固有层内淋巴组织，其中有许多孤立淋巴小结和弥散的淋巴组织。

第五章
呼吸系统

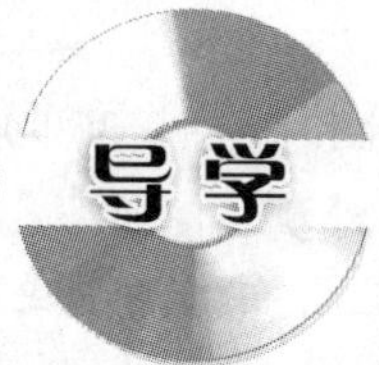

了解：呼吸系统的组成；外鼻、鼻腔的分部及结构；喉的位置、组成、喉腔的分部；肺的血管；纵隔的概念和分部。

熟悉：气管及主支气管的微细结构；肺的微细结构、肺小叶的概念；胸膜与胸膜腔的概念。

应用：呼吸道的组成和上、下呼吸道的概念；鼻旁窦的组成和开口部位；气管的位置、形态、左右主支气管的区别；肺的位置、形态、肺段的概念；肺的体表投影；胸膜体表投影。

实验：呼吸系统主要器官形态、位置及微细结构。

呼吸系统由呼吸道和肺两部分组成。呼吸道是传送气体的管道，肺是完成气体交换的器官（图 5-1）。

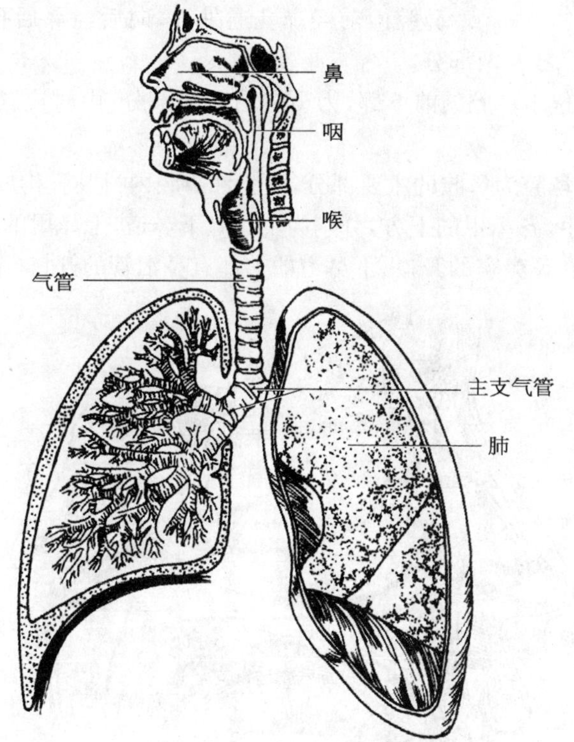

图 5-1 呼吸系统概观

呼吸系统的功能主要是完成气体交换。同时，鼻又是嗅觉器官，喉还有发音功能。

第一节　呼　吸　道

呼吸道包括鼻、咽、喉、气管和主支气管等器官。临床上通常将鼻、咽、喉 3 部分称为**上呼吸道**，将气管、主支气管及其在肺内的分支称为**下呼吸道**。

一、鼻

鼻是呼吸道的起始部，可分外鼻、鼻腔和鼻旁窦 3 部分。

(一) 外鼻

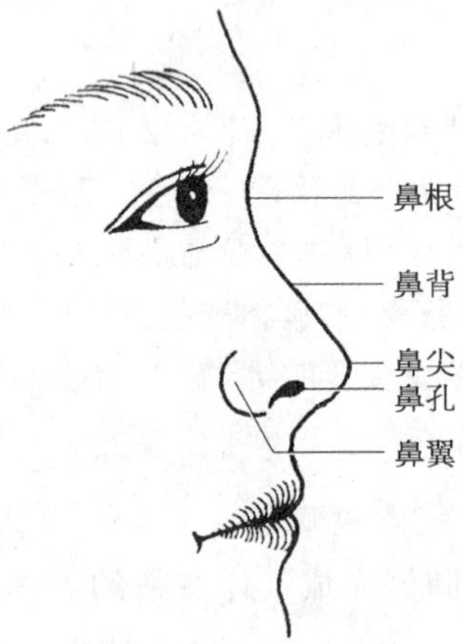

外鼻位于面部的中央，由鼻骨和软骨作为支架，外面被覆皮肤和少量皮下组织而成。外鼻的上端较狭窄的部分称**鼻根**，鼻根向下移行为**鼻背**，鼻背的下端隆起为**鼻尖**。鼻尖两侧呈弧形扩大的部分称**鼻翼**，当呼吸困难时，可出现鼻翼扇动。外鼻的下端有一对**鼻孔**，是气体出入的门户(图 5-2)。

鼻根
鼻背
鼻尖
鼻孔
鼻翼

图 5-2　外鼻的形态

从鼻翼向外下方到口角之间的浅沟称**鼻唇沟**。正常人两侧鼻唇沟的深度对称，当面肌瘫痪时，患侧的鼻唇沟变浅或消失。

(二) 鼻腔

鼻腔由骨和软骨为基础，内面衬以黏膜和皮肤。鼻腔被中央呈矢状位的**鼻中隔**分为左、右两腔。鼻中隔的前下部有一易出血区，此区血管丰富而表浅，易发生出血。

鼻腔向前经鼻孔通外界，向后经**鼻后孔**通咽，每侧鼻腔可分为两部分。

1. 鼻前庭　**鼻前庭**位于鼻腔的前下部，为鼻翼内面的部分，内衬皮肤，生有鼻毛，具有滤过和净化空气的作用。

2. 固有鼻腔　**固有鼻腔**为鼻腔的主要部分，由骨性鼻腔内衬黏膜构成。固有鼻腔外侧壁自上而下有上、中、下 3 个**鼻甲**，各鼻甲的下方，分别为上、中、下**鼻道**，上鼻甲的后上方有**蝶筛隐窝**。上、中鼻道及蝶筛隐窝分别有鼻旁窦的开口，下鼻道的前部有鼻泪管的开口(图 5-3)。

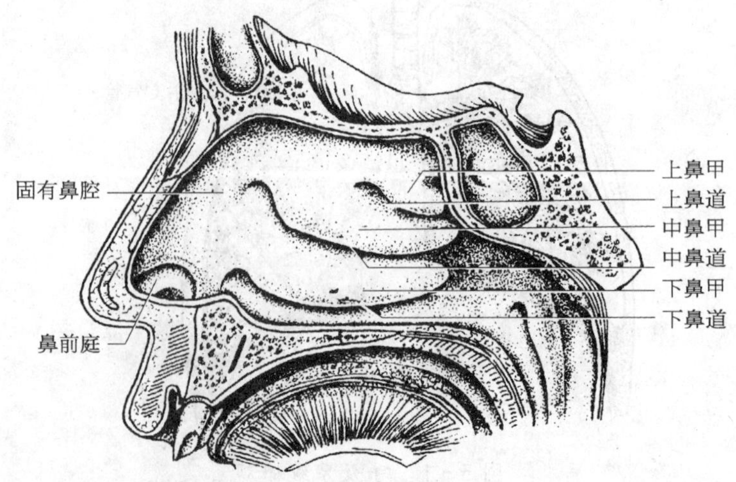

图 5-3　鼻腔外侧壁(右侧)

固有鼻腔的黏膜，按其生理功能分为嗅区和呼吸区。嗅区位于上鼻甲的内侧面和与其相对的鼻中隔上部，黏膜在活体时呈淡黄色，内含嗅细胞，具有嗅觉功能。呼吸区为嗅区以外的其他部分黏膜，活体时呈粉红色，富含血管和腺体，对吸入的空气有湿润、温暖和净化作用。

(三) 鼻旁窦

鼻旁窦由骨性鼻旁窦内衬黏膜构成，也能温暖和湿润空气，并对发音起共鸣作用。

鼻旁窦共 4 对，即上颌窦、额窦、筛窦和蝶窦，分别位于同名的颅骨内，筛窦又分为前、中、后 3 群。各鼻旁窦均开口于鼻腔的外侧壁，其中上颌窦、额窦、前筛窦和中筛窦开口于中鼻道，后筛窦开口于上鼻道，蝶窦开口于蝶筛隐窝(图 5－4)。

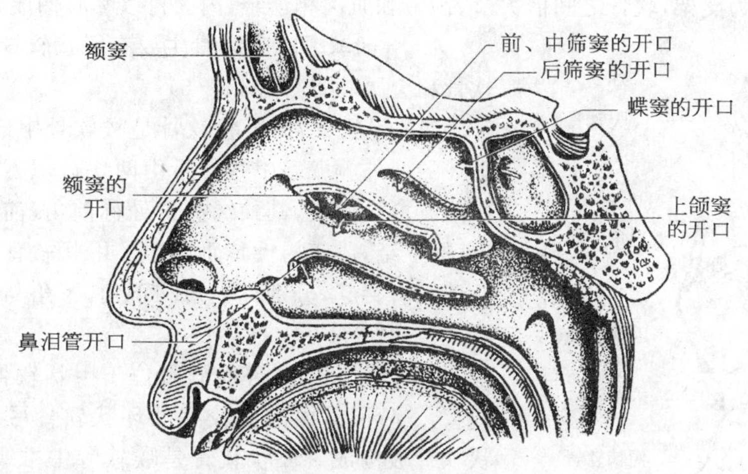

图 5－4 鼻旁窦及鼻泪管开口

由于鼻旁窦的黏膜与鼻腔黏膜相延续，故鼻腔炎症易引起鼻旁窦发炎。其中上颌窦是鼻旁窦中最大的一对，因开口位于其内侧壁的最高处，窦口明显高于窦底，分泌物不易排出。所以鼻旁窦的慢性炎症中，以上颌窦炎最为常见(图 5－5)。

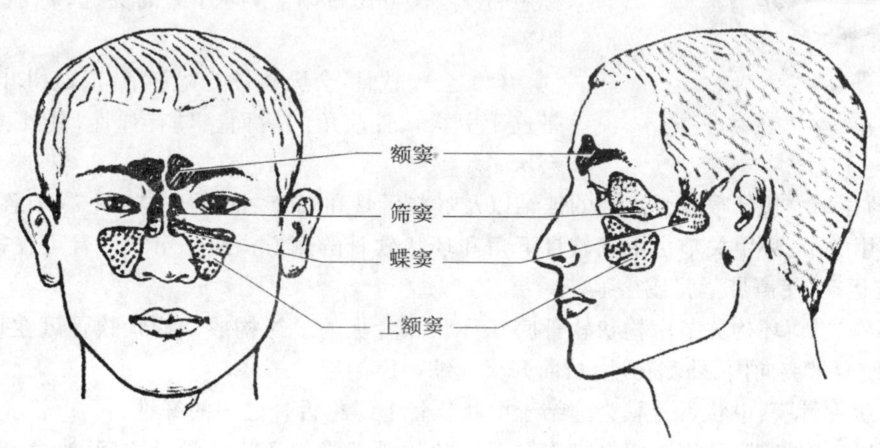

图 5－5 鼻旁窦体表投影

二、咽

见消化系统。

三、喉

喉既是呼吸的管道，也是发声的器官。

（一）喉的位置

喉位于颈前部，喉咽部的前方，相当于第5～6颈椎的高度。喉的上部借韧带与舌骨相连，下部与气管相续。喉的前面被舌骨下肌群覆盖，两侧为颈部的大血管、神经及甲状腺侧叶。喉的活动性较大，可随吞咽和发声而上、下移动。

（二）喉的构造

喉以软骨作为支架，软骨之间借关节、韧带和肌肉相连结，内面衬以黏膜构成。

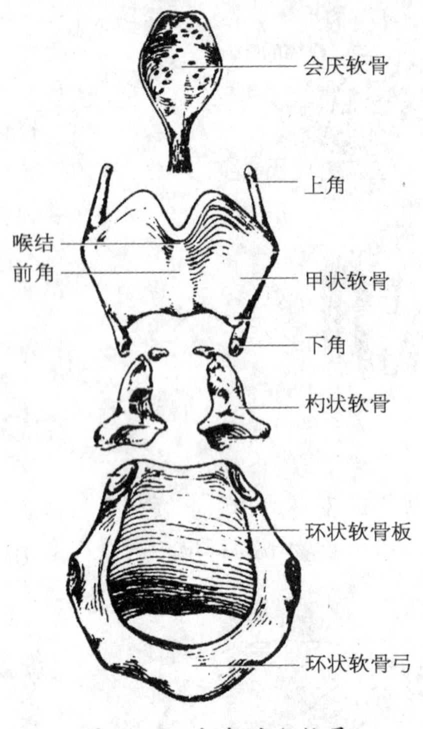

图5-6　分离的喉软骨

1. 喉的软骨　喉软骨主要有**甲状软骨**、**环状软骨**、**杓状软骨**和**会厌软骨**等（图5-6）。

（1）甲状软骨：**甲状软骨**是喉软骨中最大的一块，构成了喉的前外侧壁。甲状软骨由两块近似方形的甲状软骨板在前方愈合而成，其前缘愈合处称**前角**，前角的上端向前突出，称喉结，成年男性特别明显。甲状软骨板的后缘向上和向下均有突起，分别称上角和下角，下角与环状软骨构成环甲关节。

（2）环状软骨：**环状软骨**位于甲状软骨的下方，向下接气管。呈环形，由前部较窄的**环状软骨弓**和后部较宽的**环状软骨板**构成。环状软骨是喉软骨中惟一呈环形的软骨，对维持呼吸道的通畅起重要作用。

（3）杓状软骨：**杓状软骨**左右各一，位于环状软骨板的上方。呈三棱锥体形，尖向上，底朝下，其底与环状软骨板的上缘形成环杓关节。杓状软骨底有两个突起，向前的突起，称声带突，有声韧带附着，向外侧的突起，称**肌突**，有喉肌附着。

（4）会厌软骨：**会厌软骨**上宽下窄，形似树叶，下端借韧带连于甲状软骨前角的后面。具有弹性，其外覆黏膜形成会厌。

2. 喉的连结　包括喉软骨之间的连结以及喉与舌骨和气管之间的连结（图5-7、图5-8）。

（1）环甲关节：**环甲关节**由甲状软骨下角和环状软骨的侧方构成。甲状软骨可在冠状轴上作前倾和复位运动，使声带紧张或松弛。

（2）环杓关节：**环杓关节**由杓状软骨底和环状软骨板的上缘构成。杓状软骨可在垂直轴上作旋转运动，使声带突向内、外侧转动，从而开大或缩小声门裂。

（3）甲状舌骨膜：**甲状舌骨膜**为连结于甲状软骨上缘与舌骨之间的纤维膜。

（4）环甲正中韧带：**环甲正中韧带**连结于甲状软骨下缘与环状软骨弓之间，当急性喉阻塞时，穿刺环甲正中韧带，建立临时性的通气道，可挽救患者生命。

（5）声韧带：**声韧带**由弹性纤维构成，紧张于甲状软骨前角后面与杓状软骨声带突之间。

3. 喉肌　均属骨骼肌，附着于喉软骨，按其功能可分两群：一群运动环甲关节，通过紧张或松弛声带，调节音调的高低；另一群运动环杓关节，通过开大或缩小声门裂，控制发音的强弱。

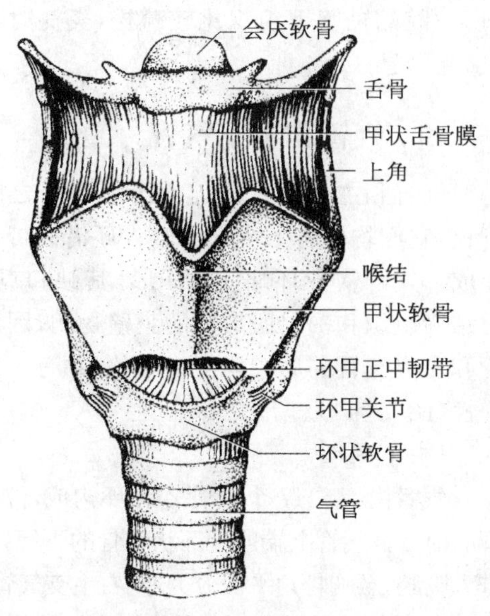

图 5-7 喉软骨连结(前面)

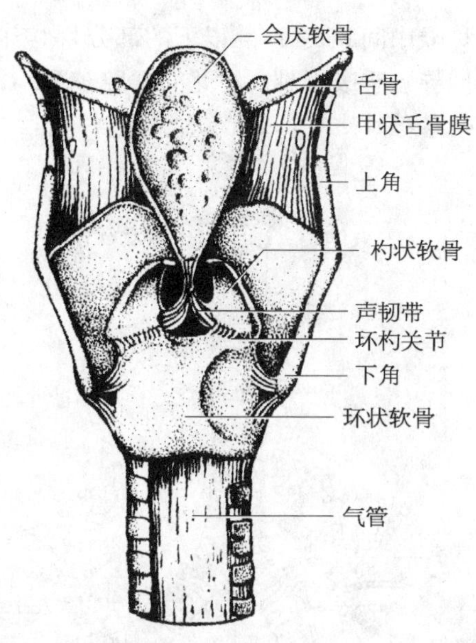

图 5-8 喉软骨连结(后面)

4. 喉腔 喉的内腔,称喉腔,向上经喉口通喉咽部,向下与气管相续。喉口是喉腔的入口,朝向后上方,其前部为会厌,当吞咽食物时,喉上提,会厌可盖住喉口,阻止食物误入喉腔(图 5-9、图 5-10)。

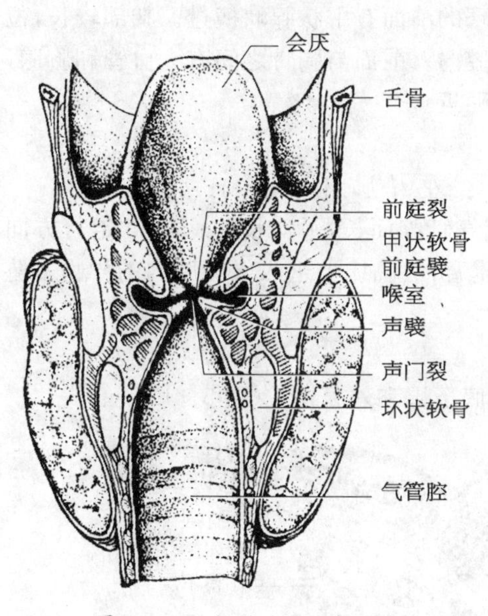

图 5-9 喉腔(冠状切面)

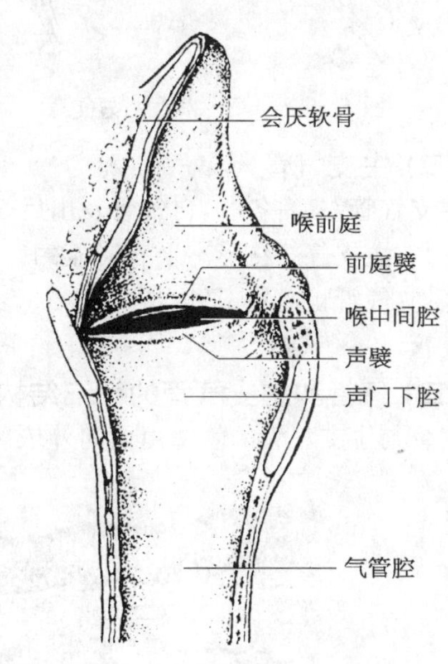

图 5-10 喉腔(矢状切面)

在喉腔中部的侧壁上,喉黏膜形成上、下两对呈矢状位的黏膜皱襞,上方的一对,称前庭襞,两侧前庭襞之间的裂隙,称前庭裂。下方的一对,称声襞,两侧声襞之间的裂隙,称声门裂,声门裂是喉腔最狭窄的部位。

声韧带连同声带肌及覆盖于其表面的喉黏膜,共同形成声带。当气流通过声门裂时,可使声带振动,发出声音。

喉腔可借两对黏膜皱襞分为 3 部分:①前庭襞以上的部分,称喉前庭;②前庭襞与声襞之间的部分,称喉中间腔;③声襞以下的部分,称声门下腔,声门下腔的黏膜下组织比较疏松,炎症时易发生水肿,导致呼吸困难。小儿的喉腔较窄小,严重者易引起窒息。

四、气管和主支气管

气管和主支气管是连通于喉与肺之间的管道,它们均由若干个气管软骨环借韧带连结而成。气管软骨环略呈"C"形,其缺口朝后,由结缔组织和平滑肌形成的膜壁封闭,因此气管和主支气管的后壁均为扁平状,并有一定的弹性(图 5-11)。

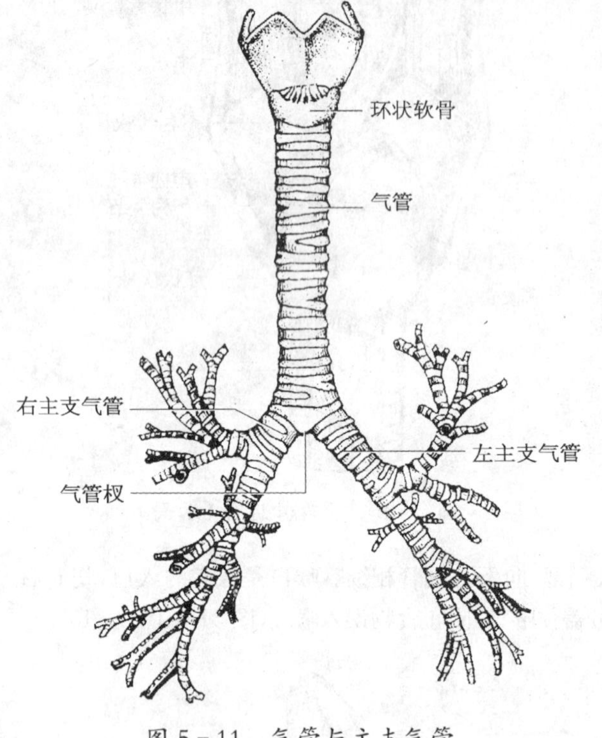

图 5-11　气管与主支气管

(一) 气管

气管由 14～17 个气管软骨环构成,位于食管的前方。气管上端连于环状软骨的下缘,向下进入胸腔,至胸骨角平面分为左、右主支气管。

根据气管的走行,以胸骨的颈静脉切迹为界,可将其分为颈部和胸部两部分。颈部较短,位于颈前部的正中,位置表浅,两侧有颈部的大血管和甲状腺侧叶。在第 2～4 气管软骨环的前面有甲状腺峡横过。胸部较长,位于胸腔内。前面与胸骨之间有大血管和胸腺,后面贴近食管。

(二) 主支气管

主支气管左、右各一,自气管发出后,行向外下方,经左、右肺门入肺。

左、右主支气管在形态上有明显的区别。左主支气管细而长,平均长 4～5 cm,走行方向较水平;右主支气管粗而短,平均长 2～3 cm,走行方向较垂直,故临床上进入气管腔内的异物多坠入右主支气管。

(三) 气管和主支气管的微细结构

气管与主支气管的管壁由内向外依次由黏膜、黏膜下层和外膜构成(图 5-12)。

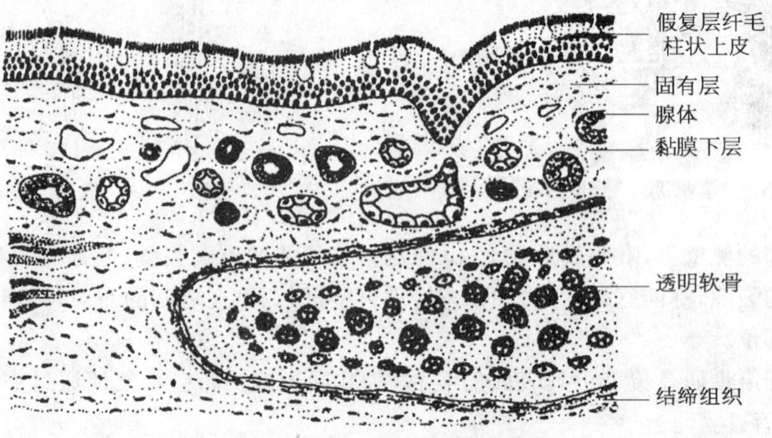

图 5-12　气管的微细结构

1. 黏膜 由上皮和固有层构成。上皮为假复层纤毛柱状上皮，并含有大量的杯状细胞。固有层由结缔组织构成，内含小血管、弹性纤维和散在的淋巴组织。

2. 黏膜下层 由疏松结缔组织构成，含有较多的血管、淋巴管和丰富的腺体。腺的导管经固有层开口于上皮的表面。

杯状细胞与黏膜下层内腺体的分泌物，可覆盖在上皮的表面，黏附吸入空气中的灰尘颗粒，经上皮纤毛有节律的向咽部摆动，将灰尘排出。

3. 外膜 较厚，主要由结缔组织和"C"形的气管软骨环构成，软骨环的缺口处，有横行的平滑肌和结缔组织。

第二节 肺

一、肺的位置和形态

肺位于胸腔内，纵隔的两侧，左、右各一。肺质软而轻，内含空气，呈海绵状且富有弹性。肺的表面光滑湿润，可见许多呈多边形的肺小叶轮廓。幼儿的肺呈淡红色，随着年龄的增长，吸入空气中的灰尘不断沉积于肺，使肺的颜色逐渐变为灰暗，甚至呈蓝黑色（图 5-13）。

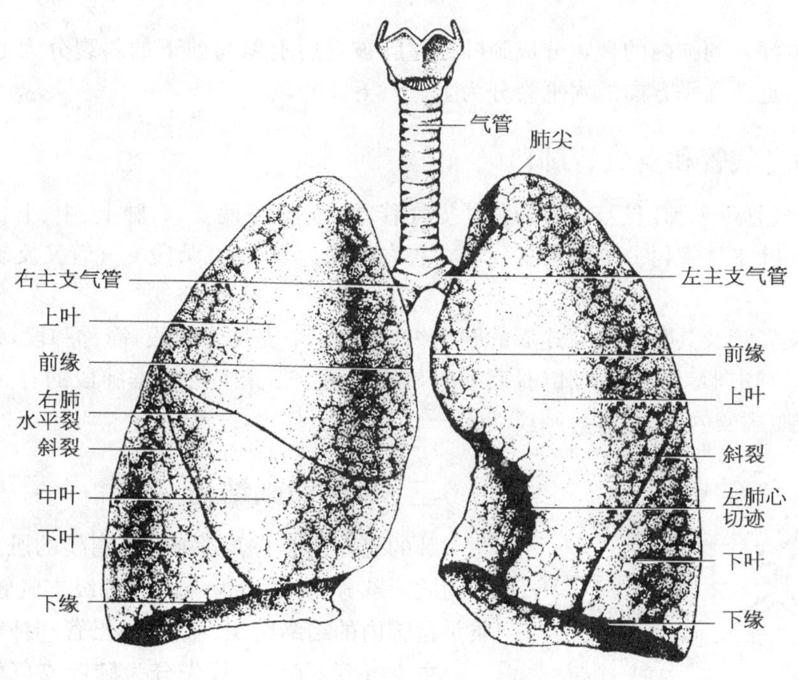

图 5-13 肺（前 面）

右肺因肝的影响较宽而短，左肺因心偏左故狭而长。每侧肺的形态都近似半圆锥形，具有一尖、一底、两面和三缘。肺的上端钝圆，称肺尖，可经胸廓上口突至颈根部，高出锁骨内侧 1/3 以上 2～3 cm。肺的下端宽大而凹陷，称肺底，因紧贴于膈，又称膈面。肺的外侧面隆凸，邻接肋和肋间肌，又称肋面。内侧面邻近纵隔，也称纵隔面。纵隔面的中部有一椭圆形的凹陷，称肺门，是主支气管、肺动脉、肺静脉、淋巴管和神经等出入肺的部位。这些出入肺门的结构被结缔组织和胸膜包绕，形成一束，称肺根。肺的下缘和前缘均薄而锐利，左肺的前缘下部有一弧形切迹，称左肺心切迹。

右肺的前缘则较平直。肺的后缘钝圆，位于脊柱两侧的肺沟中(图5-14)。

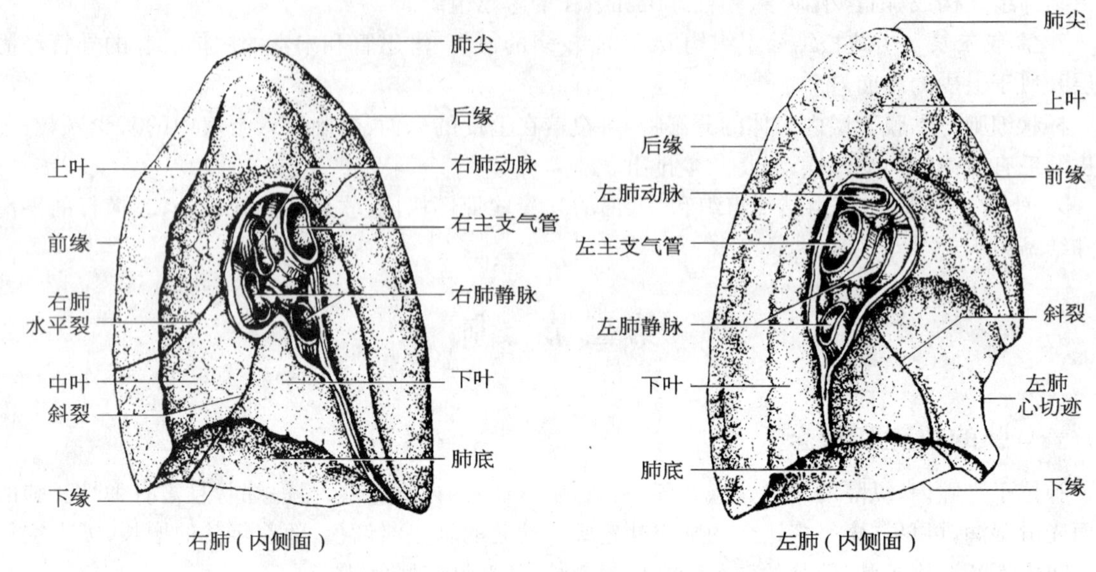

图5-14 肺

每侧肺都被深入到肺内的裂隙分成肺叶。左肺被自后上斜向前下的斜裂分为上、下两叶。右肺被斜裂和一条近于水平方向的水平裂分为上、中、下3叶。

二、肺内支气管和支气管肺段

左、右主支气管进入肺门后，先分为**肺叶支气管**，左肺上、下两支，右肺上、中、下3支，分别进入相应的肺叶。肺叶支气管再分为**肺段支气管**，左、右肺均为10支。肺段支气管又反复分支，呈树枝状，称支气管树。

每一肺段支气管及其分支和它连属的肺组织，构成一个**支气管肺段**，简称肺段，每侧肺均为10个肺段。肺段呈圆锥形，其尖朝向肺门，底朝向肺的表面。临床上可依据肺段的有关知识，进行诊断定位，也可按照病变的范围，进行肺段切除。

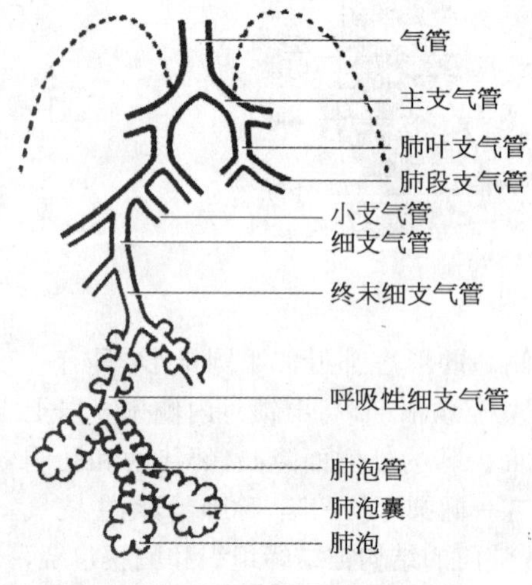

图5-15 肺内结构模式图

三、肺的微细结构

肺的表面包有一层浆膜，即胸膜的脏层。肺分实质和间质两部分，肺实质为肺内的各级支气管和肺泡，肺间质是指肺内的结缔组织、血管、淋巴管和神经等。

主支气管入肺后，首先分为**肺叶支气管**和**肺段支气管**，肺段支气管又反复分支，统称**小支气管**，当管径小于1 mm时，称**细支气管**，细支气管的分支为**终末细支气管**，终末细支气管又反复分支，直至肺泡(图5-15)。

一个细支气管连同它的各级分支及其所属的肺组织，构成一个肺小叶。肺小叶呈锥体形，尖朝向肺门，底朝向肺的表面。

肺实质根据其功能不同，分为导气部和呼吸部两部分。

（一）导气部

导气部是指肺内支气管中只能传送气体，不能进行气体交换的部分，包括肺叶支气管、肺段支气管、小支气管、细支气管和终末细支气管。

导气部的各级支气管，随着管径变细，管壁变薄，管壁的微细结构也发生了相应的变化，其主要变化规律是：黏膜的上皮由假复层纤毛柱状上皮，逐渐移行为单层纤毛柱状上皮和单层柱状上皮，杯状细胞逐渐减少，直至消失；黏膜下层内的腺体逐渐减少，直至消失；外膜中的软骨环变成软骨碎片，且碎片逐渐减少，直至消失；外膜中的平滑肌逐渐增多，到终末细支气管时，可形成完整的平滑肌层。

细支气管和终末细支气管内的平滑肌收缩与舒张，可改变其管径的大小，从而控制出入肺泡的气体流量。临床上的支气管哮喘即为该平滑肌发生痉挛性收缩，导致出入肺泡的气体流量减小，出现呼吸困难。

（二）呼吸部

呼吸部包括呼吸性细支气管、肺泡管、肺泡囊和肺泡，是进行气体交换的部分（图 5－16）。

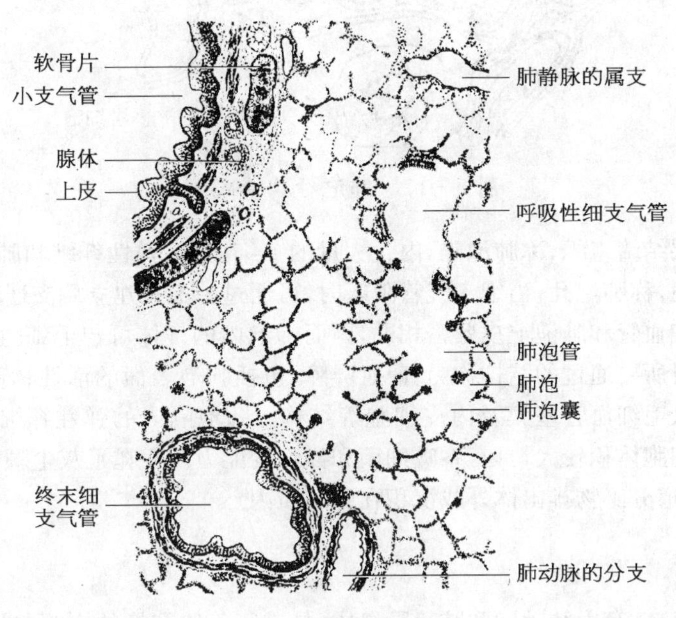

图 5－16 肺的微细结构

1. 呼吸性细支气管 **呼吸性细支气管**为终末细支气管的分支，因管壁上有少量肺泡的开口，故管壁不完整。

2. 肺泡管 **肺泡管**为呼吸性细支气管的分支，管壁上有较多的肺泡开口，管壁自身的结构只存在于相邻肺泡开口处之间。

3. 肺泡囊 **肺泡囊**与肺泡管相连续，为数个肺泡共同开口的管腔。

4. 肺泡 **肺泡**为气体交换的场所，呈多面形的囊泡状。成人肺内有肺泡 3 亿～4 亿个，吸气时总面积可达 140 m^2。

肺泡的壁极薄，由肺泡上皮和基膜构成。肺泡上皮为单层上皮，包括两种类型的上皮细胞。

①**Ⅰ型肺泡细胞**:数量多,覆盖面广,细胞呈扁平形,极薄。Ⅰ型肺泡细胞为气体交换提供了一个广而薄的表面积。②**Ⅱ型肺泡细胞**:数量少,细胞呈圆形或立方形,位于Ⅰ型肺泡细胞之间。Ⅱ型肺泡细胞能分泌表面活性物质,覆盖在肺泡腔的内表面,可降低肺泡的表面张力,稳定肺泡的大小(图5－17)。

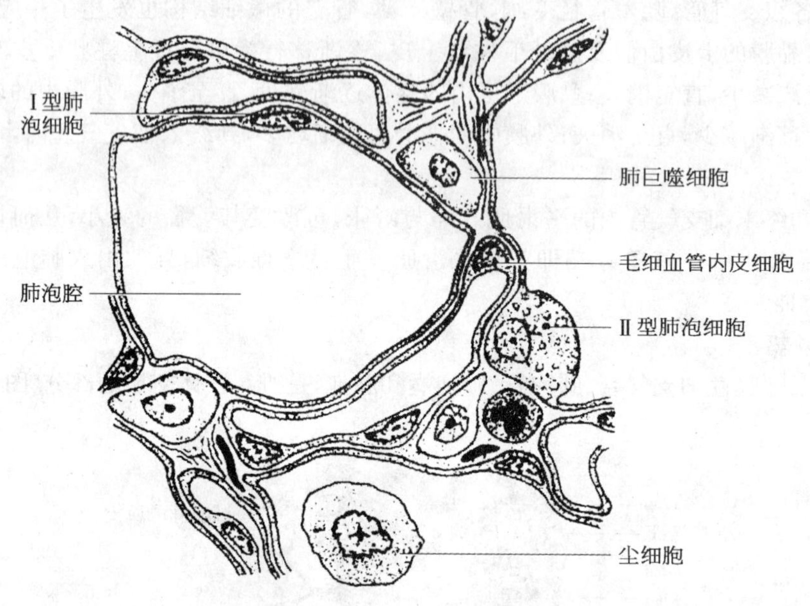

图 5－17　肺泡结构模式图

肺泡之间的薄层结缔组织,称**肺泡隔**,内含大量的毛细血管、弹性纤维和肺巨噬细胞。相邻的肺泡之间有小孔相通,称**肺泡孔**,当细支气管阻塞时,可通过肺泡孔建立侧支通气道。

肺泡隔内的毛细血管和肺泡上皮紧密相贴,因而肺泡内的气体可与毛细血管血液内的气体进行交换。气体交换时所要通过的结构称为**气-血屏障**,包括肺泡表面的活性物质、Ⅰ型肺泡细胞及基膜、薄层结缔组织、毛细血管基膜及内皮细胞等结构。肺泡隔内的弹性纤维可使肺泡具有良好的回缩力。**肺巨噬细胞**体积较大,具有吞噬细菌和异物的能力。吞噬了灰尘颗粒后的肺巨噬细胞,称**尘细胞**,可随呼吸道分泌物排出体外或沉积在肺间质内。

四、肺的血管

肺的血管有两套,一套由**肺动脉**和**肺静脉**组成,是进行气体交换的血管;另一套由**支气管动脉**和**支气管静脉**组成,是营养肺组织的血管。

(一) 肺动脉和肺静脉

每侧肺各有一条肺动脉,分别称右肺动脉和左肺动脉,肺动脉经肺门进入肺内,反复分支,最后在肺泡隔内形成毛细血管网。毛细血管又汇合成小静脉,最后每个肺汇集成两条肺静脉,经肺门出肺。

(二) 支气管动脉和支气管静脉

支气管动脉细小,由肺门入肺后,分支营养肺及各级支气管,最后汇集成小静脉,其中一部分汇入肺静脉,另一部分形成支气管静脉出肺。

第三节 胸 膜

一、胸膜与胸膜腔的概念

胸膜是一层薄而光滑的浆膜，可分脏胸膜与壁胸膜两部分。脏胸膜紧贴在肺的表面，并伸入到肺裂内。壁胸膜贴附于胸壁的内面、膈的上面和纵隔的侧面(图 5－18)。脏胸膜与壁胸膜在肺根处相互移行，两者之间可围成密闭的潜在性腔隙，称胸膜腔。胸膜腔左、右各一，内含少量浆液，并呈负压状态，可减少呼吸时两层胸膜间的摩擦。

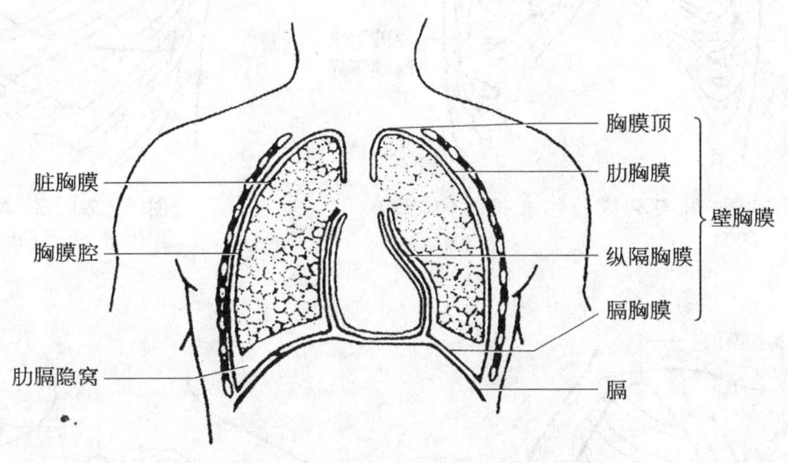

图 5－18 胸膜和胸膜腔模式图

二、壁胸膜的分部及胸膜隐窝

脏胸膜紧贴在肺的表面，与肺实质紧密相连，故又称肺胸膜。壁胸膜因贴附的部位不同可分为 4 部分。①肋胸膜：贴附于胸壁的内面；②膈胸膜：贴附于膈的上面；③纵隔胸膜：贴附于纵隔的外侧面；④胸膜顶：覆盖于肺尖的上方。

各部分壁胸膜相互移行返折处形成的潜在性间隙，称胸膜隐窝，即使在深吸气时肺缘也不能伸入其内。胸膜隐窝中最大而尤为重要的为肋膈隐窝。肋膈隐窝是在肋胸膜与膈胸膜相互移行处，形成的一个半环形间隙，它是胸膜腔的最低部位，当胸膜腔出现积液时，可首先积聚于此处。

三、肺与胸膜的体表投影

1. 肺的体表投影 两侧肺的前缘都从肺尖开始，斜向内下，经胸锁关节的后方至第 2 胸肋关节水平，左、右两侧靠拢并垂直下降。右侧前缘直达第 6 胸肋关节处，移行为右肺下缘。左肺前缘因有左肺心切迹，故下降至第 4 胸肋关节处斜向外下，沿胸骨左缘外侧 2～2.5 cm 处下行，至第 6 肋软骨中点处，移行为左肺下缘。

在平静呼吸时，两肺的下缘各沿第 6 肋向外后走行，在锁骨中线处与第 6 肋相交，在腋中线处与第 8 肋相交，在肩胛线处与第 10 肋相交，最后终于第 11 胸椎棘突的外侧。当深呼吸时，两肺的下界均可向上、下移动 2～3 cm(图 5－19、图 5－20、图 5－21、图 5－22)。

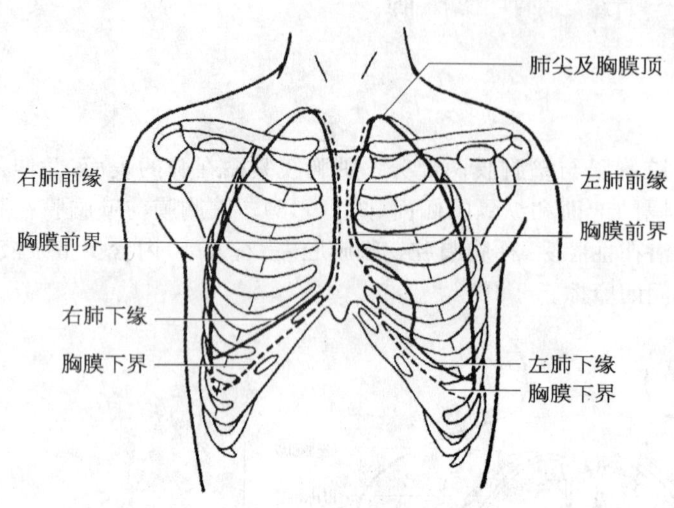

图 5-19 肺与胸膜的体表投影(前面)

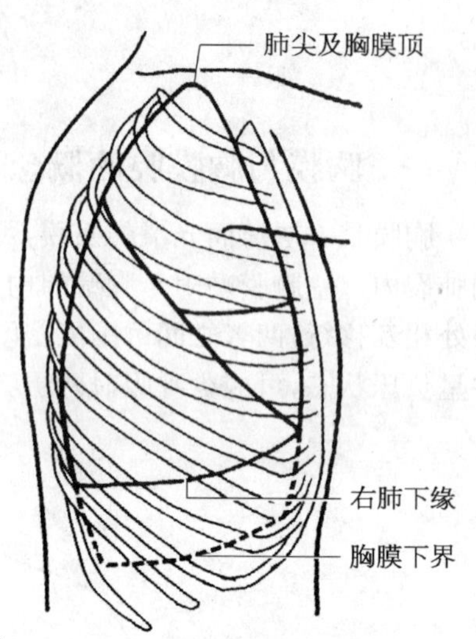

图 5-20 肺与胸膜的体表投影(右侧面)

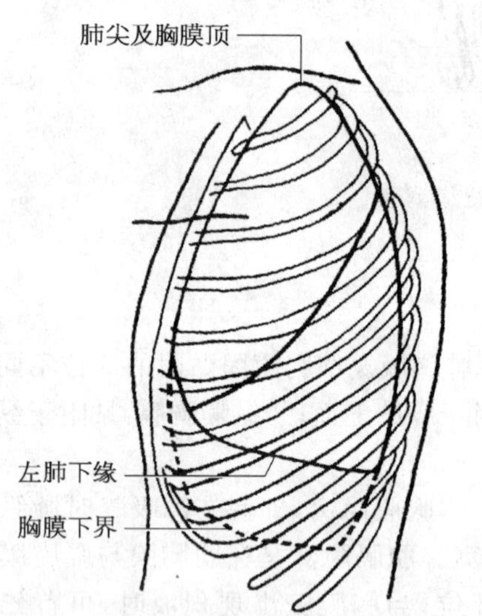

图 5-21 肺与胸膜的体表投影(左侧面)

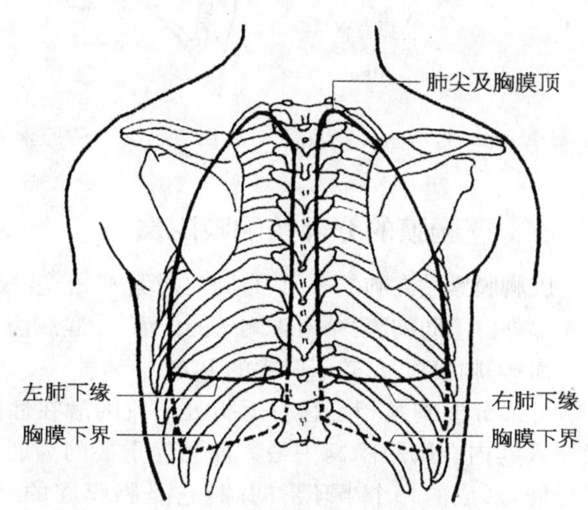

图 5-22 肺与胸膜的体表投影(后面)

2. 胸膜的体表投影　是指壁胸膜各部互相移行所形成的返折线在体表的投影位置，包括胸膜前界体表投影与胸膜下界体表投影。

胸膜前界体表投影即肋胸膜与纵隔胸膜之间的返折线，一般与肺前缘的体表投影基本相同。胸膜下界体表投影即肋胸膜与膈胸膜之间的折返线，当平静呼吸时，胸膜下界体表投影比肺下缘低约两个肋，即在锁骨中线处与第 8 肋相交，在腋中线处与第 10 肋相交，在肩胛线处与第 11 肋相交，最后终止于第 12 胸椎棘突的外侧。

第四节　纵　　隔

一、纵隔的概念及境界

纵隔是指两侧纵隔胸膜之间所有的器官和组织的总称。

纵隔的前界是胸骨，后界为脊柱的胸段，两侧界为纵隔胸膜，上界是胸廓上口，下界为膈。

二、纵隔的分部及内容

纵隔通常以通过胸骨角的平面为界，分为上纵隔和下纵隔，下纵隔再以心包为界，分为前纵隔、中纵隔和后纵隔（图 5-23）。

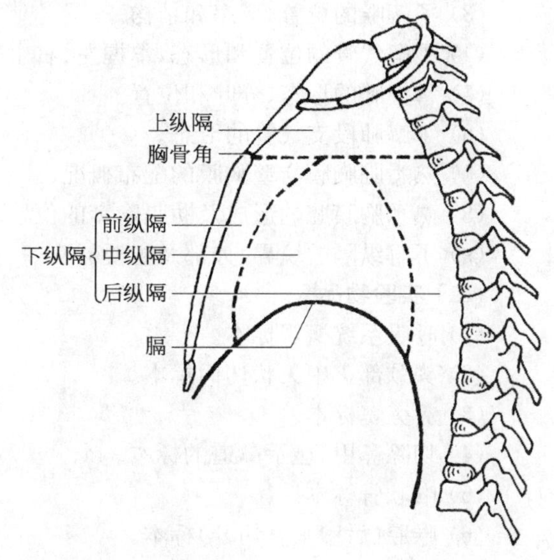

图 5-23　纵隔的分部

上纵隔内主要有胸腺、出入心的大血管、迷走神经、膈神经、气管、食管和胸导管等。

前纵隔位于胸骨与心包之间，内有疏松结缔组织和淋巴结等。

中纵隔位于前、后纵隔之间，内有心、心包和出入心的大血管等。

后纵隔位于心包与脊柱之间，内有食管、主支气管、胸主动脉、胸导管、奇静脉、半奇静脉、迷走神经、交感干等。

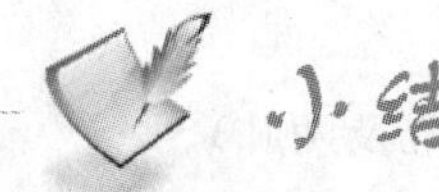

小结

人类的生存离不开空气，从一个人呱呱坠地的时候开始就进入了呼吸的旅程，通过呼吸机体获得 O_2，排出 CO_2，所有这一切都是通过呼吸系统完成的。

呼吸系统由呼吸道和肺两部分构成。呼吸道包括鼻、咽、喉、气管和主支气管等器官。鼻是呼吸道的门户，并能起到感受嗅觉的功能。咽既能通过气体，又是食物经过的通道。喉的结构复杂，是一个重要的发声器官。气管和主支气管始终处于一种开放的状态，并有一定的伸缩性，将气体从喉导入到肺。

肺的功能是进行气体交换。肺位于胸腔内，左、右各一，呈半圆锥形，肺的上部为肺尖，下部为肺底，在其内侧面的中部有肺门。左肺分上、下两叶，右肺分上、中、下 3 叶。肺的实质由支气管的各级分支及其末端相连的肺泡构成。支气管又依其管壁上是否有肺泡的存在，分为导气部和呼吸部。肺泡为多面形的小囊泡，肺泡壁与肺泡隔内毛细血管的血液之间存在着气-血屏障。

肺的周围有胸膜环绕，胸膜分脏、壁两层，之间为胸膜腔。在胸腔的中部有纵隔，内有心、气管、食管等器官。

实验指导

【呼吸系统解剖学实验】

(一) 实验目的要求

(1) 掌握呼吸道的组成和上、下呼吸道的区分。

(2) 了解鼻腔的形态结构,掌握鼻旁窦的组成及各窦的开口部位。

(3) 了解喉的位置、形态和结构。

(4) 了解气管的位置和形态,掌握左、右主支气管的形态特点。

(5) 掌握肺的形态、分叶和位置。

(6) 了解肺段支气管的形态。

(7) 熟悉脏胸膜与壁胸膜的配布概况。

(8) 熟悉胸膜腔的形成及肋膈隐窝的位置。

(9) 了解纵隔的境界、分部及主要器官。

(二) 实验物品

(1) 呼吸系统概观标本。

(2) 头颈部正中矢状切面标本。

(3) 鼻旁窦标本。

(4) 切除鼻甲,显示鼻道的标本。

(5) 喉软骨标本。

(6) 喉腔(后壁垂直切开)标本。

(7) 气管与支气管标本。

(8) 左、右肺标本。

(9) 支气管树标本。

(10) 胸腔解剖标本(切除胸前壁,显露纵隔及两肺)。

(11) 相应解剖挂图。

(三) 实验内容及方法

在呼吸系统概观标本上,逐一辨认呼吸道的各器官,并查看各器官之间的通连情况。区分上、下呼吸道。

1. 鼻

(1) 外鼻:可在活体上观察。

(2) 鼻腔:可在头颈部正中矢状面标本上,观察鼻腔的位置、通路、分部,辨认各鼻甲及鼻道。根据位置辨别黏膜嗅区和呼吸区的范围。

(3) 鼻旁窦:利用鼻旁窦标本和切除鼻甲显示鼻道的标本,辨认各鼻旁窦,注意他们与鼻腔的位置关系及各自的开口部位。

2. 喉

(1) 喉的软骨及连结:用喉软骨的标本观察喉各软骨的形态及其位置关系,注意喉结的位置。

(2) 喉腔:在头颈部正中矢状切标本上,观察喉腔的通连情况,注意会厌与喉腔的位置关系。在喉腔的标本上,辨认喉黏膜皱襞、皱襞之间的裂隙及喉腔的分部。

3. 气管和主支气管

(1) 气管:用气管与主支气管标本,观察气管的组成,注意气管软骨及气管后壁的形态。

（2）主支气管：用同一标本，观察左、右主支气管的形态差异，注意比较左、右主支气管的走行方向。

4. 肺的形态、位置　取离体的左、右肺标本，对比观察两肺的形态、裂隙、分叶及肺门的结构。在胸腔解剖标本上，观察肺的位置，注意肺尖与锁骨、肺底与膈，左肺前缘与心的位置关系。

5. 肺段支气管　利用支气管树标本，辨认肺叶支气管和肺段支气管。

6. 胸膜　在胸腔解剖标本上，察看胸膜的配布，区分脏胸膜和壁胸膜，辨认壁胸膜的各部分，注意壁胸膜的转折关系及形成的肋膈隐窝。

7. 纵隔　在胸腔的标本上观察纵隔的境界、分部和内容。

【呼吸系统组织学实验】

（一）实验目的要求

（1）熟悉气管、主支气管的层次和结构特点。

（2）了解肺导气部的组成及其微细结构的变化规律。

（3）熟悉肺呼吸部的组成及其微细结构。

（二）实验物品

（1）气管横切片。

（2）肺切片。

（三）实验内容与方法

1. 气管横切片（HE 染色）

（1）肉眼观察：标本呈环形，管壁中部呈浅蓝色的部分为软骨。

（2）低倍镜观察：靠近管腔呈淡紫红色的区域为黏膜，黏膜与软骨之间染成粉红色的区域为黏膜下层，软骨及其外周的结缔组织为外膜。

（3）高倍镜观察：

1）黏膜：上皮为假复层纤毛柱状上皮，染成淡紫红色，纤毛清晰。上皮细胞之间夹有杯状细胞，靠近上皮外周染成粉红色的部分是固有层。

2）黏膜下层：为疏松结缔组织，其内有许多腺体和血管的横切面。

3）外膜：由透明软骨和结缔组织构成，软骨缺口处可见平滑肌束和结缔组织。

2. 肺切片（HE 染色）

（1）肉眼观察：结构疏松呈蜂窝状，其中较大的腔隙为血管和支气管的断面。

（2）低倍镜观察：视野中许多染色较淡、大小不等、形态不规则的泡状结构，即为肺泡的断面。肺泡与肺泡之间的薄层结缔组织为肺泡隔。此外，在视野中还可以找到一些细小的支气管断面。

（3）高倍镜观察：

1）细支气管：管腔小，管壁无软骨，上皮为单层柱状上皮，有纤毛或无纤毛。上皮外周有一薄层平滑肌。

2）呼吸性细支气管：管壁不完整，与肺泡或肺泡管相连，上皮为单呈立方上皮，上皮外周有少量结缔组织和平滑肌。

3）肺泡管：为弯曲而不规则的管道，管壁连有许多肺泡，管壁不连续，仅在相邻肺泡的开口处之间残留管壁的痕迹。

4）肺泡：壁极薄，上皮细胞的外形不明显，能看到细胞核。

5）肺泡隔：可见许多毛细血管的断面，可以找到体积较大、外形不规则的肺巨噬细胞。有的肺巨噬细胞的细胞质内含有黑色灰尘颗粒，即尘细胞。

第六章 泌尿系统

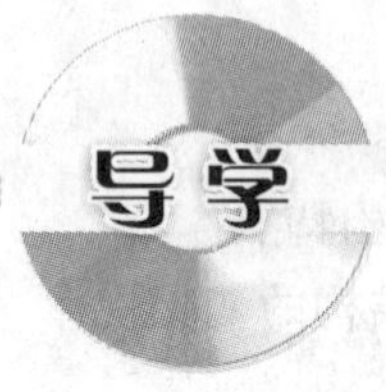

了解：肾血液循环的特点。

熟悉：输尿管的行程、分部和狭窄。

应用：泌尿系统的组成和功能；肾的位置、形态、剖面结构、肾被膜和肾的固定因素；膀胱的位置、形态与结构；女性尿道。

实验：腹、盆腔后壁（显示肾、输尿管形态、位置）；男、女性盆部正中矢状面标本或模型；肾组织切片。

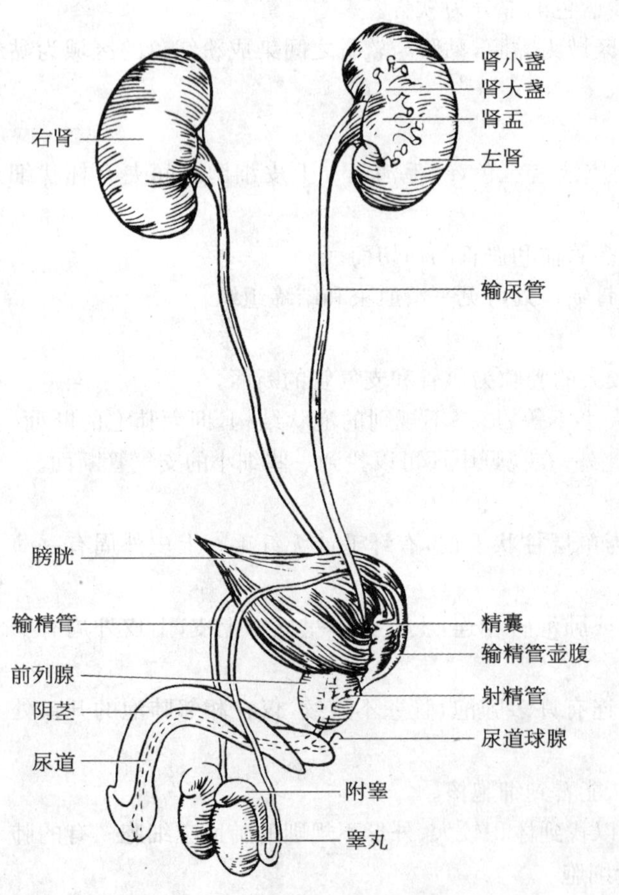

图 6-1　男性泌尿生殖系统模式图

泌尿系统由肾、输尿管、膀胱和尿道组成。它的主要功能是排出机体在新陈代谢过程中所产生的代谢产物，如尿酸、尿素，以及体内多余的水和无机盐等。这些代谢产物随血液运送到肾，在肾内形成尿液，然后经输尿管送入膀胱暂时贮存，当尿液达到一定量时再经尿道排出体外。泌尿系统对于调节体液总量、维持机体水盐代谢和酸碱平衡、保证内环境的相对稳定起着重要作用。此外，肾还可以分泌多种活性物质。当肾功能发生障碍时，会造成代谢产物的蓄积，从而打破内环境的稳定状态，影响新陈代谢的正常进行，甚至危及生命（图 6-1）。

第一节　肾

一、肾的形态

肾是成对的红褐色实质性器官，形如蚕豆，表面光滑，质地柔软。肾可分为上、下两端，前、后两面和内、外侧两缘。上端宽薄，下端窄厚。肾的前面较凸，后面较平，紧贴腹后壁。外侧缘隆凸，内侧缘中部凹陷称肾门，有肾动脉、肾静脉、肾盂、神经和淋巴管等出入。出入肾门的结构被结缔组织所包裹称肾蒂。因为下腔静脉靠近右肾的缘故，右侧肾蒂较左侧的短。肾门向肾实质内形成的凹陷称肾窦，窦内被肾盏、肾盂、肾血管及脂肪组织所占据(图 6－2)。

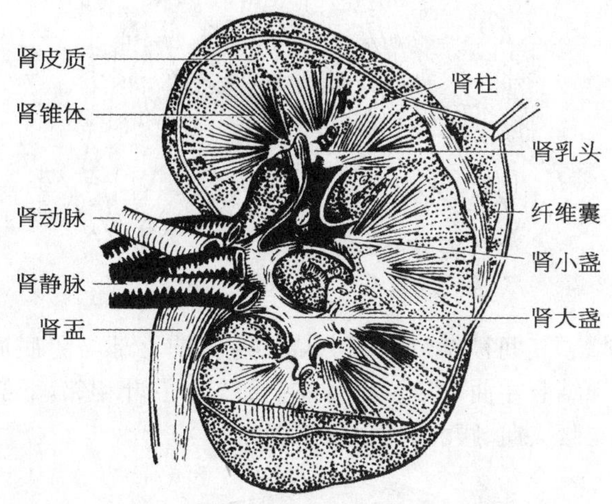

图 6－2　肾的剖面模式图

二、肾的位置及毗邻

肾位于脊柱两侧，腹后壁上部，略呈“八”字形排列(图 6－3)，属腹膜外位器官。两肾的位置并不对称，右肾受肝的影响，比左肾低 1～2 cm。左肾上端平第 11 胸椎体下缘，下端平第 2 腰椎体下缘。右肾上端平第 12 胸椎体上缘，下端平第 3 腰椎体上缘。两肾上端相距较近，下端相距较远。左肾后面的中部及右肾后面的上部有第 12 肋斜过。肾门约平第 1 腰椎体，其体表投影在竖脊肌外侧缘与第 12 肋的夹角处，称为肾区，肾患某些疾病时触压和叩击该区可引起疼痛(图 6－4)。

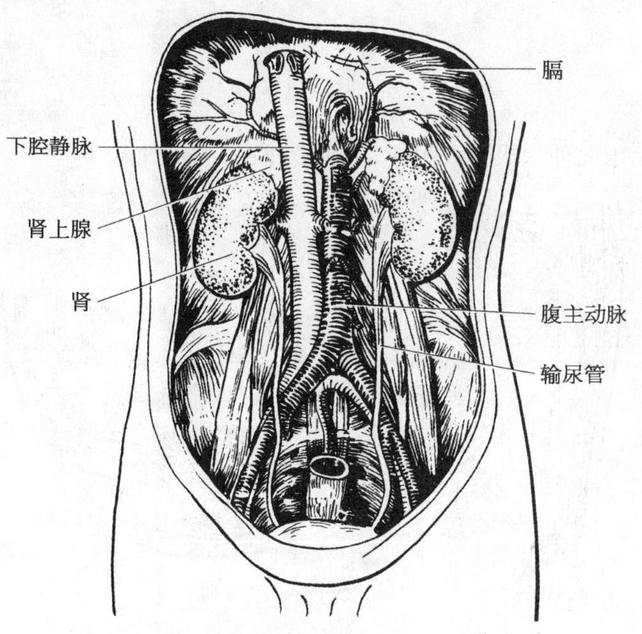

图 6－3　肾及输尿管位置及走行

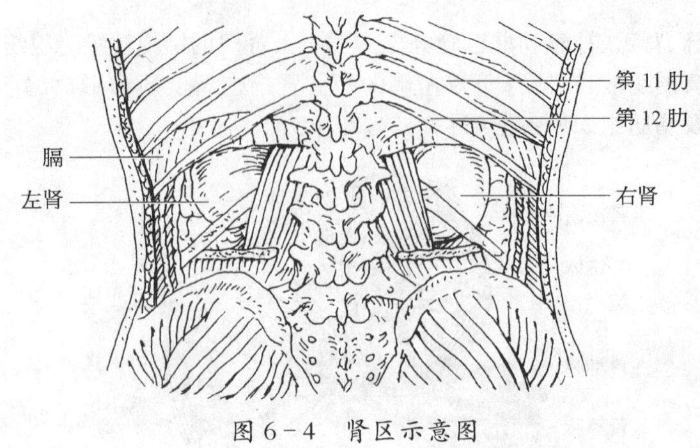

图6-4　肾区示意图

两肾上端有肾上腺紧贴，其间被结缔组织分隔。左肾前上部与胃底后面相邻，中部与胰尾和脾血管接触，下部与空肠和结肠左曲邻接。右肾前上部与肝右叶相邻，下部与结肠右曲接触。两肾后部上方与膈相邻，下部与腰大肌、腰方肌等相邻（图6-5）。

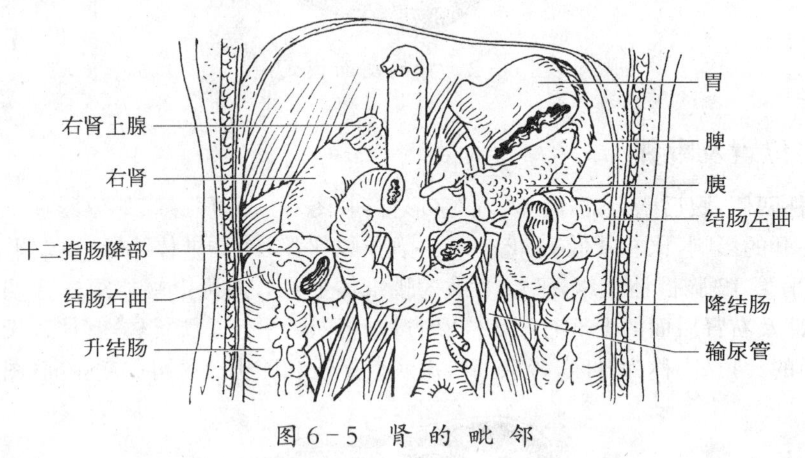

图6-5　肾的毗邻

三、肾的被膜

肾有3层被膜，由内向外依次为纤维囊、脂肪囊和肾筋膜（图6-6）。

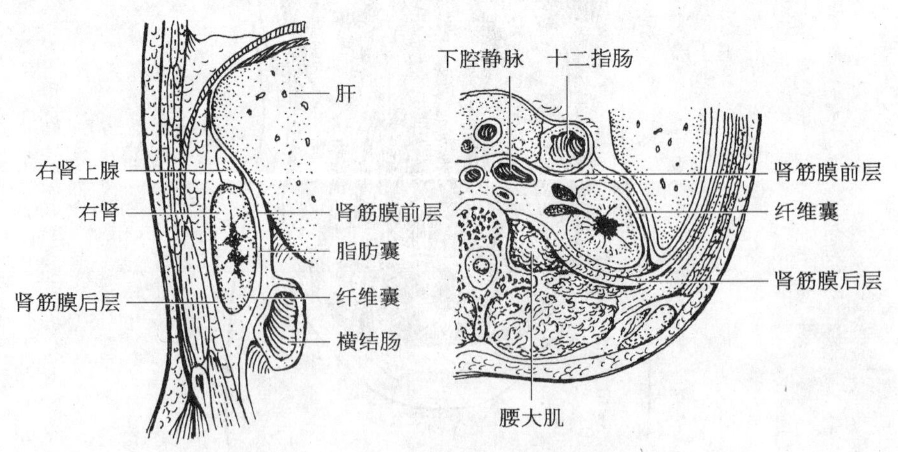

图6-6　肾的被膜

（一）纤维囊

纤维囊为包裹于肾实质表面的致密结缔组织薄膜，质坚韧。正常时此膜易剥离，病理情况下，肾纤维囊与肾实质发生粘连，不易剥离。肾破裂或肾部分切除时，需缝合此膜。

（二）脂肪囊

脂肪囊又名肾床，位于纤维囊的外面，为包裹肾及肾上腺周围的脂肪组织，并经肾门延伸至肾窦内。临床上作肾囊封闭，即是将药物注入此囊内。

（三）肾筋膜

肾筋膜位于脂肪囊的外周，分前、后两层包绕在肾和肾上腺的周围，分别称肾前筋膜和肾后筋膜。自肾筋膜发出许多结缔组织小梁，穿过脂肪囊与纤维囊相连，对肾有固定作用。肾前筋膜和肾后筋膜在肾上腺上方和肾外侧缘互相融合，在肾的下方互相分离，其间有输尿管穿行。肾前筋膜在肾的内侧覆盖在肾血管表面及腹主动脉和下腔静脉的前面，并与对侧肾前筋膜相续。肾后筋膜向内侧经血管和输尿管后方，与腰大肌筋膜相融合。

肾位置的固定主要靠肾筋膜、脂肪囊和邻近器官的支持，此外，肾血管、腹膜和腹压对肾也有固定作用。由于肾筋膜下方开放，如上述固定因素不健全，则可形成肾下垂或游走肾。

四、肾的剖面结构

在肾的冠状切面上，肾实质分为肾皮质和肾髓质两部分(图 6－2)。

（一）肾皮质

肾皮质位于肾实质的浅层，新鲜标本为红褐色，血管丰富，肉眼可见密布的红色点状细小颗粒，由肾小体和肾小管构成。肾皮质伸入肾髓质的部分称**肾柱**。

（二）肾髓质

肾髓质位于肾实质的深部，色较淡，约占肾实质厚度的 2/3，主要由 15～20 个**肾锥体**构成。肾锥体呈圆锥形，其底部朝向皮质，尖端伸向肾窦称为**肾乳头**，肾乳头顶端有许多小孔，称为**乳头孔**。包绕在肾乳头周围的漏斗状腔隙称**肾小盏**，共有 7～8 个，承接从乳头孔排出的尿液。在肾窦内，2～3 个肾小盏合成 1 个**肾大盏**，2～3 个肾大盏再汇成一个扁漏斗状的肾盂，肾盂出肾门后向下弯行，逐渐变细，移行为输尿管。从肾锥体底部呈辐射状深入肾皮质的条纹称**髓放线**，髓放线之间的皮质称**皮质迷路**。

五、肾的微细结构

肾实质主要由大量的肾单位和集合管构成。每个肾单位分肾小体和肾小管两部分。肾微细结构见图 6－7。肾小管汇入集合管，它们统称为泌尿小管。肾内的少量结缔组织、血管和神经等形成肾间质。肾实质的主要组成见右。

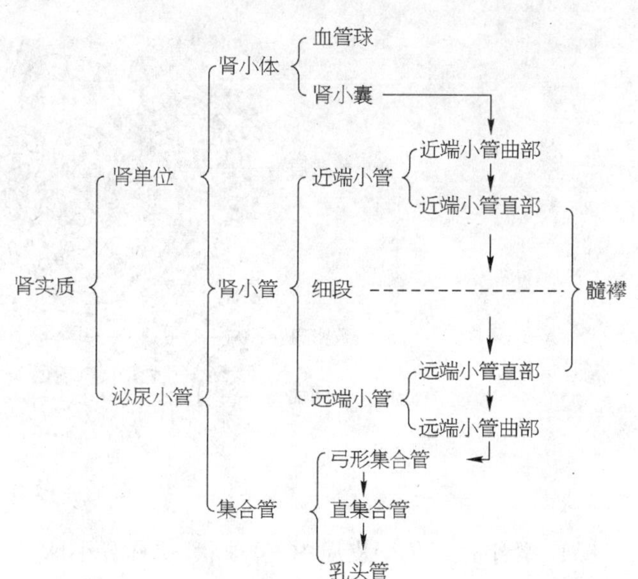

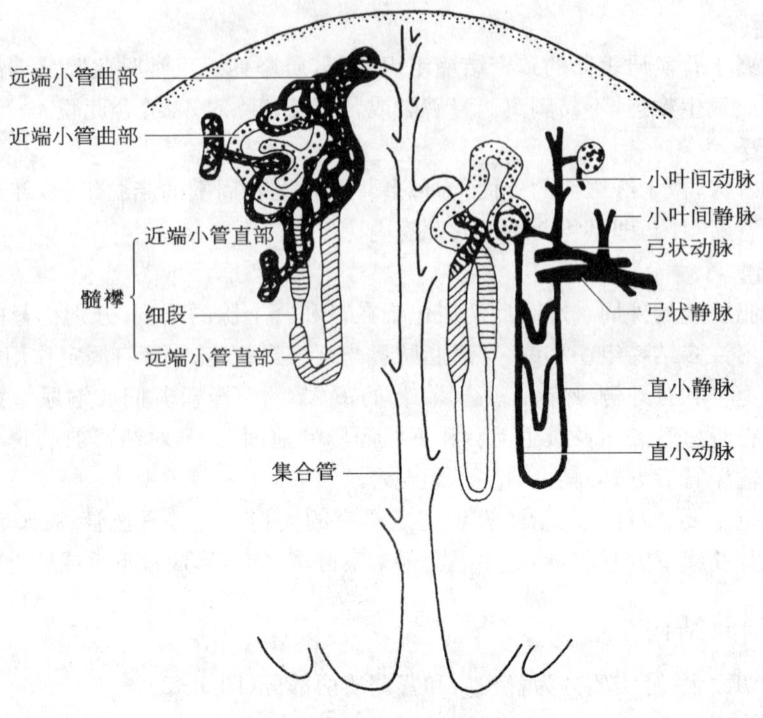

图 6-7　肾皮质微细结构

(一) 肾单位

肾单位是肾的结构与功能单位，每侧肾有 150 万个肾单位(图 6-8)。根据肾小体在皮质中的位置不同，可将肾单位分为两种。浅表肾单位的肾小体主要分布于皮质浅部，数量多，约占肾单位总数的 85%，在尿液形成中起主要作用；髓旁肾单位的肾小体分布于皮质深部，数量少，约占肾单位总数的 15%，主要起浓缩尿液的作用。

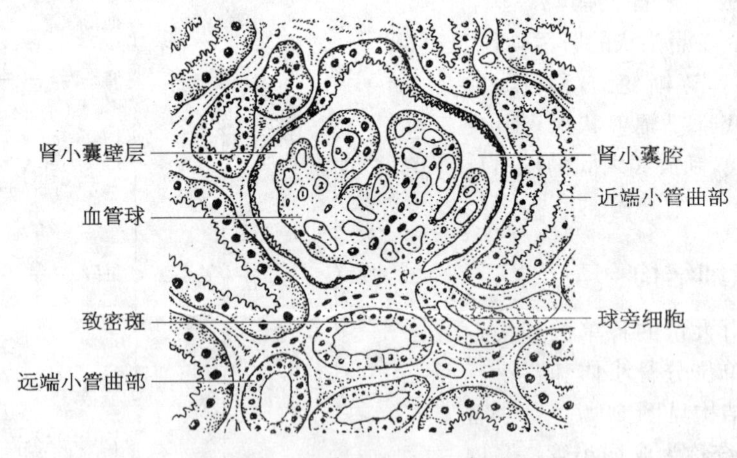

图 6-8　肾单位与肾血管模式图

1. 肾小体　位于皮质内，呈球状，也称肾小球。肾小体由血管球和肾小囊组成。肾小体有两个极，有微动脉出入的一端叫血管极，相对的一端与肾小管相连称尿极。

(1) 血管球：血管球是入球微动脉与出球微动脉之间的一团盘曲的毛细血管网。一条入球微动脉从血管极进入肾小囊，分支形成毛细血管网，在近血管极处又汇合成一条出球微动脉离开肾小囊。毛细血管壁由一层有孔的内皮细胞及其外面的基膜构成。毛细血管内皮细胞的孔径为50～100 nm，多无隔膜，有利于血液中的小分子物质滤出。由于入球微动脉比出球微动脉粗，故毛细血管内血压较高。

（2）肾小囊：**肾小囊**是肾小管起始部膨大凹陷而成的杯状双层囊，分脏、壁两层，与近曲小管腔相通。肾小囊的壁层为单层扁平上皮，在尿极处与近曲小管上皮连续，在血管极返折为脏层，两层之间为肾小囊腔。脏层由多突起的足细胞构成。足细胞从胞体伸出数个大的初级突起，从初级突起再分出许多指状的次级突起，互相嵌合成栅栏状，贴附于毛细血管基膜外面。相邻的次级突起之间有约 25 nm 的裂隙，称**裂孔**，孔上覆盖一层薄膜，称**裂孔膜**（图 6－9）。

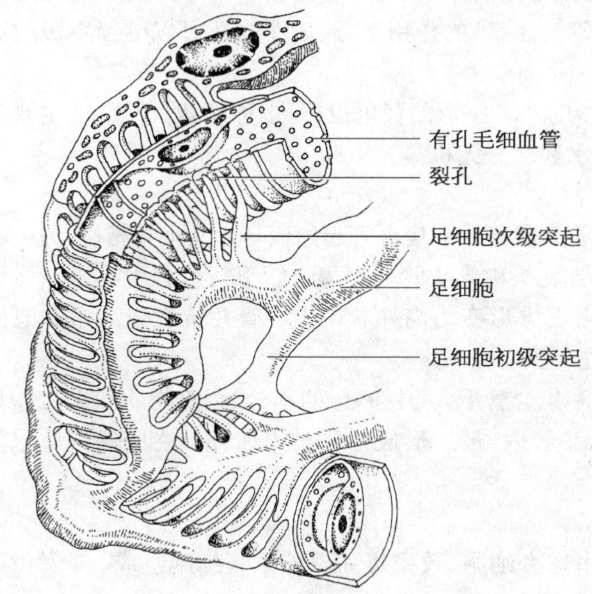

图 6－9　足细胞与毛细血管电镜模式图

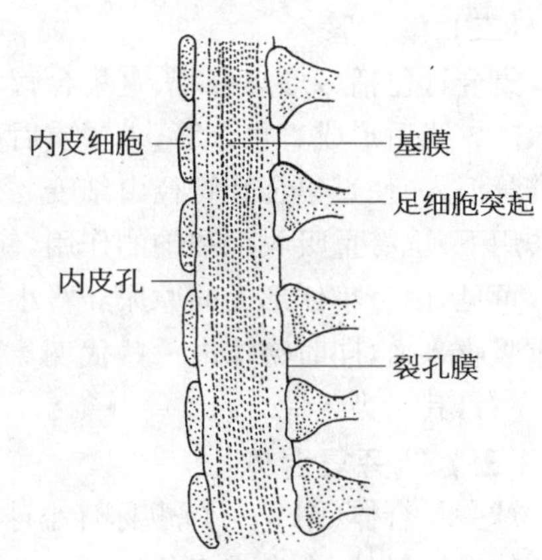

图 6－10　肾小体滤过膜模式图

有孔毛细血管内皮细胞、基膜和足细胞裂孔膜 3 层结构共同构成**滤过屏障**（**滤过膜**）（图 6－10）。当血液经过血管球毛细血管时，血浆中的水、无机盐和小分子物质均能通过滤过屏障进入肾小囊腔，形成原尿。原尿中除不含大分子蛋白质外，其成分与血浆相似。据测定，两个肾一昼夜可产生原尿量约 180 L。当滤过膜受损时（如肾小球肾炎），大分子蛋白质甚至血细胞均可通过滤过屏障，出现蛋白尿或血尿。

2. 肾小管　**肾小管**是单层上皮性小管，依位置和形态可分为近端小管、细段和远端小管 3 部分。

（1）近端小管：**近端小管**是肾小管中最粗最长的一段，约占肾小管总长的一半，分曲部和直部。

1）近端小管曲部：**近端小管曲部**简称**近曲小管**，起于肾小体尿极，盘曲于肾小体附近。上皮细胞由单层锥体形或立方形细胞构成。光镜下，细胞界限不清，胞质嗜酸性，核圆形，腔面有刷状缘，基底部有纵纹。电镜下，基底纵纹为大量纵行排列的线粒体；刷状缘为细长而密集的微绒毛，它扩大了近曲小管上皮游离面的表面积，有利于重吸收。

2）近端小管直部：**近端小管直部**简称**近直小管**，接近曲小管。结构与曲部相似，只是微绒毛等结构不如曲部发达。

近端小管是对原尿成分重吸收的主要部位，原尿中几乎全部的葡萄糖、氨基酸、大部分的水及无机盐等都在此被重吸收回血。

(2) 细段：细段续于近直小管，管径最细，管壁为单层扁平上皮，壁薄，利于水和电解质透过。

(3) 远端小管：远端小管包括直部和曲部两部分，管腔较大。

1) 远端小管直部：远端小管直部简称远直小管，与细段相接。管壁为单层立方上皮，胞质弱嗜酸性，着色浅。核圆形，位于细胞中央或近腔面。细胞游离面无刷状缘，基底部纵纹较明显。基底部细胞膜上有钠泵(Na^+ - K^+ - ATP 酶)，能主动向肾间质转运 Na^+，有利于重吸收水分，使尿液浓缩。

2) 远端小管曲部：远端小管曲部简称远曲小管，续于直部，盘曲于肾小体周围，基本结构与直部相同。远曲小管是离子交换的重要部位。在醛固酮的作用下，可重吸收 Na^+ 和排出 K^+，还可向小管腔内分泌 H^+ 和 NH_3。在抗利尿激素(血管升压素)的作用下，此段小管还可以继续重吸收滤液中的水分，使尿液浓缩，尿量减少。

近端小管直部、细段和远端小管直部共同构成"U"字形的**肾单位襻**，也称**髓襻**。其功能主要是减缓原尿在肾小管内的流速，重吸收原尿中的水和部分无机盐。

(二) 集合管

集合管包括弓形集合管、直集合管和乳头管 3 段。弓形集合管起始段与远曲小管相接，另一端进入髓放线后形成直集合管，入髓质后下行至肾乳头称乳头管。直集合管下行过程中有多条弓形集合管汇入，使直集合管管径由细变粗，上皮由立方形变为高柱状。集合管在抗利尿激素和醛固酮作用下，也有重吸收水和钠的作用，使原尿进一步浓缩。

可见，由肾小体形成的原尿经肾小管各段和集合管后，其中 99% 的水分、营养物质和无机盐均被重吸收入血，同时将体内一些代谢产物排入小管内，最后形成终尿排出体外。终尿仅占原尿的 1% 左右，其量为 1～2 L/d。

(三) 球旁复合体

球旁复合体(图 6-11)也称肾小球旁器，由球旁细胞、致密斑和球外系膜细胞组成。3 者位于肾小体血管极处，大致成三角形。

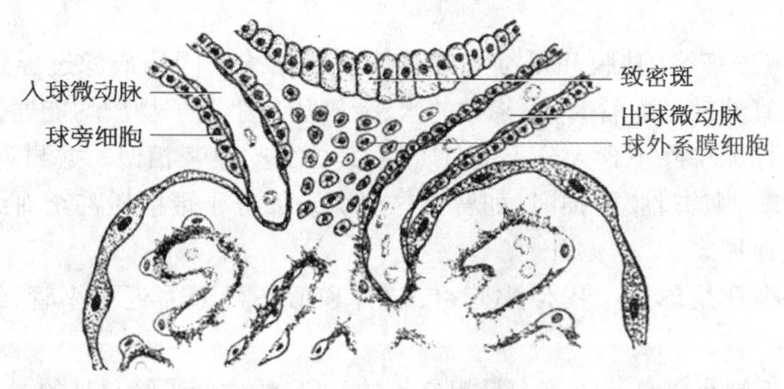

图 6-11　球旁复合体模式图

1. *球旁细胞*　入球微动脉在靠近肾小体血管极处，由管壁中膜的平滑肌细胞特化而成的上皮样细胞，称**球旁细胞**。细胞体积较大呈立方形，核圆，胞质弱嗜碱性，可分泌肾素。肾素有使血管收缩、血压升高的作用。

2. *致密斑*　远端小管曲部靠近肾小体血管极一侧的上皮细胞，由立方形特化为高柱状细胞，形成一个排列紧密的椭圆形区，称**致密斑**。致密斑是一种离子感受器，可感受远端小管滤液内

Na^+的浓度变化。当Na^+浓度降低时，致密斑细胞将信息传递给球旁细胞，促使球旁细胞分泌肾素，增强远曲小管对Na^+的重吸收作用，使血液Na^+浓度升高。

3. 球外系膜细胞 球外系膜细胞又称极垫细胞，是位于入球微动脉和出球微动脉之间的一群细胞，它在球旁复合体功能活动中，可能起信息传递作用。

（四）肾间质

肾间质是肾内的少量结缔组织、血管和神经等。皮质内肾间质较少，至髓质逐渐增加。肾间质内除一般的结缔组织成分外，还有一种间质细胞，可合成间质内的纤维和基质，还产生前列腺素。前列腺素是一种血管舒张剂，可舒张血管，促进周围血管内的血液循环，加快重吸收水的运转，促进尿液的浓缩。另外，在肾小管周围的血管内皮细胞可产生红细胞生成素，促使红细胞生成。

六、肾的血液循环

（一）肾的血液循环途径（图6-12）

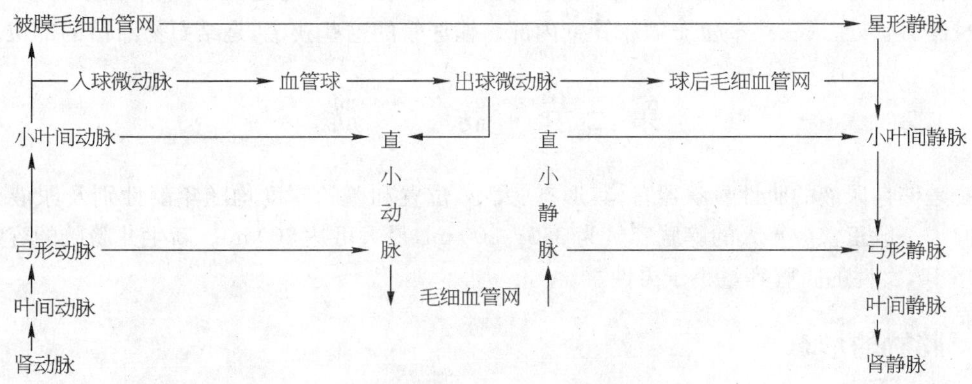

图6-12 肾血液循环

（二）肾的血液循环特点

（1）肾动脉直接来自腹主动脉，血流量大，约占心排血量的1/4。

（2）90%的血液供应皮质，进入血管球后被滤过。

（3）入球微动脉管径较出球微动脉粗，因而使血管球内压力较高，有利于滤过。

（4）动脉在肾内形成两次毛细血管，一是入球微动脉分支形成血管球，二是出球微动脉在肾小管周围形成球后毛细血管网。前者有利于滤过作用，后者有利于重吸收功能。

（5）髓质内的直小动脉和直小静脉与髓襻相伴行，有利于肾小管和集合管的重吸收和尿液浓缩。

第二节 输 尿 管

输尿管是成对的细长肌性管道，位于腹后壁，起于肾盂末端，终于膀胱。输尿管长20～30 cm，管径平均为0.5～1.0 cm，最窄处只有0.2～0.3 cm。

一、输尿管的分部

输尿管全长分为3部分，依次为输尿管腹部、输尿管盆部和输尿管壁内部。

(一) 输尿管腹部

输尿管腹部起自肾盂下端，在腹后壁沿腰大肌前面下降，至小骨盆入口处，左侧输尿管越过左髂总动脉末端前方，右侧输尿管则经过右髂外动脉起始部的前方进入盆腔。

(二) 输尿管盆部

输尿管盆部自小骨盆入口处，沿盆腔侧壁行向后下，男性输尿管转向前、内、下方，在输精管后方与之交叉后，于膀胱底外上角穿入膀胱壁。女性输尿管入盆腔后，行经子宫颈两侧而达膀胱底，在距子宫颈外侧约 2.5 cm 处，有子宫动脉从输尿管的前方越过。

(三) 输尿管壁内部

输尿管壁内部是输尿管斜穿膀胱壁的部分，长约 1.5 cm。当膀胱充盈时，膀胱内压力升高可引起壁内部的管腔闭合，从而阻止尿液向输尿管反流。

二、输尿管的狭窄

输尿管全程有 3 处生理性狭窄。第一狭窄位于肾盂输尿管移行处；第二狭窄位于骨盆入口，输尿管跨过髂血管处；第三狭窄位于输尿管壁内部。输尿管的这些狭窄，是结石易滞留的部位。

第三节　膀　　胱

膀胱是储存尿液的肌性囊状器官，其形态、大小、位置和壁的厚度均随年龄性别及尿液充盈程度而不同。一般正常成年人的膀胱容量为 350～500 ml，最大可达 800 ml。新生儿膀胱的容量约为成人的 1/10，女性的膀胱容量小于男性。

一、膀胱的形态

膀胱空虚时呈三棱锥体形，分为尖、底、体和颈 4 部分。膀胱尖朝向前上方；膀胱底呈三角形，朝向后下方；尖与底之间的部分称膀胱体；膀胱的最下部称膀胱颈，内有尿道内口与尿道相通（图 6－13、图 6－14）。

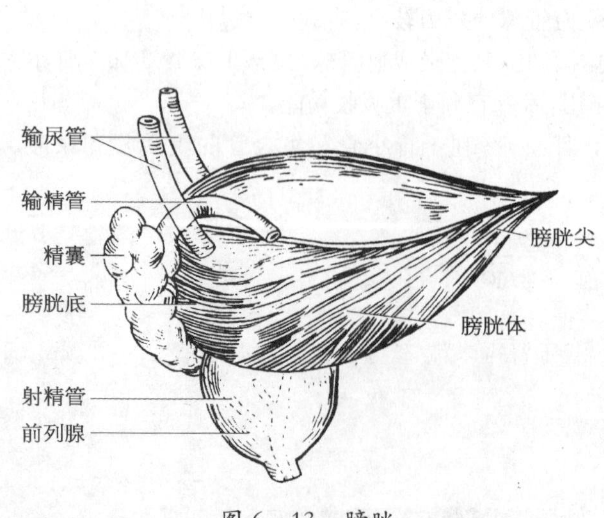

图 6－13　膀胱

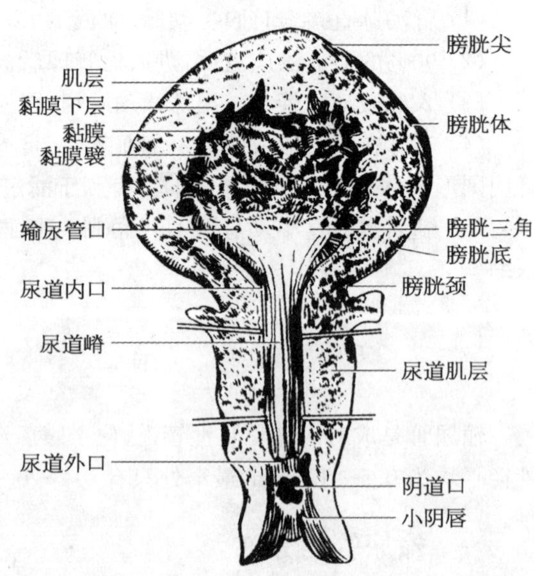

图 6－14　女性膀胱及尿道额状切面（前面观）

二、膀胱壁的构造

膀胱壁分3层，由内向外依次为黏膜、肌层和外膜。

（一）黏膜

膀胱黏膜的上皮为变移上皮，当膀胱壁收缩时，黏膜聚集成许多皱襞。在膀胱底内面，两侧输尿管口和尿道内口之间形成的三角区，称为膀胱三角。此区缺少黏膜下组织，其黏膜直接与肌层紧密结合，无论在膀胱充盈或空虚时始终保持平滑状态。膀胱三角是膀胱肿瘤、结核和炎症的好发部位。两输管口之间的皱襞，称为输尿管间襞，膀胱镜检查时为一苍白带，此襞可作为寻找输尿管口的标志。

（二）肌层

膀胱肌层为平滑肌，分内纵、中环、外纵3层，3层肌束相互交错，分界不清。中层环行肌在尿道内口处增厚形成括约肌。

（三）外膜

膀胱顶部为浆膜，其余部分为纤维膜。

三、膀胱的位置和毗邻

成年人的膀胱位于小骨盆腔前部、耻骨联合的后方。膀胱底在男性与精囊腺、输精管壶腹和直肠相邻，在女性则与阴道上部和子宫颈相邻；膀胱颈在男性与前列腺紧密邻接，在女性则贴附在尿生殖膈上。

膀胱空虚时全部位于盆腔内，充盈时膀胱尖高出耻骨联合上缘，此时由于腹前壁返折向膀胱的腹膜也随之上移，使膀胱前下壁直接与腹前壁相贴。这时在耻骨联合上方行穿刺术，可避免伤及腹膜和污染腹膜腔。

第四节　尿　道（女）

男性尿道除排尿外尚有排精功能（详见男性生殖系统）。女性尿道与男性尿道差异很大。

女性尿道长3～5 cm，直径约0.6 cm。其特点为短、宽、直。尿道内口起于膀胱颈，周围有膀胱括约肌环绕，约在耻骨联合平面行向前下方，穿过尿生殖膈，开口于阴道前庭的尿道外口。在尿生殖膈，尿道和阴道周围有横纹肌环绕，形成尿道阴道括约肌，可随意控制排尿。在尿道下端有尿道旁腺，其导管开口于尿道周围，感染时可形成囊肿。由于女性尿道的结构特点与阴道口及肛门的位置关系，易引起逆行性尿路感染。

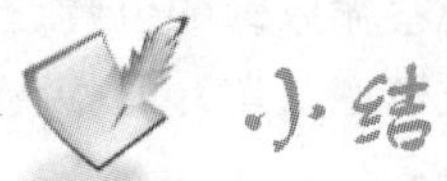

小结

泌尿系统由肾、输尿管、膀胱及尿道4部分组成，其主要功能是以形成尿液的方式排出机体内的代谢废物，对人体的水盐代谢和离子平衡起调节作用。此外还有维持机体内环境的稳定和内分泌等功能。血液流经肾脏时，经过肾的过滤和重吸收形成尿液，而后经输尿管有节律的蠕动输送到膀胱储存，当达到一定量时经尿道排出体外。掌握和熟悉泌尿系各器官的位置、形态、结构特点，对于正确认识和理解临床泌尿系疾病及相关操作有重要意义。

实验指导

【泌尿系统的解剖学实验】

（一）实验目的要求

（1）熟悉泌尿系统的组成。

（2）掌握肾的位置、形态、结构和毗邻。

（3）熟悉肾的被膜和固定因素。

（4）熟悉输尿管行程、分部和生理性狭窄。

（5）掌握膀胱的形态、位置、结构和毗邻。

（6）掌握女性尿道的毗邻、形态特点和开口部位。

（二）实验物品

（1）保留腹后壁脏器原位的局部标本。

（2）离体肾及肾的剖面标本。

（3）泌尿生殖系统概观离体标本或模型。

（4）保留腹后壁通过肾中部的横切标本。

（5）男性、女性骨盆正中矢状切面标本或模型。

（6）保留输尿管的切开的膀胱离体标本（示膀胱三角）。

（7）新鲜猪肾。

（8）相应的解剖挂图。

（三）实验内容与方法

（1）本次实验教师先说明观察内容，然后学生自己观察标本和模型，教师巡回指导。

（2）在泌尿生殖系统概观离体标本上，观察泌尿系统的组成。

（3）在腹膜后间隙的器官标本和离体肾标本上，观察肾的形态和位置，注意左右肾的位置差异。观察肾门的位置，辨认出入肾门的肾动脉、肾静脉和肾盂。观察肾盂与输尿管的移行部位。

（4）在通过肾中部的腹后壁横切标本上，观察肾门的3层被膜。由外向内依次为肾筋膜、肾脂肪囊和肾纤维囊。

（5）取新鲜猪肾，观察肾的色泽、质感、纤维囊与肾实质结合的情况。剖开猪肾，观察剖面结构。

（6）在肾的剖面标本上，观察肾皮质和肾髓质的构造，肾小盏、肾大盏和肾盂的形态，观察肾窦及其内容物。

（7）在保留腹后壁脏器的器官标本上，观察输尿管的位置、行程和3个狭窄的部位。

（8）在男、女性盆腔正中矢状切面标本或模型及切开的膀胱离体标本上，辨认输尿管的开口和尿道内口。观察膀胱三角的形态特点。

（9）在女性骨盆腔正中矢状切面标本上，观察女性尿道的行程、毗邻、形态特点和尿道外口的位置。

【泌尿系统的组织学实验】

（一）实验目的要求

（1）熟悉肾单位的组成。

（2）了解肾小体和肾小管各段在肾实质内的位置。

（3）掌握肾小体和肾小管的光镜结构。

（4）熟悉球旁复合体的组成、位置和结构特点。

（5）了解膀胱壁的光镜结构。

（二）实验物品

（1）光学显微镜。

（2）肾组织切片、膀胱组织切片。

（三）实验内容与方法

1. 肾切片（HE 染色）

（1）肉眼观察：切片呈锥体形，浅层深红色的部分为肾皮质，可见圆点状分布的肾小体；深部着色浅的部分为肾髓质（肾锥体）。

（2）低倍镜观察：肾的被膜位于肾皮质表面，是染色浅淡红色的线状结构，由致密结缔组织组成。被膜的深面为肾皮质。肾皮质内可见圆球形的肾小体、近端小管曲部（深红色）和远端小管曲部（染色较浅）等结构的切面。皮质的深面是髓质，有大量平行排列小管的断面结构，但无肾小体。

（3）高倍镜观察：

1）肾小体：由血管球和肾小囊构成。血管球染成红色，为大量毛细血管的切面，可含血细胞。肾小囊的脏层为足细胞，与毛细血管紧贴而不易分清，但可见大量的细胞核。肾小囊的壁层为单层扁平上皮，它与血管球之间的腔隙是肾小囊腔。

2）近端小管曲部：呈深红色，管壁厚，管腔较小而不规则。上皮细胞为单层立方上皮，呈锥形，细胞的界限不清晰。细胞质嗜酸性，细胞核圆形，靠近基底部。上皮细胞的游离面可见毛糙不齐的刷状缘。

3）细段：在靠近肾乳头部较易找到。管腔较小，管壁为单层扁平上皮，细胞核突向管腔，细胞质染成浅红色。

4）远端小管曲部：与近曲小管比，数目较少。管壁较近端小管略薄，管腔相对较大而规则，由单层立方上皮构成，细胞排列紧密，界限较清晰，细胞染成浅红色，细胞核呈圆形。细胞游离面无刷状缘。

5）集合管：管腔较大。上皮细胞因部位不同而可为立方形或低柱状，细胞界限清晰，细胞核着色深。

6）球旁复合体：在肾小球的血管极处观察。①球旁细胞：位于入球微动脉内皮外侧，由平滑肌细胞变化而成。细胞较大，呈立方形或多边形，核大而圆。②致密斑：远端小管曲部靠近肾小体侧的上皮细胞，呈高柱状，细胞核排列紧密。③球外系膜细胞：位于入、出球微动脉和致密斑围成的三角形区域内的一群小细胞，核呈卵圆形，染色较深。

（4）绘图：在高倍镜下绘肾皮质主要结构彩图，注明以下结构名称：肾小囊、血管球、肾小囊腔、近端小管曲部、远端小管曲部和球旁复合体。

2. 示教

（1）肾血管（肾动脉卡红明胶灌注）：观察入球微动脉、血管球、球后毛细血管网等。

（2）膀胱壁（HE 染色）：观察变移上皮、平滑肌层及外膜。

第七章

生殖系统

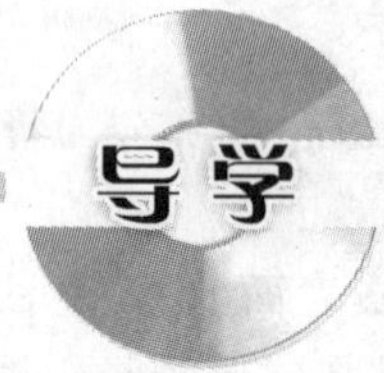

了解：女性外阴。

熟悉：射精管、精索的概念；前列腺、阴囊、阴茎；子宫的微细结构、月经周期；阴道、女性乳房、会阴。

应用：男性生殖系统的组成；睾丸的位置、形态和微细结构；输精管的行程和分部；男尿道的分部、弯曲、3处扩大和狭窄；女性生殖系统的组成；卵巢的位置、形态和微细结构；输卵管的位置、分部和形态结构；子宫的位置、形态及固定装置。

实验：男、女性盆腔器官标本和模型、盆腔矢状切面标本或模型；睾丸、卵巢和子宫组织切片。

生殖系统包括男性生殖系统和女性生殖系统，主要功能是产生生殖细胞，繁殖后代，延续种族；分泌性激素，维持第二性征。

男、女生殖系统的所属器官，按部位均可分为内生殖器官和外生殖器官两部分。内生殖器位于体内；外生殖器裸露体表。

第一节 男性生殖系统

男性内生殖器官由睾丸、附睾、输精管、射精管、精囊、前列腺及尿道球腺。外生殖器官有阴囊和阴茎(图7-1)。

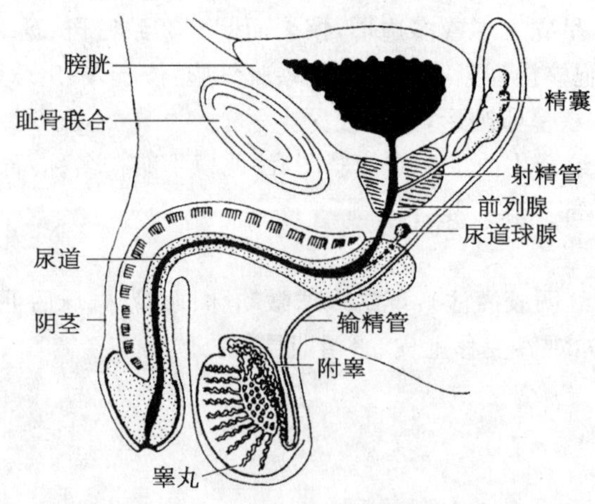

图7-1 男性生殖系统概况

一、睾丸

睾丸是男性的生殖腺，其功能是产生精子和分泌雄激素。

(一) 睾丸的位置形态

睾丸位于阴囊之内，左右各一。睾丸呈略扁的椭圆形。可分上、下两端，内、外侧两面，前、后两缘。前缘游离，后缘上份与附睾相连。睾丸表面大部分盖有腹膜，称**睾丸鞘膜**。鞘膜分两层，包在睾丸表面的鞘膜称脏层；衬在阴囊内面鞘膜的为壁层，其脏、壁两层之间形成一个封闭的囊腔，称鞘膜腔。腔内有少量的浆液，起润滑作用(图 7-2)。

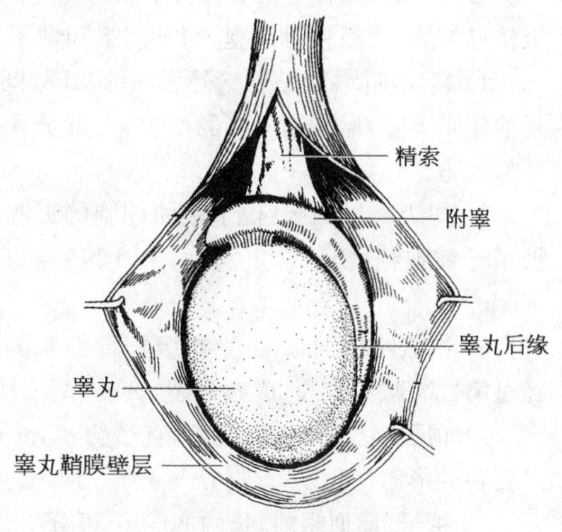

图 7-2　睾丸和附睾侧面

(二) 睾丸的结构

睾丸表面有一层致密结缔组织膜，叫白膜。白膜在睾丸后缘增厚，并延伸到睾丸内，形成睾丸纵隔。**睾丸纵隔**向睾丸实质分发出许多**睾丸小隔**，将睾丸实质分为许多锥形的**睾丸小叶**。每个睾丸小叶内有 1～4 条弯曲而细长的**生精小管**。生精小管之间的疏松结缔组织，即**睾丸间质**。生精小管在近睾丸纵隔处变为**直精小管**，直精小管进入到睾丸纵隔吻合成**睾丸网**。从睾丸网发出十几条输出小管，出睾丸后缘的上部入附睾(图 7-3)。

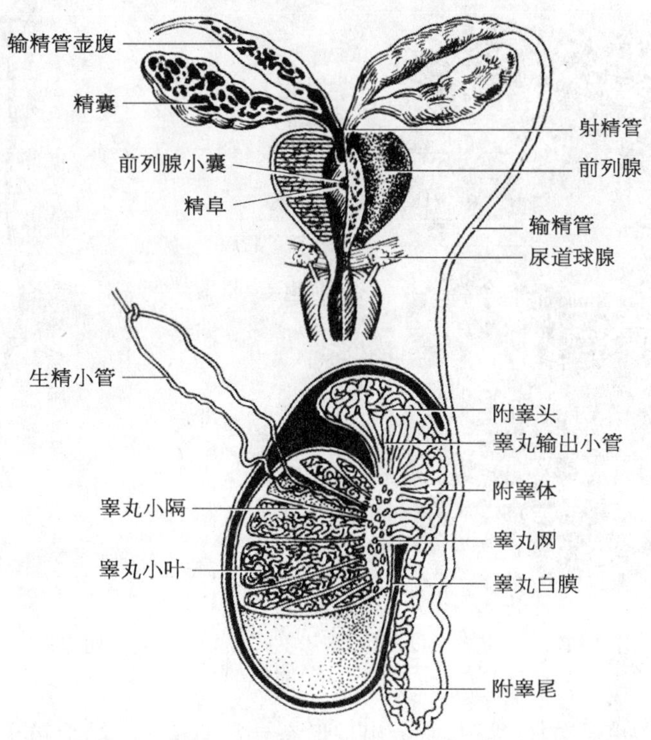

图 7-3　睾丸和附睾及排精途径模式图

（三）睾丸的微细结构

1. 生精小管　生精小管是一条直径 150～250 μm，长 30～70 cm 的管道，管壁由各级生精细胞和支持细胞构成。

(1) 生精细胞：生精小管管壁内可见不同发育阶段的生精细胞，从外向内依次为：精原细胞、初级精母细胞、次级精母细胞、精子细胞和精子。

1) 精原细胞：紧贴管壁外表面的基膜，圆形或卵圆形，直径 12 μm。自青春期开始，在促性腺激素的作用下，精原细胞不断的增生，一部分作为干细胞存在，另一部分经数次分裂后，分化成初级精母细胞。

2) 初级精母细胞：位于精原细胞的近腔侧，圆形，直径 18 μm。核大而圆，染色质成丝状。初级精母细胞经过 DNA 复制后（4n DNA），进行第一次减数分裂（成熟分裂），形成两个次级精母细胞。

3) 次级精母细胞：位于初级精母细胞的近腔面，直径 12 μm，核圆，染色较深，内含 2n DNA。经过第二次减数分裂（成熟分裂），产生两个精子细胞。

4) 精子细胞：位于近腔面，直径约 8 μm，核圆，染色深，内含 1n DNA。精子细胞不再分裂。经过复杂的形态变化发育成精子。

5) 精子：形似蝌蚪，长约 60 μm，可分头、尾两部。精子头部嵌入支持细胞内，其尾部游离于生精小管腔内。头部主要是浓缩的细胞核，核的前部被顶体覆盖，顶体内含多种水解酶，在受精中发挥重要作用。精子尾细长，可以摆动，是精子的运动器官（图 7-4、图 7-5）。

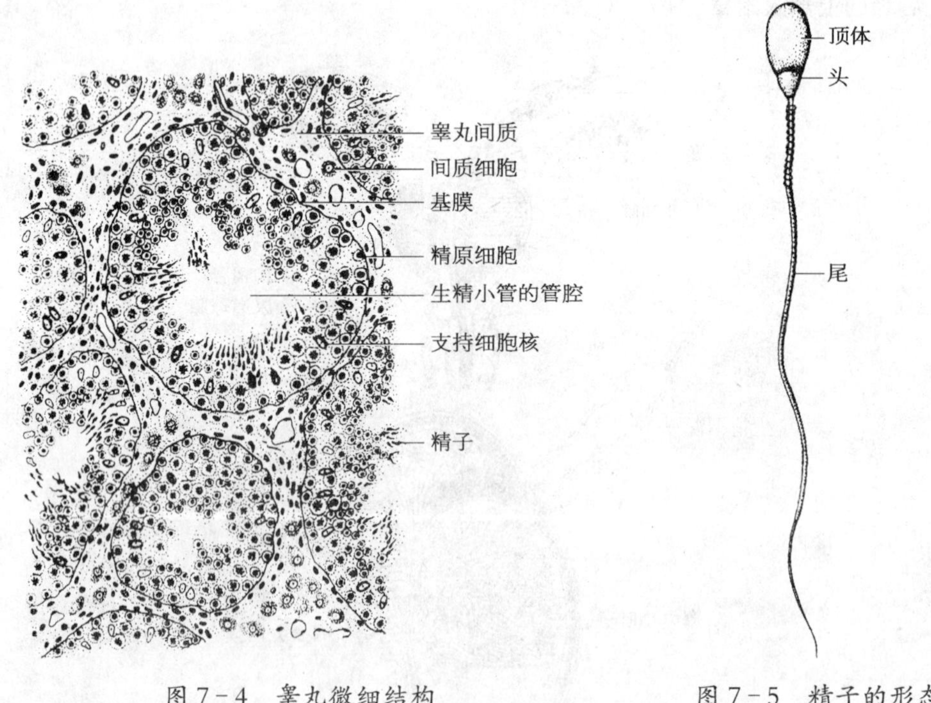

图 7-4　睾丸微细结构　　图 7-5　精子的形态

精子细胞在变形为精子的过程中，常会出现形态异常的精子。畸形精子如果超过 20%，可导致男性不育。

(2) 支持细胞：**支持细胞**呈长锥形，其基底部附着于基膜上，顶部伸向管腔，支持细胞表面嵌着各级生精细胞，故起支持、营养等作用(图7-6)。

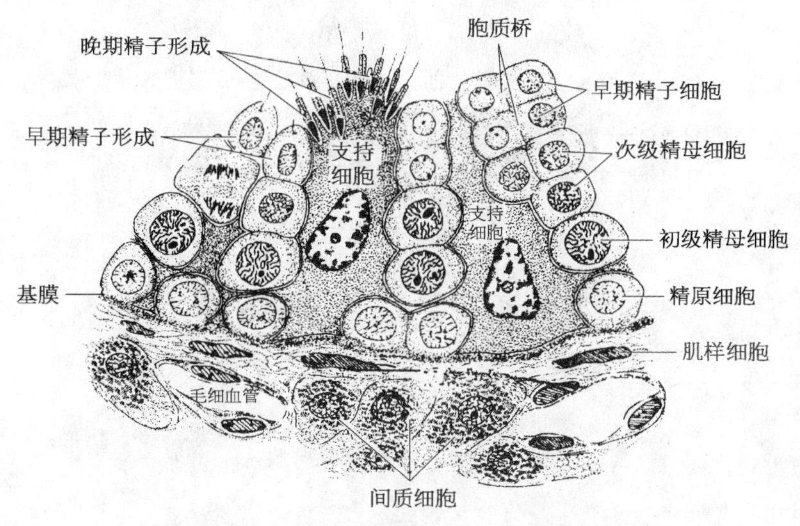

图7-6　各级生精细胞与支持细胞的关系

2. 睾丸间质　**睾丸间质**是指生精小管间含血管和淋巴管的疏松结缔组织，其内有**间质细胞**，该细胞呈圆形或多边形，成群分布，胞质嗜酸性。从青春期开始间质细胞在垂体的刺激下，分泌**雄激素**。雄激素可促进男性生殖器官的发育和精子的形成，以及维持第二性征和性功能。

二、附睾

附睾位于阴囊内，睾丸上端的后缘，是由十几条睾丸输出小管和一条附睾管构成。上端膨大称**附睾头**，中部为**附睾体**，下端较细叫**附睾尾**。附睾尾向上返折移行为**输精管**。附睾头由十几条睾丸输出小管蟠曲而成，睾丸输出小管最后汇合成一条细长迂曲的**附睾管**，构成附睾体和附睾尾。

附睾主要功能为暂时储存精子，供给精子营养，促进精子进一步成熟。

三、输精管

输精管是输送精子的肌性管道。输精管起于附睾尾，返折向上，沿睾丸后缘上行，在睾丸上端加入精索，经阴囊根部穿腹股沟管进入盆腔，弯向内下，贴盆腔侧壁再向后下走行，到达膀胱底的后方汇入射精管。输精管在阴囊根部、睾丸上端处，活体触摸时呈较硬的细索状，此处是实施输精管结扎术常用的部位。

精索是位于睾丸上端至腹股沟管深环之间柔软的圆索状结构，主要由输精管、睾丸动脉、蔓状静脉丛、精索内筋膜、提睾肌和精索外筋膜等构成。

四、射精管

射精管由精囊的排泄管与输精管的末端汇合而成，向前下穿前列腺实质，开口尿道的**前列腺部**(图7-7)。

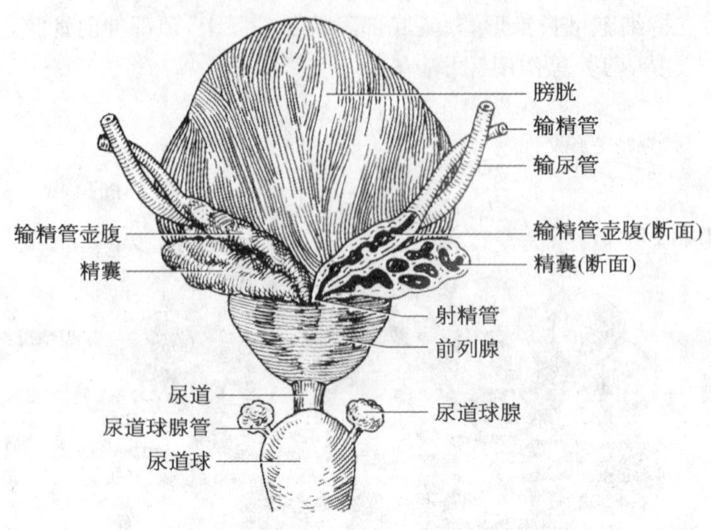

图 7-7　精囊和前列腺

五、附属腺

男性附属腺有精囊、前列腺和尿道球腺。

1. 精囊　精囊又称精囊腺，位于膀胱底输精管末端的外侧，是一对椭圆形囊状器官，其排泄管和输精管末端合成射精管。分泌物参与精液组成。

2. 前列腺　前列腺为单一实质样器官，位于膀胱颈下方，有射精管和尿道穿过。前列腺形似栗子，底向上，尖向下，后面与直肠相邻，后面正中线处有一条纵行浅沟，故经直肠可触及该腺和后面的浅沟。前列腺可分 5 叶，即前、中、后及两侧叶。前叶位于尿道前面；中叶在尿道与射精管之间；后叶位于射精管的后下方；侧叶紧靠尿道两侧。前列腺分泌物直接排入尿道，参与精液的组成。在老年常见腺内结缔组织增生，导致病理性前列腺肥大，压迫尿道，引起排尿困难(图 7-8)。

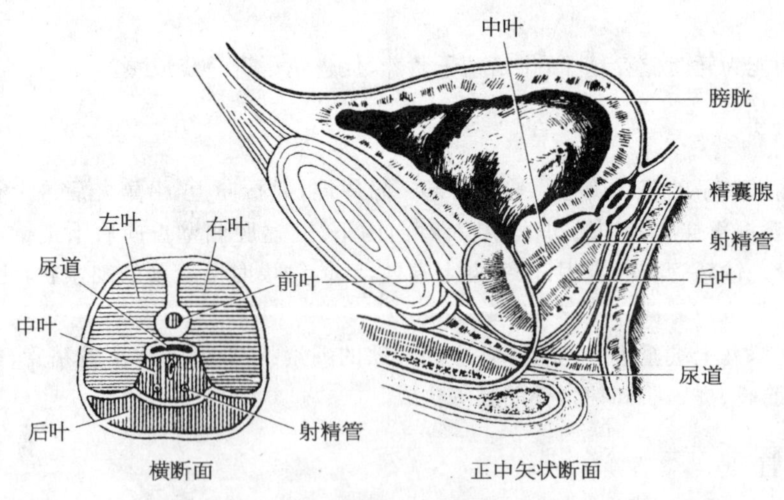

图 7-8　前列腺的位置和分叶

3. 尿道球腺　尿道球腺为一豌豆大的腺体，其分泌物经排泄管入尿道球部，参与精液的组成。精液为乳白色弱碱性液体，由精子与生殖管道及其附属腺的分泌物混合而成。正常每次射精量 2～5 ml，含精子 1 亿～5 亿个。

六、阴囊

阴囊位于阴茎的后下方，为一皮肤囊袋。阴囊的皮肤薄而柔软，生有少量的阴毛，颜色较暗。皮肤的深面为肉膜，即阴囊的浅筋膜。肉膜内含平滑肌纤维，肉膜平滑肌纤维的舒缩，可使阴囊皮肤松弛或皱缩，从而调节阴囊的温度，一般阴囊内的温度较腹腔温度低 2℃，以适应精子的发育和生存；肉膜在正中线处向阴囊深部发出阴囊中隔，将阴囊分为左右两部，分别包裹两侧的睾丸、附睾及输精管的起始部（图 7－9）。

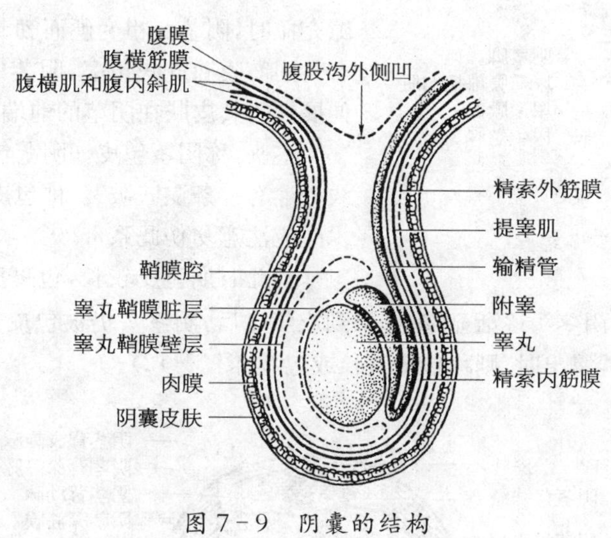

图 7－9 阴囊的结构

七、阴茎

阴茎是男性的性交器官。阴茎悬垂于耻骨联合的前下方，可分头、体和根 3 部分。阴茎的前端膨大，为阴茎头，其尖端有尿道的开口；后端附着于耻骨和尿生殖膈上，称阴茎根；头、根之间的部分，称阴茎体（图 7－10）。

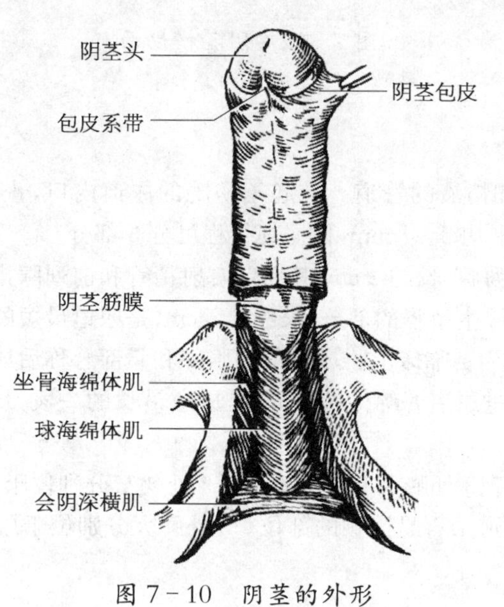

图 7－10 阴茎的外形

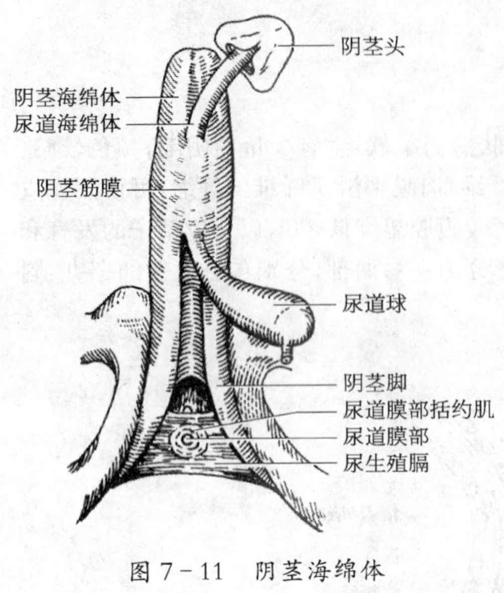

图 7－11　阴茎海绵体

阴茎主要由海绵体、筋膜和皮肤构成。阴茎的海绵体共 3 条，两条**阴茎海绵体**，位于阴茎的背侧，左右各一，紧密结合，前端较细，嵌入阴茎头后面的凹陷内；后端分开，形成左、右阴茎脚，附着于耻骨弓。**尿道海绵体**呈长柱形，位于两条阴茎海绵体的腹侧，尿道贯穿其中。尿道海绵体前端的膨大部，即阴茎头，后端的膨大称**尿道球**(图 7－11)。

海绵体内由许多海绵体小梁和腔隙构成。当腔隙充血时，阴茎变粗变硬而勃起。3 条海绵体的外面有共同筋膜和皮肤包裹，阴茎的皮肤薄而柔软，富有伸展性。其皮肤在阴茎的前端形成双层环行皱襞，包裹阴茎头，称**阴茎包皮**。阴茎包皮与阴茎头的腹侧中线处连有一条皮肤皱襞，称**包皮系带**。实施包皮环切术时应注意勿伤此系带。

幼儿时期包皮较长，包裹整个阴茎头，随年龄增长，包皮逐渐向后退缩，阴茎头逐渐显露；如果到成年以后，阴茎头仍被包皮包裹或包皮口过小，包皮不能退缩，阴茎头不能露出时，则称包皮过长或包茎(图 7－12)。

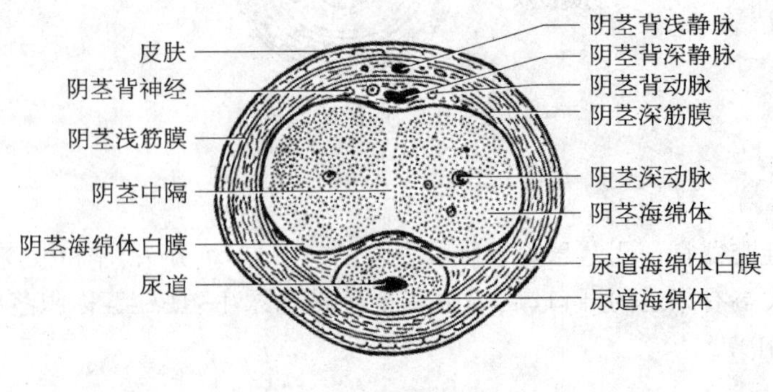

图 7－12　阴茎横切面

八、男性尿道

男性尿道是排出尿液和精液的管道。它起于膀胱的尿道内口，止于阴茎头的尿道外口，成人的尿道长 16～22 cm，管径平均 5～7 mm，根据其行程可分 3 部分。

1. 前列腺部　贯穿前列腺，长约 3 cm，其后壁有射精管和前列腺排泄管的开口。

2. 膜部　是尿道穿过尿生殖膈的部分，长约 1.5 cm，是尿道最短的一部分，其周围有尿道外括约肌环绕，有控制排尿的作用。临床上将尿道前列腺部和膜部合称后尿道。

3. 海绵体部　为贯穿过尿道海绵体的部分，是尿道最长的一段，长 12～17 cm，临床上将此部称为**前尿道**。

男尿道全长有 3 处狭窄、3 处膨大和两个弯曲。3 处狭窄分别位于尿道内口、膜部和尿道外口，其尿道外口最为狭窄，是尿道结石易嵌顿的部位。3 处膨大分别位于尿道的前列腺部、尿道球部和舟状窝(图 7－13)。

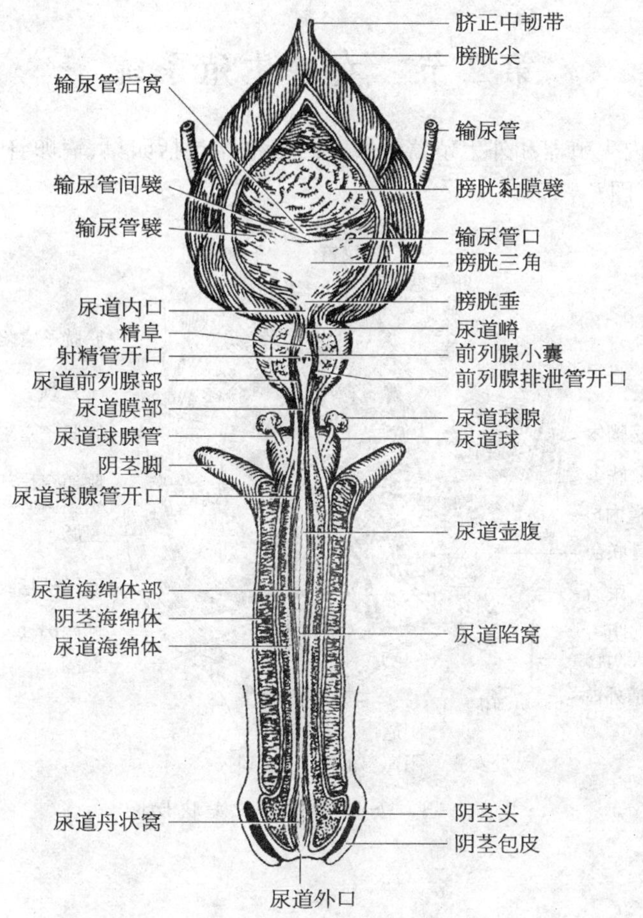

图 7-13 男 尿 道

两个弯曲，一个位于耻骨联合前方，凹向下，称耻骨前弯；另一个位于耻骨联合下方，凹向上，称耻骨下弯。其中耻骨前弯可以调整(图 7-14)。

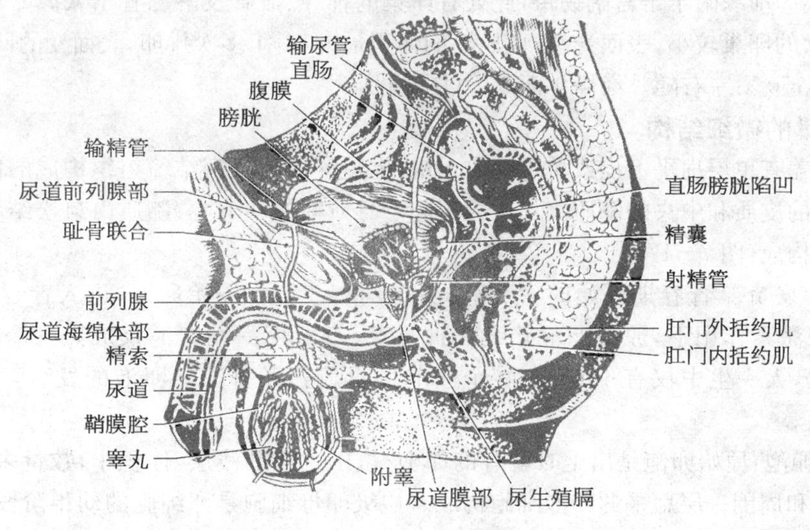

图 7-14 男性盆腔正中矢状切面

第二节　女性生殖系统

女性生殖系统由内生殖器和外生殖器组成。内生殖器包括卵巢、输卵管、子宫、阴道及附属腺体。外生殖器即女阴(图 7－15)。

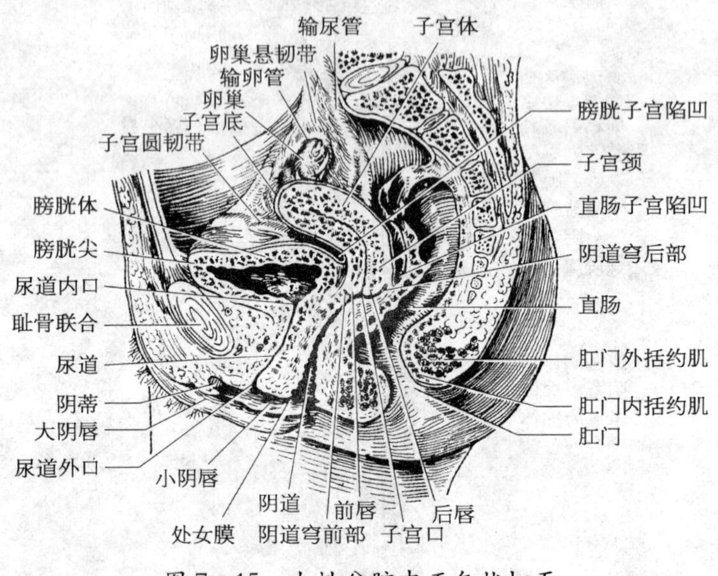

图 7－15　女性盆腔中正矢状切面

一、卵巢

卵巢是女性的生殖腺,其功能是产生卵子、分泌女性激素。

(一) 卵巢的位置与形态

卵巢为扁卵圆形的实质样器官,左右各一,位于髂总动脉分叉处。外侧面贴盆壁,内侧面朝向盆腔,后缘游离。前缘附于子宫阔韧带,此处有卵巢的神经、血管及淋巴管出入。卵巢的大小随年龄而变化,幼女的卵巢较小,表面光滑;性成熟期体积最大,由于多次排卵,表面变的凹凸不平;30～40 岁开始缩小;50 岁左右随月经停止而萎缩(图 7－16)。

(二) 卵巢的微细结构

卵巢表面盖有单层扁平上皮或单层立方上皮,上皮深面为致密结缔组织构成的白膜。卵巢实质可分为浅层的皮质和中央的髓质。皮质含不同发育阶段的卵泡等;髓质由疏松结缔组织、神经、血管和淋巴管构成(图 7－17)。

1. 卵泡的发育　青春期开始时,两侧卵巢大约有 4 万个原始卵泡,进入青春期后,在垂体分泌的促性腺激素作用下,原始卵泡陆续成批发育,每发育一批卵泡仅成熟一个卵子,其余的都退化。因此,人一生中仅有 400～500 个卵泡发育成熟并排卵。卵泡的发育,大致可分为 4 个阶段。

(1) 原始卵泡:原始卵泡是出生时就有的卵泡,位于皮质的浅层,体积小,数量多,由中央一个初级卵母细胞和周围一层扁平的卵泡细胞构成。初级卵母细胞是卵细胞的幼稚阶段,卵泡细胞对卵母细胞起支持、营养等作用。

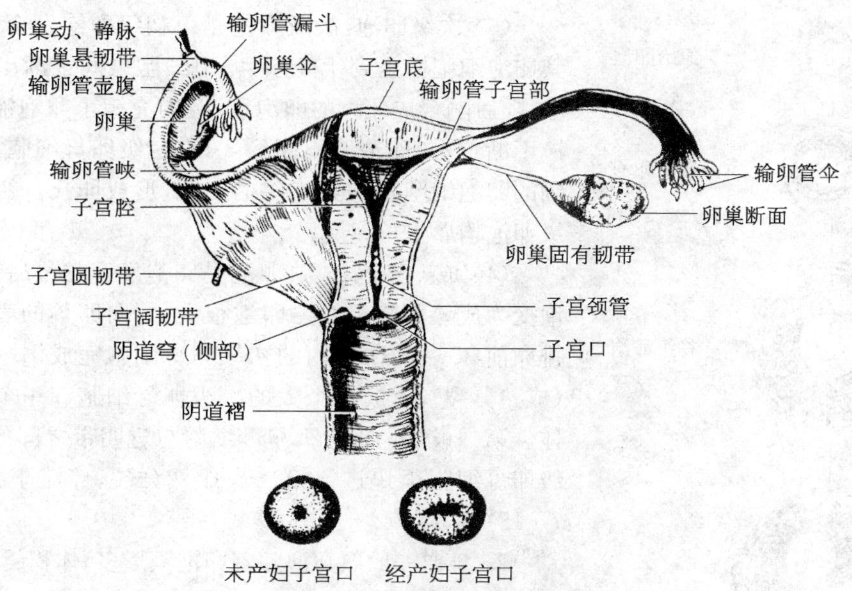

图 7-16　女性内生殖器

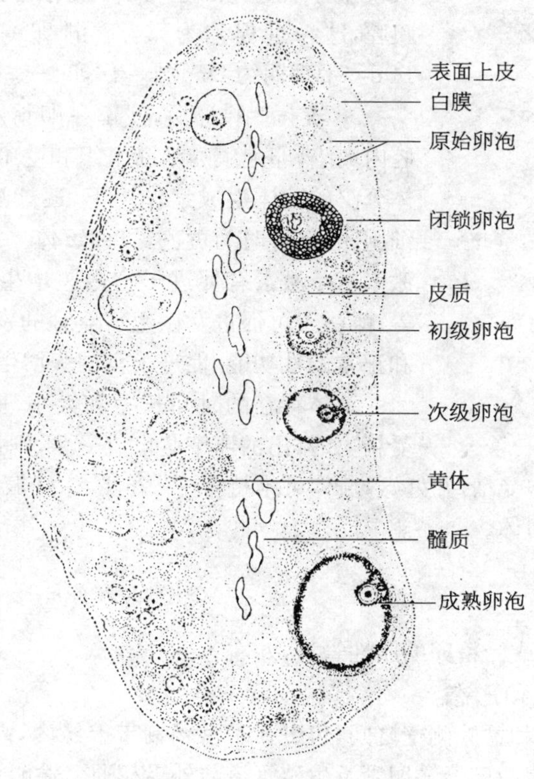

图 7-17　卵巢的微细结构

（2）初级卵泡：**初级卵泡**由中央的初级卵母细胞和周围的单层或多层卵泡细胞构成，由原始卵泡发育而来。当原始卵泡开始生长时，初级卵母细胞增大；卵泡细胞增生，由扁平形变为立方形或柱状，由单层增至为多层，最里面的一层卵泡细胞变为柱状，呈放射状排列，称放射冠。在初级卵母细胞与放射冠之间出现一层均质状、嗜酸性的物质，称透明带。卵泡周围结缔组织，形成卵泡膜。

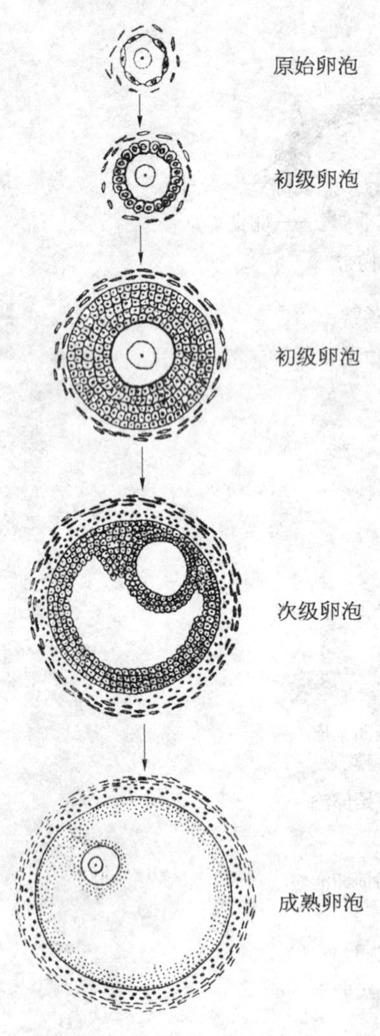

图 7-18 卵泡发育模式

(3) 次级卵泡：**次级卵泡**是由初级卵泡发育形成。此时，其卵泡细胞增至到十几层，卵泡细胞之间逐渐出现一些小腔隙，随后融合成较大的**卵泡腔**，腔内充满了**卵泡液**。由于卵泡液不断增多，卵泡腔不断增大，将初级卵母细胞、透明带和周围的卵泡细胞挤到卵泡腔的一侧，形成**卵丘**。初级卵泡和次级卵泡均属生长卵泡。

(4) 成熟卵泡：**成熟卵泡**是卵泡发育的最后阶段，次级卵泡变为成熟卵泡。成熟卵泡很大，并向卵巢的表面突出。在排卵前 36～48 h，其内的初级卵母细胞完成第一次减数分裂(成熟分裂)，形成一个大的次级卵母细胞和一个小的**第一极体**。第一极体位于次级卵母细胞与透明带之间的间隙内。次级卵母细胞很快进入第二次成熟分裂，停滞于分裂中期(图 7-18)。

2. 排卵　成熟卵泡随着卵泡液增多，体积越来越大，其突向卵巢表面的部分卵泡壁、白膜及上皮逐渐变薄，最终破裂，次级卵母细胞连同透明带、放射冠和卵泡液脱离卵巢进入腹膜腔，这一过程称为**排卵**。排卵一般发生在月经周期的第 14 d。生育期约 28 d 排一次卵。

3. 黄体　排卵后，残留在卵巢内的卵泡细胞及卵泡膜向腔内塌陷，卵泡膜的结缔组织和毛细血管也伸入颗粒层，在垂体分泌的黄体生成素作用下，逐渐演化成具有内分泌功能的细胞团，新鲜时为黄色，故称**黄体**。黄体可以分泌孕激素和雌激素。孕激素有促进子宫内膜增生、子宫腺分泌和乳腺发育等；雌激素可促进女性生殖器官的发育，维持女性的第二性征和正常的性功能，促进子宫内膜增生。

黄体存在的时间长短和大小，取决于排出的卵细胞是否受精，如排出的卵细胞没有受精，则黄体只维持 12～14 d 即退化，称**月经黄体**。若卵细胞受精，并妊娠，黄体可维持 5～6 个月，称**妊娠黄体**。两种黄体退化后均被结缔组织所代替，称为**白体**。

二、输卵管

输卵管是输送卵细胞或受精卵的肌性管道，左右各一。

(一) 输卵管的位置和形态

输卵管位于子宫两侧和盆腔侧壁之间，包裹在子宫阔韧带上缘内，内侧端与子宫腔相通，外侧端开口于腹膜腔，故女性腹膜腔经输卵管及生殖管道与外界相通。输卵管由内侧向外侧分为 4 部。

1. 输卵管子宫部　**输卵管子宫部**为输卵管穿过子宫壁的部分，开口于子宫腔。

2. 输卵管峡　**输卵管峡**细而短，内侧接子宫壁，外侧延续为壶腹部，是输卵管结扎的部位。

3. 输卵管壶腹　**输卵管壶腹**管径粗而弯曲，向外侧移行为漏斗，是卵细胞受精的场所。

4. 输卵管漏斗　**输卵管漏斗**是输卵管外侧端扩大的部分，呈漏斗状，游离缘有许多指状突起，叫**输卵管伞**，是手术中识别输卵管的标志。

（二）输卵管的微细结构

输卵管壁由内向外依次为黏膜、肌层和浆膜。黏膜内表面为单层柱状上皮，由**分泌细胞**和**纤毛细胞**组成。分泌细胞分泌物参与输卵管液的组成，有助于卵细胞的运行。纤毛细胞的纤毛向子宫腔的方向摆动，可将卵细胞推向子宫腔。肌层为平滑肌，外膜是浆膜。

三、子宫

子宫为胎儿生长发育的场所，是一壁厚腔小的肌性器官。

（一）子宫的形态和分部

成人未孕的子宫，呈前后略扁倒置的梨形，长 7～9 cm，宽 4～5 cm，壁厚 2～3 cm。可分为 3 部分。输卵管平面以上膨隆的部分为**子宫底**。子宫的下部缩细，近似圆柱形，称**子宫颈**。子宫颈的下端伸入阴道内，称**子宫颈阴道部**，是子宫颈炎和子宫颈癌好发部位；阴道以上的部分称为**子宫颈阴道上部**。子宫底与子宫颈之间的大部分为**子宫体**。子宫体与子宫颈交界处稍狭细，称**子宫峡**。产科常在此处进行剖腹取胎。

未受孕的子宫腔很狭窄，可分上、下两部分。上部位于子宫底和子宫体内，是一个三角形狭窄的缝隙，称为**子宫腔**。其腔上部两侧角有输卵管的开口；下部位于子宫颈内的腔隙，称**子宫颈管**。其上口连于子宫腔，下口称**子宫口**，通阴道。未产妇的子宫口呈圆形；经产妇的子宫口呈横裂形。

（二）子宫的位置

子宫位于小骨盆腔的中央，前邻膀胱，后邻直肠，下端接阴道，两侧连输卵管及子宫阔韧带。子宫正常呈前屈、前倾位。前屈指子宫体与子宫颈之间向前的弯曲；前倾指子宫与阴道间形成向前开放的钝角（图 7－19）。

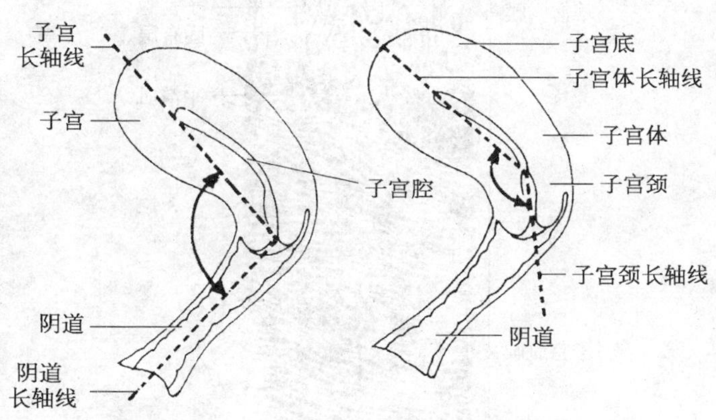

图 7－19　子宫前屈、前倾示意图

（三）子宫的固定装置

子宫正常的位置除了盆底肌的承托，还依靠子宫周围韧带的牵拉和固定。固定子宫的韧带主要有以下几种（图 7－20）。

1. 子宫阔韧带　**子宫阔韧带**为子宫两侧与骨盆内壁间的双层腹膜皱襞，其上缘内有输卵管。此韧带可以限制子宫向两侧倾斜。

2. 子宫主韧带　**子宫主韧带**位于子宫阔韧带的下部，连于子宫颈两侧和盆侧壁之间，它可固定子宫颈，防止子宫向下脱垂。

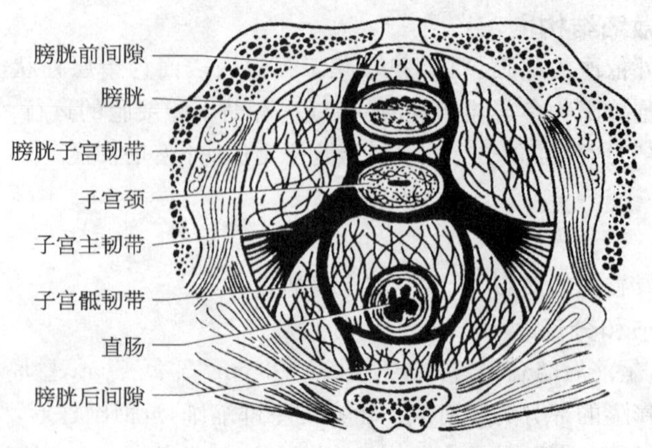

图 7-20　子宫固定装置模式图

3. 子宫圆韧带　子宫圆韧带是由平滑肌和结缔组织构成的扁索状结构。子宫圆韧带起于子宫体前面的上外侧、输卵管子宫口的下方，经子宫阔韧带内，行向骨盆前外侧壁，再穿过腹股沟管，止于阴阜及大阴唇的皮下，对维持子宫前倾位起重要作用。

4. 子宫骶韧带　子宫骶韧带起于子宫颈的后方，向后绕过直肠的两侧，止于骶骨的前面，此韧带向后上牵引子宫颈，对维持子宫的前屈位有重要的作用。

(四) 子宫壁的微细结构

子宫壁由内向外依次为内膜、肌层和外膜构成(图 7-21)。

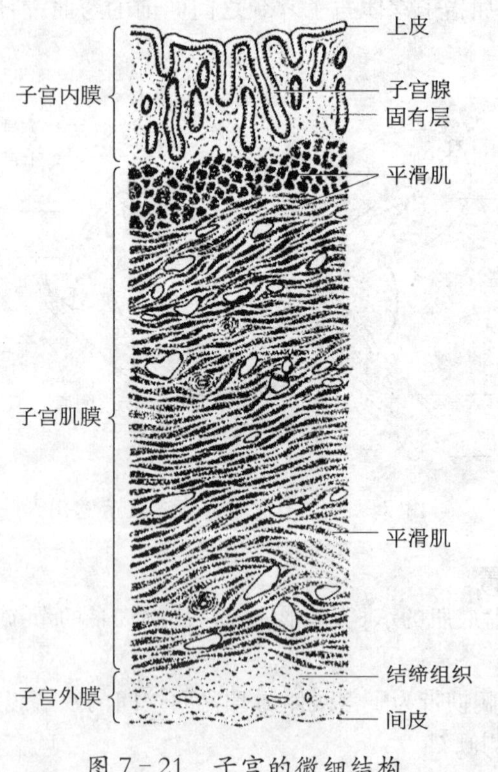

图 7-21　子宫的微细结构

1. 内膜　由单层柱状上皮和固有层构成。固有层为增生能力较强的结缔组织构成，内含弯曲的螺旋动脉、管状的子宫腺和基质细胞。基质细胞是一种分化程度很低的细胞，呈梭形或星形。子宫内膜的浅层，称功能层，自青春期开始，受卵巢分泌的激素作用，出现周期性的变化，即每 28 d 左右发生一次剥脱、出血、增生与肥厚，称为月经周期；妊娠时，功能层增厚，胚泡植入其中并发育。子宫内膜的深层，称基底层，不发生周期性脱落，具增生、修复功能层的作用。

2. 肌层　很厚，由大量的平滑肌和少量的结缔组织构成，富有舒缩性。

3. 外膜　为浆膜。

(五) 子宫内膜周期性变化(月经周期)

每一月经周期中，子宫内膜的结构变化，一般分 3 个期(图 7－22)。

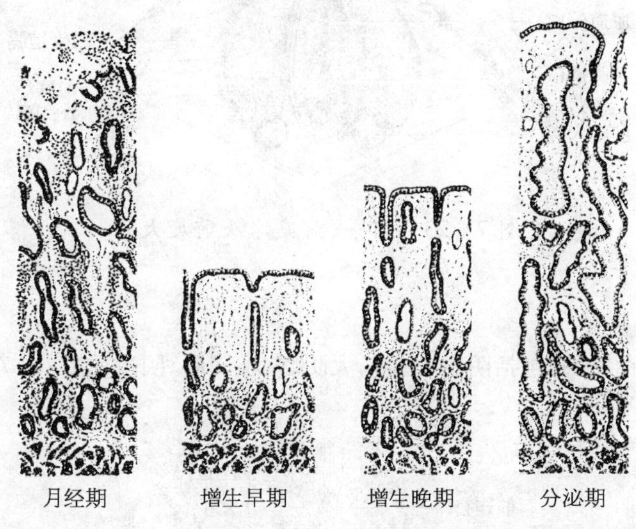

图 7－22　子宫内膜周期形变化示意图

1. 月经期　月经周期的第 1～4 日。由于排卵后未受精，黄体退化，孕激素及雌激素迅速下降，子宫内膜中的螺旋动脉持续收缩，致使内膜功能层缺血坏死，随后螺旋动脉发生充血扩张，最终破裂出血，与坏死的功能层组织经阴道排出体外，成为月经。

2. 增生期　月经周期的第 5～14 日。此期卵巢内若干卵泡又开始生长，雌激素分泌逐渐增多，在雌激素的作用下，脱落的子宫内膜功能层由基底层增生修复，渐渐增厚；子宫腺和螺旋动脉随之延长，并出现弯曲。增生期末，子宫内膜可增厚达 2～3 mm，卵巢内的卵泡发育成熟并排卵。

3. 分泌期　月经周期的第 15～28 日。此期卵巢已排卵，黄体开始发育，在黄体分泌的孕激素和雌激素的作用下，子宫内膜进一步增厚，子宫腺更加饱满，含有丰富营养的分泌物，螺旋动脉更加弯曲、充血；固有层细胞继续增生及液体增多，内膜处于生理性水肿状态。此时子宫内膜可厚达 5～7 mm，适于胚泡的植入和发育。若卵子受精，内膜增厚，发育成蜕膜；否则，卵巢的黄体退化，孕激素和雌激素水平急剧下降，子宫内膜于周期的第 28 日出血、脱落，又转入下个月经期。

四、阴道

阴道为前后略扁的肌性管道，富有伸展性，是女性的交接器官、排出月经和娩出胎儿的通路。阴道上端围绕子宫颈阴道部，两者间形成一环行的沟，称为阴道穹。阴道穹可分为前、后及两侧部，以后部最深，并与直肠子宫陷凹相邻。当直肠子宫陷凹有积液时，可经阴道穹后部穿刺或引流。阴道下端以阴道口开放于阴道前庭。处女阴道口有处女膜。阴道前壁贴膀胱和尿道，后壁邻直肠。

五、前庭大腺

前庭大腺是女性的附属腺，位于前庭球后端的深面，形似豌豆，其导管开口于阴道前庭(图7－23)。

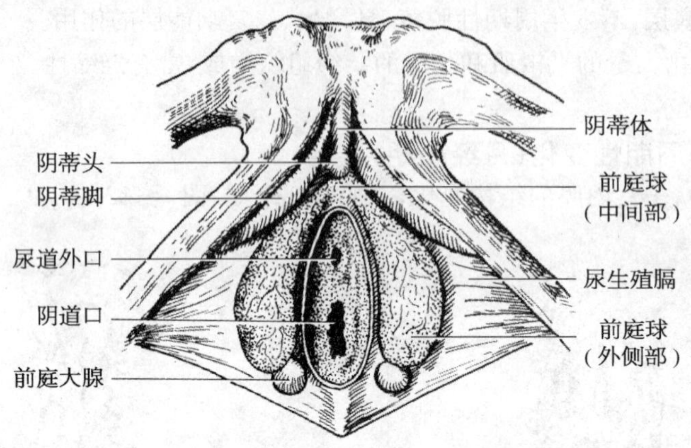

图7－23　阴蒂、前庭球及前庭大腺

六、外生殖器

女性外生殖器又称女阴，包括阴阜、阴蒂、大阴唇、小阴唇、阴道前庭(图7－24)。

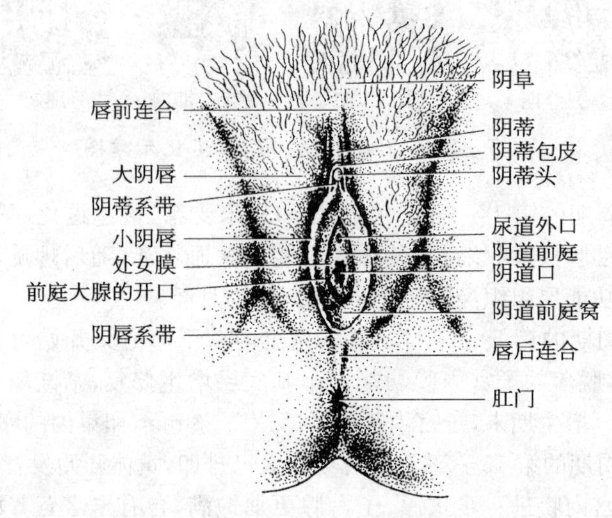

图7－24　女性生殖器

阴阜为耻骨联合前方的皮肤隆起，性成熟后，皮肤长有阴毛；大、小阴唇是两对纵行的皮肤皱襞；阴蒂位于小阴唇前方；阴道前庭为两侧小阴唇之间的裂隙，前部有尿道外口，后部有阴道口。

附：乳房和会阴

一、乳房

乳房为哺乳动物特有的结构，人的乳房是成对的器官，左右各一。男性的乳房不发达，但乳头的位置较恒定，多位于第 4 肋间隙，常作为定位标志。女性乳房是哺乳器官。

(一) 乳房的位置和形态

乳房位于胸大肌的表面，成人未产妇的乳房呈半球状，富有弹性，中央的突起为**乳头**，平第 4 肋间隙或第 5 肋。乳头顶部有许多**输乳管**的开口，乳头周围环状的色素沉着区，称为**乳晕**。此区的深面有**乳晕腺**，其分泌物可滑润乳头。乳头的皮肤较薄，易损伤(图 7－25)。

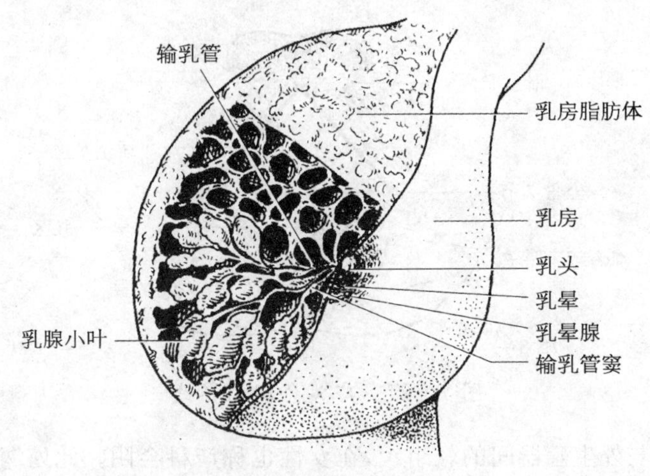

图 7－25 女乳房前面

(二) 乳房的内部结构

主要由皮肤、脂肪组织和乳腺构成。乳腺被脂肪组织分隔成 15～20 个**乳腺叶**，每个**乳腺叶**又分为若干乳腺小叶，每一乳腺叶有一条输乳管，开口于乳头。每一个乳腺叶和输乳管均以乳头为中心呈放射状排列。乳房手术时应尽量采取放射状开口，以减少对乳腺叶和输乳管的损伤。

乳房表面的皮肤与胸肌筋膜及乳腺之间连有许多结缔组织带或小束，称**乳房悬韧带**，对乳房有支持作用。乳腺癌浸润此韧带时，乳房悬韧带缩短，牵拉皮肤，使皮肤形成许多小凹，临床上称橘皮样变，是乳腺癌早期的征象之一(图 7－26)。

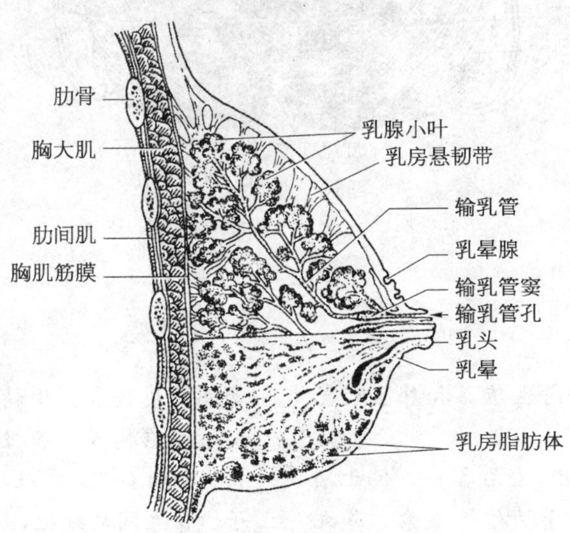

图 7－26 女乳房矢状切面

二、会阴

会阴有广义和狭义之分。广义会阴是指封闭骨盆下口的所有软组织。其界线与骨盆下口相同,呈菱形。以两侧坐骨结节连线为界,将广义会阴分为两个三角区:前方为尿生殖区,男性有尿道通过,女性有尿道和阴道通过;后方是肛区,有肛管通过(图 7-27)。

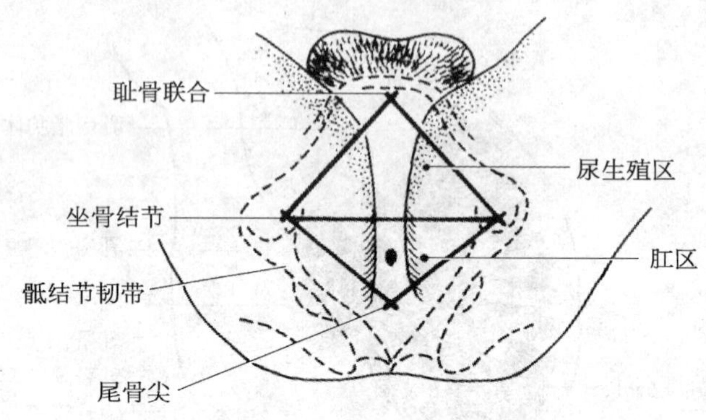

图 7-27 广义会阴的界线

狭义会阴指肛门与外生殖器间的软组织,在女性也称产科会阴。此处深层有会阴中心腱,该腱是会阴肌群附着部位。产科会阴当分娩时伸展扩张较大,结构变薄,应注意保护,避免造成会阴撕裂(图 7-28)。

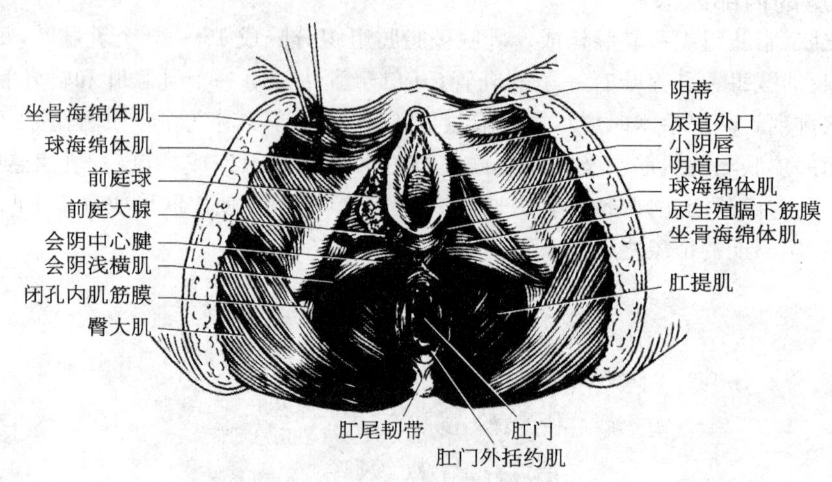

图 7-28 女会阴肌

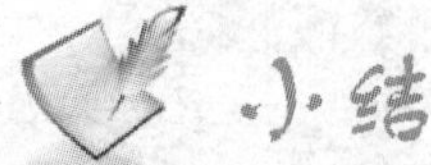

小结

男性生殖系统包括内生殖器和外生殖器两部分。

睾丸呈略扁的椭圆形,左右各一。位于阴囊之中。能产生精子和分泌雄性激素。睾丸内部分成许多小叶。睾丸小叶由生精小管及睾丸间质构成。生精小管由各级生精细胞和支持细胞构成。各级生精细胞为:精原细胞、初级精母细胞、次级精母细胞、精子细胞和精子。睾丸间质细胞,分泌雄性激素。睾丸表面包有睾丸鞘膜。附睾主要功能是暂时储存精子，供给精子营养，促进精子进一步成熟。输精管是输送精子的肌性管道。精索由输精管、睾丸动脉、蔓状静脉丛、精索内筋膜、提睾肌和精索外筋膜等构成。射精管开口尿道的前列腺部。男性附属腺有精囊、前列腺和尿道球腺。阴囊分为左右两部，分别包裹两侧的睾丸、附睾及输精管的起始部。阴茎主要由海绵体、筋膜和皮肤构成，可分头、体和根3部分。男性尿道是排出尿液和精液的管道。可分3部分，前列腺部、膜部和海绵体部。男尿道全长有3处狭窄，分别位于尿道内口、膜部和尿道外口，其尿道外口最为狭窄，是尿道结石易嵌顿的部位。两个弯曲，一个位于耻骨联合前方，凹向下，称耻骨前弯；另一个位于耻骨联合下方，凹向上，称耻骨下弯。

女性内生殖器包括卵巢、输卵管、子宫、阴道及附属腺体。外生殖器即女阴。

卵巢是女性的生殖腺，其功能是产生卵子、分泌女性激素。卵巢为扁卵圆形的实质性器官，左右各一，位于髂总动脉分叉处。可分为浅层的皮质和中央的髓质。皮质含不同发育阶段的卵泡（原始卵泡、初级卵泡、次级卵泡、成熟卵泡、黄体）等；髓质由疏松结缔组织、神经、血管和淋巴管构成。

输卵管是输送卵子的肌性管道。输卵管位于子宫两侧和盆腔侧壁之间，内侧端与子宫腔相通，外侧端开口于腹膜腔，故女性腹膜腔经输卵管及生殖管道与外界相通。输卵管分为4部：输卵管子宫部、输卵管峡、输卵管壶腹、输卵管漏斗。

子宫呈前后略扁倒置的梨形，可分为：子宫底、子宫体和子宫颈。子宫位于小骨盆腔的中央，前邻膀胱，后邻直肠，子宫正常呈前倾前屈位。子宫正常的位置除了盆底肌的承托，还依靠子宫周围韧带的牵拉和固定。固定子宫的韧带主要有：子宫阔韧带、子宫主韧带、子宫骶韧带和子宫圆韧带。子宫壁由内膜、肌层和外膜构成。每一月经周期中，子宫内膜的结构变化，一般分3个期：即月经期、增生期和分泌期。

阴道为前后略扁的肌性管道，是女性的交接器官也是排出月经和娩出胎儿的通路。

女性外生殖器又称女阴，包括阴阜、阴蒂、大阴唇、小阴唇、阴道前庭。

女性乳房位于胸大肌的表面，乳头平第4肋间隙或第5肋。乳房主要由皮肤、脂肪组织和乳腺构成。乳腺被脂肪组织分隔成15～20个乳腺叶，每一乳腺叶有一条输乳管，开口于乳头。以乳头为中心呈放射状排列，乳房手术时应尽量采取放射状开口。

会阴有广义和狭义之分。广义会阴是指封闭骨盆下口的所有软组织。狭义会阴指肛门与外生殖器间的软组织，在女性也称产科会阴。

实验指导

【生殖系统解剖学实验】

（一）实验目的要求

（1）掌握男、女性生殖系统的组成。

（2）掌握男、女性生殖系统各器官的形态、位置、结构及连接关系。

（3）掌握女性乳房的结构。

（4）熟悉会阴概念和分部。

（二）实验物品

（1）男、女性生殖系统概况标本。

(2) 男、女性盆腔正中矢状切面标本。

(3) 男、女内生殖系统各器官的游离标本。

(4) 男、女外生殖器标本。

(5) 女性乳房标本。

(6) 相应的解剖挂图。

(三) 实验内容和方法

实验教师带领学生先分组示教,然后学生自己观察标本,教师巡回指导并答疑。

(1) 取男性生殖系统概况标本,观察:睾丸及附睾的形态和位置;睾丸鞘膜与睾丸的关系;输精管的起止、形态;精囊、前列腺的外形。

(2) 取男性盆腔正中矢状切面标本,观察:前列腺的位置及毗邻关系;精囊形态及其与输精管末端的关系;尿道的分部、两个弯曲、3 个狭窄和扩大。

(3) 取男性外生殖器标本,观察:阴茎的形态、分部及结构;阴囊的构造及内容。

(4) 取女性盆腔正中矢状切面标本,观察:卵巢、输卵管的形态及位置;子宫的正常位置;子宫与阴道的关系;阴道穹与直肠子宫陷凹的关系。

(5) 取女性内生殖器标本,观察:子宫的形态、大小及分部;输卵管的形态和分部;子宫主要的韧带。

(6) 取女外阴标本,观察外生殖器诸结构,注意尿道口与阴道口的开口位置。

(7) 取乳房标本,观察乳房的形态、结构。

(8) 结合盆部标本,观察广义会阴的范围,认定狭义会阴的位置。

【生殖系统组织学实验】

(一) 实验目的要求

(1) 掌握睾丸的微细结构,识别各级生精细胞、支持细胞和间质细胞。

(2) 掌握卵巢微细结构,确认卵巢皮质的各级卵泡及黄体。

(3) 熟悉子宫的微细结构。

(二) 实验物品

(1) 睾丸切片。

(2) 卵巢切片。

(3) 子宫切片。

(4) 精液涂片。

(三) 实验内容和方法

1. 睾丸切片(HE 染色)

(1) 低倍镜观察:睾丸实质内的生精小管被切成许多断面,各断面之间的结缔组织为睾丸间质。

(2) 高倍镜观察:生精小管壁厚腔小,管壁主要由各级生精细胞和支持细胞构成。自外向内,依次为精原细胞、初级精母细胞、次级精母细胞、精子细胞和精子。在各级生精细胞之间,可见较大呈锥形的支持细胞,该细胞染色较浅,轮廓不清,只能根据核的形态分辨,核呈卵圆形或三角形,染色浅,核仁明显。在睾丸间质内,可见单个或成群分布的间质细胞。该细胞体积较大,呈圆形或多边形。

2. 卵巢切片(HE 染色)

(1) 低倍镜观察:卵巢皮质位于卵巢的浅层,可见若干不同发育阶段的卵泡。卵巢髓质在其中央，由疏松结缔组织及血管构成。

(2) 高倍镜观察：①原始卵泡：位于皮质浅层。其中央有一个大而圆的初级卵母细胞，周围是一层扁平的卵泡细胞。②初级卵泡：中央的初级卵母细胞较大，表面有均匀的红色透明带，卵泡细胞为单层立方、柱状或多层。卵泡周围的结缔组织，是卵泡膜。③次级卵泡：其特点是在卵泡细胞之间出现了卵泡腔，初级卵母细胞、透明带、放射冠及部分卵泡细胞突入卵泡腔内，形成卵丘。④成熟卵泡：体积更大，并向卵巢表面突出。

3. 子宫切片(HE 染色)

(1) 低倍镜观察：即可分辨子宫壁的各层结构。由内向外，依次为子宫内膜、子宫肌层和子宫外膜。子宫内膜由单层柱状上皮及固有层组成。肌层较厚由平滑肌构成，可见肌纤维成层排列的不同切面。外膜为浆膜。

(2) 高倍镜观察：子宫内膜的上皮为单层柱状细胞，由大量的分泌细胞和散在的纤毛细胞组成。固有层内可见子宫腺和成串的螺旋动脉断面。

4. 精液涂片(HE 染色) 在涂的较薄的部位可见蝌蚪形的精子，精子头部椭圆形，染色深，着紫蓝色，尾部呈细线状，呈浅红色，各段不易区分。

第八章 脉管系

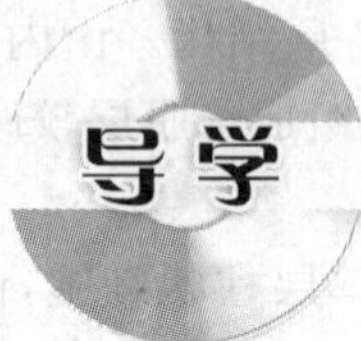

了解：脉管系概述；掌浅弓、掌深弓；足底内、外侧动脉；盆部的静脉；淋巴系统概述；右淋巴导管的位置；胸腺的位置、形态和微细结构。

熟悉：血管的微细结构；心壁构造、心的血管、心包；肺循环的血管；颈外动脉的主要分支；胸主动脉、腹主动脉的位置和分支概况；盆部动脉干的名称、位置及主要分支；子宫动脉的行程及其与输尿管的关系；胸部的静脉；腹部的静脉；全身主要淋巴结的位置、名称和收集范围；脾的位置、形态和微细结构；单核-吞噬细胞系统的概念和组成。

应用：心血管系统的组成、体循环、肺循环；心的位置、外形、内腔结构、心传导系；心体表投影；主动脉的起始、分部和主动脉弓的分支；上肢动脉干的名称、位置；腹腔干、肠系膜上下动脉分支和分布概况；下肢动脉干的名称、位置和主要分支；头颈部的静脉、上肢的静脉、下肢的静脉；肝门静脉的位置、组成、特征、主要属支及其与上、下腔静脉的交通；淋巴管道、胸导管的起始、行程和注入部位；淋巴结的形态和微细结构；腋淋巴结。

实验：心标本、模型；全身动脉干及主要分支的标本；颈外动脉标本、腹腔动脉标本；全身淋巴系统模型；中等动静脉、脾、淋巴结组织切片；全身体表可触摸动脉点的部位；胸腺。

脉管系由心血管系统和淋巴系统组成，是一系列密闭的管道系统，管壁内面均衬有一层内皮细胞，有利于血液和淋巴流动，除毛细血管和毛细淋巴管外，管壁由内、中、外 3 层膜构成，心血管系统内流动着血液，淋巴系统内流动着淋巴。

脉管系的主要功能是运输，一方面把消化系统吸收的营养物质和呼吸系统吸入的氧气运送到组织和细胞，同时将组织和细胞代谢过程中产生的代谢产物和二氧化碳运送至泌尿系统、呼吸系统和皮肤排出体外，另外还把内分泌器官和内分泌组织产生的激素运送至靶器官和靶细胞调节其活动。最新研究发现脉管系内皮细胞和平滑肌还有内分泌功能，参与代谢和免疫。

第一节 心血管系统

一、概述

(一) 组成

心血管系统由心和血管组成。血管包括动脉、静脉和毛细血管。心是一个中空的肌性器官，是血液循环的动力器官，它有节律地搏动，推动血液循环。动脉是引导血液离心的管道，动脉在行程中反复分支，越分越细，直至毛细血管。静脉是引导血液回心的管道，小静脉始于毛细血管，在回心的途中不断接受属支，越合越粗，最终以大静脉终于心房，毛细血管介于小动脉和小静脉之间，互连成网，管壁薄、管腔小，血液流速慢，是血液与组织、细胞进行物质交换的场所。

（二）血液循环

血液由心流经动脉、毛细血管、静脉、再返回心，这样周而复始的流动称**血液循环**，根据血液循环的途径和功能可分为体循环和肺循环（图 8－1）。

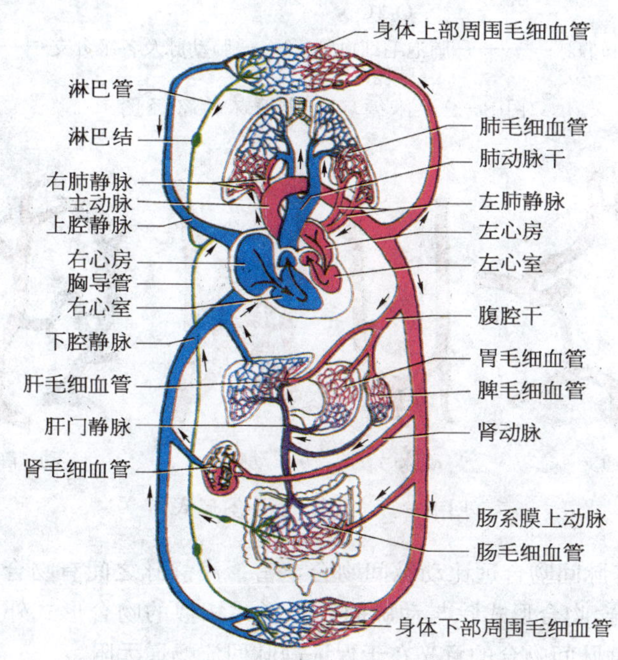

图 8－1　血液循环示意图

1. 体循环（大循环）　携带氧和营养物质的血液自左心室射入主动脉，再经主动脉各级分支流向全身各处毛细血管，在此进行物质交换，氧和营养物质透过毛细血管壁进入组织间隙，供组织和细胞所利用，同时组织和细胞代谢产生的代谢产物和二氧化碳进入血液，使鲜红的动脉血变成了暗红的静脉血，再经各级静脉，最后由上、下腔静脉（心的静经冠状窦）回到右心房。体循环途径长，经过全身各处，完成了物质交换，将动脉血变成了静脉血。

2. 肺循环（小循环）　由体循环回心的静脉血自右心室射入肺动脉，经肺动脉各级分支至肺泡壁毛细血管，在此进行气体交换，血液中的二氧化碳透过气-血屏障进入肺泡腔，肺泡腔中的氧气透过气-血屏障进入毛细血管。将含氧量低的静脉血变成含氧量高的动脉血，此后，血液沿着各级肺静脉，最后经左、右肺静脉流回左心房。肺循环途径短，只经过肺，完成了气体交换（图 8－2）。

（三）血管的吻合及侧支循环

血管之间接通即血管吻合。人体除动脉-毛细血管-静脉相连通外，在动脉和动脉之间，静脉和静脉之间，甚至动脉和静脉也有交通支，彼此接通，形成广泛的血管吻合（图 8－3）。

1. 动脉间吻合　在人体许多部位存在动脉间吻合形式，常见的有交通支、动脉网和动脉弓等，如脑底动脉环、膝关节动脉网、掌浅弓、掌深弓等。动脉吻合的意义在于缩短血液循环时间和调节血液流量。

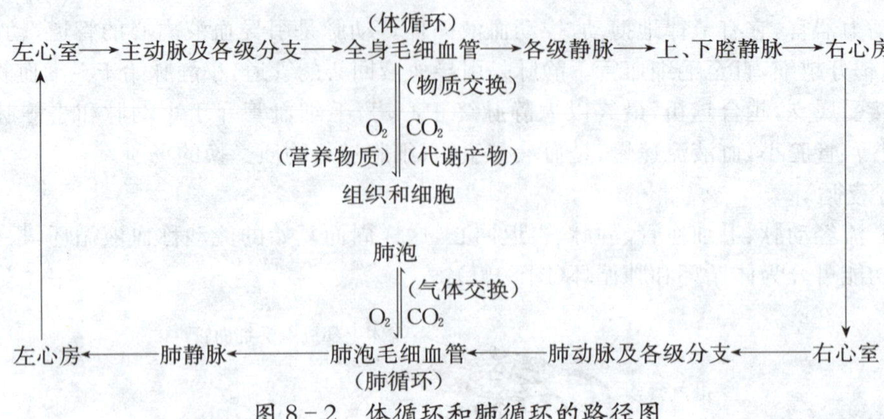

图 8－2　体循环和肺循环的路径图

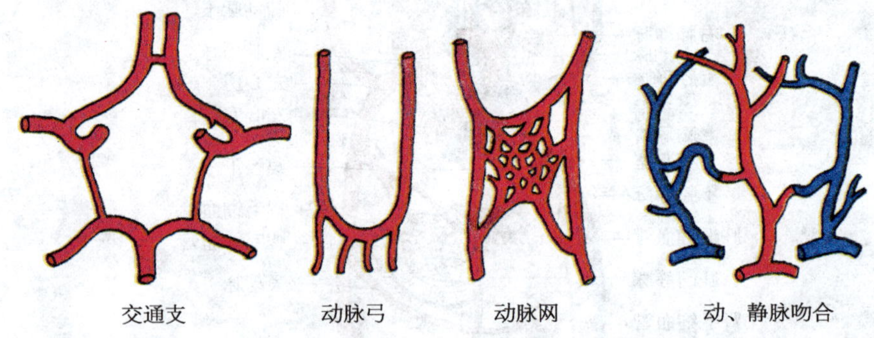

图 8－3　血管的吻合形式

2. 静脉间吻合　**静脉间吻合**远比动脉间吻合丰富。浅静脉之间有吻合，深静脉之间有吻合，浅、深静脉之间也有吻合，吻合形式除与动脉间吻合形式相似的吻合形式外，还有静脉丛，如直肠静脉丛、子宫静脉丛。静脉间吻合的意义在于保证静脉回流畅通无阻。

3. 动静脉吻合　小动脉和小静脉可借**动静脉吻合**直接连通，动静脉吻合意义在于缩短循环路径，调节局部血流量和局部温度。

4. 侧支吻合　有的动脉主干在行程中发出与其平行的侧副管（侧支），发自主干不同平面的侧副管彼此吻合称**侧支吻合**。当主干阻塞时，侧副管血流量加大而增粗，以保证主干阻塞以后部位的血供，这种通过侧副吻合而建立的血液循环称**侧支循环**。侧支循环对保证器官的血液供应有重要意义（图 8－4）。

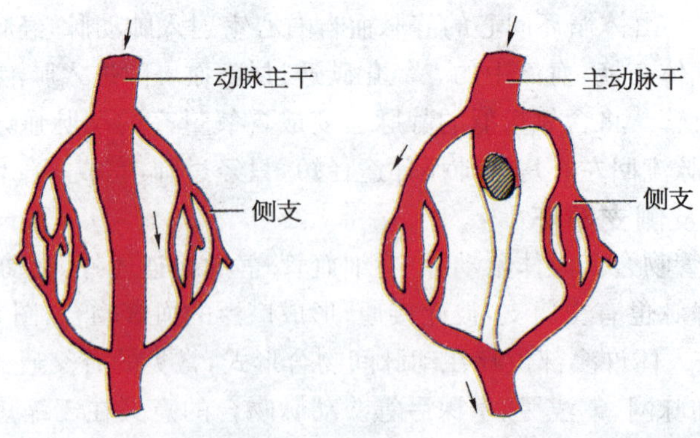

图 8－4　血管的侧支吻合与侧支循环示意图

二、血管壁的组织结构

(一) 动脉管壁的组织结构

根据动脉管径的大小,可将动脉分为大、中、小 3 类,但它们之间没有明显的界线,一般将与心直接相连的主动脉、肺动脉及头臂干、颈总动脉、锁骨下动脉、髂总动脉等称为**大动脉**,其他凡是解剖学上有名称的动脉属于**中动脉**,管径在 1 mm 以下的为**小动脉**。所有的动脉管壁均由内膜、中膜、外膜 3 层构成,其中以中动脉管壁的结构最典型。

1. 中动脉(图 8-5)

(1) 内膜:位于管壁的最内层,是 3 层膜中最薄的一层,其内表面为一层内皮,内皮外为薄层结缔组织称**内皮下层**,内膜与中膜交界处为一层由弹性蛋白构成的薄膜,称**内弹性膜**,在动脉的横切面上,因血管壁收缩,内弹性膜呈波浪形。

(2) 中膜:是 3 层膜中最厚的一层,主要由 10~40 层环形排列的平滑肌纤维构成,平滑肌纤维之间夹有少量的弹性纤维和胶原纤维。

(3) 外膜:厚度与中膜相近,主要由较疏松的结缔组织构成,其中含有弹性纤维、胶原纤维、血管、淋巴管和神经。在其与中膜交界处,有的中动脉有一层**外弹性膜**。

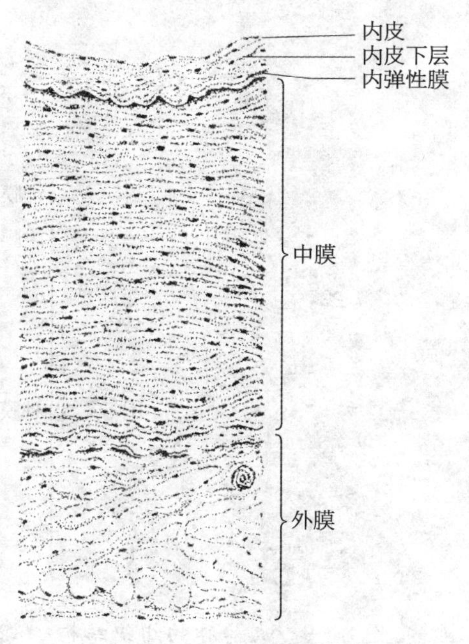

图 8-5 中动脉的组织结构

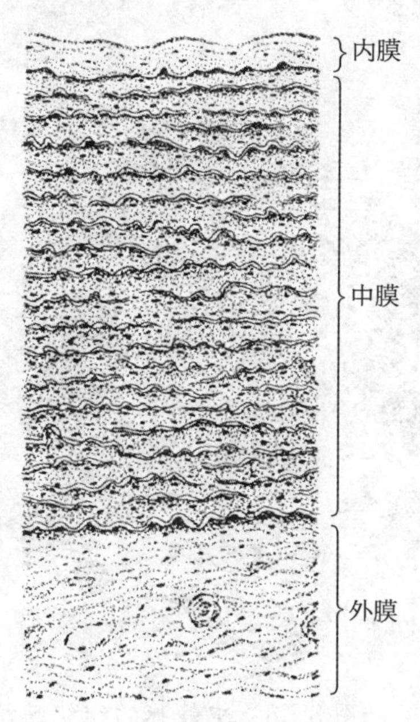

图 8-6 大动脉的组织结构

2. 大动脉(图 8-6) 内膜由内皮和内皮下层构成。内皮下层为疏松结缔组织,内含胶原纤维和少量平滑肌纤维。中膜很厚,主要由 40~70 层弹性膜构成,弹性膜之间夹杂着平滑肌纤维和弹性纤维及胶原纤维,故又称**弹性动脉**。外膜薄,主要由致密结缔组织构成。

3. 小动脉(图 8-7) 管径在 1 mm 以下,内膜较薄,较大的小动脉有明显的弹性膜。中膜的平滑肌随着管径的缩小逐渐减少,一般有 3~9 层平滑肌。外膜厚度与中膜相近,一般无外弹性膜,也属于肌性动脉。

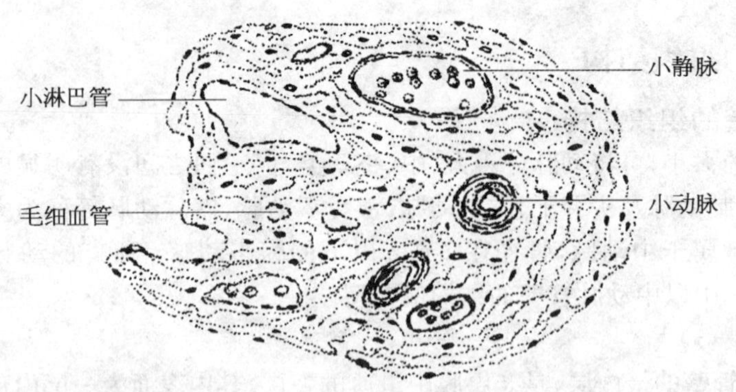

图 8-7　小动脉和小静脉的组织结构

(二) 静脉管壁的组织结构特点

静脉也有内、中、外 3 层膜，但 3 层分界不明显，与伴行动脉比较，静脉管壁薄，管腔大而不规则。内膜由内皮和内皮下层组成，一般较薄，在有些部位内膜折叠成**静脉瓣**，向心开放有防止血液逆流的作用。中膜较动脉的中膜薄，仅有数层平滑肌。外膜较中膜厚，由结缔组织构成，内含营养管壁的小血管和神经(图 8-8)，在大静脉的外膜内，含有较多的纵行平滑肌束和弹性纤维(图 8-9)。

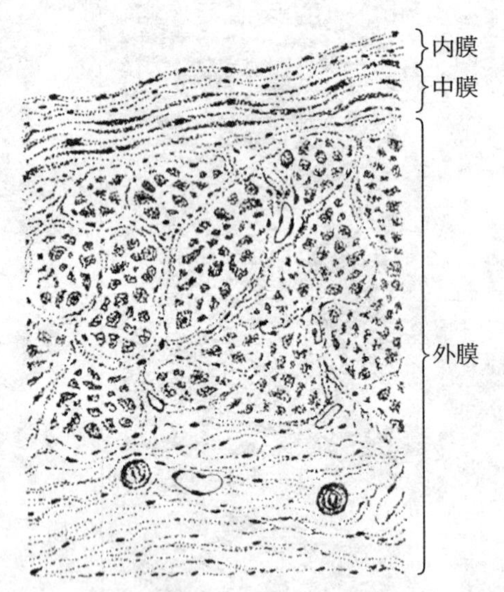

图 8-8　中静脉的组织结构

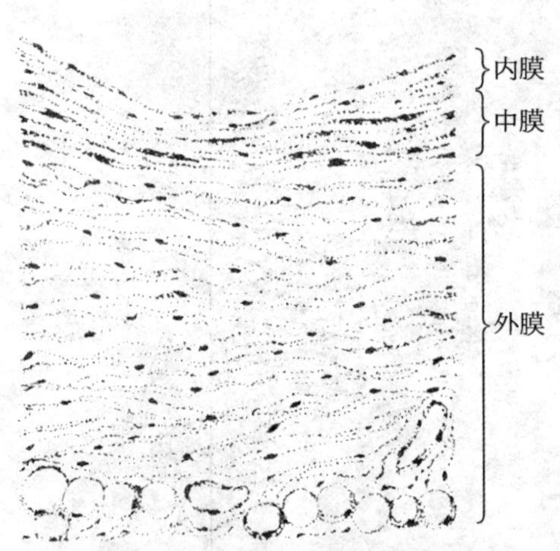

图 8-9　大静脉的组织结构

(三) 毛细血管

毛细血管是连接小动脉和小静脉之间的微细管道，管径最细，管壁最薄，数量最多，分布最广，分支多，互连成网，是血液与组织、细胞进行物质交换的场所。

1. 毛细血管的组织结构　毛细血管壁主要由一层内皮细胞和基膜构成，内皮细胞呈扁平梭形或不规则形，与血管长轴平行排列，内皮细胞的基底面有基膜，基膜外有少量的结缔组织，其中有成纤维细胞、巨噬细胞和肥大细胞。内皮细胞和基膜之间，有一种扁平有突起的细胞称周细胞，周细胞对毛细血管有支持作用，也有人认为它是一种未分化的细胞，在血管生长再生时，能分化为平滑肌细胞和成纤维细胞(图 8-10)。毛细血管管壁很薄，通透性大，有利于物质交换。

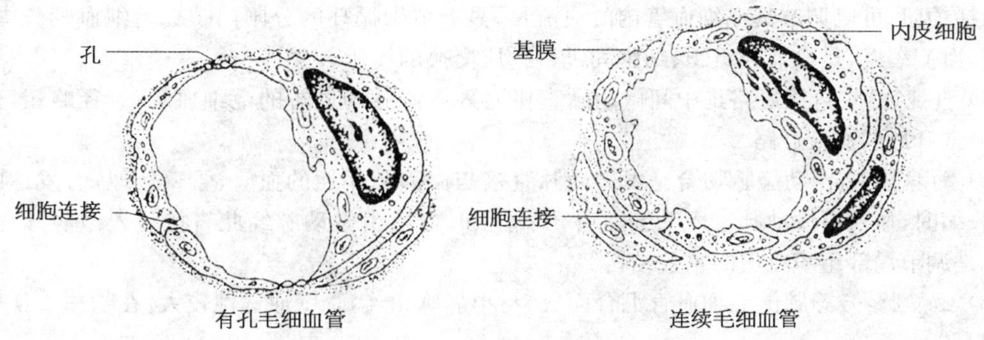

图 8-10 毛细血管的超微结构

2. 毛细血管的分类 光镜下，毛细血管结构相似，电镜下，根据毛细血管壁内皮细胞的结构特点，可将毛细血管分为以下 3 类。

(1) 连续性毛细血管：**连续性毛细血管**结构特点是有一层连续性内皮细胞和完整的基膜，内皮细胞含核的部分较厚，凸向管腔，而不含核的部分较薄，胞质内含有许多吞饮小泡，小泡有向血管输送物质的作用。相邻内皮之间为紧密连接。周细胞位于基膜内。这种毛细血管多分布于结缔组织、肌组织、肺和中枢神经系统。

(2) 有孔毛细血管：**有孔毛细血管**结构特点是内皮细胞不含核的部分很薄，有许多贯穿细胞全层的小孔，孔上有或无隔膜，基膜完整，相邻细胞之间为紧密连接。这种毛细血管分布于肾血管球、胃肠黏膜和某些内分泌腺等处。

(3) 血窦：**血窦**又称**窦状毛细血管**，结构特点是管壁薄，管腔大，粗细不均，形状不规则，内皮细胞上有孔，相邻细胞之间有较大的间隙，基膜不连续或缺如。不同器官内血窦结构差别较大，主要分布于肝、脾、骨髓和一些内分泌腺中。

3. 微循环的概念 **微循环**是指微动脉与微静脉之间的血液循环，它是血液循环的基本功能单位和物质交换的场所，能调节局部血流量，对组织和细胞的代谢和功能活动有很大的影响，人体各部器官中微循环的血管可区分为微动脉、毛细血管前微动脉和中间微动脉、真毛细血管、直捷通路、动静脉吻合及微静脉等(图 8-11)。

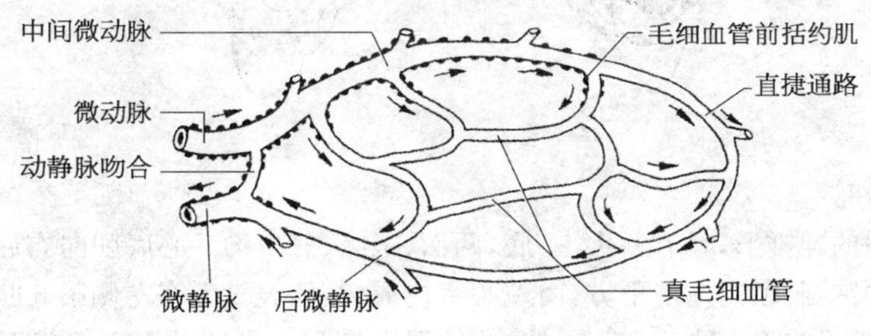

图 8-11 微循环模式图

(1) 微动脉：**微动脉**是微循环的起始部，管壁有完整的平滑肌，平滑肌的舒缩，调节着微循环的血流量，起控制微循环血液量总闸门的作用。

(2) 毛细血管前微动脉和中间微动脉：微动脉的分支称**毛细血管前微动脉**，后者再分支为**中间微动脉**，管壁平滑肌松散，已不是完整的一层。

(3) 真毛细血管：中间微动脉的再分支，在其起始部，管壁上有少量的环行平滑肌组成的毛细血管前括约肌，可以调节真毛细血管内的血流量，是调节微循环的分闸门。真毛细血管分支多，互连成网，血流缓慢，是血液与组织、细胞间进行物质交换的场所。

(4) 直捷通路：**直捷通路**是中间微动脉直接通入微静脉的最短的毛细血管，管径略粗，血流较快，是经常开放的血液通路。

(5) 动静脉吻合：**动静脉吻合**是由微动脉直接与微静脉相通的血管，管壁较厚，有发达的平滑肌，其收缩时，血液由微动脉进入毛细血管，其舒张时血液由微动脉经此直接流入微静脉，故动静脉吻合是调节局部组织血流的重要结构。

(6) 微静脉：**微静脉**由毛细血管汇合而成，与小静脉相连，管壁通透性较大，在物质交换中有重要作用。

三、心

(一) 心的位置与毗邻

心位于胸腔中纵隔内，约 2/3 位于正中线的左侧，1/3 位于正中线的右侧。心的前面大部分被肺和胸膜所遮盖，只有小部分与胸骨体和左侧第 4～6 肋软骨直接相邻。心的后方与食管和胸主动脉相邻。心两侧与肺和胸膜相邻。心下方与膈相邻，上方与出入心的大血管相连(图 8-12)。

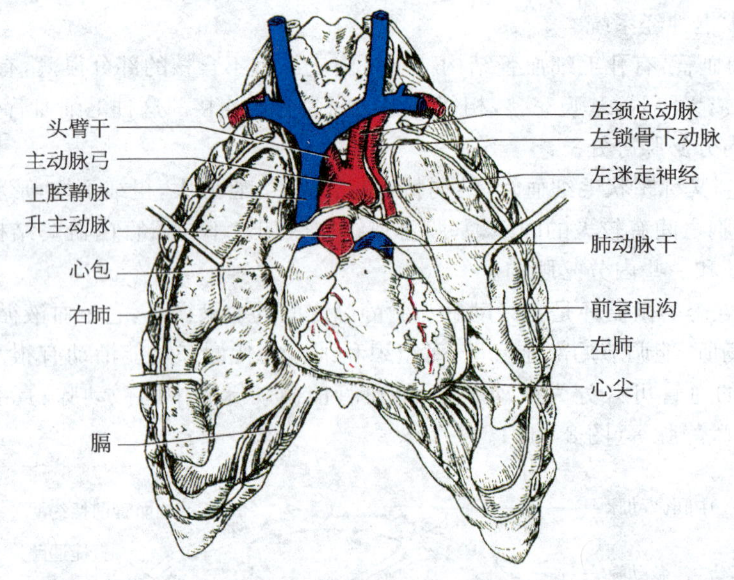

图 8-12　心的位置

(二) 心的外形

心呈前后略扁的圆锥形，具有一尖、一底，两面、三缘、三条沟。心底朝向右后上方，与出入心的大血管相连。心尖钝圆，朝向左前下方，由左心室构成，其体表投影在左侧第 5 肋间隙、左锁骨中线内侧 1～2 cm 处，或距前正中线 7～9 cm 处，此处可以摸到心尖搏动。心的前面稍隆凸，与胸骨体和肋软骨相对，又称胸肋面。心的下面较平与膈相对，又称膈面。心右缘垂直钝圆，主要由右心房构成。心左缘钝圆主要由左心室构成，小部分为左心耳。心下缘较锐利，近水平位，大部分为右心室构成，仅心尖部为左心室构成。心表面有 3 条沟，在近心底处有一条不完整的环形沟称**冠状沟**，是心房和心室在心表面分界的标志。在心胸肋面自冠状沟至心尖稍右侧的一条纵沟称**前室间沟**，在膈面自冠状沟至心尖稍右侧的一条纵行的沟称**后室间沟**，前、后室间沟是左、右心室的心表面分界的标志。冠状沟，前、后室间沟内均有血管和脂肪填充(图 8-13、图 8-14)。

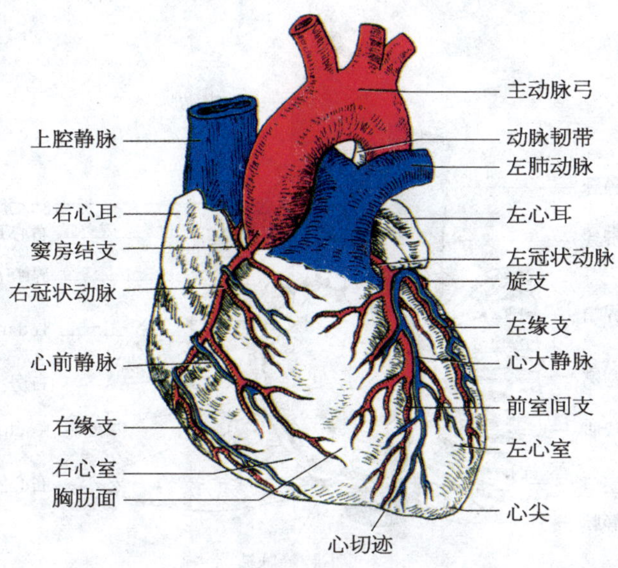

图 8-13 心的外形与血管(前面)

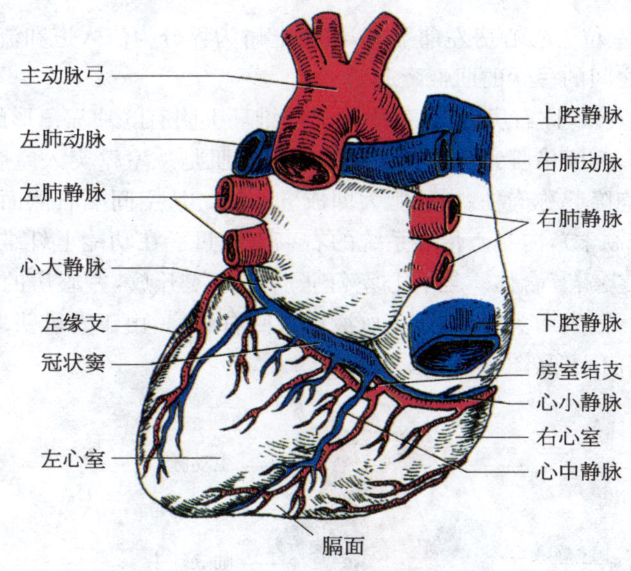

图 8-14 心后面及冠状血管(后面)

(三) 心的各腔

心为中空肌性器官,心腔被房间隔和室间隔分为互不相通的左右两半心,每半心有一个心房和一个心室,房、室之间以房室口相通。心共有 4 个腔,分别是右心房、右心室、左心房和左心室。

1. *右心房* 右心房以心表面的界沟和内面的界嵴为界分为前方的**固有心房**和后方的**腔静脉窦**两部分。固有心房突向左前方的部分称**右心耳**,右心耳内面有平行排列的肌肉隆起,称**梳状肌**,当心功能障碍,血流缓慢时,在此处易形成血栓。腔静脉窦内面光滑,有 3 个入口和 1 个出口,3 个入口分别是后上方的**上腔静脉口**,后下方的**下腔静脉口**,下腔静脉口左内侧的**冠状窦口**,1 个出口即**右房室口**通右心室。在房间隔右侧面下部有一卵圆形凹陷称**卵圆窝**,为胚胎时期卵圆孔闭锁后的遗迹,**房间隔缺损**好发于此(图 8-15)。

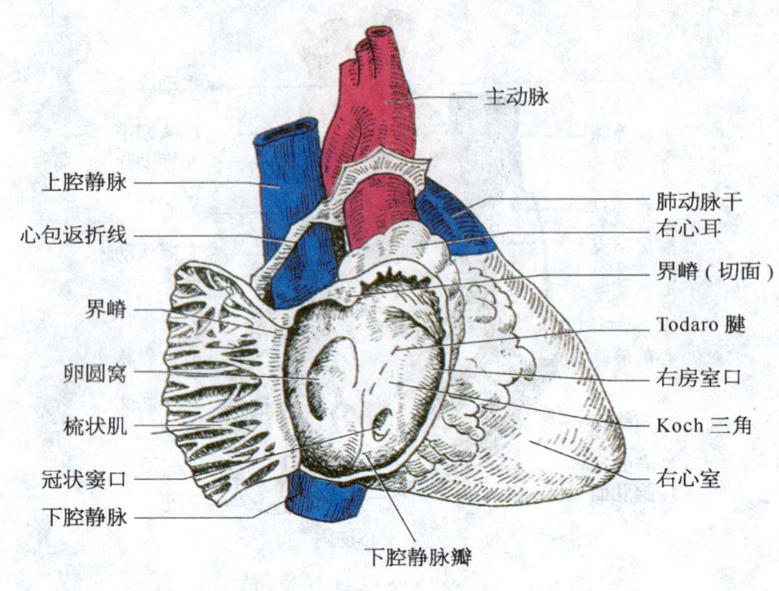

图 8－15　右心房的腔面

2. *右心室*　右心室位于右心房左前下方，以室上嵴为界分为流入道和流出道。室上嵴是位于右房室口和肺动脉口之间的弓状的肌性隆起。

(1) 流入道：有一入口，称右房室口，口周围的纤维环上附有 3 片三角形的瓣膜称三尖瓣，分别是前瓣、后瓣和隔侧瓣，瓣膜借腱索与乳头肌相连。乳头肌是从室壁突入室腔的锥体形肌肉隆起，流入道室壁有许多肌肉隆起称肉柱，肉柱肥大即成乳头肌。从室间隔右侧面至前乳头肌根部的圆形肌束称隔缘肉柱（节制索），内有心传导系统的右束支通过。在功能上纤维环、三尖瓣、腱索和乳头肌是一个整体，称三尖瓣复合体。当右心室舒张时三尖瓣开放，右心房的血液经房室口流入右心室，当右心室收缩时，三尖瓣关闭，可防止血液反流回右心房，由于有乳头肌收缩牵拉腱索，使瓣膜恰好关闭，不至于翻向心房（图 8－16）。

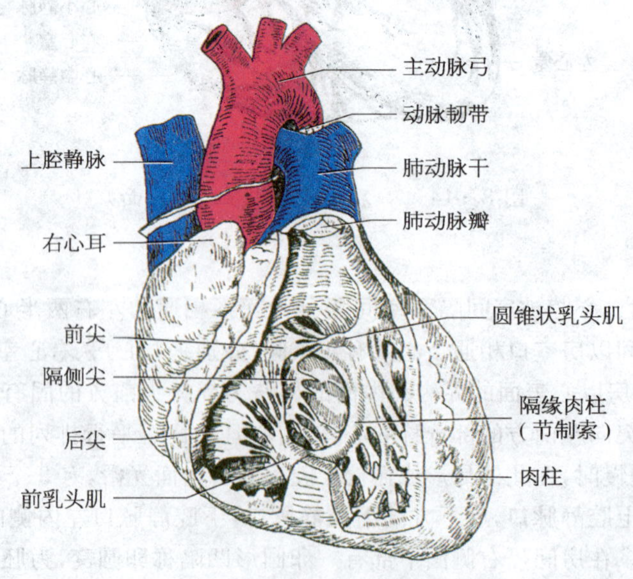

图 8－16　右心室的腔面

（2）流出道：形似圆锥状，室壁光滑称**动脉圆锥**，有一出口称**肺动脉口**，口周围的纤维环上附有3片半月形口袋状的瓣膜称**肺动脉瓣**，开向肺动脉，当右心室收缩时肺动脉瓣开放，血液由右心室射入肺动脉；当右心室舒张时肺动脉瓣关闭，防止血液反流回右心室（图8－17）。

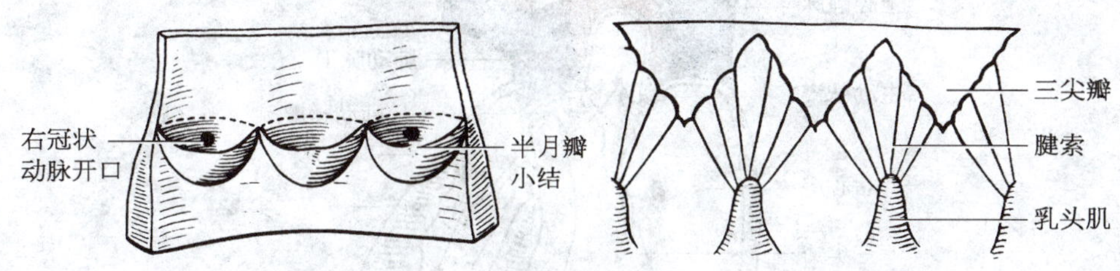

图8－17 肺动脉瓣和三尖瓣模式图

3. *左心房* **左心房**主要构成心底，其突向右前方的部分称**左心耳**，左心耳内亦有梳状肌，左心房有4个入口一个出口，4个入口即左心房后壁的两侧各有两个**肺静脉口**，一个出口即**左房室口**，通向左心室（图8－18）。

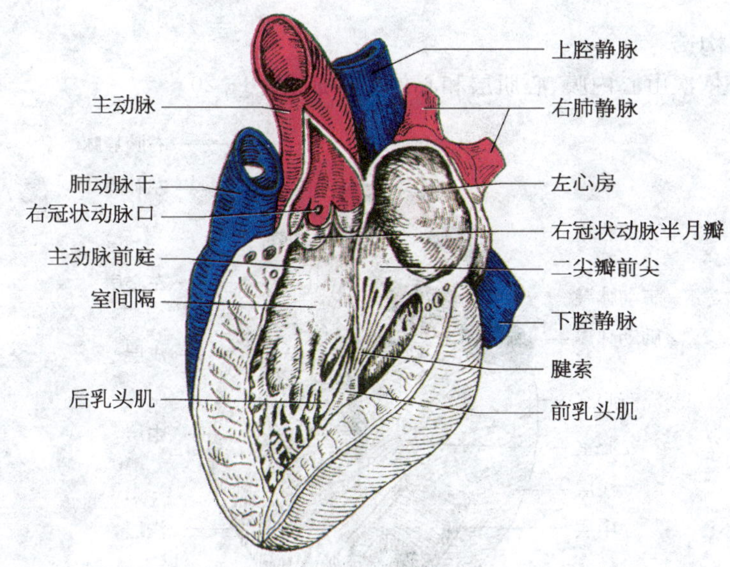

图8－18 *左心房与左心室*

4. *左心室* **左心室**位于右心室的左后方，以二尖瓣前瓣为界分为流入道和流出道。

（1）流入道：有一个入口即**左房室口**，口周围纤维环上附有二片三角形的瓣膜，称**二尖膜**，分别是**前瓣**和**后瓣**，瓣膜也借腱索和乳头肌牵拉，室壁内有发达的肉柱。纤维环、二尖瓣、腱索和乳头肌共同构成**二尖瓣复合体**。

（2）流出道：室壁光滑称**主动脉前庭**（主动脉圆锥），有一出口称**主动脉口**，口的周围纤维环上附有3片半月形口袋状的瓣膜，称**主动脉瓣**，开向主动脉，其形态和功能同肺动脉瓣。主动脉瓣与主动脉壁之间的腔隙称**主动脉窦**，可分为左、右、后3个窦，左、右窦壁上分别有左、右冠状动脉的开口（图8－19）。

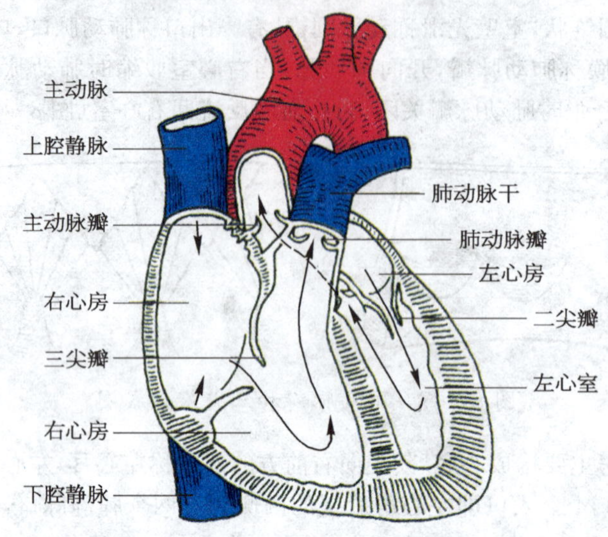

图 8-19　心各腔的血流方向(示意图)

(四) 心壁的构造

心壁从内向外依次由心内膜、心肌层和心外膜构成(图 8-20)。

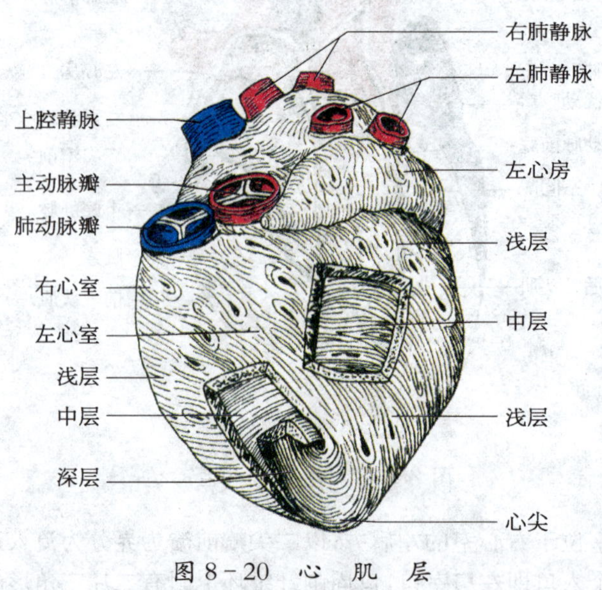

图 8-20　心　肌　层

1. 心内膜　**心内膜**衬于心腔内表面,并与出入心的大血管的内膜相延续。心内膜表面为一层内皮,内皮外面是内皮下层,内皮下层外面为一层疏松结缔组织,称**心内膜下层**,内含血管神经和心传导系统的分支,心内膜在房室口和动脉口折叠成心瓣膜。

2. 心肌层　心肌层包括心房肌和心室肌。心房肌薄,由浅、深两层构成,浅层肌横行,深层肌呈襻状或环形。心室肌厚,可分浅、中、深 3 层,浅层肌斜行,中层肌环形,深层肌纵行,心肌纤维之间有丰富的毛细血管和结缔组织。左室肌最厚约为右室肌的 3 倍。心房肌和心室肌不相连,分别附于心纤维支架上,故心房肌和心室肌不会同时收缩(图 8-21)。

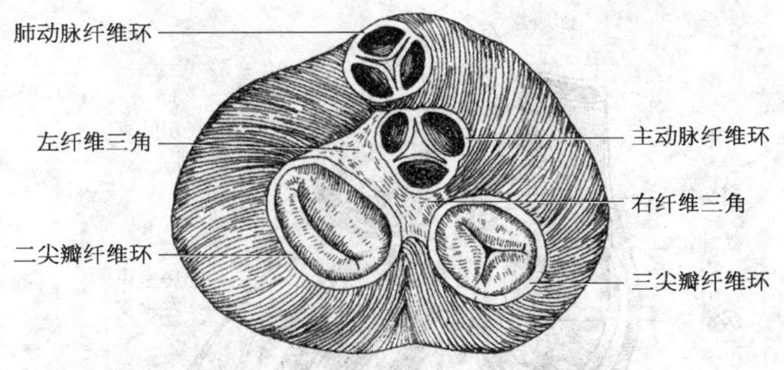

图 8-21 纤维环与纤维三角

3. 心外膜 心外膜为浆膜性心包的脏层，贴在心肌表面。外表面为一层间皮，间皮深面为一薄层结缔组织，含有血管、神经和脂肪组织。

4. 房间隔和室间隔

(1) 房间隔：房间隔位于左、右心房之间，由两层心内膜夹少量心房肌和结缔组织构成，卵圆窝处薄弱，易发生房间隔缺损(图 8-22)。

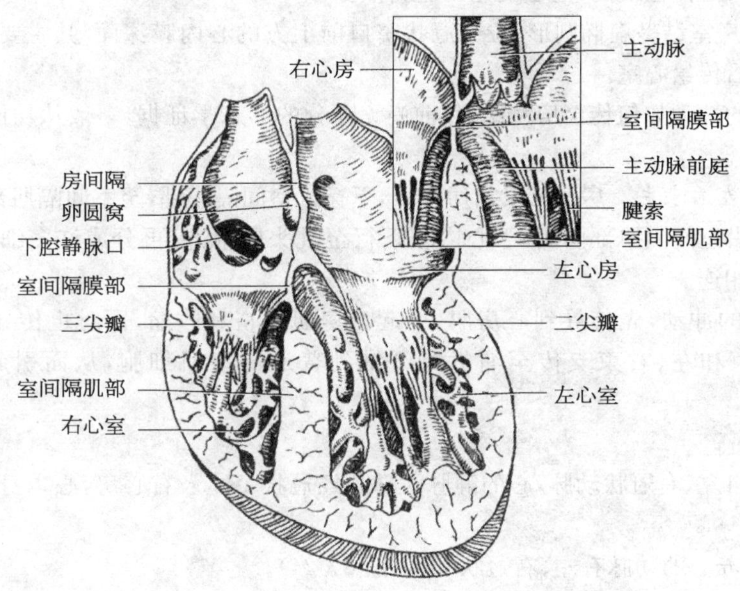

图 8-22 房间隔与室间隔

(2) 室间隔：室间隔位于左、右心室之间，分为肌部和膜部。

1) 肌部：较厚，占室间隔前下大部分，由两层心内膜夹心室肌构成，其两侧心内膜深面分别有左、右束支通过。

2) 膜部：较薄，缺乏肌质，位于室间隔后上部，为室间隔缺损好发部位。

(五) 心的传导系统

心传导系统由特殊分化的心肌细胞构成，它能产生兴奋并传导冲动，维持心的节律性搏动。包括窦房结、房室结、房室束、左右束支及浦肯野(Purkinje)纤维(图 8-23)。

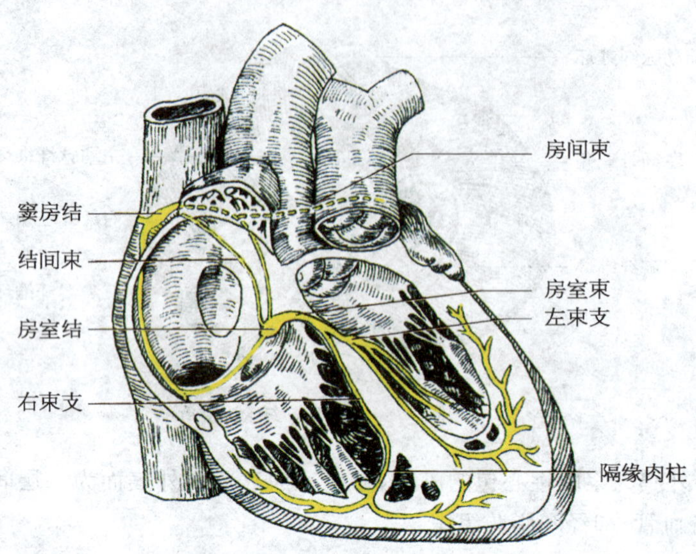

图 8－23　心的传导系统模式图

1. *窦房结*　**窦房结**呈长椭圆形，位于上腔静脉与右心耳交界处的心外膜深面，能有节律地产生兴奋，发放冲动，自律性最高，是心的正常起搏点。

2. *房室结*　**房室结**呈扁椭圆形，位于冠状窦口前上方的心内膜深面，其主要功能是将窦房结传来的冲动延搁后传给心室。

窦房结产生的冲动如何传至房室结，目前尚无充分的形态学证据，一般从功能角度认为由前、中、后结间束传递。

3. *房室束及左右束支*　房室结发出**房室束**，下行入室间隔膜部，至室间隔肌部上方分为左、右束支，左、右束支沿室间隔肌部两侧，于心内膜下行至乳头肌根部，再分成许多细小的**浦肯野纤维**与普通心肌纤维相连。

窦房结发出的冲动，先传导到心房肌，引起心房肌兴奋和收缩，同时也传导到房室结，延搁后，再通过房室束和左、右束支传至浦肯野纤维到普通心室肌细胞，从而引起心室肌兴奋和收缩。

（六）心的血管

心的血供来自左、右冠状动脉，心的静脉大部分经冠状窦注入右心房，心本身的血液循环称**冠状循环**。

1. *动脉*　营养心的动脉有左、右冠状动脉(图 8－24)。

(1) 右冠状动脉：**右冠状动脉**起始于主动脉右窦，主干经右心耳与肺动脉干之间进入冠状沟，沿冠状沟绕心右缘至心膈面，延续为后室间支沿后室间沟下行与前室间支吻合。右冠状动脉沿途的主要分支有**窦房结支**、**动脉圆锥支**、**右室前支**、**右缘支**、**后室间支**和**左室后支**。右冠状动脉常分布于窦房结、房室结、右心房、右心室、室间隔后下 1/3 和左室后壁一部分。

(2) 左冠状动脉：**左冠状动脉**起始于主动脉左窦，主干在左心耳与肺动脉之间进入冠状沟，立即分为**旋支**和**前室间支**。旋支沿冠状沟绕心左缘入心膈面，前室间支沿前室间沟下行，绕心尖稍右侧至后室间沟上行与后室间支吻合。前室间支沿途的主要分支有**动脉圆锥支**、**左室前支**、**右室前支**和**室间隔支**，旋支沿途主要分支有**左缘支**、**左室后支**和**窦房结支**。左冠状动脉常分布于左心

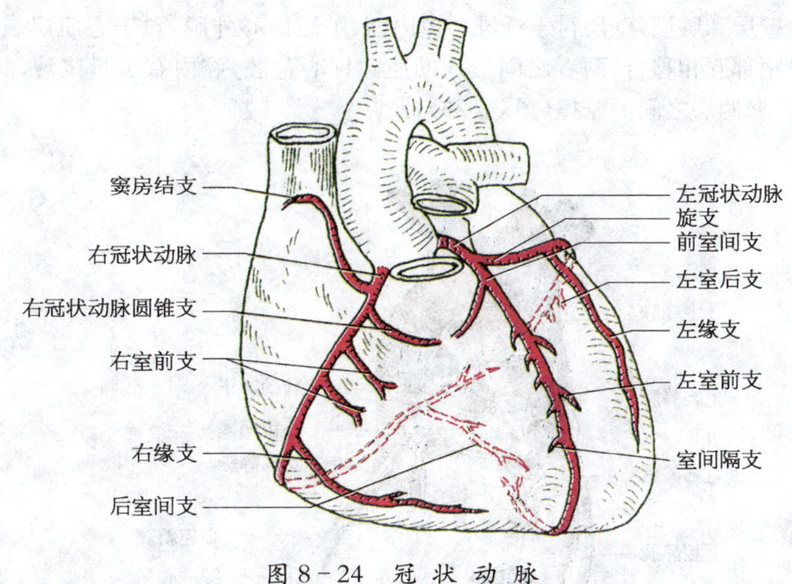

图 8-24 冠 状 动 脉

房、左心室，右室前壁一部分和室间隔前上 2/3。

2. 静脉　心的静脉大多汇入冠状窦，注入右心房，亦有小静脉直接注入心各腔。冠状窦位于心膈面，左心房与左心室之间的冠状沟内，其主要属支有心大、中、小静脉(图 8-25)。

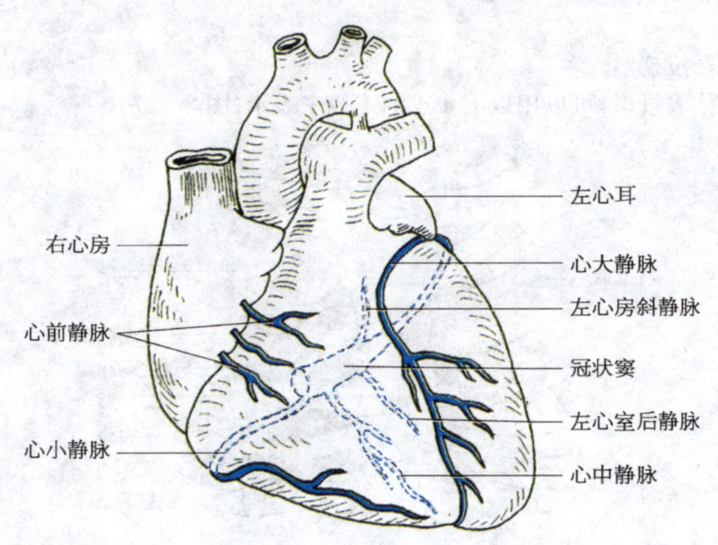

图 8-25 心的静脉模式图

(1) 心大静脉：在前室间沟与前室间支伴行，至冠状沟，绕心左缘，注入冠状窦左端。

(2) 心中静脉：在后室间沟伴后室间支上行，注入冠状窦右端。

(3) 心小静脉：在冠状沟内始于心右缘伴右冠状动脉左行注入冠状窦右端。

(七) 心包

心包是包在心和大血管根部的纤维性和浆膜性囊状结构，分内、外两层，外层为纤维心包，内层为浆膜心包。纤维心包厚而坚韧，上方与出入心的大血管外膜相延续，下方与膈的中心腱相愈着。浆膜心包分壁层和脏层，壁层衬于纤维心包内面，脏层即心外膜，包于心肌层表面，脏、壁两层在出入心大血管根部互相移行，两者之间形成的腔隙称心包腔，腔内有少量浆液，起润滑作用，可减少心搏动时脏、壁两层之间的摩擦(图 8－26)。

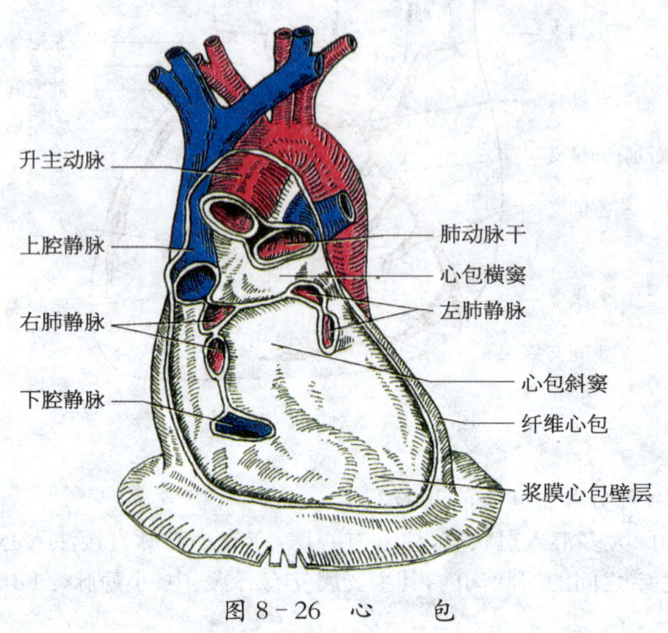

图 8－26　心　包

(八) 心的体表投影

心在胸前壁的体表投影，可以用以下 4 点的连线来表示(图 8－27)。

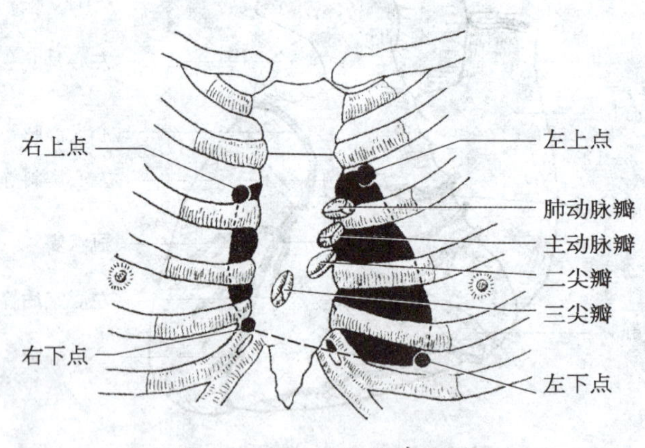

图 8－27　心的体表投影

(1) 左上点：在左侧第 2 肋软骨的下缘，距胸骨左缘 1.2 cm 处。

(2) 右上点：在右侧第 3 肋软骨的上缘，距胸骨右缘约 1 cm 处。

(3) 左下点：在左侧第 5 肋间隙，左锁骨中线内侧 1～2 cm 处(或距前正中线 7～9 cm 处)。

(4) 右下点：在右侧第 6 胸肋关节处。

左、右上点间的连线为心的上界，左、右下点间的连线为心的下界，左侧上、下点之间稍凸向左侧的连线为心的左界，右侧上、下点之间稍凸向右侧的连线为心的右界。

四、肺循环的血管

(一) 肺动脉

肺动脉输送的是静脉血。

1. *肺动脉干* 起自右心室，向左上斜行至主动脉弓的下方，分为左、右肺动脉。

2. *左肺动脉* 较短，水平向左，经食管、胸主动脉前方至左肺门，分两支入左肺上、下叶。

3. *右肺动脉* 较长，水平向右，经升主动脉、上腔静脉后方达右肺门，分3支分别进入右肺上、中、下3叶。在肺动脉干分叉处稍左侧与主动脉弓之间有一短的结缔组织索称**动脉韧带**，是胚胎时动脉导管闭锁后的遗迹。若生后6个月动脉导管仍不闭锁，称动脉导管未闭，属先天性心脏病的一种。

(二) 肺静脉

肺静脉输送的是动脉血。

肺循环的静脉起始于肺泡毛细血管，向肺门逐渐汇合，在肺门处每侧肺形成上、下两条肺静脉，左、右肺静脉出肺门分别注入左心房的两侧。

五、体循环的动脉

动脉是从心室将血液运到全身各器官的管道。动脉干的分支，离开主干进入器官前的一段称**器官外动脉**，进入器官后成为**器官内动脉**。动脉分布很广，除毛发、指(趾)甲及角膜等处外，遍布全身(图8-28)。

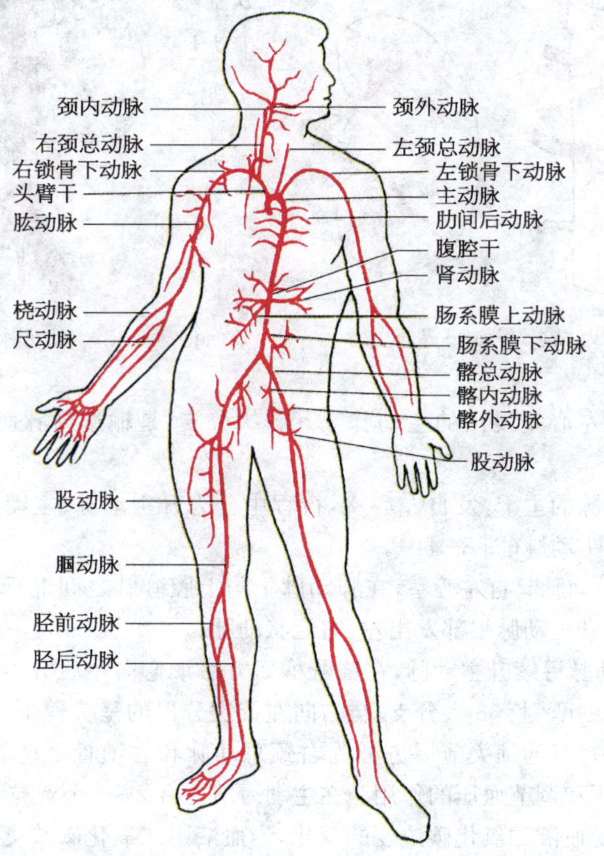

图8-28 动脉分布概况

动脉分布具有一定的规律，这种规律是与全身各部的结构、发育和功能相适应的。比如器官外动脉大部分都是两侧对称，在某些部位呈阶段性（如肋间后动脉）；走行时常和静脉、神经伴行，形成血管神经束；分布到器官时总是以最短距离到达；多数走在身体屈侧或隐蔽安全的部位；其管径及数目与分布器官新陈代谢的旺盛程度相关。器官内动脉则会因该分布器官的形态不同而呈横行、纵行、放射状等分布形式（图 8－29）。

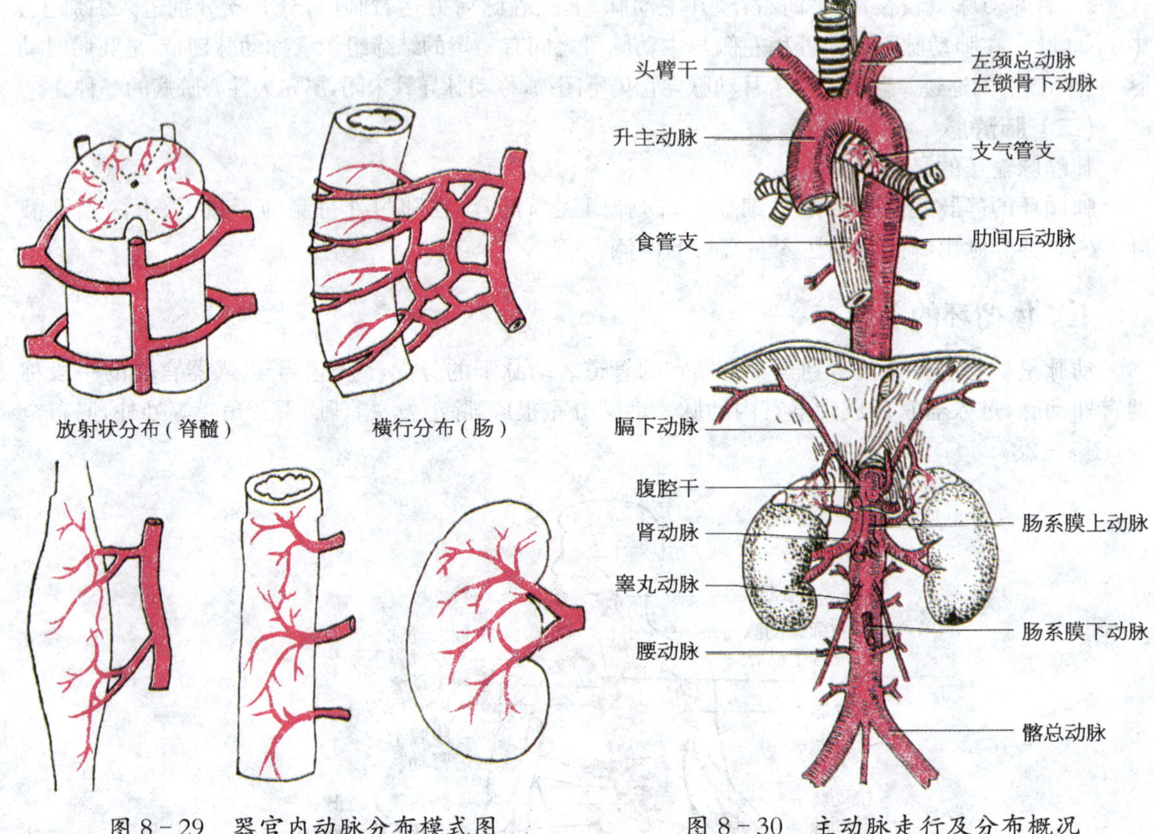

图 8－29　器官内动脉分布模式图

图 8－30　主动脉走行及分布概况

体循环的动脉是从左心室发出的主动脉及其各级分支，是输送动脉血至全身各组织器官的血管。

主动脉是体循环动脉的主干，发自左心室，行程中分为升主动脉、主动脉弓和降主动脉，降主动脉又分为胸主脉和腹主动脉（图 8－30）。

1. 升主动脉　升主动脉起自左心室，在肺动脉干与上腔静脉之间上行，至右侧第 2 胸肋关节后方移行为主动脉弓。升主动脉根部发出左、右冠状动脉。

2. 主动脉弓　主动脉弓续升主动脉，在胸骨柄后方弓形弯向左后方，在第 4 胸椎体下缘移行为降主动脉。主动脉弓的凸侧有 3 大分支，自右向左依次分出的是**头臂干、左颈总动脉、左锁骨下动脉**。头臂干向右上斜行至胸锁关节后方分为**右颈总动脉和右锁骨下动脉**。主动脉弓壁内有压力感受器，具有感受血压和调节血压的作用。在主动弓下方有 2～3 个粟粒状小体，称**主动脉小球**，属化学感受器，可以感受血液二氧化碳浓度的变化，当血液中二氧化碳浓度升高时，可反射性引起呼吸加深加快。

3. 降主动脉　**降主动脉**续主动脉弓，沿脊柱左前方下行穿膈主动脉裂孔入腹腔，下行至第 4 腰椎下缘，分为左、右**髂总动脉**，降主动脉在膈以上称**胸主动脉**，在膈以下称**腹主动脉**。

（一）头颈部的动脉

头颈部的动脉主干是颈总动脉和锁骨下动脉。

1. 颈总动脉　左侧颈总动脉起自主动脉弓，右侧颈总动脉起自头臂干，两者在胸锁关节的后方上行，沿气管、喉和食管的外侧上行，至甲状软骨板上缘平面分为颈内动脉和颈外动脉。在颈总动脉分叉处有两个重要的结构：在颈总动脉末端和颈内动脉起始处的膨大部，称**颈动脉窦**，其管壁内有压力感受器，当血压升高时，可反射性引起心跳变慢，周围血管扩张，使血压下降；在颈总动脉分叉处后方连有一扁椭圆形小体，称**颈动脉小球**，属化学感受器，可感受血液中二氧化碳浓度的变化，调节呼吸运动。

（1）颈外动脉：**颈外动脉**由颈总动脉分出后，上行穿腮腺，在下颌颈平面分为颞浅动脉和上颌动脉两个终支（图 8－31）。沿途主要分支有**甲状腺上动脉**、**舌动脉**和**面动脉**等。

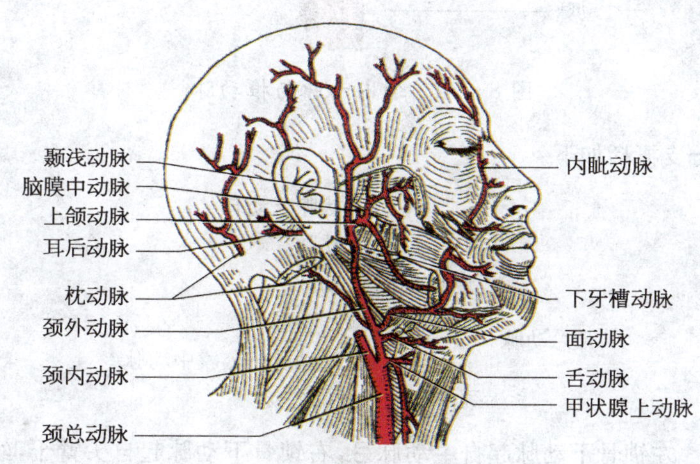

图 8－31　颈外动脉及其分支

1）甲状腺上动脉：由颈外动脉起始处发出，向前下行，分支布于甲状腺和喉。

2）舌动脉：在甲状腺上动脉稍上方发出，分支布于舌、舌下腺和腭扁桃体。

3）面动脉：在舌动脉稍上方发出，经下颌下腺深面，咬肌前缘越过下颌骨下缘至面部，沿口角和鼻翼外侧上行达内眦，改名为**内眦动脉**。面动脉沿途分支布于面部软组织、下颌下腺和腭扁桃体。在咬肌前缘与下颌骨下缘交界处可摸到面动脉的搏动，当面部软组织出血时，可在此处压迫止血。

4）颞浅动脉：经耳屏前方上行至颞区，分支布于腮腺和额、顶、颞部软组织。在耳屏的前方可摸到颞浅动脉的搏动，当颞区出血时，可在此处压迫止血。

5）上颌动脉：经下颌颈深面至颞下窝，沿途分支布于口腔、鼻腔、咀嚼肌、硬脑膜等，其主要分支为**脑膜中动脉**，向上穿棘孔入颅腔，分前、后两支布于硬脑膜，其中前支较大，行经翼点的深面。

（2）颈内动脉：**颈内动脉**在颈部无分支，由颈总动脉分出后，垂直上行穿颅底颈动脉管入颅腔，分支布于脑和视器（图 8－32）。

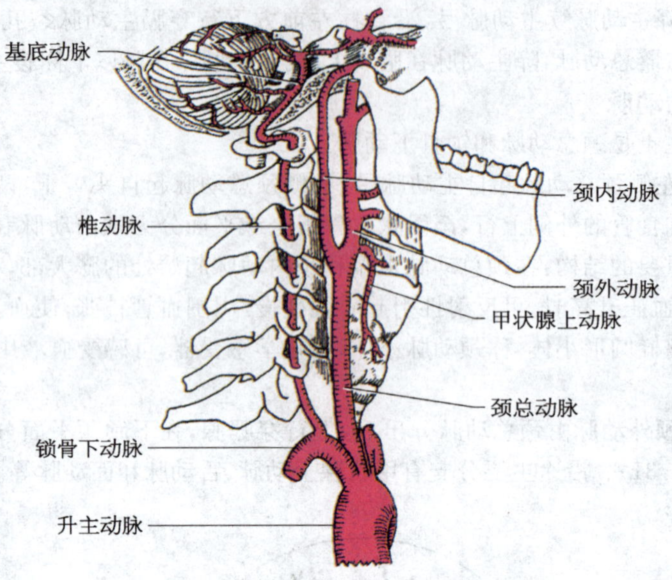

图 8－32　颈内动脉与椎动脉

颈总动脉主要分支概括如下。

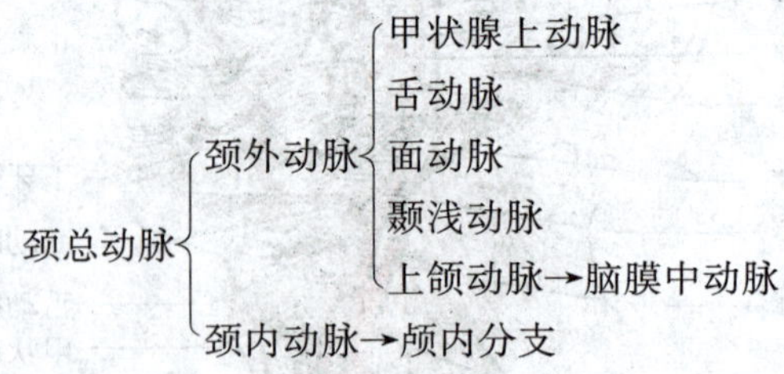

2. 锁骨下动脉　**左锁骨下动脉**起自主动脉弓，**右锁骨下动脉**起自头臂干，经胸锁关节后方至颈根部，弓状经胸膜顶前方，穿斜角肌间隙至第 1 肋外侧缘移行为腋动脉。主要分支有**椎动脉**、**胸廓内动脉**和**甲状颈干**等(图 8－33)。

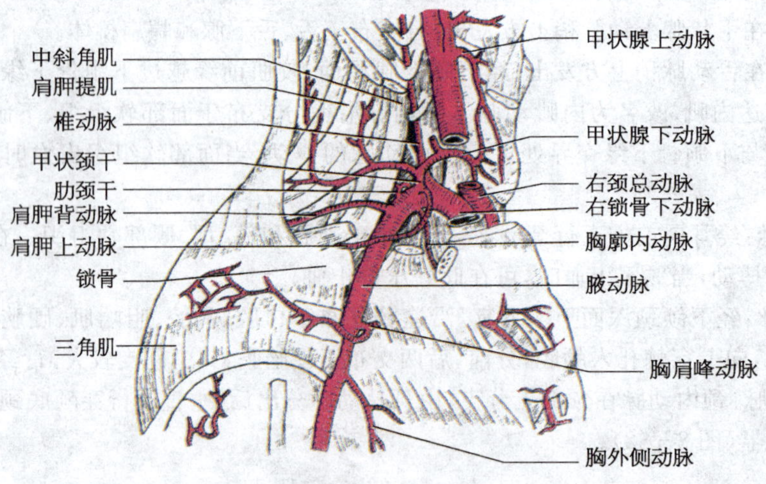

图 8－33　锁骨下动脉及其分支

(1) 椎动脉:由锁骨下动脉发出,向上穿第6～1颈椎横突孔,经枕骨大孔入颅,分支布于脑和脊髓。

(2) 胸廓内动脉:起自锁骨下动脉,垂直下行入胸腔,沿胸骨外侧缘1.5 cm处,经第1～6肋软骨后面下行,至第6肋间隙平面分为肌膈动脉和腹壁上动脉,腹壁上动脉下行进入腹直肌鞘,沿腹直肌后面下行至脐附近与腹壁下动脉吻合,营养腹直肌。胸廓内动脉沿途分支布于胸前壁、胸膜、心包、膈、乳房等。

(3) 甲状颈干:为一短干,自锁骨下动脉发出后,立即分为数支。主要分支为甲状腺下动脉,分支布于甲状腺下部、喉、食管和气管等。

(二) 上肢的动脉

1. 腋动脉 **腋动脉**是上肢动脉的主干,在第1肋的外侧缘续锁骨下动脉,于背阔肌下缘移行为肱动脉(图8-34),主要分支有以下几条。

(1) 胸肩峰动脉:胸肩峰动脉分支布于三角肌、胸大肌、胸小肌和肩关节。

(2) 胸外侧动脉:胸外侧动脉分支布于前锯肌和乳房等。

(3) 肩胛下动脉:肩胛下动脉分支有:①胸背动脉:分支布于背阔肌和前锯肌;②旋肩胛动脉:分支布于冈下窝附近诸肌。

(4) 旋肱后动脉:旋肱后动脉绕肱骨外科颈,分支布于肩关节和三角肌。

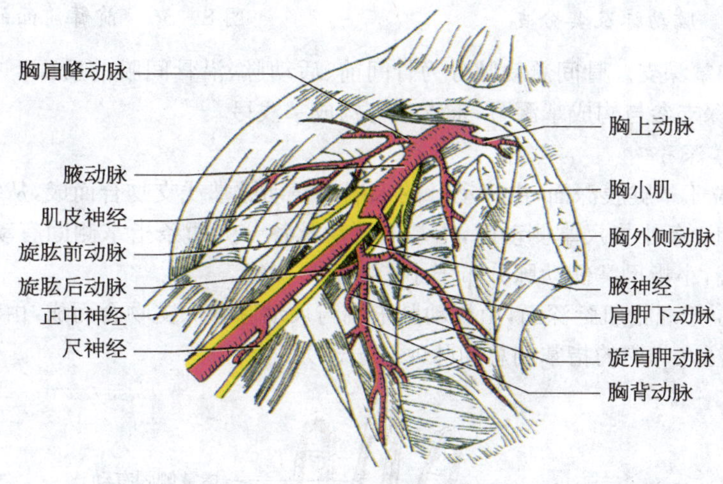

图8-34 腋动脉及其分支

2. 肱动脉 **肱动脉**续腋动脉,沿肱二头肌内侧缘下行至肘窝,在桡骨颈平面分为桡动脉和尺动脉。肱动脉沿途分支布于臂部肌肉、肱骨和肘关节(图8-35)。在肘窝稍上方,肱二头肌内侧可摸到肱动脉的搏动,临床上测量血压常在此听诊。当前臂和手部外伤出血时,可在臂中部将肱动脉压迫在肱骨上进行暂时性止血。

3. 桡动脉 **桡动脉**自肱动脉发出后,沿前臂前面桡侧下行,绕桡骨茎突远侧转向手背,穿第1掌骨间隙入手掌。桡动脉主要分支有**拇主要动脉**和**掌浅支**。桡动脉沿途分支布于前臂桡侧诸肌、肘关节和腕关节。掌浅支参与构成掌浅弓,终末支参与构成掌深弓。拇主要动脉分布到拇指两侧和示指桡侧。在桡骨茎突的内侧,桡侧腕屈肌腱外侧,桡动脉位置表浅,可摸到搏动,是临床诊脉的部位(图8-36)。

4. 尺动脉 **尺动脉**由肱动脉分出后,沿前臂前面尺侧下行,经豌豆骨的外侧达手掌。主要分

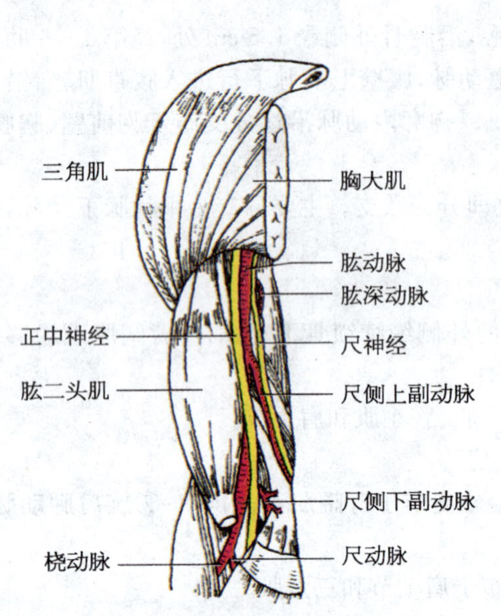

图 8-35 肱动脉及其分支

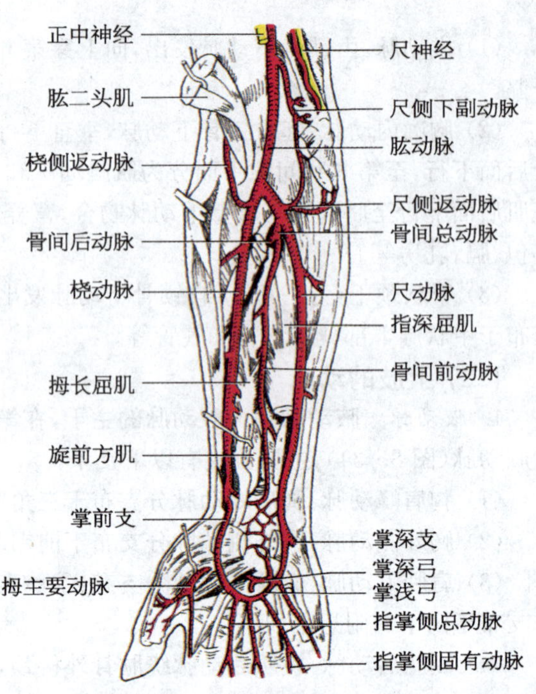

图 8-36 前臂前面的动脉

支有骨间总动脉和掌深支。骨间总动脉分为骨间前、后动脉，沿骨间膜前后面下行，分支布于前臂肌和尺、桡骨。掌深支参与构成掌深弓，末支参与构成掌浅弓。

5. 掌浅弓和掌深弓

(1) 掌浅弓：位于掌腱膜深面，由尺动脉的末端和桡动脉掌浅支吻合而成，从掌浅弓凸侧发出 3 条**指掌侧总动脉**和 1 条**小指尺掌侧动脉**，指掌侧总动脉各分为两条**指掌侧固有动脉**，沿第 2～5 指相对缘下行至指端，小指尺掌侧动脉分布于小指掌面尺侧缘。

(2) 掌深弓：位于屈指肌腱深面，由桡动脉末端与尺动脉掌深支吻合而成，由掌深弓凸侧发出 3 条**掌心动脉**，分别注入相应的指掌侧总动脉(图 8-37)。

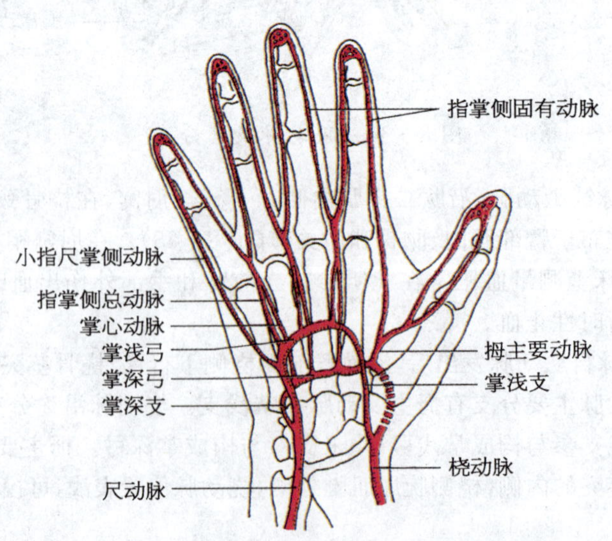

图 8-37 掌浅弓和掌深弓

锁骨下动脉及上肢动脉的分支概括如下。

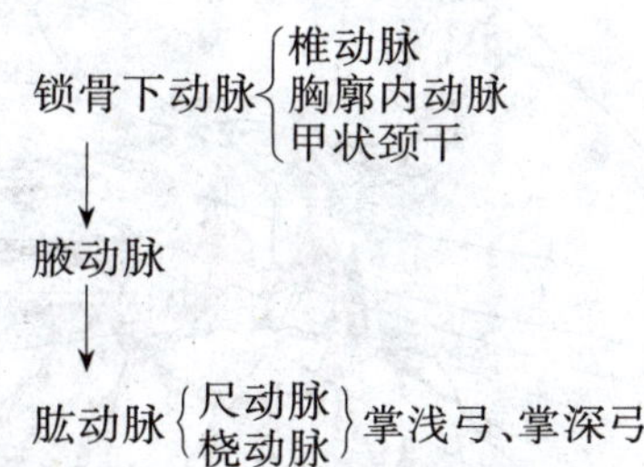

(三)胸部的动脉

胸部的动脉主干是胸主动脉,其分支有以下几条。

1. *脏支* 细小,包括支气管支、食管支和心包支,分支布于同名各器官。

2. *壁支* 共10对,上9对走在第3～11对肋间隙内,称**肋间后动脉**,最后一对走在第12肋的下缘,称**肋下动脉**,分支布于胸壁、腹壁上部、背部和脊髓等处(图8-38)。

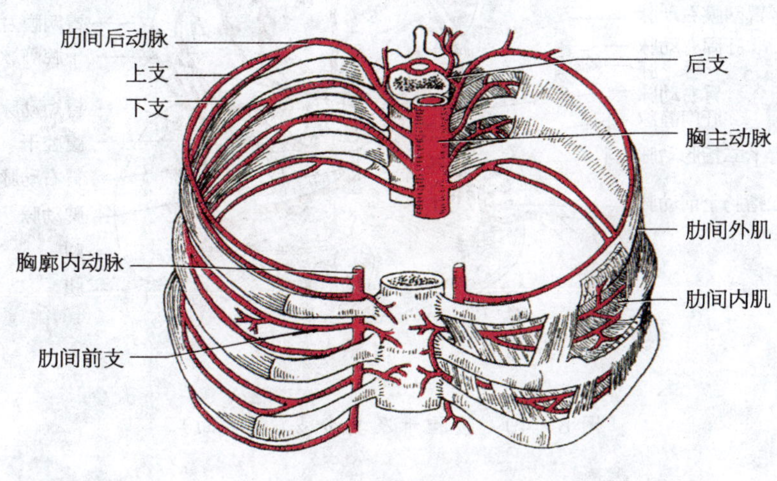

图8-38 胸壁的动脉

(四)腹部的动脉

腹部的动脉主干是腹主动脉,可分为壁支和脏支两类。

1. *壁支*

(1)腰动脉:腰动脉有4对,起自腹主动脉,向外侧走行,分支布于腹后壁。

(2)膈下动脉:膈下动脉分布于膈和肾上腺。

2. *脏支* 分支较多,可分为单一的脏支和成对的脏支两类。

(1)单一的脏支:有腹腔干、肠系膜上动脉和肠系膜下动脉。

1)腹腔干:短而粗,在主动脉裂孔稍下方由腹主动脉前壁发出,随即分为胃左动脉、肝总动脉和脾动脉(图8-39、图8-40)。①**胃左动脉**:由腹腔干分出后,向左上行至肝门,在小网膜两层之间,沿胃小弯右行与胃右动脉吻合,分支布于食管下段和胃小弯侧的胃壁。②**肝总动脉**:进入肝十二指肠韧带内,分为**肝固有动脉**和**胃十二指肠动脉**。肝固有动脉上行至肝门附近分为左、右肝支经肝门入肝,肝右支在入肝门前发出**胆囊动脉**分布于胆囊,肝固有动脉在其起始段还发出**胃右动**

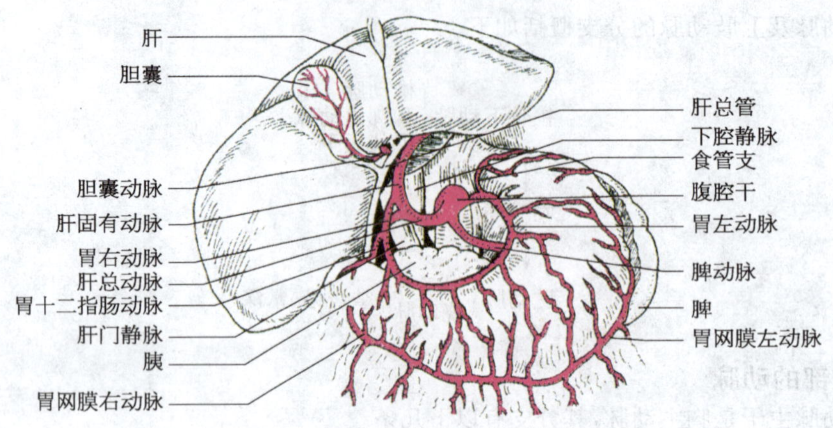

图 8-39 腹腔干及其分支(胃前面)

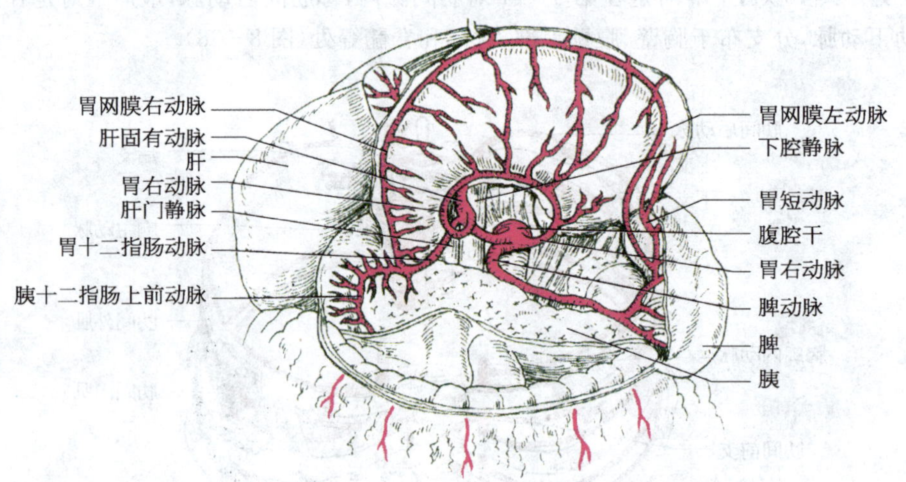

图 8-40 腹腔干及其分支(胃后面)

脉,沿胃小弯左行与胃左动脉吻合,分支布于胃小弯侧胃壁。胃十二指肠动脉在十二指肠上部后方下行,分为**胃网膜右动脉**和**胰十二指肠上动脉**。胃网膜右动脉沿胃大弯左行与胃网膜左动脉吻合,分支布于胃大弯侧胃壁和大网膜,胰十二指肠上动脉分支布于十二指肠和胰头。③**脾动脉**:沿胰的上缘左行,至脾门处分数支入脾,其沿途发出数条**胰支**,布于胰。脾动脉在入脾门前还发出2~4条**胃短动脉**和**胃网膜左动脉**,胃短动脉布于胃底,胃网膜左动脉沿胃大弯右行与胃网膜右动脉吻合,分支布于胃大弯侧胃壁和大网膜。

2)肠系膜上动脉:约平第1腰椎平面由腹主动脉发出,在胰和十二指肠水平部之间下行入肠系膜根部,呈弓形至右髂窝(图 8-41),主要分支有:①**空肠动脉和回肠动脉**:共13~18支,行于肠系膜内,反复分支吻合形成动脉弓,由最后一级弓上发出小支布于空、回肠。②**回结肠动脉**:是肠系膜上动脉的终末支,行向右下,布于回盲部。**阑尾动脉**由回结肠动脉发出后经回肠末端后方,走在阑尾系膜游离缘内,布于阑尾(图 8-42)。③**右结肠动脉**:向右行,分支布于升结肠。④**中结肠动脉**:进入横结肠系膜布于横结肠。

3)肠系膜下动脉:平第3腰椎高度起自腹主动脉,在腹膜后方向左下行(图 8-43),主要分支

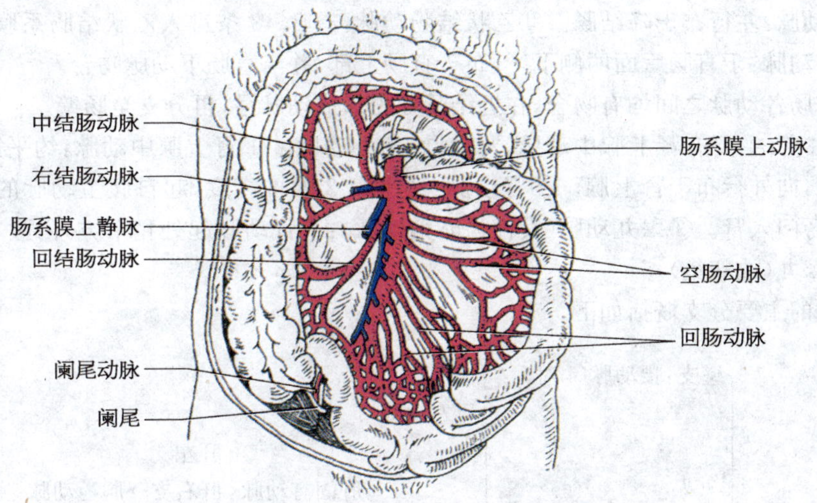

图 8-41 肠系膜上动脉及其分支

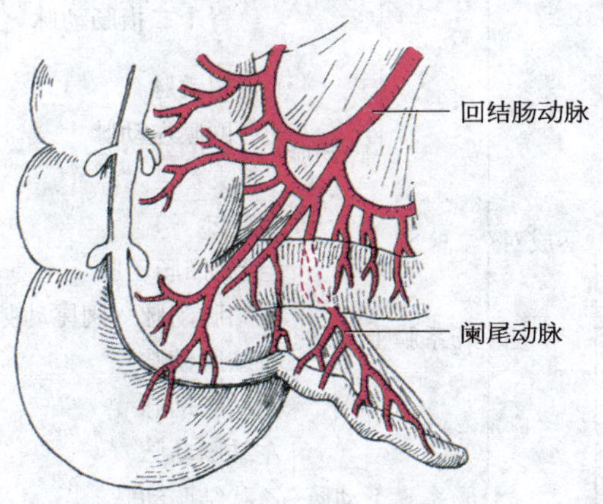

图 8-42 阑 尾 动 脉

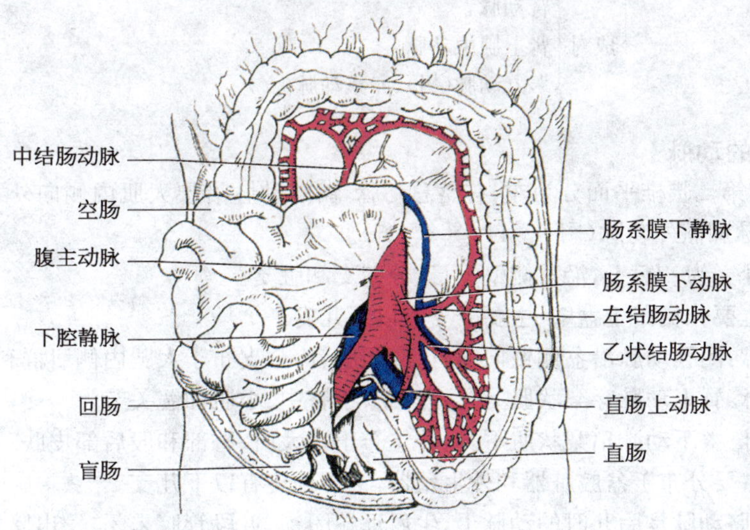

图 8-43 肠系膜下动脉及其分支

有:①**左结肠动脉**:左行布于降结肠。②**乙状结肠动脉**:有 2～3 条进入乙状结肠系膜,布于乙状结肠。③**直肠上动脉**:于直肠后面两侧下行,布于直肠上部,并与直肠下动脉吻合。

分布到结肠各动脉之间均有吻合,在近结肠处先形成动脉弓,再分支至肠壁。

4）成对脏支:主要有肾上腺中动脉、肾动脉、睾丸动脉。①**肾上腺中动脉**:约平第 1 腰椎平面起于腹主动脉,向外行布于肾上腺。②**肾动脉**:约平第 2 腰椎高度,起自腹主动脉的侧壁,向外横行,分数支经肾门入肾。③**睾丸动脉**(女性为**卵巢动脉**):于肾动脉起处稍下方,由腹主动脉前壁发出,下行布于睾丸(或卵巢)。

腹主动脉的主要分支概括如下。

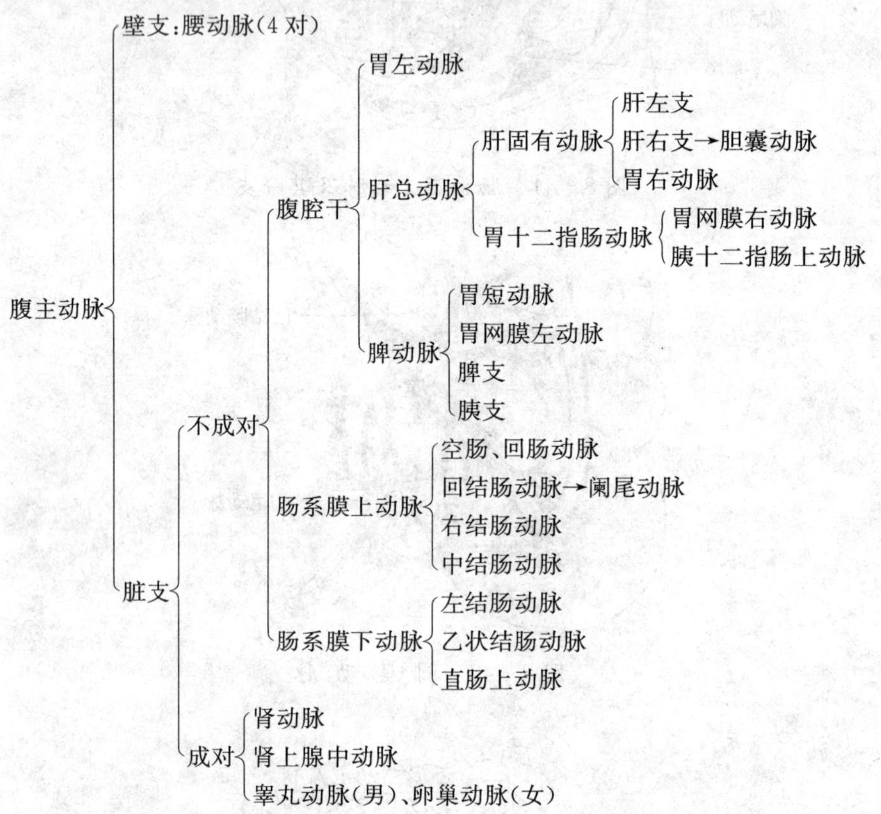

(五) 盆部的动脉

腹主动脉在第 4 腰椎平面分为左、右**髂总动脉**,髂总动脉沿腰大肌内侧向外下行,至骶髂关节处,分为**髂内动脉**和**髂外动脉**(图 8-44、图 8-45)。

1. 髂内动脉　为一短干,沿盆侧壁下行,分壁支和脏支。

(1) 壁支:主要分支布于盆壁,主要分支有以下几支。

1) 闭孔动脉:**闭孔动脉**沿盆侧壁向前行、穿闭膜管,分支布于大腿内侧肌群和髋关节。

2) 臀上动脉:**臀上动脉**穿梨状肌上孔,分支布于臀中、小肌和髋关节。

3) 臀下动脉:**臀下动脉**出梨状肌下孔,分支布于臀大肌、臀部和股后部皮肤。

(2) 脏支:主要分布于盆腔脏器和外生殖器,主要分支有以下几支。

1) 脐动脉:**脐动脉**是胎儿时的动脉干,生后远端闭锁,近段管腔未闭,发出膀胱上动脉,分支布于膀胱尖和膀胱体。

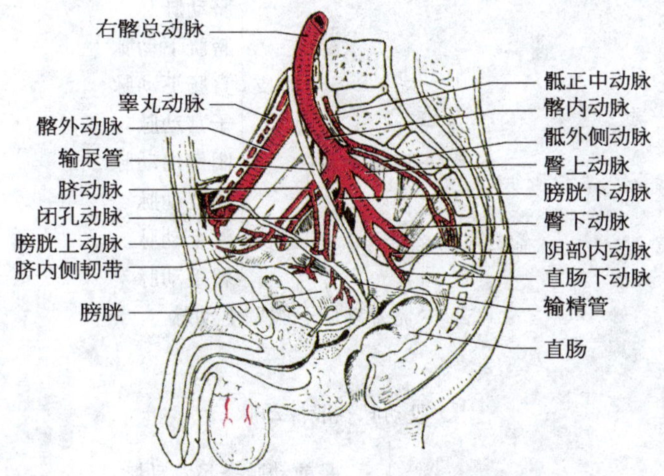

图 8-44 男性盆腔的动脉

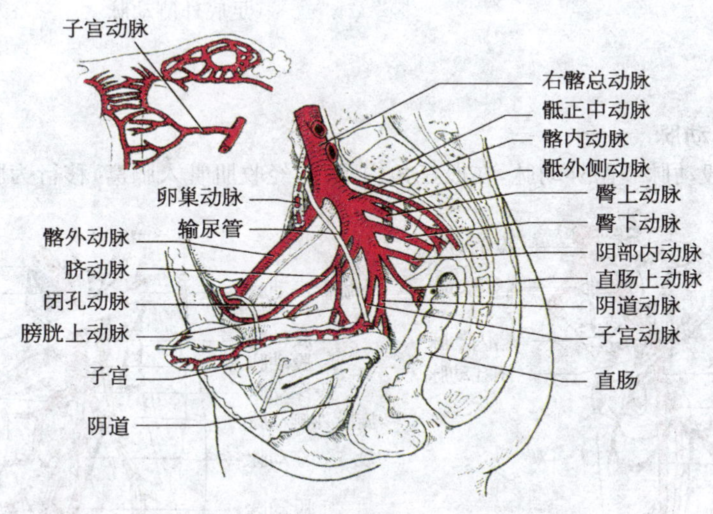

图 8-45 女性盆腔的动脉

2）膀胱下动脉：膀胱下动脉分支布于膀胱底、精囊腺、前列腺和输尿管下段。

3）直肠下动脉：直肠下动脉分支布于直肠下部。

4）子宫动脉：子宫动脉沿盆侧壁下行，经子宫阔韧带底部，在子宫颈外侧约 2.5 cm 处，越过输尿管的前上方，分支布于子宫、阴道、输卵管和卵巢。

5）阴部内动脉：阴部内动脉经梨状肌下孔出盆腔，绕坐骨棘，经坐骨小孔入坐骨直肠窝，主要分支有肛动脉、会阴动脉、阴茎（阴蒂）动脉，分布于肛门、会阴、外生殖器。

2. 髂外动脉　沿腰大肌内侧缘下行，经腹股沟韧带深面入股三角，移行为股动脉，髂外动脉在腹股沟韧稍上方发出腹壁下动壁，向内上行进入腹直肌鞘，在腹直肌后面上行与腹壁上动脉吻合，布于腹直肌（图 8-46）。

髂总动脉主要分支如下。

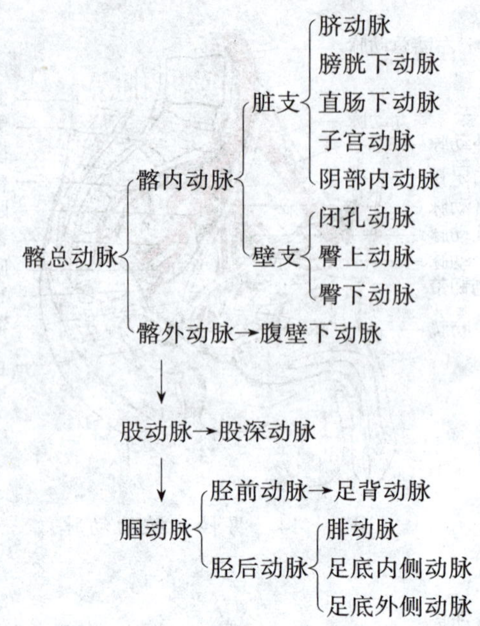

(六) 下肢的动脉

1. 股动脉　股动脉续髂外动脉，在股三角内下行，经收肌管入腘窝，移行为腘动脉(图 8－47)。

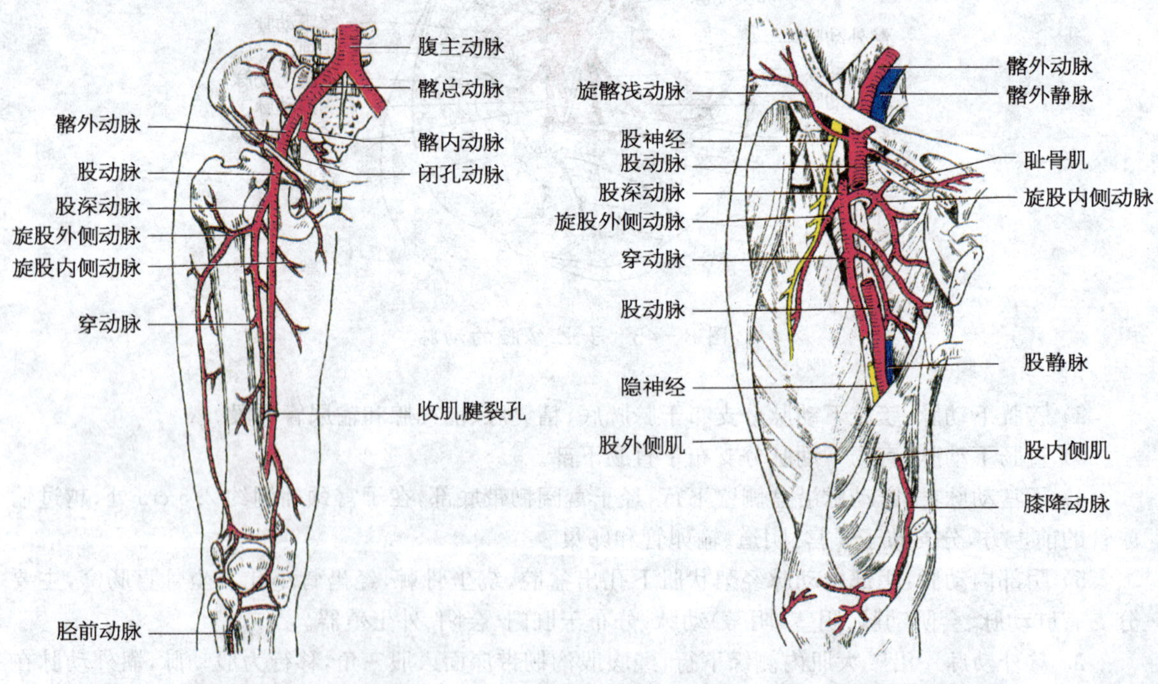

图 8－46　盆部与大腿的动脉　　图 8－47　股动脉及其分支

股动脉的主要分支为股深动脉，股深动脉再分出旋股内侧动脉、旋股外侧动脉和 2～4 条穿动脉，分支布于大腿肌和髋关节。在腹股沟韧带中点下方可摸到股动脉搏动，当下肢外伤出血时，可在此处压迫股动脉进行止血。

2. 腘动脉 **腘动脉**续股动脉，在腘窝深部下行，至腘窝下部分为胫前动脉和胫后动脉。腘动脉分支布于膝关节及其附近的肌肉。

(1) 胫前动脉：**胫前动脉**由腘动脉分出，向前穿小腿骨间膜，沿小腿前群肌之间下行，至踝关节前方移行为**足背动脉**(图 8-48、图 8-49)。沿途分支布于小腿前群肌、足背、足趾和附近的皮肤，在踝关节前方，内外踝连线的中点处可摸到足背动脉的搏动。

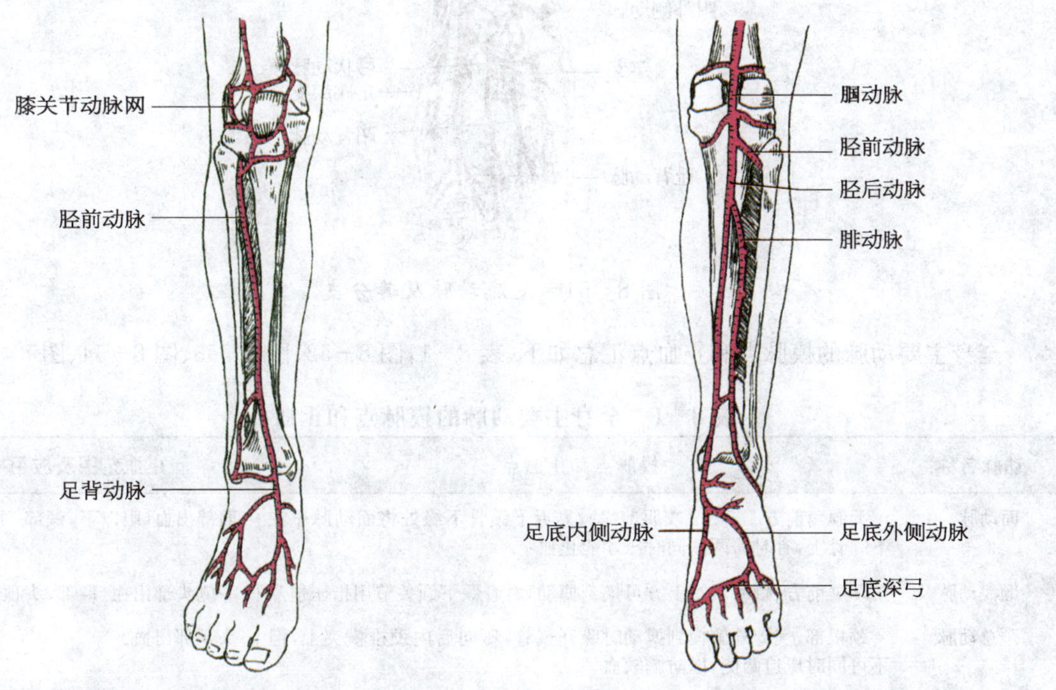

图 8-48 小腿前面的动脉　　图 8-49 小腿后面的动脉

(2) 胫后动脉：**胫后动脉**续腘动脉，在小腿后群浅、深两层肌之间下行，经内踝后方进入足底，分为**足底内侧动脉**和**足底外侧动脉**(图 8-50、图 8-51)。胫后动脉上部还分出**腓动脉**，沿腓骨内侧下行。胫后动脉及其分支布于胫骨、腓骨、小腿后群肌、小腿外侧群肌及足底肌等。

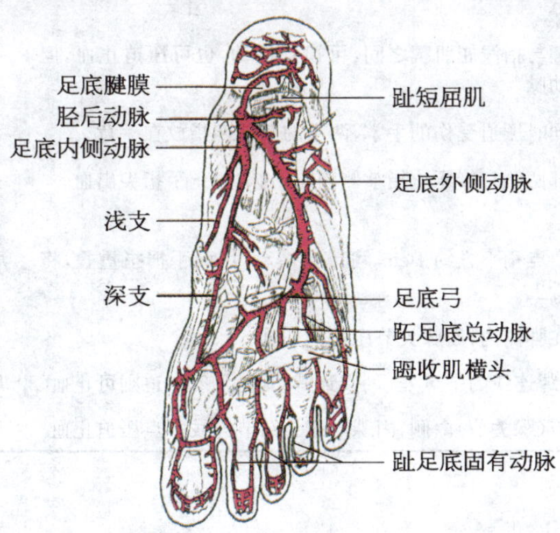

图 8-50 足背动脉及其分支

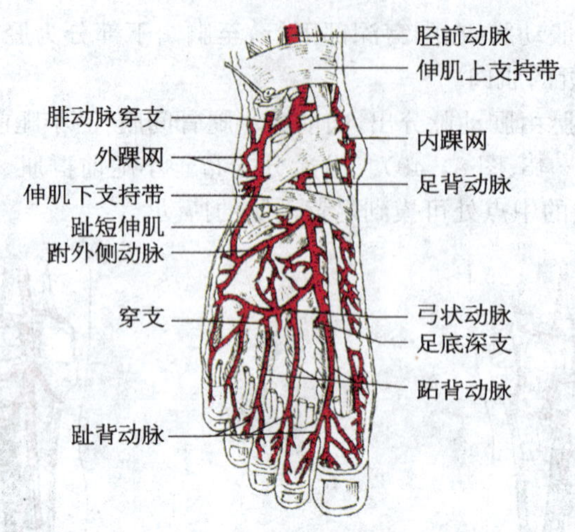

图 8-51　足底动脉及其分支

全身主要动脉的摸脉点和止血点汇总如下(表 8-1,图 8-52、图 8-53、图 8-54、图 8-55)。

表 8-1　全身主要动脉的摸脉点和止血点

动脉名称	摸脉点和止血点	止血范围及应用
面动脉	下颌角前方 1.5 cm(咬肌前缘),靠近下颌骨下缘处将面动脉压在下颌骨上,有时需两侧同时压才能止血	面部出血(眼以下、颊部、下颌部)
颞浅动脉	耳屏前方、颧弓后端上方可摸到搏动,对着颞下颌关节用指压迫	一侧头部出血(颞部、头顶部)
颈总动脉	颈根部,气管外侧摸到搏动时躲开气管,压向后内颈椎横突上,但不可同时压迫两侧,以防脑缺血	头颈部出血
锁骨下动脉	锁骨上窝中央,摸到搏动时,用手向下后压迫,将锁骨下动脉压在第 1 肋骨上	上肢出血(肩部、臂部)
肱动脉	臂中部,肱二头肌内侧沟摸到搏动,将肱动脉压迫在肱骨上,或肘窝加垫压迫及直接指压	上肢出血(臂远侧、前臂出血)
桡动脉	桡骨茎突内侧可摸到搏动,为主要的摸脉点,也可压迫止血,但应同时压迫尺动脉	手部出血(手掌、手背出血)
尺动脉	尺侧腕屈肌腱与指浅屈肌腱之间,可摸到搏动,也可压迫止血,但应同时压迫桡动脉	手部出血(手掌、手背出血)
手掌动脉弓	用两手拇指同时压迫受伤的手掌,两手的其他四指放在手背	手指出血(多个手指同时出血)
指掌侧固有动脉	受伤手指根部两侧直接压迫指掌侧固有动脉,可止手指尖出血	手指出血(手指尖出血)
股动脉	腹股沟韧带中点稍下方约 1 cm,可摸到搏动,用两手拇指重叠,将股动脉压在耻骨上	下肢出血(大腿、膝部、腘窝出血)
腘动脉	将圆枕垫放在腘窝内,屈膝关节压迫腘动脉	小腿以下出血(小腿出血)
足背动脉	在足背、内外踝连线的中点处,可摸到搏动,向下后压迫则可止血	足背出血
胫后动脉	在距小腿关节(踝关节)内侧,内踝与跟骨结节连线中点压迫止血	足底出血

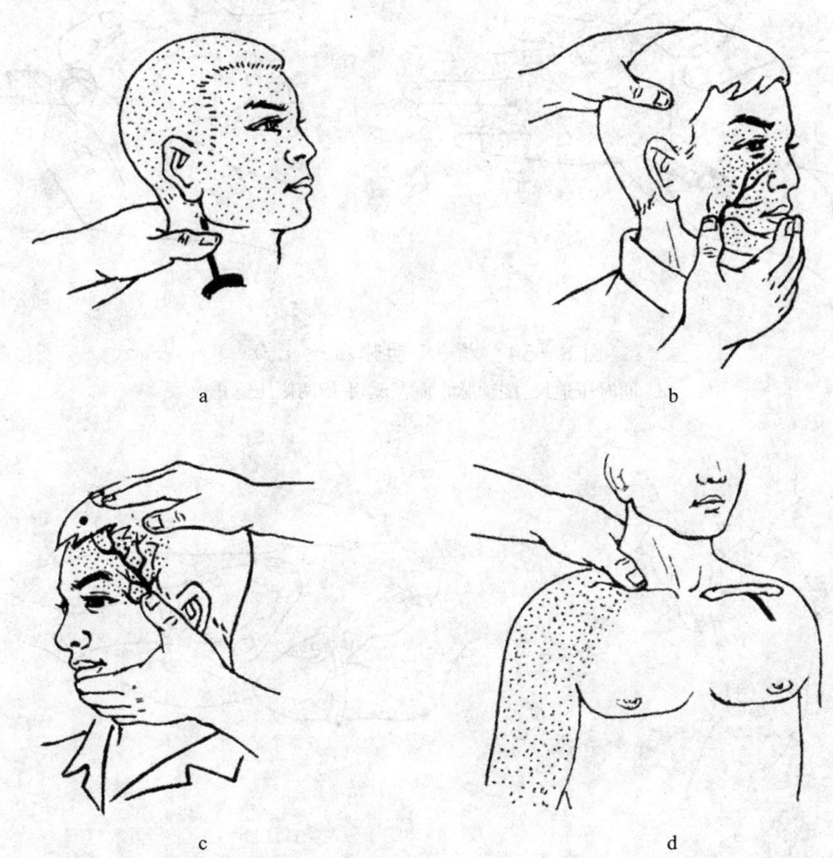

图 8－52　头颈部压迫止血

a. 颈总动脉压迫止血　b. 面动脉压迫止血　c. 颞浅动脉压迫止血　d. 锁骨下动脉压迫止血

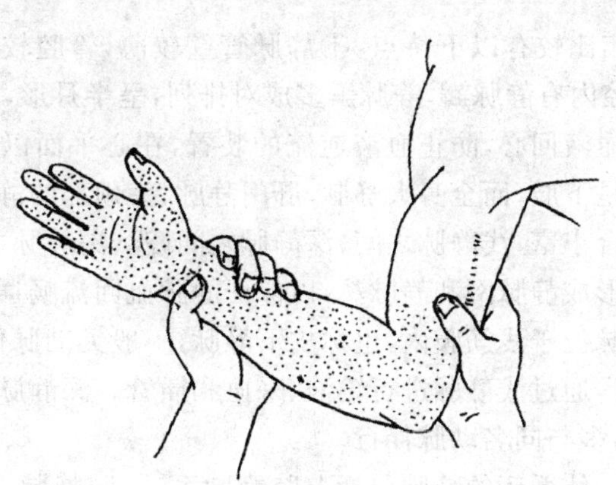

图 8－53　肱动脉压迫止血

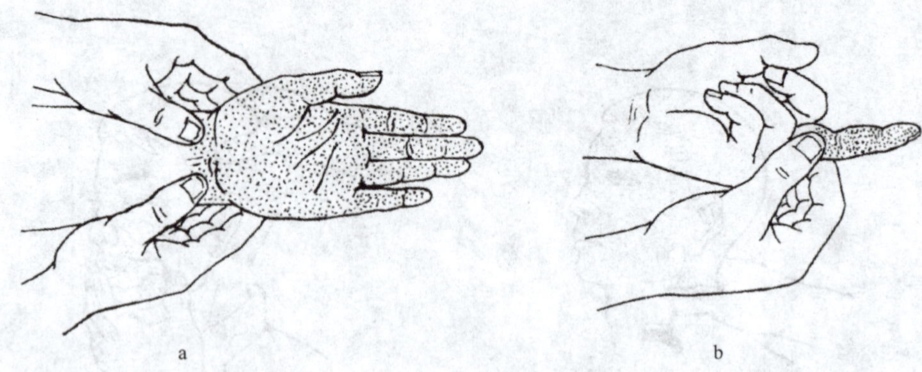

图 8-54 桡、尺动脉压迫止血

a. 同时压迫尺、桡动脉止血 b. 手指两侧压迫止血

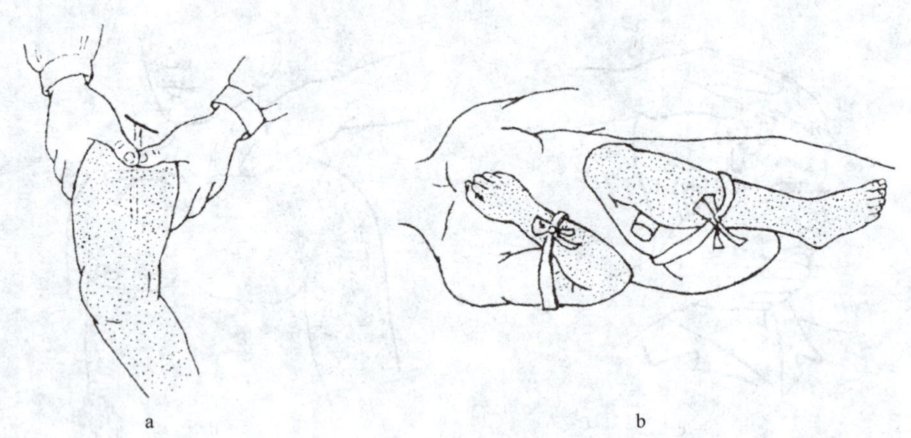

图 8-55 股动脉、肱动脉、腘动脉压迫止血

a. 股动脉压迫止血 b. 肱动脉和腘动脉压迫止血

六、体循环的静脉

体循环的静脉与动脉相比较有以下特点：①静脉管壁较薄，管腔较大，属支较多，总容积超过动脉一倍以上。②静脉管腔内有静脉瓣，静脉瓣多成对排列，呈半月形，向心开放（图 8-56），是引导血液回心，防止血液逆流的装置，在心平面以下，静脉内静脉瓣较多，尤其是下肢，而全身大静脉、肝门静脉、头颈部的静脉一般无静脉瓣。③静脉吻合丰富，浅静脉之间，深静脉之间，浅、深静脉之间都有吻合，在某些部位还形成静脉网和静脉丛，以保证静脉血回流畅通。④静脉有浅、深之分，浅静脉位于浅筋膜内，也称皮下静脉，一般无动脉伴行，最终注入深静脉。临床常通过浅静脉进行输液、采血和插管。深静脉位于深筋膜的深面或体腔内，多与同名动脉伴行。

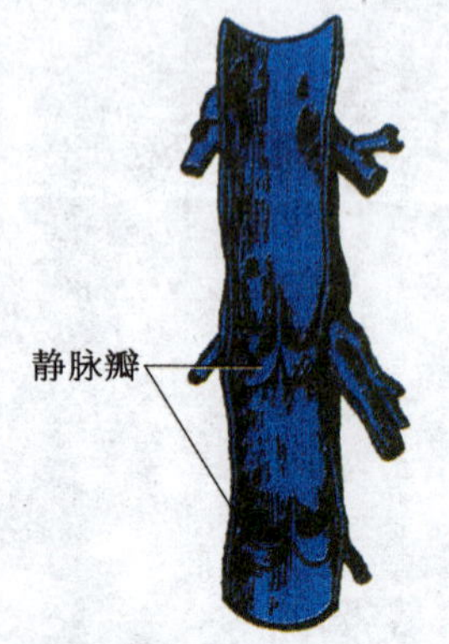

图 8-56 静脉瓣

体循环的静脉包括上腔静脉系、下腔静脉系和心静脉系（心静脉系在心的血管中已叙述）。

（一）上腔静脉系

上腔静脉系的主干是上腔静脉，上腔静脉由左、右头臂静脉在右侧第 1

胸肋结合处的后方汇合而成，沿升主动脉右侧垂直下行，注入右心房。上腔静脉通过其属支主要收集头颈部、上肢和胸壁的静脉血，上腔静脉在注入右心房之前接收奇静脉。

头臂静脉左、右各一，分别由同侧的颈内静脉和锁骨下静脉在胸锁关节后方汇合而成，汇合处的夹角称**静脉角**。头臂静脉还接收椎静脉、胸廓内静脉、甲状腺下静脉等。

1. 头颈部的静脉　有3条静脉主干，即颈内静脉、颈外静脉和锁骨下静脉(图8－57)。

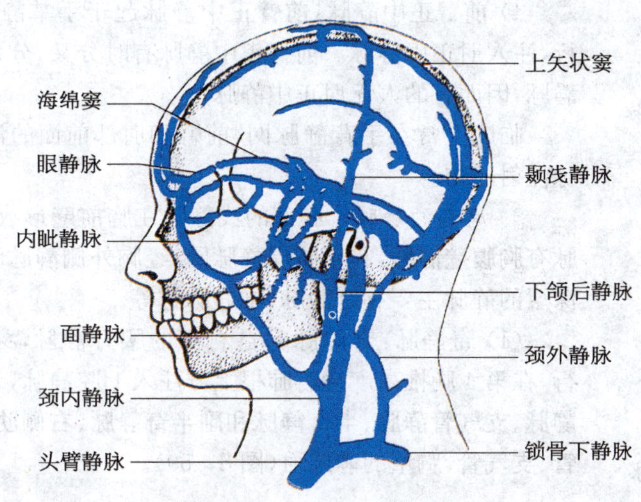

图8－57　头颈部的静脉

(1) 颈内静脉：**颈内静脉**在颅底颈静脉孔处与乙状窦相续，伴颈内动脉、颈总动脉外侧下行，至胸锁关节的后方与锁骨下静脉合成头臂静脉。颈内静脉颅内属支主要收集脑、脑膜、颅骨、视器和位听器等处的静脉血，在颅外收集相当于颈外动脉分布区域的静脉血。颅外属支主要有以下几条。

1) 面静脉：**面静脉**起自**内眦静脉**，在面动脉后方与其伴行，在下颌角后方接收下颈后静脉前支，注入颈内静脉。面静脉在口角平面以上一般无静脉瓣，并且可通内眦静脉、眼静脉与颅内海绵窦相通，还可以通过面深静脉、翼静脉丛、导血管与海绵窦相通，面部感染可通过以上途径向颅内蔓延，故将鼻根至两侧口角之间的三角形区域称“**危险三角**”。此区发生疖肿，切忌挤压。

2) 下颌后静脉：由颞浅静脉和上颌静脉汇合而成，穿腮腺在其下端分为前后两支，前支与面静脉汇合，后支与耳后静脉合成颈外静脉。

颈内静脉还收集**舌静脉**、**咽静脉**、**甲状腺上静脉**等。

(2) 颈外静脉：**颈外静脉**是颈部最大的浅静脉，由耳后静脉与下颌后静脉后支汇合而成，沿胸锁乳突肌表面斜向下行，注入锁骨下静脉。临床儿科常在此做静脉穿刺。

(3) 锁骨下静脉：**锁骨下静脉**于第1肋外侧缘续腋静脉，横过前斜角肌前面，与颈内静脉合成头臂静脉。锁骨下静脉与其附近的筋膜紧密相连，位置固定，管腔较大，是临床静脉穿刺和放置静脉导管的常选部位。

2. 上肢的静脉　可分深、浅两组，深静脉位于肌肉之间与同名动脉伴行，臂以下一条动脉有两条静脉伴行。浅静脉位于浅筋膜内，上肢浅静主要有头静脉、贵要静脉、肘正中静脉3条主干(图8－58)。

1) 头静脉：**头静脉**起于手背静脉网的桡侧，沿前臂前面桡侧上行，至肘窝处通过肘正中静脉与贵要静脉相通，本干沿肱二头肌外侧缘上行，经三角肌与胸大肌间沟，穿深筋膜注入腋静脉或锁骨下静脉。

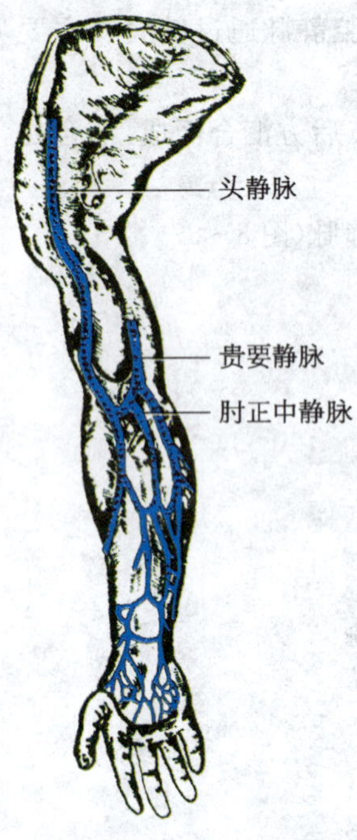

图 8-58　上肢浅静脉

2) 贵要静脉：贵要静脉起于手背静脉网的尺侧，沿前臂前面尺侧上行，在肘窝处接受肘正中静脉后，注入肱静脉或与肱静伴行注入腋静脉。

3) 肘正中静脉：肘正中静脉在肘窝连于头静脉与贵要静脉之间，多注入贵要静脉。

4) 前臂正中静脉：前臂正中静脉起于手掌静脉网，沿前臂前面上行，注入肘正中静脉。前臂正中静脉有时分叉，分别注入头静脉和贵要静脉，因而有的人无肘正中静脉。

临床上常在手背静脉网、前臂和肘部前面的浅静脉采血、输液、静脉注射药物。

3. 胸部的静脉　胸部的浅静脉在胸前壁形成静脉网，较大的浅静脉有**胸腹壁静脉**，起于脐周静脉网，经**胸外侧静脉**注入腋静脉。胸前壁深层的静脉主要有奇静脉、椎静脉丛等。

(1) 奇静脉：**奇静脉**起自右侧的腰升静脉，穿膈沿脊柱右前方上行，在第 4 胸椎高度绕右肺根上方注入上腔静脉，奇静脉沿途接受**食管静脉**、**支气管静脉**、**半奇静脉**和**副半奇静脉**、**右侧肋间后静脉**等，收集食管、支气管、胸壁的静脉血(图 8-59)。

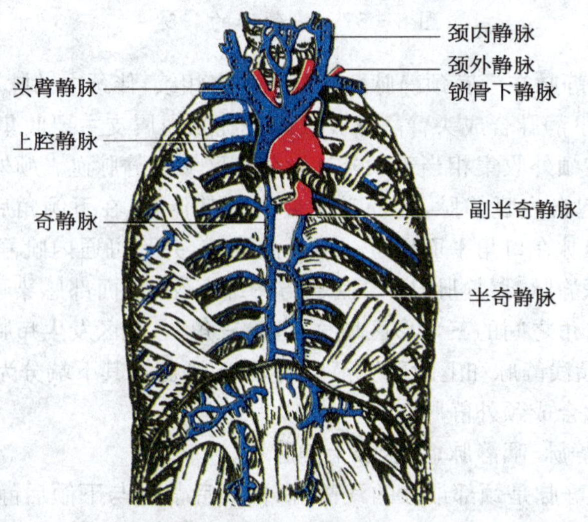

图 8-59　上腔静脉及其属支

(2) 椎静脉丛：**椎静脉丛**纵贯脊柱全长，在椎管内的称**椎内静脉丛**，在脊柱表面的称**椎外静脉丛**(图 8-60)。椎静脉丛收集脊髓、脊髓被膜和椎骨及附近肌肉的静脉血。椎内、外静脉丛互相连通，缺乏静脉瓣，并与颅内、颈部、胸部、腰部及盆部的静脉有广泛的交通，所以椎静脉丛是上、下腔静脉之间重要通路之一。

(二) 下腔静脉系

下腔静脉系的主干是下腔静脉。下腔静脉是全身最大的静脉，由左、右髂总静脉在第 5 腰椎平面汇合而成，沿腹主动脉右侧上行，经肝的腔静脉沟，穿膈的腔静脉孔进入胸腔，立即注入右心房。下腔静脉收集下肢、盆部、腹部的静脉血(图 8-61)。

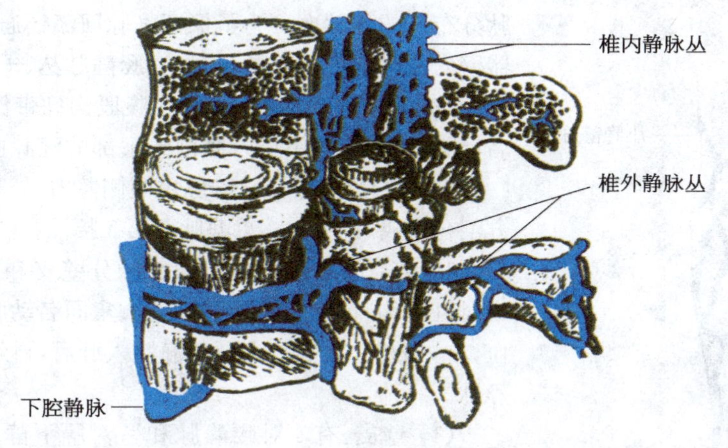

图 8-60 椎 静 脉 丛

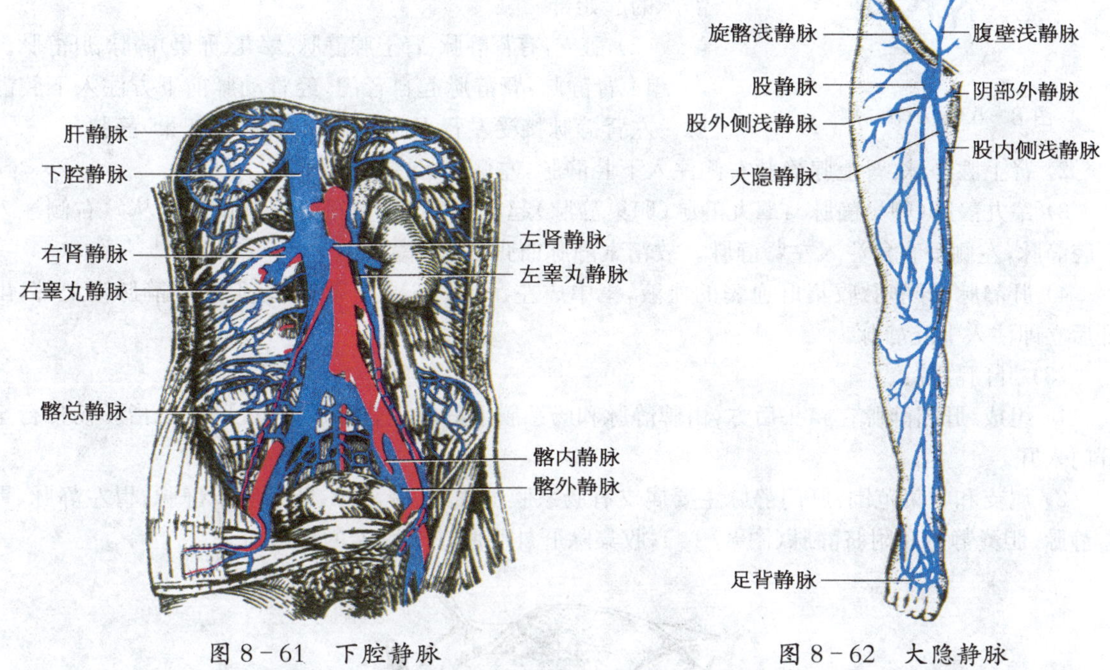

图 8-61 下腔静脉

图 8-62 大隐静脉

1. 下肢的静脉 分浅静脉和深静脉两类，下肢深静脉与同名动脉伴行，膝关节以下一条动脉有两条伴行静脉，收集同名的动脉分布区的静脉血；下肢浅静脉主要有大隐静脉和小隐静脉。

(1) 大隐静脉：**大隐静脉**起自足背静脉弓的内侧，经内踝前方，沿小腿及大腿内侧上行，在耻骨结节外下方 3～4 cm 处穿隐静脉裂孔注入股静脉。在注入股静脉之前大隐静脉有 5 条重要属支，即**股内侧浅静脉、股外侧浅静脉、腹壁浅静脉、旋髂浅静脉、阴部外静脉**(图 8-62)。在内踝前方，大隐静脉表浅，且位置恒定，临床常在此处作静脉穿刺或静脉切开。

(2) 小隐静脉：**小隐静脉**起于足背静脉弓的外侧，经外踝后方，小腿后面正中上行，在腘窝下方穿深筋膜注入腘静脉(图 8-63)。

大隐静脉和小隐静脉是下肢静脉曲张的好发血管。

2. 盆部的静脉

(1) 髂内静脉：**髂内静脉**与髂内动脉及其分支伴行并同名，属支亦分脏支和壁支，收集同名动

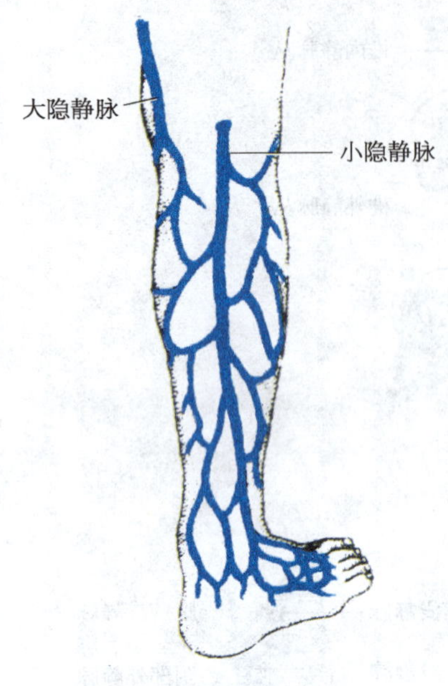

图 8-63 小隐静脉

脉分布区的静脉血。为了保证静脉回流畅通无阻，常在盆腔脏器壁内及周围形成静脉丛，如**直肠静脉丛**、**子宫静脉丛**等。

(2) 髂外静脉：**髂外静脉**在腹股沟韧带深面续股静脉伴同名动脉上行，收集下肢及腹前壁下部的静脉血。

(3) 髂总静脉：**髂总静脉**由同侧髂内、外静脉在骶髂关节前方汇合而成。左、右髂总静脉在第5腰椎右前方合成下腔静脉。

3. 腹部的静脉　腹部的静脉分壁支和脏支两种，壁支和成对脏支均直接注入下腔静脉，收集同名动脉分布区域的静脉血，单一的脏支，先汇入肝门静脉入肝后，再经肝静脉注入下腔静脉。

(1) 壁支：有4对**腰静脉**和一对**膈下静脉**，每侧4对腰静脉之间有腰升静脉串联。左、右腰升静脉分别是奇静脉和半奇静脉的起始部。

(2) 脏支：有肾静脉、肾上腺静脉、睾丸(卵巢)静脉、肝静脉。

1) 肾静脉：**肾静脉**起自肾门，经肾动脉前下方注入下腔静脉。左肾静脉接受左肾上腺静脉和左睾丸(卵巢)静脉。

2) 肾上腺静脉：**肾上腺静脉**右侧注入下腔静脉，左侧注入左肾静脉。

3) 睾丸静脉(卵巢静脉)：**睾丸静脉(卵巢静脉)**起自精索蔓状静脉丛(卵巢静脉丛)，右侧注入下腔静脉，左侧呈直角注入左肾静脉。故精索静脉曲张以左侧多见。

4) 肝静脉：**肝静脉**收集肝血窦的血液，集中成左、中、右3支肝静脉，在肝的腔静脉沟上部，出肝后立即注入下腔静脉。

(3) 肝门静脉：

1) 组成：**肝门静脉**在胰头后方，由**脾静脉**和**肠系膜上静脉**汇合而成，进入肝十二指肠韧带行至肝门入肝。

2) 属支和收集范围：肝门静脉主要属支有**肠系膜上静脉**、**脾静脉**、**肠系膜下静脉**、**胃左静脉**、**胃右静脉**、**胆囊静脉**和**附脐静脉**(图8-64)，收集除肝外腹腔单个脏器的静脉血。

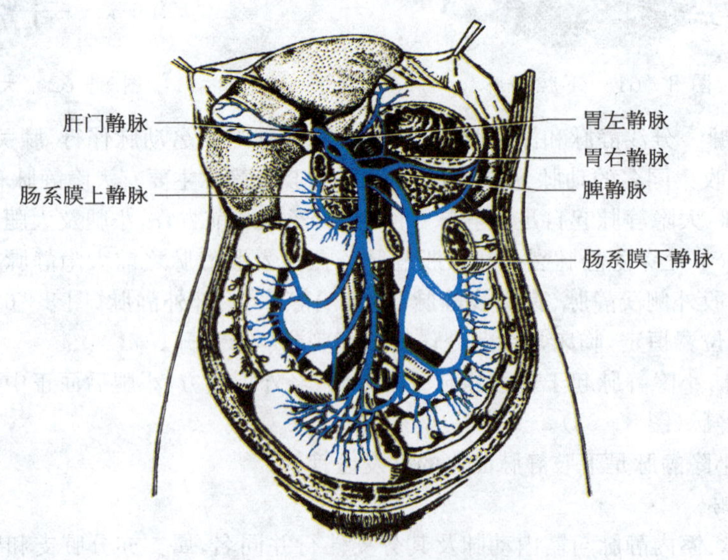

图 8-64 肝门静脉

3）结构特点：肝门静脉两端为毛细血管，始端为胃肠壁内的毛细血管，终端为肝血窦。属支一般无瓣膜，当肝门静脉高压时，血液可以逆流。

4）肝门静脉与上、下腔静脉之间的吻合：主要有**食管静脉丛**、**直肠静脉丛**、**脐周静脉网**3处（图8-65）。

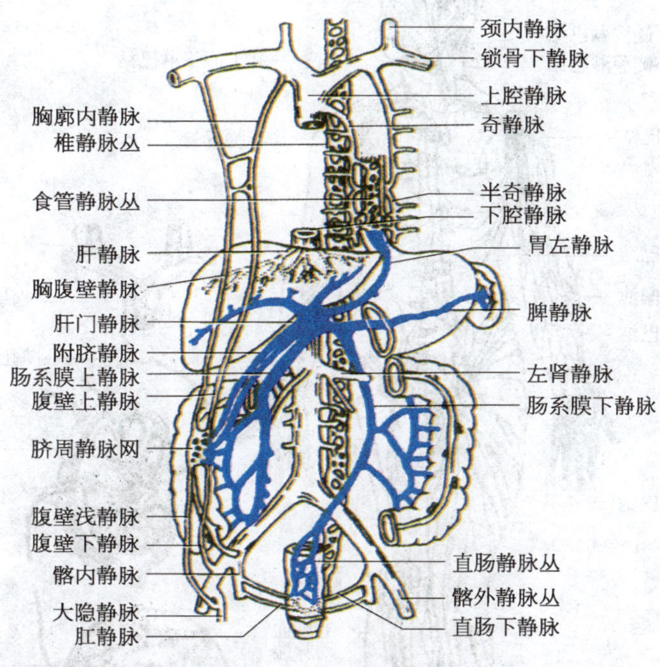

图8-65 肝门静脉与上、下腔静脉之间交通模式图

在正常情况下，肝门静脉系与上、下腔静脉系之间的吻合支细小，血流量很少，并按正常方向分别流入肝门静脉系和上、下腔静脉系。当肝门静脉高压（如肝硬化）时，肝门静脉回流受阻，血液可经过上述几个吻合处形成侧支循环，由上、下腔静脉系回心，这时吻合支血流量增大，血管扩大迂曲，可导致食管静脉丛、直肠静脉丛、脐周静脉网曲张，严重时可导致食管静脉丛、直肠静脉丛破裂，出现呕血、便血，脐周静脉网曲张，同时会出现脾大、腹水等症状。简述如下。

肝门静脉←胃左静脉←[食管静脉丛]→食管静脉→奇静脉→上腔静脉

肝门静脉←肠系膜下静脉←直肠上静脉←[直肠静脉丛]→直肠下静脉、肛静脉→髂内静脉→髂总静脉→下腔静脉。

肝门静脉←附脐静脉←[脐周静脉网]→胸壁和腹壁浅、深静脉→上、下腔静脉。

第二节 淋巴系统

淋巴系统由淋巴管道、淋巴组织和淋巴器官组成（图8-66），由心射出的血液经各级动脉到达毛细血管动脉端后，血液中的水分、营养物质和氧气可透过毛细血管壁渗入组织间隙，形成**组织液**。组织液与细胞进行物质交换后，大部分在毛细血管静脉端进入毛细血管，由静脉回流。小部分进入毛细淋巴管形成**淋巴**，由淋巴管道回流，最终注入静脉。淋巴液是无色透明的液体，但来自小肠中央乳糜管吸收的淋巴液，因含有脂肪微粒，呈白色乳糜状，称乳糜。淋巴系统可以看作是静脉的辅助管道，协助静脉回流。淋巴组织和淋巴器官具有滤过淋巴液、产生淋巴细胞、参与免疫应答的功能。

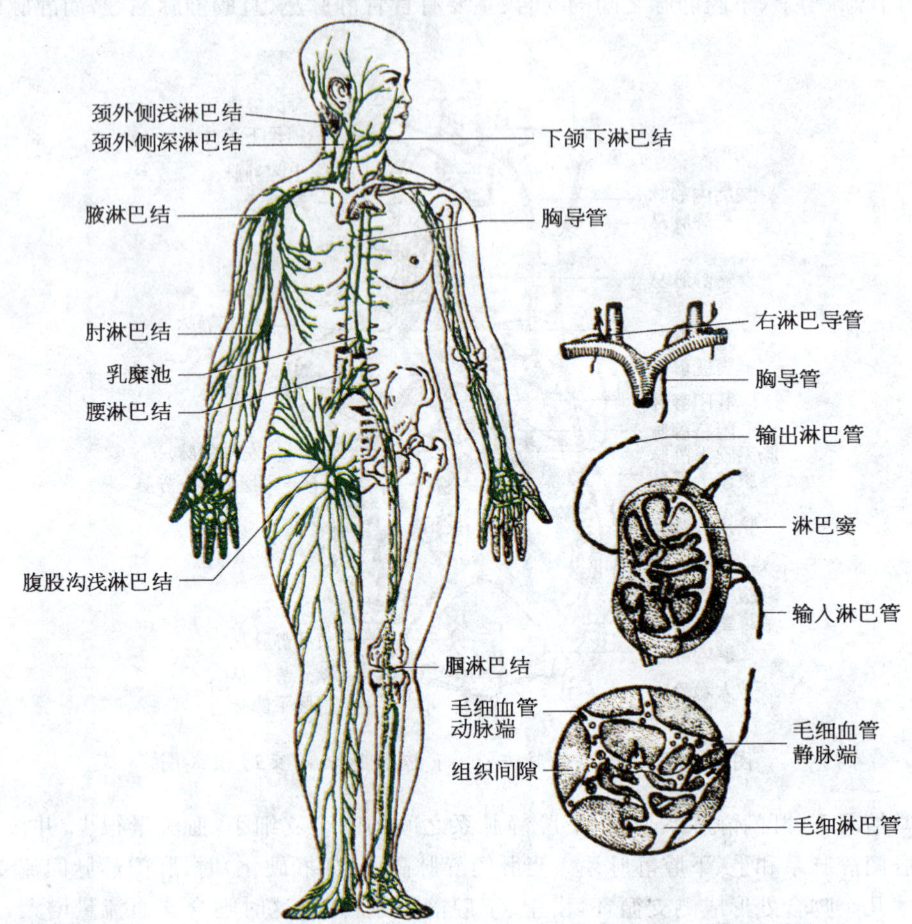

图 8－66　全身浅淋巴管和淋巴结（左）以及淋巴回流示意图（右）

一、淋巴管道

根据淋巴管道的形态、结构不同，可分为毛细淋巴管、淋巴管、淋巴干和淋巴导管。

（一）毛细淋巴管

毛细淋巴管是淋巴管道的起始部分，它以盲端起始于组织间隙，彼此吻合成网状，粗细不等，管壁由一层内皮细胞构成，相邻内皮细胞之间呈叠瓦状扣合，间隙较大，无基膜。毛细淋巴管通透性较毛细血管大，故组织液中一些不易进入毛细血管的大分子物质，如蛋白质、细菌、异物、癌细胞等易进入毛细淋巴管。毛细淋巴管分布广泛，但上皮、角膜、晶状体、软骨、脑和脊髓等处无毛细淋巴管。

（二）淋巴管

淋巴管由毛细淋巴管汇合而成，其形态结构与静脉相似，但管径较细，数量更多，瓣膜更丰富，相邻瓣膜之间淋巴管明显扩大，外观呈串珠状或藕节状，淋巴管在向心途中，要穿过一至多个淋巴结。淋巴管亦分浅、深两种，浅淋巴管居皮下，多与浅静脉伴行，深淋巴管位于深筋膜深面，多与血管伴行，浅、深淋巴管之间有丰富的交通。淋巴管再生能力强。

（三）淋巴干

淋巴干是分别由全身各部最后一群淋巴结的输出管组成的淋巴管道，人体共有 9 条淋巴干，即左、右颈干，左、右锁骨下干，左、右支气管纵隔干，左、右腰干和单一的肠干。

（四）淋巴导管

淋巴导管有两条，即胸导管和右淋巴导管，分别由淋巴干汇集而成。

1. 胸导管　胸导管是全身最大的淋巴管道，长 30～40 cm，胸导管起自乳糜池。乳糜池是由左、右腰干和单一的肠干在第 1 腰椎平面汇合而成，呈梭形膨大，是胸导管的起始处。胸导管经膈主动脉裂孔入胸腔，在食管后方脊柱右前方上行，至第 5 胸椎高度移向脊椎左前方上行，出胸廓上口达左侧颈根部，呈弓状弯向左下行，注入左静脉角。在注入静脉角之前，胸导管还接纳左颈干、左锁骨下干和左支气管纵隔干。胸导管收集人体下半身和上半身左侧半的淋巴，即人体 3/4 的淋巴。

2. 右淋巴导管　右淋巴导管为一短干，长约 1.5 cm，由右颈干、右锁骨下干、右支气管纵隔干汇合而成，多注入右静脉角，收集人体上半身右侧半的淋巴，即人体右上 1/4 的淋巴。

二、淋巴器官

根据淋巴器官的结构和功能不同，可区分为中枢淋巴器官和周围淋巴器官两类。①**中枢淋巴器官**：如胸腺及骨髓，分别是培育各种 T 淋巴细胞和 B 淋巴细胞的场所，是早期淋巴干细胞分裂分化的微环境，此阶段淋巴细胞的分裂、分化不需要抗原刺激，仅受激素的调节。②**周围淋巴器官**：如淋巴结、脾和扁桃体，由中枢淋巴器官供应 T 淋巴细胞和 B 淋巴细胞，在抗原刺激下，淋巴细胞在周围淋巴器官内进行增殖、分化，产生大量有免疫效应的细胞，因此，周围淋巴器官是进行免疫应答的重要场所。

（一）淋巴结

1. 淋巴结的形态、位置和功能

（1）形态：淋巴结呈圆形或椭圆形灰红色小体，大小不等，质软，一侧较凸有数条**输入淋巴管**进入，另一侧较凹称**淋巴结门**，有 1～2 条**输出淋巴管**和神经、血管出入（图 8－67），由于淋巴在向心途中要经过一至多个淋巴结，故前一淋巴结的输出管可以是后一淋巴结的输入管。

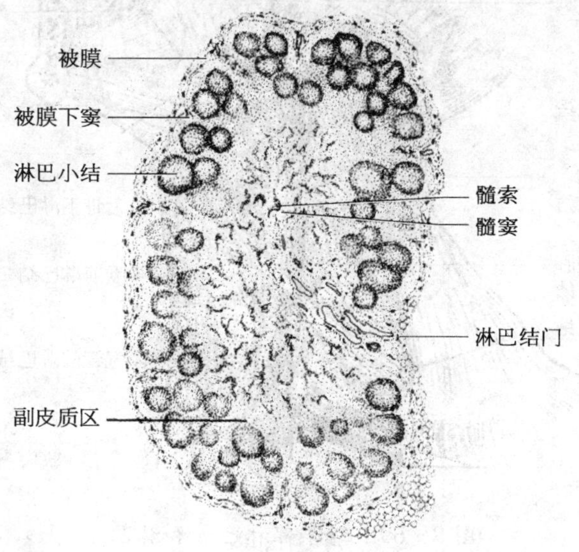

图 8－67　淋巴结组织结构

(2) 位置:淋巴结常群居,有浅、深之分,多沿血管周围分布,在四肢淋巴结多位于关节的屈侧,在内脏淋巴结位于器官门附近或血管的周围。

(3) 功能:淋巴结的主要有滤过淋巴,产生淋巴细胞,参与机体免疫应答的功能。

2. 全身各处主要淋巴结群的位置及淋巴引流概况　淋巴结接受相应区域或器官的淋巴,当人体某一区域或器官发生病变时,细菌、毒素或肿瘤细胞可沿淋巴管到达相应部位的淋巴结,引起局部淋巴结肿大,甚至可继续沿淋巴结引流方向蔓延扩散。因此,了解淋巴结的位置、收集范围及流注方向,对诊断和治疗某些疾病有一定的临床意义。

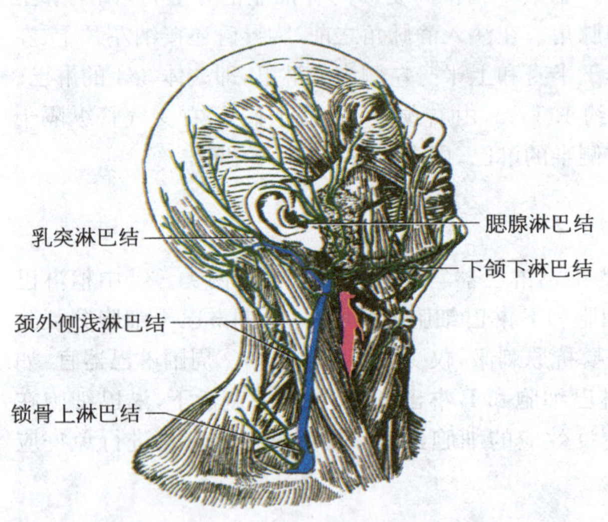

图 8-68　头颈部淋巴结和淋巴管

(1) 头颈部的淋巴结及淋巴管:头部的淋巴结多位于头颈交界处,主要有**枕淋巴结**、**乳突淋巴结**、**腮腺淋巴结**、**下颌下淋巴结**和**颏下淋巴结**,引流头面部的淋巴,其输出管注入颈外侧浅或颈外侧深淋巴结(图 8-68)。

颈部的淋巴结主要有**颈外侧浅淋巴结**和**颈外侧深淋巴结**。颈外测浅淋巴结沿颈外静脉排列,收集颈浅部、耳后及枕部的淋巴,其输出管注入颈外侧深淋巴结。颈外侧深淋巴结沿颈内静脉排列,数目较多,分上、下两群,下群称锁骨上淋巴结。颈外侧深淋巴结主要引流头颈部的淋巴,其输出管合成颈干,左颈干注入胸导管,右颈干注入右淋巴导管(图 8-69)。

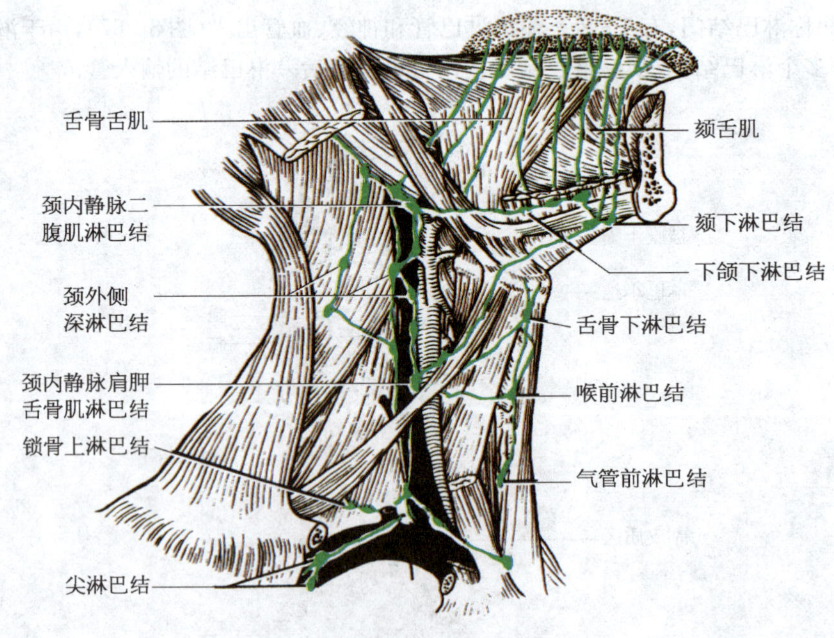

图 8-69　颈深部淋巴管和淋巴结

(2) 上肢的淋巴结和淋巴管：上肢的淋巴结主要为**腋淋巴结**，腋淋巴结位于腋窝内腋血管的周围，数目较多，可分为**外侧淋巴结**、**胸肌淋巴结**、**肩胛下淋巴结**、**中央淋巴结**和**尖淋巴结**，收集上肢、胸前外侧壁、乳房和肩背部的淋巴，其输出管合成左、右锁骨下干，左锁骨下干注入胸导管，右锁骨下干注入右淋巴导管(图 8-70)。

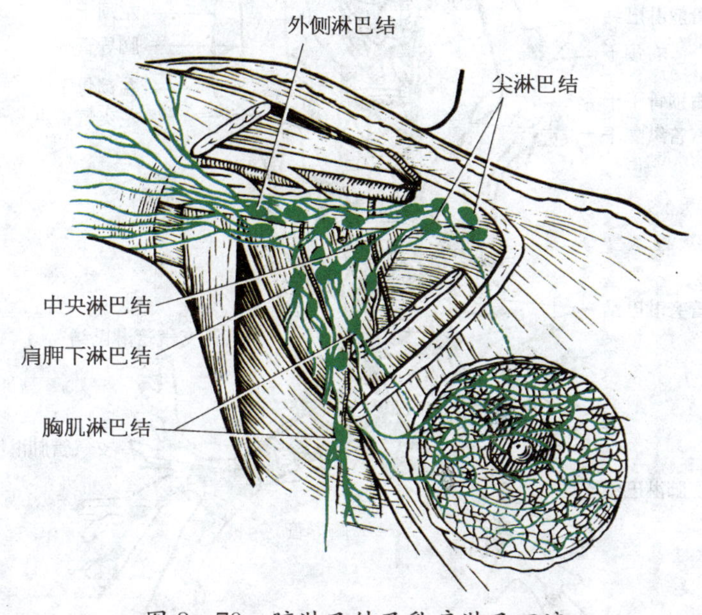

图 8-70 腋淋巴结及乳房淋巴回流

(3) 胸部的淋巴结及淋巴管：胸壁的浅淋巴主要注入腋淋巴结。深淋巴主要注入**胸骨旁淋巴结**和**肋间淋巴结**。胸骨旁淋巴结沿胸廓内血管排列，其输出管参与组成支气管纵隔干。肋间淋巴结沿肋间后血管排列，输出管注入胸导管。

胸腔脏器淋巴结主要有支气管**肺淋巴结**，位于肺门处，收集肺的淋巴管，其输出管注入**气管支气管淋巴结**和**气管旁淋巴结**，后者的输出管参与组成支气管纵隔干，左支气管纵膈干注入胸导管，右支气管纵膈干注入右淋巴导管(图 8-71)。

(4) 下肢的淋巴结和淋巴管：下肢的淋巴结主要有**腹股沟浅**、**深淋巴结**，腹股沟浅淋巴结沿腹股沟韧带下方和大隐静脉末端排列，位于浅筋膜内，收集腹前壁下部、臀部、会阴、外生殖器、下肢大部分浅淋巴管，输出管注入腹股沟深淋巴结及髂外淋巴结。腹股沟深淋巴结沿股静脉周围排列，收集下肢深淋巴，并接受腹股沟浅淋巴结的输出管，其输出管注入髂外淋巴结(图 8-72)。

(5) 盆部的淋巴结和淋巴管：盆部的淋巴结沿髂内、外血管和髂总血管排列，分别称**髂外淋巴结**、**髂内淋巴结**和**髂总淋巴结**，引流同名动脉分布区的淋巴，髂内、外淋巴结的输出管注入髂总淋巴结，髂总淋巴结的输出管注入**腰淋巴结**(图 8-73)。

(6) 腹部的淋巴结和淋巴管：腹前外侧壁浅淋巴管在脐平面以上注入腋淋巴结，脐平面以下注入腹股沟浅淋巴结，深层淋巴管分别注入胸骨旁淋巴结和腹股沟深淋巴结，腹后壁深层淋巴管注入腰淋巴结。腰淋巴结位于腹主动脉和下腔静脉周围，收集髂总淋巴结、腹腔成对器官淋巴结输出管、腹后壁深层淋巴管。腰淋巴结输出管合成左、右腰干，注入乳糜池。

腹腔不成对器官的淋巴结主要有**腹腔淋巴结**、**肠系膜上淋巴结**、**肠系膜下淋巴结**，沿同名动脉及其分支排列，数量很多，收集同名动脉分布区域的淋巴，腹腔淋巴结、肠系膜上淋巴结、肠系膜下淋巴结的输出管汇合成单一的肠干，注入乳糜池(图 8-74、图 8-75)。

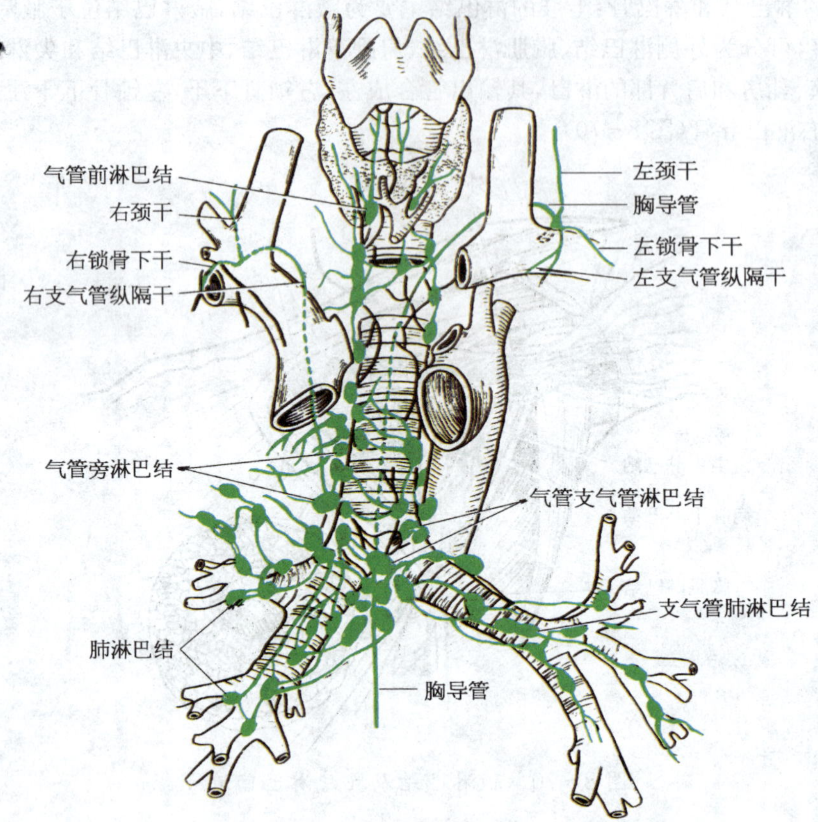

图 8－71　胸腔器官淋巴结

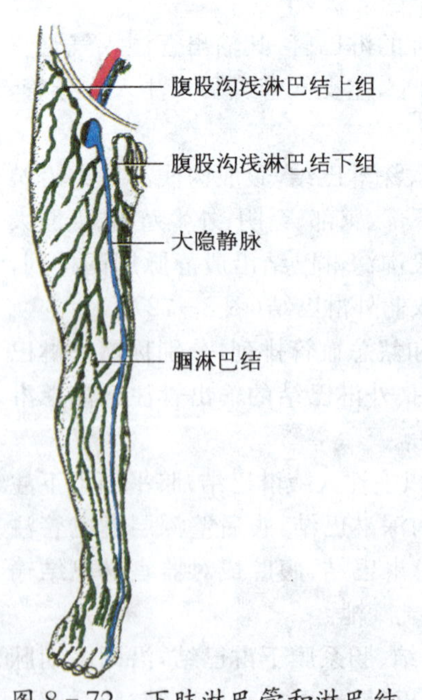

图 8－72　下肢淋巴管和淋巴结

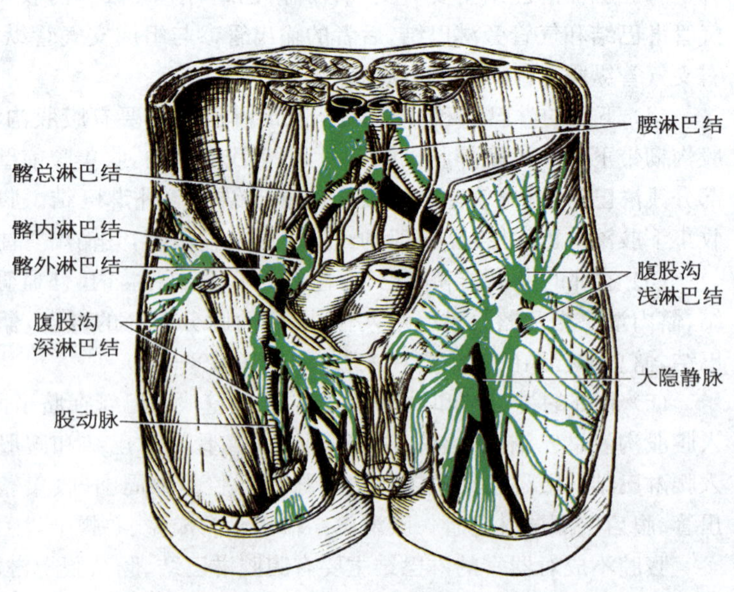

图 8－73　腹盆腔淋巴结

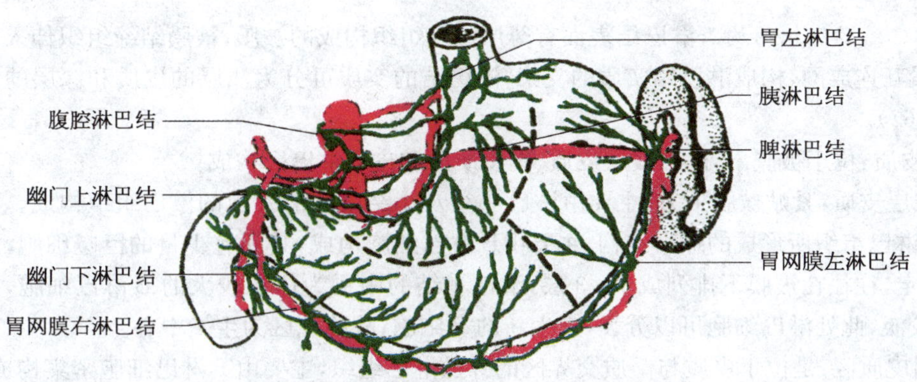

图 8-74 沿腹腔干及其分支排列的淋巴结(1)

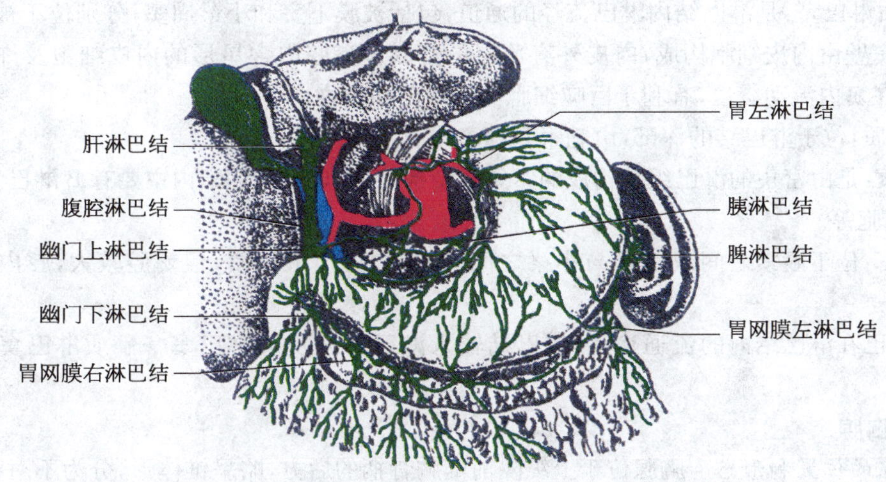

图 8-75 沿腹腔干及其分支排列的淋巴结(2)

全身淋巴流向情况汇总如下。

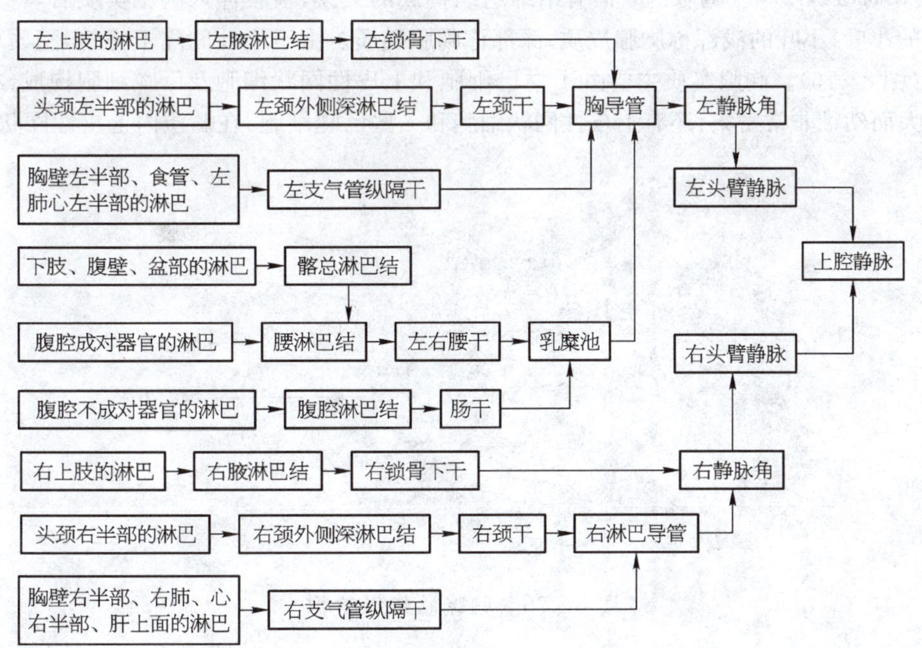

3. 淋巴结的组织结构　淋巴结表面有薄层结缔组织构成的被膜，被膜结缔组织伸入实质形成小梁，小梁互连成网，构成淋巴结实质的支架，淋巴结的实质可分为浅层的皮质和深层的髓质两部分(图 8-67)。

(1) 皮质：位于被膜下方，由浅层皮质、副皮质区和皮质淋巴窦构成。

1) 浅层皮质：紧贴被膜下方，主要由淋巴小结及小结之间的弥散的淋巴组织构成。淋巴小结是密集的淋巴组织所形成的球形结构，主要由B淋巴细胞构成，其间有少量的巨噬细胞，淋巴小结的数目不定，往往在被膜下排列成 1～3 层，淋巴小结的中央为体积较大的 B 淋巴细胞，排列较疏松，染色较淡，此处淋巴细胞可以分裂，产生新的 B细胞，故称此区为生发中心。

2) 副皮质区：是位于皮质与髓质交界区的弥散淋巴组织，主要由T 淋巴细胞密集构成，也称胸腺依赖区。

3) 皮质淋巴窦：是淋巴结内淋巴流经的通道，包括被膜下窦和小梁周窦，分别位于被膜深面和小梁周围，窦壁由内皮细胞构成，内皮外有薄层的基膜。窦腔内含星形的内皮细胞及许多巨噬细胞等，淋巴在窦内流动缓慢，有利于巨噬细胞清除细菌和异物。

(2) 髓质：位于淋巴结的深部，由髓索和髓窦构成。

1) 髓索：是由密集的淋巴组织构成的索条状结构，互连成网。髓索内主要有 B 淋巴细胞、浆细胞和巨噬细胞等。

2) 髓窦：位于髓索之间或髓索与小梁之间，结构同皮质淋巴窦，但窦腔较大，腔内巨噬细胞较多。

(3) 淋巴在淋巴结内的流通途径：淋巴结输入淋巴管→皮质淋巴窦→髓质淋巴窦→输出淋巴管。

(二) 胸腺

1. 胸腺的位置和形态　胸腺位于上纵隔前部胸骨柄的后方，略呈锥体形，分为不对称的左、右两叶，两叶之间有结缔组织相连，质较软，灰红色。胸腺有明显的年龄变化，新生儿及幼儿时期胸腺相对较大，至青春期重量为 25～40 g，以后逐渐退化，成人胸腺组织多被脂肪组织所代替。

2. 胸腺的组织结构　胸腺的表面有结缔组织构成的被膜，被膜伸入胸腺实质后，将其分成许多不完整的小叶，小叶的浅部称胸腺皮质，深部称胸腺髓质。由于小叶间隔不完整，髓质可相互连接在一起(图 8-76)。胸腺实质主要由 T 淋巴细胞和上皮性网状细胞及巨噬细胞构成，在皮质内 T 细胞较大而幼稚非常密集，还有上皮性网状细胞和一些巨噬细胞，在髓质内上皮性网状细胞多，

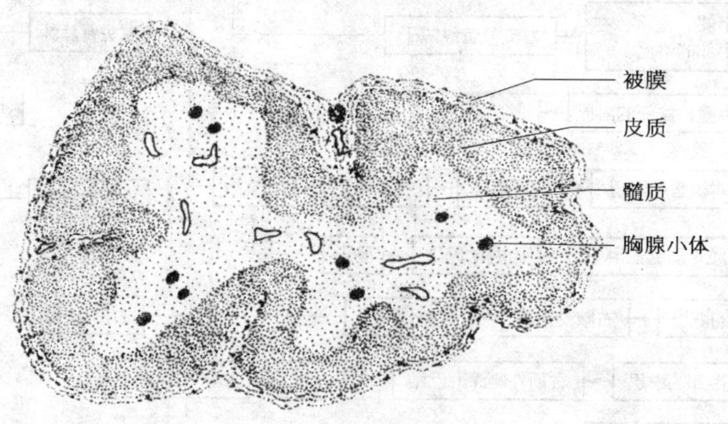

图 8-76　胸腺的组织结构

分布密集而淋巴细胞较少，但较成熟。髓质内可见由扁平的上皮性网状细胞围成的呈同心圆排列的**胸腺小体**，胸腺小体的功能尚不清楚。

3. 胸腺的功能　胸腺是培育和选择T淋巴细胞的中枢淋巴器官，培育出的T淋巴细胞，经血液输送至周围淋巴器官进一步分化成熟。胸腺上皮性网状细胞分泌的胸腺素，可影响T细胞的分化和发育。

（三）脾

脾是人体最大的周围淋巴器官，脾的大小和重量差异较大，一般成年人脾长约12 cm，宽约7 cm，厚约4 cm。重量为100～200 g。

1. 脾的位置　脾位于左季肋区，与第9～11肋相对，脾的长轴与第10肋一致，成人正常情况下在左肋弓下不能触及到脾（图8－77）。

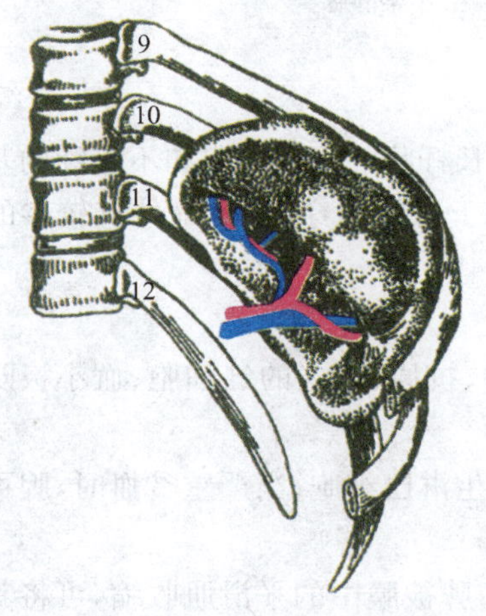

图8－77　脾与肋的关系

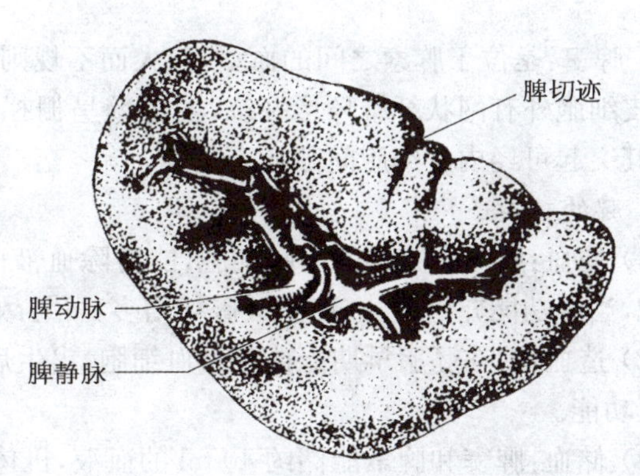

图8－78　脾脏面观

2. 脾的形态　脾呈略扁椭圆形，暗红色，质软而脆，可分为膈、脏两面，上、下两缘和前、后两端。脾的膈面光滑隆凸，与膈相邻。脾脏面凹陷，近中央区有**脾门**，是神经、血管出入的部位。脾的上缘前部有2～3个**脾切迹**，在脾肿大时，是触诊脾的标志（图8－78）。脾下缘及前、后端钝圆。

3. 脾的组织结构　脾表面的**被膜**较厚，由致密结缔组织构成，其中含有少量的平滑肌纤维，表面有间皮。被膜结缔组织伸入实质后形成**脾小梁**，小梁互连成网，构成脾的支架。脾实质可分为**白髓、边缘区和红髓**3部分（图8－79）。

（1）白髓：为密集的淋巴组织，由**淋巴小结**和**动脉周围淋巴鞘**构成。

1）淋巴小结：又称**脾小体**，主要含B淋巴细胞，结构同淋巴结内的淋巴小结，也有生发中心。偏生发中心的一侧有1～2条小动脉，叫**中央动脉**。

2）动脉周围淋巴鞘：是围绕在中央动脉周围弥散的淋巴组织，主要由T淋巴细胞组成，为胸腺依赖区，相当于淋巴结内的副皮质区。

（2）边缘区：位于白髓和红髓交界区，含有T细胞、B细胞和较多的巨噬细胞，是血液及淋巴细胞进入脾内淋巴组织的重要通道。

（3）红髓：位于被膜下方，白髓和边缘区及脾小梁的周围。由**脾索**和**脾窦**构成。

1）脾索：是富含血细胞的淋巴组织索条，互连成网，脾索内主要含B淋巴细胞，并有浆细胞和巨噬细胞等。

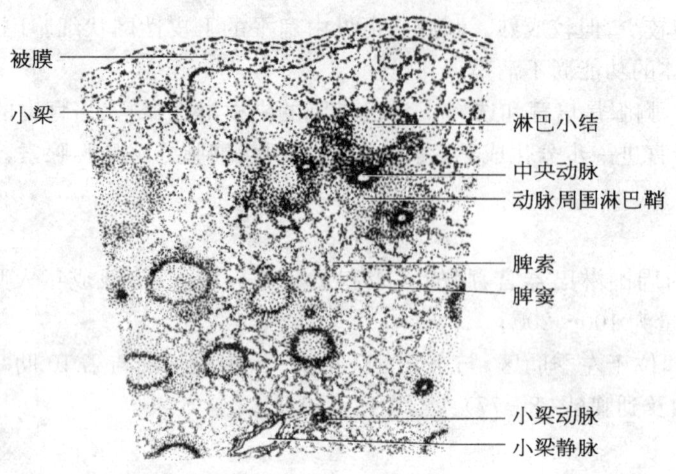

图 8-79 脾组织结构

2）脾窦：是位于脾索之间的血窦，腔大而不规则，窦壁由长杆状的内皮细胞和不连续的基膜构成，内皮细胞外有网状纤维环形缠绕，使窦壁呈栅栏状，有利于血细胞穿越，窦壁外有较多的巨噬细胞，其突起可经内皮细胞间隙伸入窦腔。

4. 脾的功能

（1）滤血：脾内有大量的巨噬细胞，能清除血液内的异物、抗原、衰老的红细胞、血小板及其他血细胞，当脾功能亢进时，红细胞被破坏增多，可导致贫血。

（2）造血：脾在胚胎早期能造各种血细胞，出生后只能产生淋巴细胞，当严重贫血时，脾可以恢复造血功能。

（3）储血：脾窦和脾索能储约 40 ml 的血液，机体需要时，脾被膜中的平滑肌收缩，可将其所储的血液输送入血液循环，以供机体应急。

（4）免疫：脾内含有大量的 B 淋巴细胞和 T 淋巴细胞，分别参与机体的体液免疫和细胞免疫。

附：单核-吞噬细胞系统

单核-吞噬细胞系统是分散于全身各处的吞噬细胞，包括结缔组织中的巨噬细胞，血流中的单核细胞，神经系统中的小胶质细胞，骨组织中的破骨细胞，肝、肺、骨髓内的巨噬细胞及表皮的朗格汉斯细胞等。它们都起源于单核细胞，能吞噬细菌、病毒、异物和体内衰老死亡的细胞，对人体有重要的保护功能。

小结

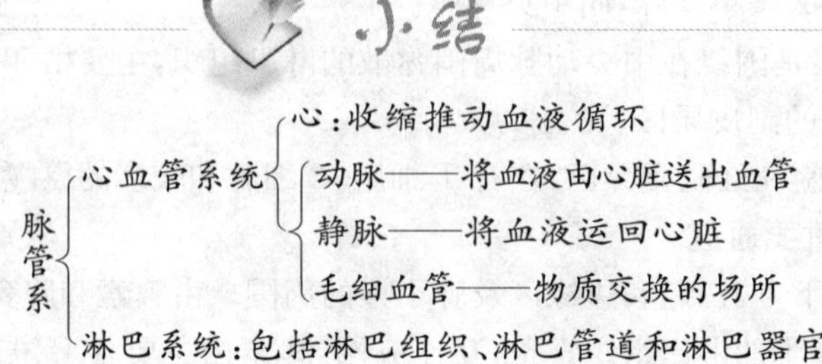

脉管系由心血管系统和淋巴系统组成，是一系列密闭的管道系统，管壁内面均衬有一层内皮细胞，有利于血液和淋巴流动，除毛细血管和毛细淋巴管外，管壁由内、中、外 3 层膜构成。

心血管系统由心和血管组成。血管包括动脉、静脉和毛细血管。心是一个中空的肌性器官，是血液循环的动力器官，它有节律地搏动，推动血液循环。动脉是引导血液离心的管道，动脉在行程中反复分支，越分越细，直至毛细血管。静脉是引导血液回心的管道，小静脉始于毛细血管，在回心的途中不断接受属支，越合越粗，最终以大静脉终于心房，毛细血管介于小动脉和小静脉之间，互连成网，管壁薄、管腔小，血液流速慢，是血液与组织、细胞进行物质交换的场所。

淋巴系统由淋巴管道、淋巴组织和淋巴器官组成，由心射出的血液经各级动脉到达毛细血管动脉端后，血液中的水分、营养物质和氧，可透过毛细血管壁渗入组织间隙，形成组织液。组织液与细胞进行物质交换后，大部分在毛细血管静脉端进入毛细血管，由静脉回流。小部分进入毛细淋巴管形成淋巴，由淋巴管道回流，最终注入静脉。淋巴液是无色透明的液体，但来自小肠中央乳糜管吸收的淋巴液，因含有脂肪微粒，呈白色乳糜状，称乳糜。淋巴系统可以看作是静脉的辅助管道，协助静脉回流。淋巴组织和淋巴器官具有滤过淋巴液、产生淋巴细胞、参与免疫应答的功能。

实验指导

【心解剖学实验】

（一）实验目的要求

（1）掌握心的位置、外形及各腔的形态结构。

（2）掌握冠状动脉的起始、行程与分支分布。

（3）掌握心传导系统的组成及各部的位置。

（4）熟悉冠状窦的位置及主要属支。

（5）熟悉心壁的构造、心包概念及结构，在活体上指出心的体表投影并触摸心尖搏动。

（二）实验物品

（1）打开胸前壁的胸腔标本。

（2）离体心脏标本（切开心壁，暴露心腔）。

（3）心脏模型、纵隔模型。

（4）心传导系统标本（瓶装牛心或羊心）或模型。

（5）心壁血管的染色标本或铸型标本。

（6）相应的解剖挂图。

（三）实验内容与方法

本实验先分小组示教，再由学生自己观察标本、模型和挂图。教师巡回指导与答疑。

1. 心的位置、外形和内部结构

（1）心的位置与外形：在打开胸前壁的胸腔标本上观察，可见心位于中纵隔内，居两肺之间，膈的上方，被心包包裹。约 2/3 在正中线的左侧，1/3 在正中线的右侧。心的前面大部分被肺和胸膜遮盖，小部分与胸骨体下份和左侧第 4～6 肋软骨相贴。心后方有食管及胸主动脉。上方连有出入心的大血管。在纵隔模型上，可见心位于中纵隔内，外面包裹心包。

取心的解剖放大模型和离体心脏，将心模型放在解剖位置上进行观察。首先在外表区分心室和心房，心室在模型上呈红色，占据前下方，靠左侧为左心室，稍靠右侧为右心室；而心房呈颜色较淡的粉红色，位后方偏右，也可分为左、右心房。心略呈圆锥形，一般为本人拳头大小，具有一尖、一底、两面、三缘和 3 条沟。心尖朝向左前下方，由左心室构成，活体触摸心尖搏动在左侧第 5 肋间隙，锁骨中线内侧 1～2 cm 处，心底较宽，朝向右后上方，主要由左心房构成，连接出入心的血管。前上面与胸骨和肋软骨相邻，称胸肋面；后下面贴于膈，称膈面。右缘近似垂直，主要由右心房构成；左缘圆钝，主要由左心室和左心耳构成；下缘近水平较锐，由右心室和心尖构成。

心表面有一环形的沟，称冠状沟，分心为上、下两部，右上部为心房，左下部为心室，模型上心房和心室的颜色区分较明显，离体心脏不甚明显。心室的胸肋面和隔面各有一条自冠状沟延伸到心尖右侧的沟，分别称前室间沟和后室间沟，此两沟是左、右心室在心表面的分界线，在心底，右心房与上、下肺静交界处的浅沟称后房间沟。沟内被脂肪和血管填充，故不甚明显。

(2) 心腔的形态：把已切开心壁的离体心或模型放在解剖位置上观察，再次从表面上区分左、右心房和心室，着重观察各心腔的内部结构。

1) 右心房：壁薄而腔大，位于心的右上部，向左前方突出的部分称右心耳，打开右心房观察，可见右心耳内壁有许多平行排列的肌性隆起称梳状肌。梳状肌外侧隆起称界嵴。右心房的上壁有上腔静脉口，导入人体上半身的静脉血。下壁有下腔静脉口，导入人体下半身的静脉血。前下方有右房室口，用探针通过此口，可进入到右心室。在右房室口与下腔静脉口之间的小口称为冠状窦口，心壁的静脉血大部经此口流入右心房。右心房的后内侧壁由房间隔构成，其下部的浅窝，称卵圆窝。

2) 右心室：位于右心房的左前下方，将右心室的前壁向下揭开，可见室腔略呈锥体形，室腔底有右房室口和肺动脉口，两口之间的室壁上有一弓形的肌隆起称室上嵴，将室腔分为流入道和流出道两部分。流入道内壁粗糙不平，有纵横交错的肌隆起，称肉柱。室壁上有些锥体形的肌隆起称乳头肌。在右房室口周围有 3 片呈三角形的瓣膜，称三尖瓣。瓣膜的尖端向右心室腔，游离缘借数条腱索连于室壁上的乳头肌；三尖瓣、腱索、乳头肌是防止血液逆流的结构。流出道是右心室的左上部分，形似倒置的漏斗，称动脉圆锥。出口为肺动脉口，向左上方通肺动脉干，口周围附有 3 片半月形瓣膜，称肺动脉瓣，主要作用是防止血液逆流。

3) 左心房：占心底的大部分，其突向右前方的部分称为左心耳。揭开心房壁，其内表面大部光滑，左心耳内面有梳状肌。左心房的前下方有左房室口，是左心房出口，通向左心室；后部两侧各有两条肺静脉口，是左心房的入口，收集肺内血液。

4) 左心室：位于右心室的左后下方。心壁最厚，翻开左心室壁，可见其内腔呈倒置的锥体形。尖朝向左前下方，底上有两个口，在左后方的称左房室口，是左心室的入口，位于右前方的为主动脉口，是左心室的出口，左房室口周围附有二尖瓣，游离缘亦借腱索与乳头肌相连，亦是防止血液逆流的结构。在主动脉口周围亦有 3 个袋状的半月形瓣膜，开口向主动脉，称主动脉瓣，作用与肺动脉瓣相似。

2. 心壁的构造与心的传导系统　在暴露的心腔的心标本上，辨认心内膜、心肌层和心外膜。比较心房壁、心室壁及左、右心室壁厚度的区别。

房间隔：分隔左、右心房。

室间隔：分隔左、右心室，上 1/3 缺乏肌质，称室间隔膜部。

心的传导系各结构在人心解剖标本上不易辨别，可观察牛心、羊心标本或模型。取心传导系模型观察，心传导系包括窦房结、房室结、房室束和浦肯野纤维。

窦房结：位于上腔静脉根部与右心耳之间的心外膜深面，呈狭长的椭圆形，是心的正常起搏点。

房室结:位于冠状窦口的前上方,心内膜深面,呈扁椭圆形,颜色较淡。

房室束:由房室结发出,沿室间隔下降,在室间隔肌部上缘,分为左、右两支,沿室间隔两侧,心内膜深面下降,分支达乳头肌根部分散成浦肯野纤维网,布于乳头肌和心室肌。

3. 心的血管

(1) 动脉:营养心的动脉为左、右冠状动脉。在心壁血管的染色标本或血管铸型标本上观察,可见右冠状动脉起自升主动脉右窦,经右心耳与肺动脉起始部之间达冠状沟内,然后向右下方行至心脏的右缘,绕右缘转向膈面,沿后室间沟下行,改名为后室间支,走向心尖。右冠状动脉主要分支分布于右心房、右心室、室间隔后下 1/3 及左室后壁一部分,还分支到窦房结和房室结。

左冠状动脉起自升主动脉左窦,经左心耳与肺动脉干之间向左行,分为前室间支的旋支。前室间支沿前室间沟下行,绕过心尖右侧至膈面;旋支沿冠状沟绕心左缘向后行至膈面。左冠状动脉主要分支分布于左心房、左心室、左心室前壁一小部分及室间隔前上 2/3。

(2) 静脉:心的静脉多与动脉伴行,经冠状窦汇入右心房。

心大静脉:与前室间支伴行走在前室间沟内,再沿冠状沟转向右后方。

心中静脉:与后室间支伴行走在后室间沟内。

心小静脉:位于冠状沟后部的右侧,横向左行。

3 支静脉在冠状沟后部汇合成一个粗短的静脉,称为冠状窦,开口于右心房。

4. 心包　在未切开心包的标本上观察,可见心周围有一个膜性囊包裹,称为心包。心包分为纤维性心包和浆膜性心包。最外层为纤维性心包,由致密结缔组织构成,向上与大血管的外膜延续,向下附于膈中心腱上。翻开已切开的心包,可见心包内表面和心脏表面很光滑,此即浆膜性心包。衬贴在纤维性心包内的,称为浆膜性心包壁层;附着于心表面的,称为浆膜性心包脏层,即心外膜。脏、壁两层在大血管根部相互移行,围成的腔隙,称心包腔,内含少量浆液。

5. 心的体表投影　对照胸腔解剖标本,在活体上用下列 4 点及连线确定心的体表投影。

左上点:在左侧第 2 肋软骨下缘,距胸骨左缘 1.2 cm 处。

右上点:在右侧第 3 肋软骨上缘,距胸骨右缘 1 cm 处。

右下点:在右侧第 6 胸肋关节处。

左下点:在左侧第 5 肋间隙,距前正中线 7～9 cm 处或左锁骨中线内侧 1～2 cm 处,相当于心尖部。

用弧形线连接上述 4 点,为心在胸壁的体表投影。

【动脉的解剖学实验】

(一) 实验目的要求

(1) 掌握肺动脉干及左、右肺动脉的行程。了解动脉韧带的位置。

(2) 掌握主动脉的起止、位置、分部及各部发出的分支。

(3) 掌握头颈、上肢、胸腹部、盆部及下肢的动脉主干的名称、起始部位、行程及其主要分支分布。

(4) 掌握主要动脉搏动点。

(二) 实验物品

(1) 显示全身动脉的完整解剖标本及上、下肢动脉的标本。

(2) 胸腹腔后壁的动脉标本。

(3) 心模型、离体心标本。

(4) 盆腔血管标本或模型。

(5) 显示掌浅弓的手局部标本或模型。

(三)内容与方法

1. *肺循环的动脉* 在打开胸前壁的完整尸体和离体心标本上观察,可见肺动脉干为一粗短的血管干,起自右心室的动脉圆锥,向左上方走行至主动脉弓下方,分为左、右肺动脉。左肺动脉较短,横行向左,经左主支气管的前方至左肺门,分为两支进入左肺。右肺动脉较长,向右经升主动脉和上腔静脉后方至右肺门,分为3支入右肺。另外,在肺动脉干分叉处稍左侧与主动脉弓下缘间有一结缔组织索,称动脉韧带。

2. *体循环的动脉* 在显示全身动脉的标本及胸、腹腔后壁标本上观察,可见到以下结构。

(1) 主动脉:是人体最粗大的动脉干,可分为升主动脉、主动脉弓和降主动脉3段。降主动脉又以膈为界,分为胸主动脉和腹主动脉。

1) 升主动脉:起自左心室,向上达右侧第2胸肋关节水平移行为主动脉弓。起始部发出左、右冠状动脉。

2) 主动脉弓:是升主动脉的延续,从右侧第2胸肋关节后方呈弓状弯向左后达第4胸椎体的下缘,全长位于胸骨柄的后方,向下移行为降主动脉。主动脉弓上方,从右向左发出头臂干、左颈总动脉和左锁骨下动脉。

3) 降主动脉:自第4胸椎体下缘水平向下沿脊柱左侧下降,穿膈肌的主动脉裂孔,进入腹腔,达第4腰椎体下缘水平分为左、右髂总动脉。

(2) 头颈部的动脉:头颈部的动脉主干为颈总动脉。左颈总动脉发自主动脉弓,右颈总动脉发自头臂干,在甲状软骨上缘水平分为颈外动脉和颈内动脉。在颈总动脉末端和颈内动脉起始部,辨认颈动脉窦及位于颈总动脉分叉处后方的颈动脉小球。

1) 颈外动脉:取头颈部血管标本或模型,可见其从颈总动脉发出后,先位于颈内动脉的前内侧,上行中逐渐转到它的外侧,向上穿腮腺实质,分为颞浅动脉和上颌动脉两个终支。其主要分支有:①甲状腺上动脉:由颈外动脉起始部发出,向下布于甲状腺和喉。②舌动脉:分布于舌。③面动脉:于下颌角高度从颈外动脉发出。沿下颌下腺深面向前上,在咬肌前缘绕过下颌骨体下缘,然后弯曲行向内上,经口角和鼻翼外侧达眼的内眦,改称为内眦动脉。面动脉沿途布于面部、腭扁桃体、下颌下腺等。在下颌骨下缘咬肌前缘处,可摸及面动脉的搏动。④颞浅动脉:是颈外动脉的终支之一,在耳郭前方上行,布于颞部和颅顶部软组织。在耳屏前方可摸及颞浅动脉的搏动。⑤上颌动脉:是颈外动脉另一终支。从下颌骨髁突的深面,向内走行。主要分支有:脑膜中动脉经棘孔入颅;下牙槽动脉经下颌孔入下颌管,出颏孔后改称颏动脉。

2) 颈内动脉:在颈部无分支,沿咽两侧上行,经颅底的颈动脉管入颅腔。

(3) 锁骨下动脉及上肢动脉:

1) 锁骨下动脉:左右起始不同,左锁骨下动脉起自主动脉弓,右锁骨下动脉起自头臂干。锁骨下动脉斜向上行,经胸膜顶的前方,向外穿过斜角肌间隙至第1肋的外侧缘,移行为腋动脉,锁骨下动脉的主要分支有:①椎动脉:为锁骨下动脉最内侧一个分支,沿前斜角肌的内侧上行,穿过第6~1颈椎的横突孔,经枕骨大孔入颅腔,布于脑、脊髓。②胸廓内动脉:在椎动脉起点相对面起自锁骨下动脉,经胸廓上口入胸腔,沿胸骨两旁下行,沿途分布于胸前壁、心包和膈,其终支沿腹直肌后面下降,称腹壁上动脉,与腹壁下动脉吻合。③甲状颈干:为一短干,主要分支有甲状腺下动脉,布于甲状腺和喉,以及气管等处。

2) 上肢动脉:①腋动脉:是锁骨下动脉的延续,在腋窝内向外下方走行,至背阔肌下缘改称为肱动脉。②肱动脉:是腋动脉的延续,自背阔肌下缘向下,沿肱二头肌内侧下降至肘关节前方,在肱二头肌腱内侧,位置表浅,可触到其搏动。测量血压通常在此听诊。肱动脉的主要分支有肱深动脉，走行于桡神经沟中，布于肱三头肌和肘关节。肱动脉在肘窝，分为桡动脉和尺动脉。③桡动脉：沿肱桡肌深面下行，至桡骨下端，绕过桡骨茎突至手背，穿第1掌骨间隙到手掌，与尺动脉掌深支吻合形成掌深弓。桡动脉在前臂远侧端位置表浅，临床常在此处触摸脉。④尺动脉：经旋前圆肌的深面，下行于前臂浅、深层屈肌之间，末端与桡动脉的掌浅支吻合成掌浅弓，其主要分支有骨间总动脉，分支分布于前臂掌侧及背侧的深层肌。⑤掌浅弓：在手局解标本或模型上观察，位于掌腱膜与指屈肌腱之间，由尺动脉末端与桡动脉掌浅支吻合而成。自掌浅弓上发出4个分支，一支供应小指尺侧缘，其余3支称指掌侧总动脉，每一支又分为两支指掌侧固有动脉，布于第2～5指的相对缘。⑥掌深弓：位于手掌中部指屈肌腱深处，由桡动脉的末端与尺动脉的掌深支吻合而成。掌深弓发出3条小支，分别注入3条指掌侧总动脉。

(4) 胸部的动脉：在胸腔后壁及纵隔标本或模型上观察。胸部动脉主干为胸主动脉，分支有脏支和壁支两种。①脏支：有支气管支，布于支气管和肺；食管支，布于食管；心包支布于心包。②壁支：有9对肋间后动脉和1对肋下动脉。

(5) 腹部动脉：腹部动脉主干为腹主动脉，分支有：①壁支：细小，4对腰动脉，布于腰部和腹外侧壁；膈下动脉分布于膈下面及肾上腺（肾上腺上动脉）。②脏支：分为成对和不成对的两类，不成对脏支有腹腔干，肠系膜上动脉和肠系膜下动脉，成对脏支有肾上腺中动脉、肾动脉和睾丸动脉（卵巢动脉）。

1) 腹腔干：在主动脉裂孔的稍下方起自腹主动脉的前壁，本干粗短，分为3支。①胃左动脉：向左上行至胃贲门处再沿胃小弯向右下行，与胃右动脉吻合。②肝总动脉：向右上方进入肝十二指肠韧带内分为肝固有动脉和胃十二指肠动脉。肝固有动脉在肝十二指肠韧带内上行至肝门附近，分为左右两支进入肝的左右两叶，右支入肝前发出胆囊动脉布于胆囊。在肝固有动脉起始部还发出胃右动脉，下降于幽门上缘，沿胃小弯向左与胃左动脉吻合。胃十二指肠动脉在幽门后方下行，分为胃网膜右动脉和胰十二指肠上动脉。胃网膜右动脉在胃大弯与胃网膜左动脉吻合。胰十二指肠上动脉分布于十二指肠和胰头。③脾动脉：沿胰上缘左行，沿途发支布于胰，至脾门处，除发数支经脾门入脾外，且发出胃短动脉布于胃底，胃网膜左动脉沿胃大弯与胃网膜右动脉吻合。

2) 肠系膜上动脉：约在第1腰椎高度起自腹主动脉前壁，向下经胰头与十二指肠水平部之间，进入小肠系膜根，呈弓状行向右髂窝，沿途分支布于小肠和大肠，主要分支有：①空、回肠动脉：从肠系膜上动脉左侧缘发出，共13～18条，反复分支吻合成血管弓，从弓上分支布于空、回肠。②回结肠动脉：为肠系膜上动脉右侧壁最下方的发出，布于回肠末端、盲肠、阑尾和升结肠的一部分，分布于阑尾的动脉走行于阑尾系膜的游离缘内，称阑尾动脉。③右结肠动脉：在回结肠动脉上方发出布于升结肠。④中结肠动脉：在胰腺下缘自肠系膜上动脉发出，行于横结肠系膜内，分为左、右两支。布于横结肠。

3) 肠系膜下动脉：约在第3腰椎水平起于腹主动脉前壁，沿腹膜后深面向左下方行走，主要分支有：①左结肠动脉：沿腹后壁向左，布于降结肠。②乙状结肠动脉：发出后紧贴腹后壁在腹膜深面斜向左下方，进入乙状结肠系膜内布于乙状结肠。③直肠上动脉：下降于盆腔，布于直肠上部。

4) 肾动脉：约平第2腰椎水平起自腹主动脉两侧壁，经肾门入肾。

5) 睾丸动脉（卵巢动脉）：细长，于肾动脉稍下方，起自腹主动脉的前壁，斜向外下，经腹股沟管入阴囊，布于睾丸，在女性布于卵巢。

(6) 盆部及下肢的动脉：腹主动脉在平第4腰椎高度分为左、右髂总动脉，髂总动脉沿腰大肌内侧缘向外下达骶髂关节的前方，分为髂内和髂外动脉。

1) 髂内动脉：粗短，入盆腔，分支有脏支和壁支。①脏支：在正中矢状切面盆腔血管模型和会阴模型、标本上观察。膀胱下动脉布于膀胱及其周围结构。子宫动脉较粗，在子宫阔韧带内向内行走，于子宫颈外侧向内跨过输尿管的前方，布于子宫、阴道、输卵管，并与卵巢动脉吻合。阴部内动脉穿梨状肌下孔出盆腔，又经坐骨小孔入坐骨直肠窝，分支布于肛门及外生殖器等处，布于肛门的分支称肛动脉。②壁支：闭孔动脉沿盆腔外侧壁向前，穿出闭孔至股内侧，布于股内侧肌及髋关节。臀上动脉经梨状肌上孔出骨盆，布于臀中、小肌和髋关节。臀下动脉自梨状肌下孔出骨盆，布于臀大肌。

2）髂外动脉：沿腰大肌内侧缘下行，经腹股沟韧带中点稍内侧的深面进入股部，改名为股动脉。髂外动脉的主要分支为腹壁下动脉，在腹股沟韧带上方发出，向内上入腹直肌鞘，布于腹直肌，在腹直肌后方与腹壁上动脉吻合。

3）股动脉：是髂外动脉的直接延续，穿股三角下方转向背侧，进入腘窝。股动脉最大的分支为股深动脉，在股三角内发出，分支有旋股内侧动脉、旋股外侧动脉和3～4支穿动脉，布于股部肌。在腹股沟韧带中点稍内侧的下方，可触及股动脉的搏动，当下肢外伤出血时，可在此向后外方压迫股动脉进行止血。

4）腘动脉：位腘窝正中，分支布于膝关节及邻近诸肌。向下在腘窝下方分为胫前动脉和胫后动脉。

5）胫前动脉：向前穿小腿骨间膜至小腿前部，经踝关节前方下行至足背，改名为足背动脉。足背动脉位置浅表，在内、外踝连线的中点处易摸到搏动。主要分布于小腿前群肌及足背、趾背等处。

6）胫后动脉：在小腿后群肌浅、深两层肌之间下行到内踝后方，分为足底内侧动脉和足底外侧动脉。布于小腿后群肌，外侧群肌和足底肌；胫后动脉于起始处发出腓动脉，布于胫、腓骨及附近肌。

【体循环的静脉解剖学实验】

（一）实验目的要求

（1）掌握上腔静脉的组成、注入部位、主要属支的名称及收集范围。

（2）掌握下腔静脉的组成、注入部位、主要属支的名称及收集范围。

（3）掌握肝门静脉的形成、主要属支的名称和收集范围。肝门静脉系与上、下腔静脉系的侧支循环途径。

（二）实验物品

（1）完整的尸体标本(示主要的静脉)。

（2）躯干后壁的静脉标本或模型。

（3）头颈部和四肢的浅静脉标本或模型。

（4）腹盆部的静脉标本或模型。

（5）肝标本及模型。

（6）肝门静脉系与上、下腔静脉系的侧支循环模型。

（7）相应的解剖挂图。

（三）内容与方法

1. 上腔静脉系　取心模型观察，辨认上腔静脉的组成、注入部位以及和升主动脉的位置关系。然后在尸体标本上确认头臂静脉的合成，比较两侧头臂静脉的长短和行进方向。

（1）头颈部的静脉：取头颈部的静脉标本，观察以下静脉。

1）颈内静脉：在颈总动脉的外侧寻找辨认颈内静脉，上端起于颅底颈静脉孔，收集颅内静脉血，沿颈内动脉和颈总动脉外侧下行，在胸锁关节后方与锁骨下静脉会合成头臂静脉。会合处的夹角称静脉角。在面部辨认与面动脉伴行的面静脉，在下颌角附近与下颌后静脉的前支会合，下行注入颈内静脉。

2）颈外静脉：在胸锁乳突肌的浅面寻认颈外静脉，观察它的走行和注入部位。

（2）锁骨下静脉和上肢的静脉：取头颈部和上肢的静脉标本或模型，在胸锁关节的后方，寻找辨认锁骨下静脉，注意它与上肢深静脉的移行关系。观察上肢的浅静脉：①头静脉：观察其起始、行程和注入部位。②贵要静脉：起始于手背静脉网，沿前臂尺侧向上，在肱二头肌内侧沟找到注入深静脉的部位。③肘正中静脉：在肘窝的前方，寻认连接头静脉和贵要静脉的肘正中静脉。

（3）胸部的静脉：取胸腔后壁的静脉标本或模型，观察位于脊柱右侧的奇静脉，奇静脉在椎体右侧上行至第 4 胸椎高度弯向前，绕过右肺根上方注入上腔静脉。奇静脉收集右侧肋间后静脉、食管静脉、支气管静脉及半奇静脉的血液。观察半奇静脉及副半奇静脉与奇静脉的连接关系。

2. 下腔静脉系　取胸腔后壁的静脉标本，在腹主动脉的右侧确认下腔静脉，观察其合成、行程和注入部位。

（1）盆部的静脉：取盆部的标本或模型，在小骨盆上口的后部，沿下腔静脉向下寻认髂总静脉，观察髂总静脉的位置与合成。①沿骨盆腔侧壁向内下寻认髂内静脉，以及髂内静脉在骨盆腔内的各主要属支。②确认髂外静脉的位置及其属支腹壁下静脉的注入部位。

（2）下肢的静脉：取盆部和下肢的静脉标本观察。

1）下肢的深静脉：下肢的深静脉都与同名动脉伴行。

2）下肢的浅静脉：下肢的浅静脉有两条主干，即大隐静脉和小隐静脉。大隐静脉起自足背静脉弓的内侧，经内踝前方，沿小腿和大腿内侧上行，至隐静脉裂孔注入股静脉。大隐静脉在入股静脉前有 5 条属支汇入。小隐静脉起自足背静脉弓的外侧，经外踝后方上升，沿小腿后面上行至腘窝注入腘静脉。

（3）腹部的静脉：取腹部的静脉标本观察。腹部的静脉有两类：一类直接注入下腔静脉，另一类先注入肝门静脉，再经肝静脉注入下腔静脉。

1）肾静脉：与同名动脉伴行，成直角注入下腔静脉。

2）睾丸静脉：与同名动脉伴行。右睾丸静脉注入下腔静脉，左睾丸静脉以直角注入左肾静脉。

3）肝静脉：取剥除下腔静脉的肝标本，在腔静脉沟处辨认肝静脉，观察它注入下腔静脉的部位。

4）肝门静脉：在肝十二指肠韧带内，胆总管和肝固有动脉的后方寻找辨认肝门静脉，观察肠系膜上静脉与脾静脉的合成部位，在观察其合成时，同时查看肠系膜下静脉注入何处。在肝门静脉系与上、下腔静脉系吻合模型上辨认食管静脉丛、直肠静脉丛和脐周静脉网，以及辨认肠系膜上下静脉、脾静脉、胃左静脉和附脐静脉 5 大属支，并观察肝门静脉高压时的侧支循环途径。

【淋巴系统解剖学实验】

（一）实验目的要求

（1）掌握胸导管的起始、行程、注入部位和收集范围。

（2）掌握右淋巴导管的形成、注入部位和收集范围。

（3）熟悉下颌下淋巴结和颈外侧浅、深淋巴结的位置，收集范围和颈干的形成。

（4）掌握腋淋巴结的位置、分群。

（5）掌握胸、腹、盆腔各主要淋巴结群的位置、收集范围及支气管纵隔干、腰干和肠干的形成。

（6）熟悉腹股沟淋巴结的分群、各群的位置、收集范围。

（7）熟悉脾和胸腺的位置和形态。

（二）实验物品

(1) 全身主要浅淋巴结的标本或模型。

(2) 胸导管及右淋巴导管标本。

(3) 全身浅淋巴结及淋巴管模型。

(4) 切除胸前壁的童尸解剖标本(示胸腺)。

(5) 腹腔的解剖标本及离体的脾标本或模型。

(6) 半身人体模型(去掉胸腹腔器官)

（三）实验内容与方法

1. *胸导管及右淋巴导管* 取半身人体模型(去掉胸腹腔器官)、胸导管和右淋巴导管标本或模型观察。在第1腰椎前方寻找辨认膨大的乳糜池及汇入其中的左、右腰干和肠干，观察胸导管的行程和注入部位。在胸导管注入左静脉角处，寻找辨认左颈干；左支气管纵隔干和左锁骨下干。在右静脉角附近寻找辨认右淋巴导管，以及汇入右淋巴导管的右颈干，右锁骨下干和右支气管纵隔干。

2. *淋巴结的形态和全身重要的淋巴结群* 取全身浅淋巴结标本或模型和胸、腹、盆腔的淋巴结标本观察。

(1) 淋巴结的形态：选取一个外形正常的淋巴结标本，仔细辨认其输入淋巴管和输出淋巴管。

(2) 全身重要的淋巴结群：在标本上观察下列各淋巴结群的分布：①下颌下淋巴结、颈外侧浅淋巴结和颈外侧深淋巴结；②腋淋巴结；③支气管肺淋巴结；④胃周围的淋巴结和肠系膜上、下淋巴结；⑤腰淋巴结、髂总淋巴结和髂内、外淋巴结；⑥腹股沟浅、深淋巴结。

3. *脾* 在腹腔的解剖标本上，观察脾的正常位置，注意脾和左侧肋弓的位置关系。取游离的脾标本。观察其形态，辨认其脏面的脾门和上缘的脾切迹。

4. *胸腺* 在切除胸前壁的童尸的解剖标本上，观察胸腺的位置和形态。

【脉管系的组织学实验】

（一）实验目的要求

(1) 熟悉心壁的微细结构。

(2) 熟悉大动脉管壁的微细结构。

(3) 掌握中动脉和中静脉管壁的微细结构。

(4) 熟悉小动脉管壁的微细结构。

(5) 掌握淋巴结的微细结构。

（二）实验物品

(1) 心壁的切片。

(2) 中动脉和中静脉切片。

(3) 大动脉切片。

(4) 淋巴结切片。

(5) 脾切片。

(6) 胸腺切片。

（三）实验内容与方法

1. *心壁切片(HE染色)*

(1) 肉眼观察：组织呈红色带状，其凹凸不平的一面为心腔面。

(2) 低倍镜观察：心内膜表面为一层内皮细胞，内皮外是一薄层染色较深的内皮下层；再向外，着色较浅，为疏松结缔组织的心内膜下层。在心内膜下层还可见到较一般心肌纤维粗大，染色也较浅淡的浦肯野纤维。心肌层最厚，心肌纤维可见纵、横、斜呈不同方向的切面，肌纤维之间有丰富的毛细血管。心外膜为浆膜，其表层为间皮，间皮下为薄层的结缔组织。

2. 中动脉和中静脉切片(HE 染色)绘图

(1) 肉眼观察：管壁厚、腔小而圆的为中动脉；壁薄、腔大而不规则塌陷的是中静脉。

(2) 低倍镜观察：比较中动脉与中静脉的结构，由管腔面向外，依次观察管壁的内膜、中膜和外膜。中动脉可分为 3 层结构。

1) 内膜：很薄。内皮细胞的轮廓不清晰，可见细胞核凸向管腔；内弹性膜厚度均匀，染成亮红色，呈波浪状。

2) 中膜：较厚，主要由多层环形的平滑肌纤维构成，内有少量弹性纤维。

3) 外膜：较中膜薄，主要由结缔组织构成。外膜在接近中膜处有较发达的弹性纤维构成的外弹性膜，呈断续的波浪形。

在低倍镜下观察中静脉。中静脉管腔不规则，管壁较中动脉薄，因无内、外弹性膜故内、中、外 3 层膜界限不清。

在低倍镜下绘中动脉和中静脉图，注明内膜、中膜和外膜各层结构。

3. 淋巴结切片(HE 染色)绘图

(1) 肉眼观察：标本呈圆形或椭圆形，一侧凹陷为淋巴结门周围粉红色结构为被膜，被膜深面深蓝色的是皮质；中央部染色较浅，是髓质。

(2) 低倍镜观察：淋巴结表层染成粉红色的薄膜，是结缔组织构成的被膜。有时可见穿入的输入淋巴管。淋巴结实质内长短不等的棒状结构是小梁。

1) 皮质：浅皮质由淋巴组织密集而成的圆形或椭圆形淋巴小结及小结之间的弥散淋巴组织构成。淋巴小结周围染色深，中央染色较浅的区域为生发中心。皮质深层是弥散的淋巴组织也称副皮质区。淋巴小结与被膜之间，以及淋巴小结与小梁之间染色较浅细胞稀疏的区域为皮质淋巴窦。

2) 髓质：髓质内由淋巴组织聚集成的条索状结构并相互吻合成网即髓索。髓索之间和髓索与小梁之间的染色浅淡区是髓质淋巴窦。找一个细胞分布较稀疏的髓质淋巴窦，换高倍镜观察。

(3) 高倍镜观察：淋巴窦窦壁由扁平的内皮细胞围成，细胞核长而扁，细胞质不清。淋巴窦内的细胞主要是淋巴细胞、网状细胞和巨噬细胞。巨噬细胞呈圆形或卵圆形，较大，胞质丰富，嗜碱性。核圆形，核仁可见。有的细胞质中含有吞噬颗粒。网状内皮细胞为星状多突起，胞质粉红，细胞核圆形或卵圆形，色浅，核仁明显。

在低倍镜下绘淋巴结结构图，注明被膜、小梁、淋巴小结、副皮质区、皮质淋巴窦、髓索及髓质淋巴窦等。

4. 示教

(1) 大动脉的中膜(弹性染色)：中膜内数十层弹性膜，呈波浪状，棕褐或紫蓝色。

(2) 小动脉与小静脉(HE 染色)：重点观察管壁厚度及结构的区别。

(3) 胸腺(HE 染色)：观察皮质与髓质的结构特点及胸腺小体。

(4) 脾切片(HE 染色)：观察红髓、白髓及边缘区的形体结构。

第九章 内分泌系统

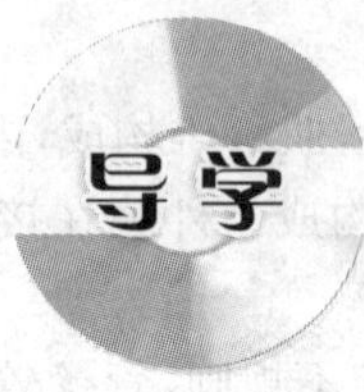

导学

了解：各内分泌腺的功能。

熟悉：甲状旁腺的位置、微细结构。

应用：内分泌系统的组成，激素的概念；甲状腺的位置、形态和微细结构；肾上腺的位置、形态、微细结构；垂体的位置、分部、微细结构。

实验：甲状腺、肾上腺、垂体和甲状旁腺的组织切片。

内分泌系统是机体的调节系统，对机体的新陈代谢、生长发育和生殖功能等进行**体液调节**，是神经系统以外的另一重要调节系统。**内分泌系统**由内分泌腺和内分泌细胞组成。**内分泌腺**是独立存在的器官，如甲状腺、甲状旁腺、肾上腺、垂体、松果体等；内分泌细胞分散存在于其他器官内，如胰腺内的胰岛、睾丸内的间质细胞、卵巢内的卵泡和黄体以及胃肠道、呼吸道、泌尿生殖道等处的内分泌细胞（图 9-1）。

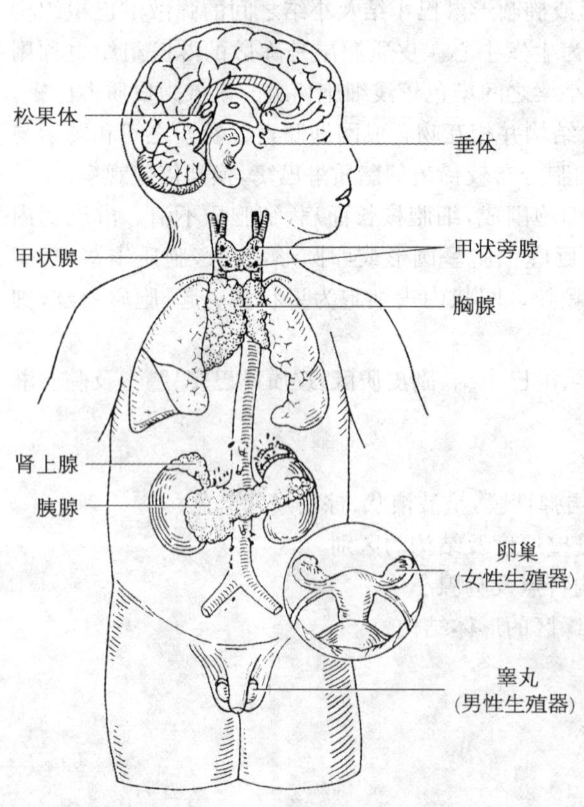

图 9-1　内分泌系统概观

内分泌腺的结构特点是：①内分泌腺没有排送分泌物的导管，又称无管腺；②腺细胞常排列成索状、团状或围成滤泡；③腺组织含有丰富的毛细血管和毛细淋巴管。

内分泌细胞分泌的高效能的生物活性物质称为**激素**，激素进入毛细血管或毛细淋巴管，随血液运送至全身，选择性地作用于特定的器官或细胞。每种激素作用的特定器官或特定细胞，称为该激素的**靶器官**或**靶细胞**。有的内分泌细胞分泌的激素可直接作用于邻近的细胞，这种现象称为**旁分泌**。

内分泌系统与神经系统在结构和功能上联系密切。一方面内分泌系统受神经系统的调节和控制，神经系统通过对内分泌腺的作用，间接地调节人体各器官的功能，这种调节称**神经-体液调节**；另一方面内分泌系统也可影响神经系统的功能，如甲状腺分泌的甲状腺激素可影响脑的发育和正常功能。

第一节　甲　状　腺

一、甲状腺的形态和位置

甲状腺(图 9-2)是人体内最大的内分泌腺，位于颈前部，呈“H”形，分左、右两个侧叶和中间的**甲状腺峡**，甲状腺侧叶位于喉下部和气管上部的两侧，上达甲状软骨中部，下至第 6 气管软骨环。甲状腺峡位于第 2～4 气管软骨环前方。有时从甲状腺峡向上伸出一锥状叶。临床急救进行气管切开时，尽量不要损伤甲状腺峡。甲状腺借着筋膜形成的韧带固定于喉软骨上，吞咽时甲状腺可随喉上、下移动。

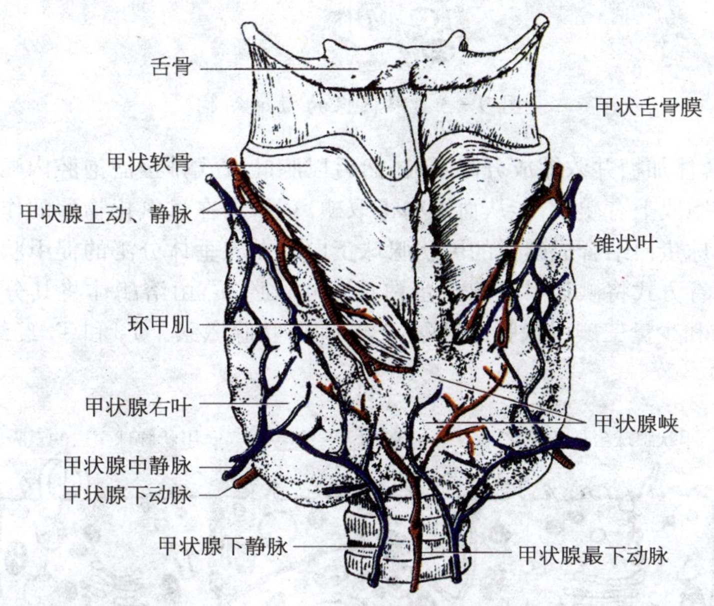

图 9-2　甲状腺(前面)

二、甲状腺的微细结构

甲状腺表面有一薄层结缔组织被膜，被膜伸入腺实质，将其分成许多大小不等的小叶，每个小叶内含有 20～40 个甲状腺滤泡和许多滤泡旁细胞。

(一) 甲状腺滤泡

甲状腺滤泡大小不等，呈圆形、椭圆形或不规则形。滤泡由单层立方的**滤泡上皮细胞**围成，滤泡上皮细胞界限清楚，核圆位于中央。滤泡腔内充满胶质，在苏木精-伊红染色(HE 染色)的切片上，呈均质状，嗜酸性。胶质边缘常见空泡，是滤泡上皮细胞吞饮胶质所致。滤泡之间有丰富的毛细血管和少量结缔组织(图 9-3)。

电镜下，滤泡上皮细胞游离面有稀疏的微绒毛，胞质内粗面内质网发达，线粒体和溶酶体较多，高尔基复合体发达，位于核上区。

滤泡上皮细胞合成和分泌**甲状腺激素**。甲状腺激素的形成需经过合成、贮存、碘化、重吸收、分解和释放等过程。滤泡上皮细胞从血液中摄取氨基酸，在粗面内质网内合成甲状腺球蛋白的前

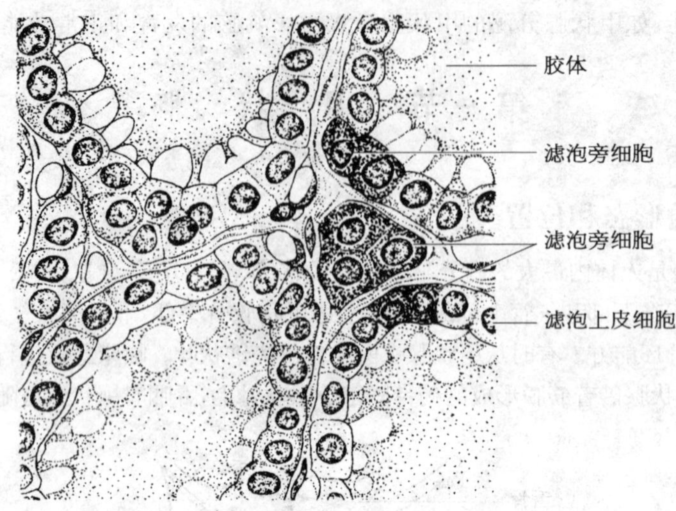

图 9-3　甲状腺的微细结构

体，运至高尔基复合体加糖并浓缩成分泌颗粒，然后以胞吐方式排至滤泡腔内贮存。另外，滤泡上皮细胞基底部的细胞膜上有碘泵，能从血液中摄取碘离子，它在过氧化物酶的作用下活化，并排入滤泡腔内与甲状腺球蛋白结合成碘化的甲状腺球蛋白。在腺垂体分泌的促甲状腺激素的作用下，滤泡上皮细胞以胞吞方式将碘化甲状腺球蛋白重吸收入胞质，由溶酶体将其分解，形成大量四碘甲状腺原氨酸（T_4）和少量三碘甲状腺原氨酸（T_3），即甲状腺激素。T_3 和 T_4 经细胞基底部释放入毛细血管（图 9-4）。

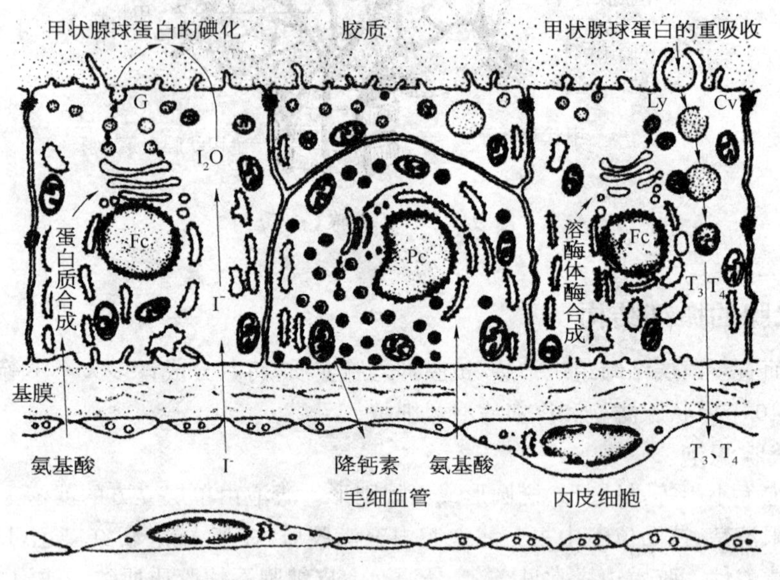

图 9-4　甲状腺激素合成、分泌模式图

甲状腺激素能促进机体的新陈代谢，提高神经系统的兴奋性，促进生长发育，尤其对婴幼儿的骨骼和中枢神经系统发育影响显著。甲状腺功能低下，甲状腺激素分泌减少，在婴幼儿可导致呆小病，在成人则发生黏液性水肿。甲状腺功能过高，甲状腺激素分泌增多，出现甲状腺功能亢进症（甲亢）。长期缺碘可出现单纯性甲状腺肿（大脖子病）。

(二) 滤泡旁细胞

滤泡旁细胞数量较少,位于滤泡之间或滤泡上皮细胞之间。细胞稍大,在HE染色切片中胞质染色淡。电镜下,位于滤泡上皮细胞之间的滤泡旁细胞,细胞顶部常被邻近的滤泡上皮细胞覆盖,因而它不与胶质接触。滤泡旁细胞分泌降钙素,可使血钙降低。

第二节 甲状旁腺

一、甲状旁腺的位置和形态

甲状旁腺(图9-5)为棕黄色扁椭圆形小体。一般上、下各1对,位于甲状腺侧叶的后面。甲状旁腺有时可埋在甲状腺实质内。

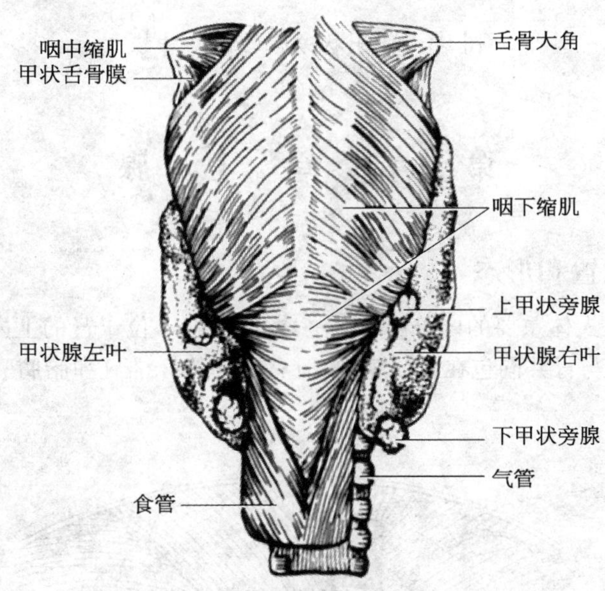

图9-5 甲状腺和甲状旁腺(后面)

二、甲状旁腺的微细结构

甲状旁腺表面包有薄层结缔组织被膜,被膜结缔组织伸入腺体内部,与其内的神经、血管共同构成腺的间质。腺实质由主细胞和嗜酸性细胞组成(图9-6)。

主细胞数量最多,呈圆形或多边形,界线清楚,胞质着色浅,核圆形,位于中央。

主细胞分泌**甲状旁腺素**。其主要功能是增强破骨细胞的活动,使骨盐溶解,并能促进肠和肾小管对钙的吸收,使血钙升高。在甲状旁腺素和降钙素的共同调节下维持机体的血钙稳定。甲状旁腺功能亢进时,可致骨质疏松,易发生骨折。甲状腺手术时,应注意保留甲状旁腺,如误摘甲状旁腺,可使血钙降低,引起肌肉抽搐,甚至死亡。

嗜酸性细胞数量少,单个或成群分布。细胞多边形,比主细胞大,核较小,染色深,胞质内充满嗜酸性颗粒。目前该细胞的功能尚不清楚。

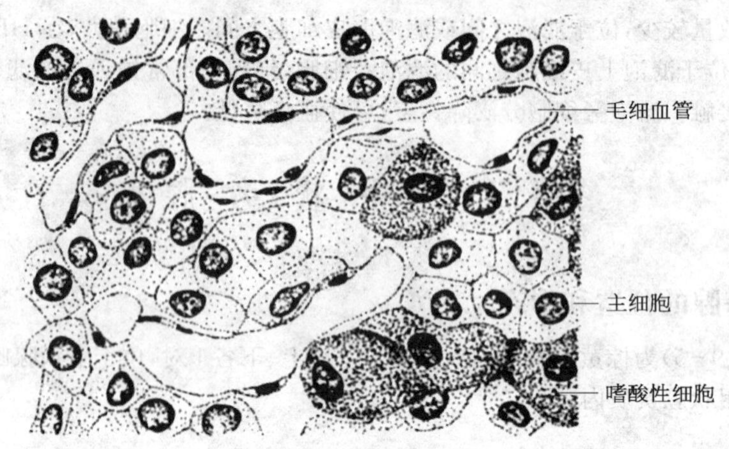

图9-6　甲状旁腺的微细结构

第三节　肾　上　腺

一、肾上腺的位置和形态

肾上腺(图9-7)是人体重要的内分泌腺之一,左、右各一,位于肾的上内方,左侧近似半月形,右侧呈三角形。肾上腺与肾共同包在肾筋膜内,但有独立的纤维囊和脂肪囊,故肾下垂时,肾上腺并不随肾一起下降。

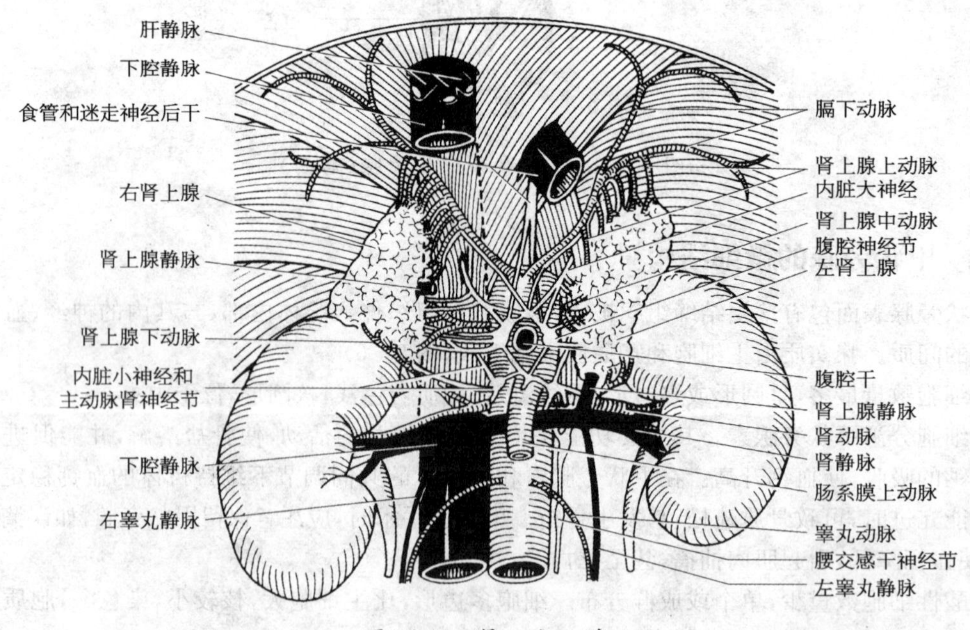

图9-7　肾　上　腺

二、肾上腺的微细结构

肾上腺表面包有结缔组织被膜，少量结缔组织伴随血管和神经伸入腺实质内。肾上腺实质由周围的皮质和中央的髓质两部分构成。

（一）皮质

皮质约占肾上腺体积的80%。根据细胞的形态和排列方式，皮质由浅至深分为3个带，3个带之间并无截然的界线（图9-8）。

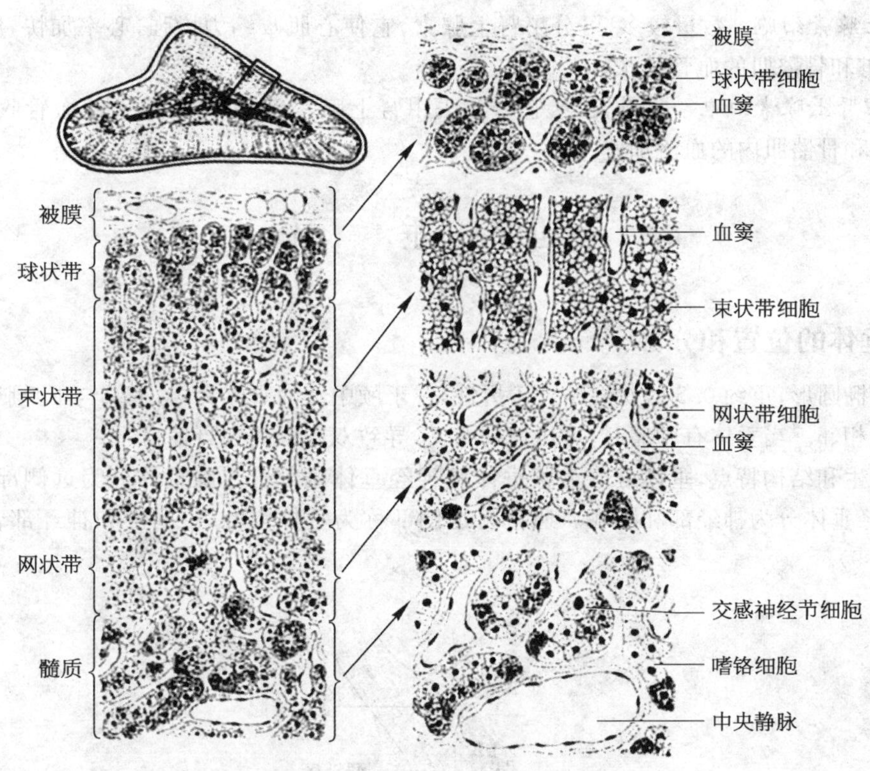

图9-8 肾上腺的微细结构

1. 球状带 **球状带**位于被膜下方，较薄。细胞排列成球状细胞团，细胞较小，呈矮柱状或多边形，核小染色深，胞质内含少量脂滴。

球状带细胞分泌盐皮质激素，主要是醛固酮，能促进肾的远曲小管和集合管重吸收 Na^+ 及排出 K^+，同时也刺激胃黏膜吸收 Na^+，使血 Na^+ 浓度升高，K^+ 浓度降低，维持体内电解质和体液的正常水平。

2. 束状带 **束状带**位于球状带的深面，最厚。细胞体积较大，呈多边形，排列成单行或双行细胞索。核圆形，较大，着色浅，位于中央。胞质内含大量脂滴，在HE染色切片中脂滴被溶解，使胞质呈泡沫状。

束状带细胞分泌糖皮质激素，糖皮质激素可促进蛋白质及脂肪分解并转变成糖，还有抑制免疫应答及抗炎症、延缓伤口愈合等作用。

3. 网状带 **网状带**位于皮质最深层，细胞排列成索状并吻合成网，细胞较小，胞质弱嗜酸性，含有少量脂滴及较多的脂褐素，核小，着色深。

网状带细胞主要分泌雄激素、少量雌激素和糖皮质激素。

(二) 髓质

髓质位于肾上腺的中央，主要由排列成索或团的髓质细胞组成，其间有血窦和少量结缔组织，髓质中央有中央静脉。髓质细胞体积较大，呈圆形或多边形，如用铬盐处理标本，胞质内可见黄褐色的嗜铬颗粒，所以髓质细胞又称**嗜铬细胞**。在髓质内还有少量交感神经节细胞，胞体较大，散在分布。

嗜铬细胞分为两种：肾上腺素细胞和去甲肾上腺素细胞。

1. 肾上腺素细胞　数量较多，可分泌肾上腺素，它使心肌收缩力增强，心率加快，皮肤血管收缩，但使心脏和骨骼肌的血管扩张。

2. 去甲肾上腺素细胞　数量较少，它分泌去甲肾上腺素，去甲肾上腺素使血管收缩，血压增高，心脏、脑和骨骼肌内的血流加速。

第四节　垂　　体

一、垂体的位置和分部

垂体呈椭圆形，重约 0.5 g，女性略大于男性，位于颅中窝的垂体窝内，上端与下丘脑相连，前上方与视交叉相邻。当垂体有肿瘤时，可压迫视交叉，导致双眼颞侧视野偏盲。

根据发生和结构特点，垂体可分为**腺垂体**和**神经垂体**两部分。腺垂体分为远侧部、中间部和结节部，神经垂体分为神经部和漏斗。通常将远侧部称为**垂体前叶**，中间部和神经部合称为**垂体后叶**(图 9-9)。

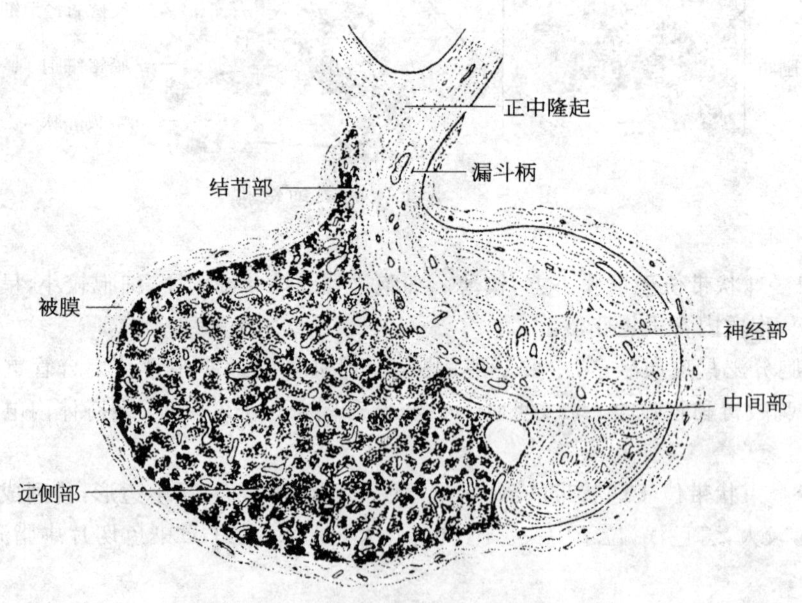

图 9-9　垂体(矢状切面)

垂体结构概括如下。

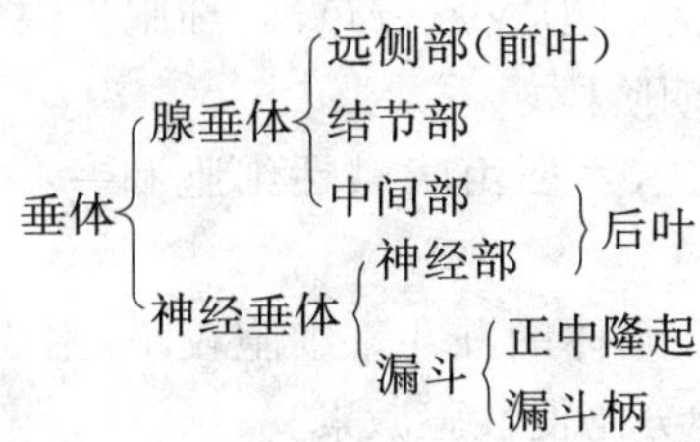

二、垂体的微细结构

(一) 腺垂体

1. 远侧部　腺细胞排列成团索状，细胞间含有丰富的窦状毛细血管和少量结缔组织。在HE染色切片上可分为**嗜色细胞**和**嫌色细胞**，嗜色细胞又分为**嗜酸性细胞**和**嗜碱性细胞**两种(图9-10)。

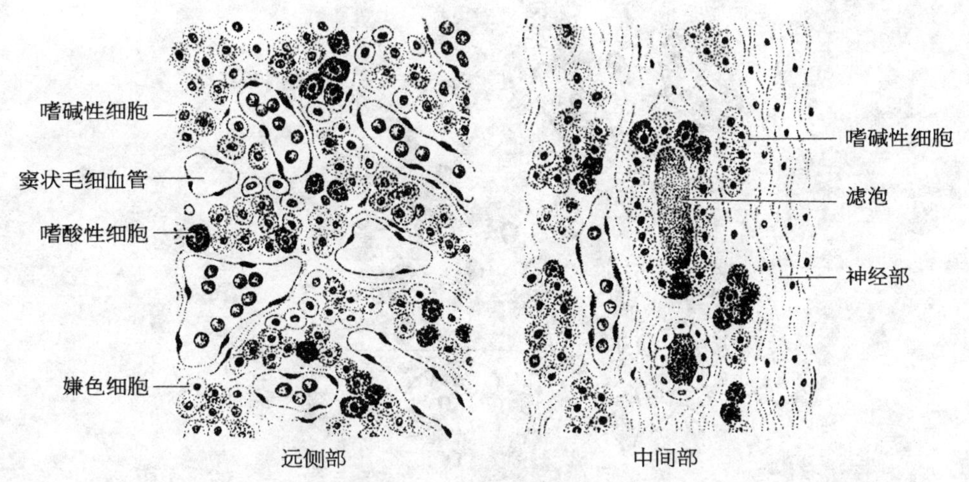

图9-10　腺垂体远侧部及中间部

(1) 嗜酸性细胞：数量较多，胞体较大，呈圆形或多边形，胞质内含嗜酸性颗粒，核圆，位于细胞中央。嗜酸性细胞分泌两种激素。

1) 生长激素：**生长激素**能促进肌肉、内脏的生长及多种代谢过程，尤其刺激骺软骨生长，使骨增长。在幼年时期生长激素分泌不足可致侏儒症，分泌过多引起巨人症；在成年人分泌过多，则出现肢端肥大症。

2) 催乳素：**催乳素**能促进乳腺发育和乳汁分泌。

(2) 嗜碱性细胞：数量较少，呈椭圆形或多边形，大小不一，界线清楚，胞质内含嗜碱性颗粒。嗜碱性细胞分泌3种激素。

1) 促甲状腺激素：**促甲状腺激素**能促进甲状腺激素的形成和分泌。

2) 促肾上腺皮质激素：**促肾上腺皮质激素**主要促进肾上腺皮质束状带细胞分泌糖皮质激素。

3) 促性腺激素：**促性腺激素**包括两种激素：①**卵泡刺激素**，在女性可促进卵泡的发育，在男性可促进精子的发生。②**黄体生成素**，在女性促进排卵和黄体形成，在男性则刺激睾丸间质细胞分泌雄激素。

(3) 嫌色细胞:数量最多,体积小,胞质少,着色浅,细胞界限不清。目前认为它们可能是脱颗粒的嗜色细胞,或是嗜色细胞的初期阶段。

2. 中间部 人类中间部不发达,主要由嗜碱性细胞和一些大小不等的滤泡组成,滤泡内含胶质。

3. 结节部 **结节部**包围着神经垂体的漏斗。细胞较小,主要是嫌色细胞,还有少数嗜酸性细胞和嗜碱性细胞。其中嗜碱性细胞分泌促性腺激素。

(二) 神经垂体

神经垂体属神经组织,主要由无髓神经纤维和神经胶质细胞组成,含有丰富的窦状毛细血管。无髓神经纤维主要是下丘脑的视上核、室旁核发出的轴突,向下经漏斗进入神经部,构成下丘脑-垂体束。视上核、室旁核的神经内分泌细胞具有分泌激素的功能,分泌颗粒沿轴突运输到神经部,分泌颗粒常聚集成团,在光镜下呈现大小不等的嗜酸性团块,称**赫令体**(Herring body)(图 9-11)。神经胶质细胞又称**垂体细胞**,大小不一,对神经纤维起支持、保护和营养作用。神经垂体无内分泌功能,只是储存和释放下丘脑所产生的激素。

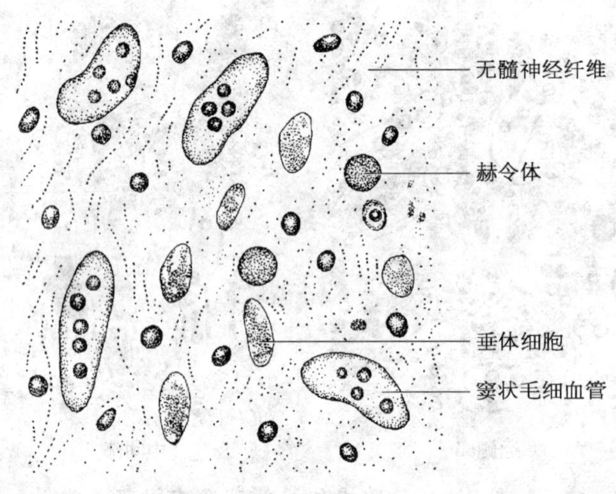

图 9-11 神经垂体

视上核和室旁核的神经内分泌细胞合成**抗利尿激素**和**缩宫素(催产素)**。抗利尿激素主要促进肾远曲小管和集合管重吸收水,使尿量减少。抗利尿激素分泌减少时,将导致尿崩症。若超过生理剂量,可使小动脉收缩,血压升高,故又称**血管加压素**。缩宫素可引起子宫平滑肌收缩,加速分娩过程,还可促进乳腺分泌。

第五节 松果体

松果体(图 9-12)为一扁椭圆形小体,位于背侧丘脑的后上方,以细柄连于第三脑室顶的后部。儿童期较发达,成年后不断有钙盐沉着,形成**钙斑**,在 X 线片上可见到,临床上可作为颅脑摄片定位的一个标志。

松果体分泌**褪黑素**,它参与调节机体的昼夜生物节律、睡眠、情绪、性成熟等生理活动。

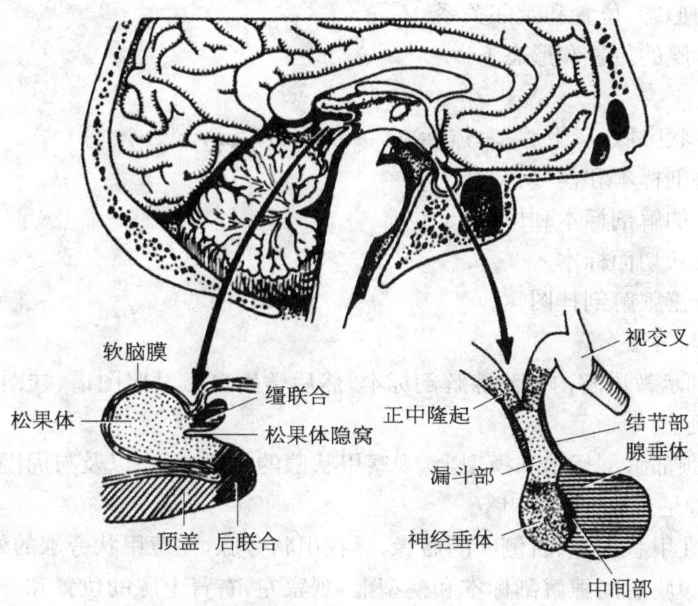

图 9-12　垂体和松果体

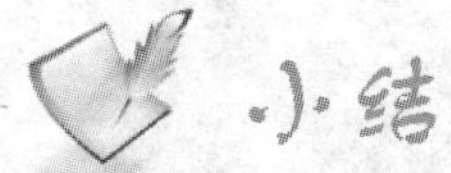

内分泌系统由内分泌腺和内分泌细胞组成。内分泌腺包括甲状腺、甲状旁腺、肾上腺、垂体、松果体等。分布于其他器官中的内分泌细胞在有关章节介绍。甲状腺位于颈前部，分泌甲状腺激素和降钙素。甲状腺功能低下时，在婴幼儿可导致“呆小病”，在成人则发生黏液性水肿；甲状腺功能亢进时，出现甲状腺功能亢进症。甲状旁腺贴附于甲状腺侧叶后面，分泌甲状旁腺素。肾上腺位于肾的上内方，分为皮质和髓质，肾上腺皮质分泌盐皮质激素、糖皮质激素和性激素，髓质分泌肾上腺素和去甲肾上腺素。垂体位于垂体窝内，分为腺垂体和神经垂体，腺垂体分泌生长激素、催乳激素、促甲状腺激素、促肾上腺皮质激素、促性腺激素，神经垂体储存和释放下丘脑产生的抗利尿激素和缩宫素。在幼年时期生长激素分泌不足可致侏儒症，分泌过多引起巨人症；在成年人分泌过多，则出现肢端肥大症。抗利尿激素分泌减少时，可导致尿崩症。松果体位于背侧丘脑的后上方，分泌褪黑素，松果体功能不全时，可出现性早熟。

实验指导

【内分泌系统的解剖学实验】

（一）实验目的要求

（1）掌握甲状腺的形态和位置。

（2）掌握肾上腺的形态和位置。

(3) 掌握垂体的形态、位置和毗邻关系。

(4) 熟悉甲状旁腺的位置和形态。

(二) 实验物品

(1) 甲状腺和甲状旁腺、肾上腺、垂体标本。

(2) 颈前区的解剖标本和模型。

(3) 腹膜后间隙的解剖标本和模型。

(4) 脑的正中矢状切面标本。

(5) 相应的内分泌腺解剖挂图。

(三) 实验内容和方法

先分小组由教师示教讲解内分泌腺解剖标本，然后学生自己对照图谱、挂图观察标本和模型，教师巡回指导与答疑。

1. 甲状腺　在颈部解剖标本和模型上，观察甲状腺的位置、形态以及与周围结构的位置关系，查看甲状腺峡的上缘是否存在锥状叶。

2. 甲状旁腺　在甲状腺左、右侧叶的后缘，寻找甲状旁腺，注意甲状旁腺的外形、位置和数量。

3. 肾上腺　在腹膜后间隙解剖标本和模型上，观察左、右肾上腺的位置和外形。

4. 垂体　在脑正中矢状切面标本上，仔细观察垂体的位置和形态，注意垂体与漏斗的连接关系以及与视交叉的毗邻关系。

【内分泌系统的组织学实验】

(一) 实验目的要求

(1) 掌握甲状腺的微细结构。

(2) 掌握肾上腺的微细结构。

(3) 掌握腺垂体的微细结构。

(二) 实验物品

(1) 甲状腺组织切片。

(2) 甲状旁腺组织切片。

(3) 肾上腺组织切片。

(4) 垂体组织切片。

(三) 实验内容和方法

1. 甲状腺组织切片(HE 染色)

(1) 肉眼观察：可见许多不明显的小叶。

(2) 低倍镜观察：表面有一薄层结缔组织被膜，被膜下可见许多大小不等，圆形、椭圆形或不规则形的甲状腺滤泡，滤泡腔内充满染成红色的胶质，胶质边缘常见空泡。滤泡之间为结缔组织，含有丰富的毛细血管。

(3) 高倍镜观察：滤泡壁由单层立方上皮构成，其中大部分为立方形的滤泡上皮细胞，细胞界线清楚，核圆，位于细胞中央。在滤泡上皮细胞之间或滤泡之间的结缔组织内可见单个或成群的滤泡旁细胞，体积较大，呈椭圆形或多边形，细胞质染色较淡。

(4) 绘图：在高倍镜下绘图，并注明滤泡上皮细胞、滤泡腔及滤泡旁细胞。

2. 肾上腺组织切片(HE 染色)

(1) 肉眼观察：周围染色较深区为皮质，中央狭窄浅色区为髓质。

(2) 低倍镜观察：表面为染成淡红色的被膜，含脂肪组织和疏松结缔组织。被膜的深面为皮质，由浅入深依次为球状带、束状带和网状带。皮质的深面为髓质。

(3) 高倍镜观察：

1) 球状带：位于被膜的深面，较薄，细胞较小，呈矮柱状或多边形，排列成球团状，细胞核小，染色深。

2) 束状带：位于球状带的深面，最厚，占皮质大部分。细胞体积较大，呈多边形，着色浅，胞质呈泡沫状，细胞排列成条索状。

3) 网状带：位于皮质最深层，束状带与髓质交界区，细胞呈多边形，大小不等，排列成索并相互吻合成网，细胞核小而着色深。

4) 髓质：位于网状带的深面，染成紫蓝色，主要由髓质细胞构成，排列成索或团，髓质细胞呈多边形，细胞核圆形。在髓质的中央可见中央静脉。

(4) 绘图：在低镜下绘图，并注明被膜、皮质的球状带、束状带、网状带和髓质。

3. 观看示教片

(1) 甲状旁腺组织切片(HE 染色)：注意观察主细胞与嗜酸性细胞的结构特点。

(2) 垂体组织切片(HE 染色)：辨认腺垂体与神经垂体的结构特点，识别腺垂体的嗜酸性细胞、嗜碱性细胞和嫌色细胞。

第十章 感觉器官

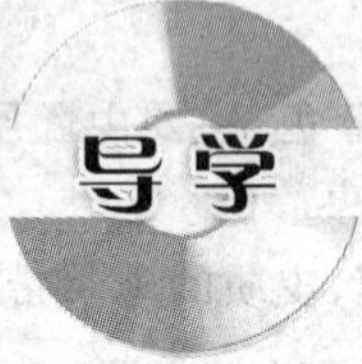

了解：感觉器官概述。

熟悉：眼球内容物的结构特点；眼副器的结构；皮肤的附属器。

应用：眼球壁的层次、结构；外耳：耳郭、外耳道、鼓膜；中耳：鼓室、咽鼓管、乳突小房；内耳：骨迷路、膜迷路；皮肤的结构。

实验：眼球、前庭蜗器、皮肤及其附属器的结构。

感受器是机体接受内、外环境各种不同刺激的结构，该结构将刺激转化为神经冲动，经感觉神经传入中枢神经系统，最后到达大脑皮质，产生相应的感觉。感受器种类繁多，形态功能各异，一般根据感受器所在部位和所接受刺激的来源将其分为3类。

1. 外感受器　外感受器接受来自外环境的刺激，分布于皮肤、黏膜、视器和位听器等处，如触、压、切割、温度、光、声等物理或化学刺激。

2. 内感受器　内感受器接受体内的物理或化学刺激，分布于内脏和心血管等处，如压力、渗透压、温度、离子和化合物浓度等刺激。

3. 本体感受器　本体感受器接受机体运动和平衡的刺激，分布在肌、肌腱、关节和内耳位觉器等处。

感觉器是由感受器及其附属结构共同构成。如视器，前庭蜗器等。

第一节　视　　器

视器又称眼，由眼球及眼副器两部分组成。

一、眼球

眼球为视器的主要部分，近似球形，位于眶内，其后方借视神经连于间脑。眼球前、后面的正中点，分别称前极和后极，前、后两极之间的连线，称眼轴。眼球由眼球壁及眼球内容物组成（图10－1）。

（一）眼球壁

眼球壁分3层，由外向内依次为外膜、中膜和内膜。

1. 外膜　外膜又称纤维膜，由致密结缔组织构成，厚而坚韧，具有维持眼球外形和保护眼球内容物的作用。外膜可分为角膜和巩膜两部分。

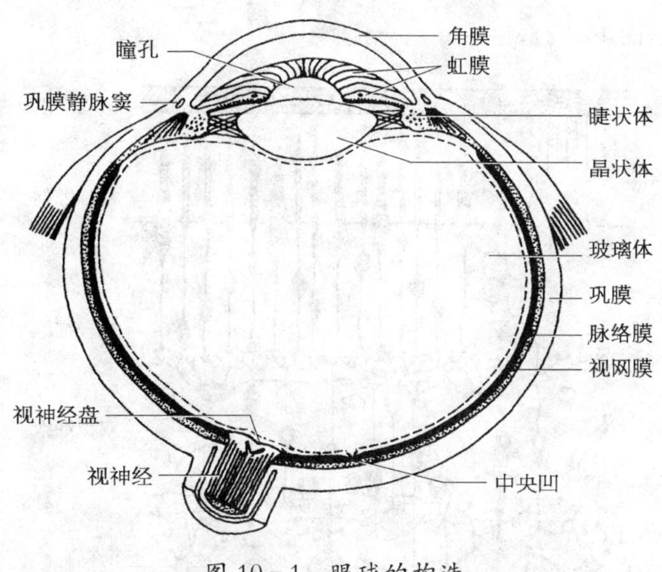

图 10-1 眼球的构造

(1) 角膜：**角膜**占纤维膜的前1/6，无色透明，略向前凸，有折光作用。角膜无血管，但有丰富的感觉神经末梢，感觉敏锐，当角膜发生病变时，疼痛剧烈。

(2) 巩膜：**巩膜**占纤维膜的后5/6，乳白色，不透明。在角膜与巩膜交界处的深部有一环形的细管，称**巩膜静脉窦**，是房水循环的通道。

2. 中膜 **中膜**又称**血管膜**，含有丰富的血管和色素细胞，呈棕黑色。中膜自前向后依次分为虹膜、睫状体和脉络膜3部分。

(1) 虹膜：**虹膜**为中膜的最前部，位于角膜后方，呈圆盘状，中央有一圆孔，称**瞳孔**。虹膜内有两种不同排列方向的平滑肌，一种在瞳孔周围呈环行排列，称**瞳孔括约肌**，收缩时使瞳孔缩小；另一种呈放射状排列，叫**瞳孔开大肌**，收缩时使瞳孔开大。瞳孔的缩小或开大可调节进入眼球内的光线，若在弱光下或看远物时，瞳孔开大；若在强光下或看近物时，瞳孔缩小。在活体上，透过角膜可看到虹膜的颜色及瞳孔。

(2) 睫状体：**睫状体**是中膜中部最厚的部分，位于角膜与巩膜移行部的内面。睫状体前部有许多向内突出，呈放射状排列的皱襞，称**睫状突**，睫状突发出细丝状的**睫状小带**与晶状体相连。睫状体内有平滑肌，称**睫状肌**，该肌收缩与舒张，牵动睫状小带紧张或松弛，以调节晶状体的曲度。

(3) 脉络膜：**脉络膜**占中膜的后2/3，衬于巩膜的内面，内有丰富的血管和色素细胞，具有营养眼球和吸收眼内分散的光线等作用。

3. 内膜 **内膜**又称**视网膜**，衬于中膜的内面，其中衬于虹膜和睫状体内面的部分无感光作用，称**盲部**；衬于脉络膜内面的部分有感光作用，称**视部**。在视网膜后部有一呈白色的圆形隆起，为视神经起始处，称**视神经盘**，又称**视神经乳头**，此处无感光细胞，为生理性盲点。在视神经盘颞侧约3.5 mm处，有一黄色区域，称**黄斑**。黄斑中央凹陷处，称**中央凹**，是感光、视力、辨色最敏锐的部位。

视网膜的结构较复杂，分为内、外两层。外层为**色素层**，由单层色素上皮细胞构成，细胞内含有黑色素，黑色素能吸收光线，可保护视细胞免受强光的刺激。内层为**神经层**，由3层神经细胞组成，这3层神经细胞是：①**视细胞**：位于外层，包括**视锥细胞**和**视杆细胞**，前者具有感受强光和辨别颜色的功能，后者仅能感受弱光；②**双极细胞**：位于中层，是连接视细胞和节细胞的联络神经元；③**节细胞**：位于最内层，为多极神经元，其树突与双极细胞形成突触，轴突向视神经盘处集中，穿过脉络膜和巩膜后构成视神经(图 10－2)。

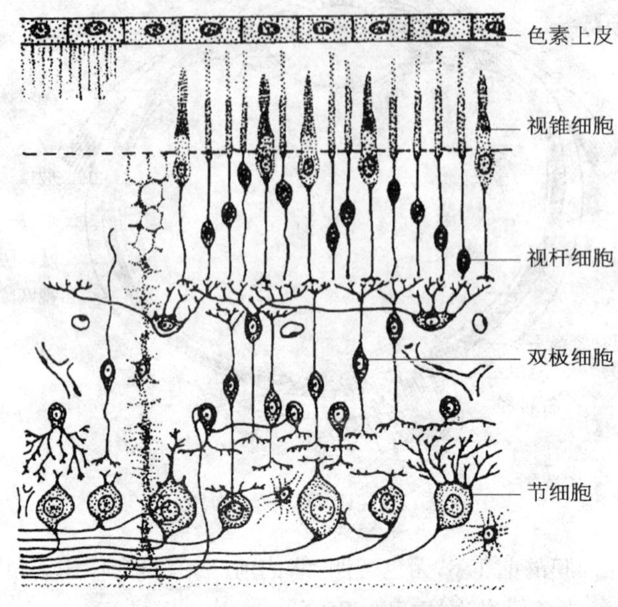

图 10－2 视网膜的结构

(二) 眼球内容物

眼球内容物包括房水、晶状体和玻璃体。这些结构与角膜一样是无色透明的,无血管,具有屈光作用,与角膜总称为眼的屈光系统(图 10－3)。

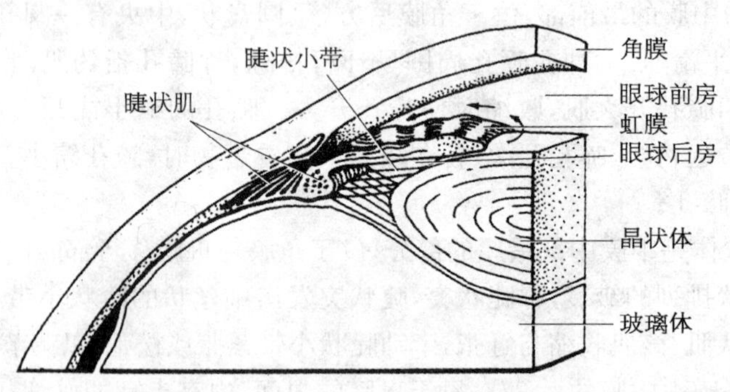

图 10－3 晶状体与睫状体(示房水回流)

1. *房水* **房水**是无色透明的液体,充满在眼房内。**眼房**是位于角膜与晶状体之间的腔隙,被虹膜分为**眼前房**和**眼后房**,前、后房借瞳孔相通。虹膜与角膜形成的夹角,称**虹膜角膜角**。

房水由睫状体产生,进入眼后房,经瞳孔到眼前房,然后经虹膜角膜角渗入巩膜静脉窦,最后汇入眼静脉。房水不断更新,除具有屈光作用外,还有营养眼球及维持眼内压的功能。若房水回流受阻,充滞眼房中,引起眼内压增高,可使视力受损,临床上称为青光眼。

2. *晶状体* **晶状体**位于虹膜的后方,呈双凸透镜状,无色透明,具有弹性,不含血管和神经。晶状体外面包有富有弹性的晶状体囊,内有晶状体纤维。晶状体周缘借助睫状小带与睫状体相连。晶状体的曲度可随睫状肌的舒缩而改变。当看近物时,睫状肌收缩,睫状小带放松,晶状体曲度加大,屈光度增强。看远物时,睫状肌舒张,睫状小带拉紧,晶状体曲度变小,屈光度减弱。总之,所视物体无论远近，通过晶状体曲度的变化，总能确保在视网膜上清晰成像。随着年龄的增长，晶状体的弹性逐渐减弱，睫状肌逐渐萎缩，调节功能减退，看近物时模糊，从而出现老视。若晶状体因疾病或创伤而变混浊，称为“白内障”。

3. 玻璃体　为无色透明的胶状物质，充满于晶状体与视网膜之间，除具有屈光作用外，还有支撑视网膜的作用。

二、眼副器

眼副器包括眼睑、结膜、泪器和眼球外肌等，对眼球起保护、运动和支持作用。

(一) 眼睑

眼睑俗称眼皮，位于眼球的前方，分上睑和下睑，有保护眼球的作用。上、下睑之间的裂隙，称睑裂。睑裂的内侧角和外侧角，分别称内眦和外眦。睑的游离缘，称睑缘，长有睫毛。睫毛根部有睫毛腺，此腺发炎时肿胀形成睑腺炎(麦粒肿)。

睑由外向内有5层结构：①皮肤：薄而柔软。②皮下组织：薄而疏松，较易发生水肿。③肌层：主要为眼轮匝肌，收缩时闭合睑裂。在上睑还有提上睑肌，收缩时开大睑裂。④睑板：由致密结缔组织构成，呈半月形。睑板内有睑板腺，腺导管开口于睑缘，其分泌脂类物质，有润滑睑缘和防止泪液外溢的作用。当腺导管阻塞时，分泌物在腺内潴留，形成睑板腺囊肿，又称霰粒肿。⑤睑结膜：是薄而透明的黏膜(图10-4)。

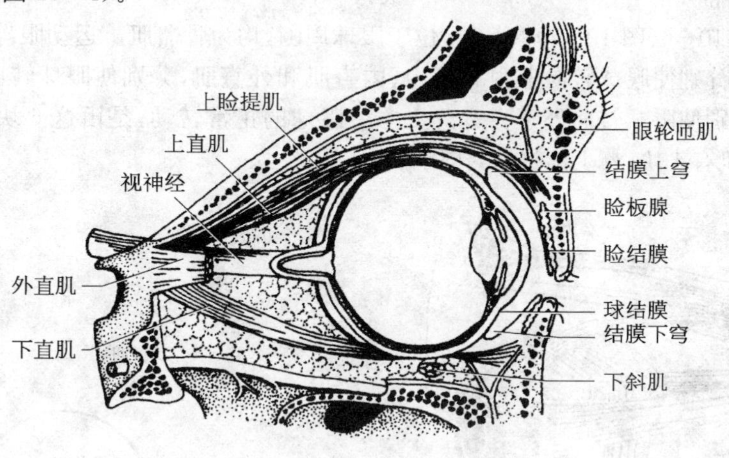

图10-4　眼　副　器

(二) 结膜

结膜是一层富有血管的透明黏膜，衬于上、下睑内面的，称睑结膜，衬于巩膜前面的，称球结膜。上、下睑结膜与球结膜转折移行处，分别形成结膜上穹和结膜下穹。闭眼时，睑结膜和球结膜围成一个囊状腔隙，称结膜囊，滴眼药即在此囊内。沙眼和结膜炎是结膜的常见疾病。

(三) 泪器

由泪腺和泪道组成(图10-5)。

1. 泪腺　泪腺分泌泪液。位于眶外上方的泪腺窝内，有10～20条排泄小管，开口于结膜上穹外侧部。泪液流至结膜上穹后，借瞬眼的活动，布于结膜囊各部，湿润和清洁眼球冲洗异物。多余的泪液流向内眦，经泪点进入泪小管。

2. 泪道　包括泪点、泪小管、泪囊和鼻泪管。

(1) 泪点：在上、下睑缘近内眦处，各有一小孔，称泪点，是上、下泪小管的入口。

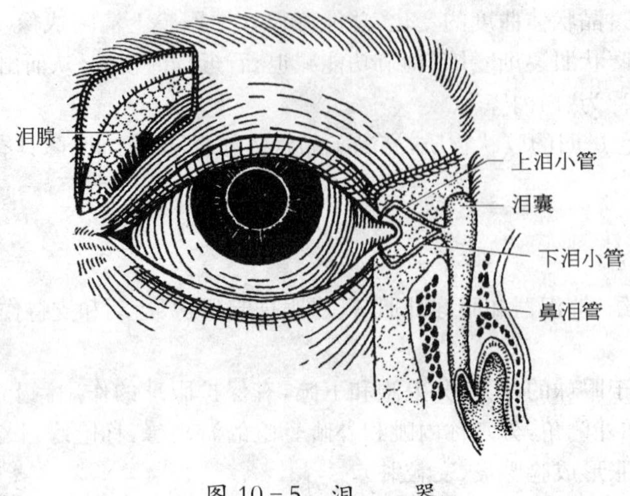

图 10-5 泪 器

(2) 泪小管：泪小管上、下各一，分别起于上、下睑缘的泪点，先分别向上、下行，然后近似水平转向内侧，开口于泪囊。泪囊为一膜性囊，位于眶内侧壁泪囊窝内。上为盲端，向下移行为鼻泪管。鼻泪管开口于下鼻道。

(四) 眼球外肌

眼球外肌(图 10-6、图 10-7)共 7 块，位于眼球周围，均为骨骼肌。运动眼球的肌有 6 块，即：上直肌和下直肌，分别使眼球转向上内和下内；内直肌和外直肌，分别使眼球转向内侧和外侧；上斜肌和下斜肌，分别使眼球转向外下方和外上方。眼球的正常转动，是由这 6 块肌互相协作来完成。运动上睑的肌有 1 块，称上睑提肌，作用为提上睑。

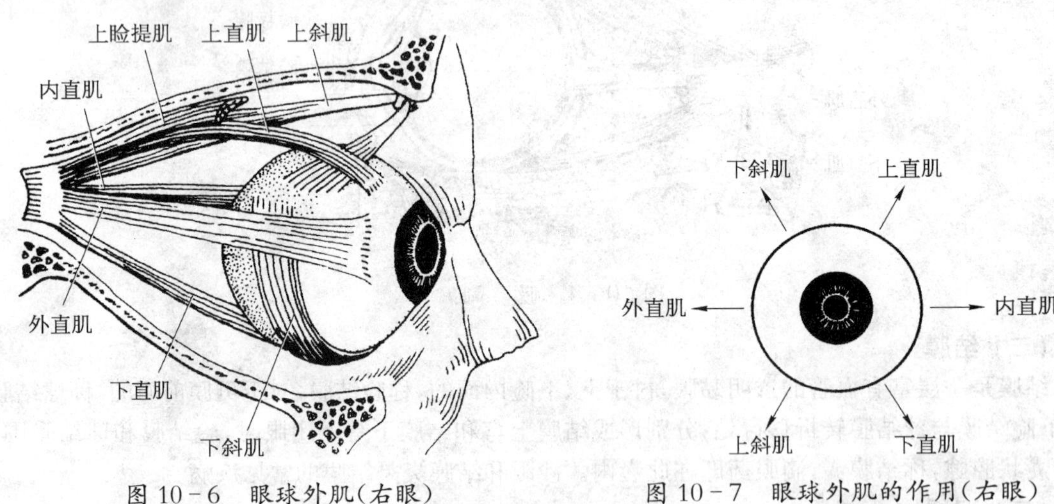

图 10-6 眼球外肌(右眼)

图 10-7 眼球外肌的作用(右眼)

三、眼的血管

(一) 眼动脉

眼动脉于颅腔内起自颈内动脉，经视神经管入眶，分布于眼球、眼球外肌，睑和泪腺等。其重要分支为视网膜中央动脉，该动脉行于视神经中央，至视神经盘处分为 4 支，即视网膜鼻侧上、下小动脉和视网膜颞侧上、下小动脉，分布于视网膜(图 10-8)。临床上用眼底镜观察以上动脉，可以帮助诊断动脉硬化等疾病。

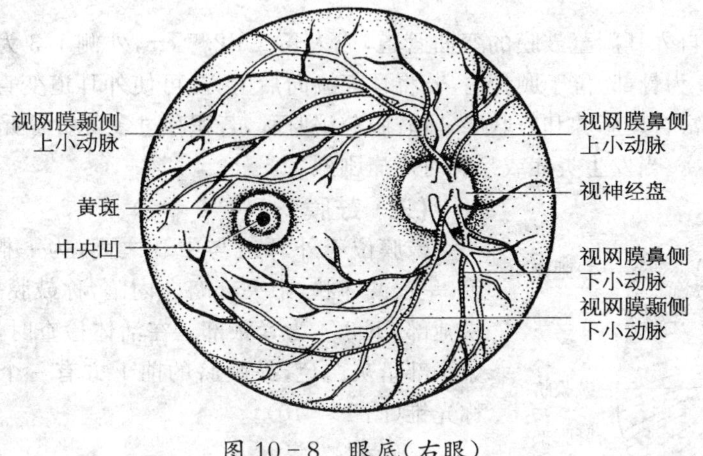

图 10－8 眼底(右眼)

(二) 眼静脉

眼静脉有眼上静脉和眼下静脉。收集眼球、眼副器的静脉血,向前与内眦静脉相交通,向后经眶上裂注入颅内的海绵窦。眼静脉无瓣膜,因此面部感染可经此途径侵入颅内。

第二节 前 庭 蜗 器

前庭蜗器又称耳,包括位觉器和听觉器,两者在功能上虽不同,但在结构上关系密切。耳分为外耳、中耳和内耳3 部分(图 10－9)。外耳和中耳是收集和传导声波的结构,内耳是接受声波和位觉刺激的感受器。

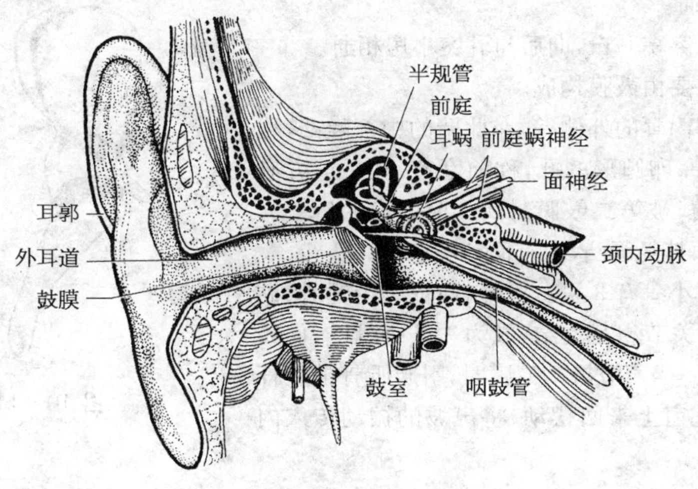

图 10－9 前庭蜗器概观

一、外耳

外耳包括耳郭,外耳道和鼓膜 3 部分。

(一) 耳郭

耳郭位于头部两侧,由弹性软骨作为支架,外覆皮肤,耳郭下部无软骨的部分,称耳垂,为临床常用的采血部位。耳郭中部的深凹内有外耳门，外耳门前外方的突起，称耳屏。耳郭有收集声波的作用。

（二）外耳道

外耳道为一条自外耳门至鼓膜的弯曲管道，成人长 2～2.5 cm，外侧 1/3 为**软骨部**，是耳郭软骨的延续；内侧 2/3 为**骨部**，位于颞骨内，若将耳郭拉向后上方，可使外耳道变直，以检查外耳道及鼓膜。外耳道皮肤富含皮脂腺和耵聍腺，耵聍腺分泌耵聍，若积存过多可妨碍听力。外耳道皮肤与软骨和骨膜结合紧密，当发生炎症或疖肿时疼痛剧烈。

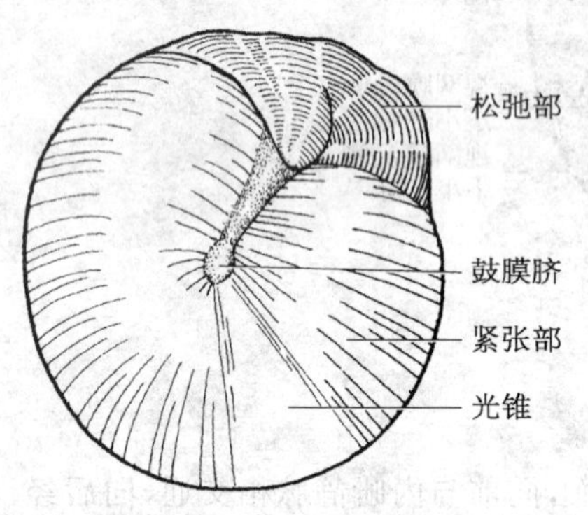

图 10－10　鼓膜（右侧）

（三）鼓膜

鼓膜位于外耳道与中耳之间，为一椭圆形半透明的薄膜，呈浅漏斗状，中央部略向内陷，称**鼓膜脐**。鼓膜上 1/4 为**松弛部**，下 3/4 为**紧张部**。在活体检查时，松弛部呈粉红色，紧张部呈灰白色，鼓膜脐的前下方有一个三角形的反光区，称**光锥**（图 10－10）。

二、中耳

中耳包括鼓室、咽鼓管和乳突小房等。

（一）鼓室

鼓室位于鼓膜与内耳之间，为颞骨岩部内不规则含气的小腔，内衬黏膜。鼓室的黏膜与咽鼓管及乳突小房的黏膜相延续。鼓室内有 3 块听小骨，鼓室有 6 个壁。

1. 鼓室的 6 个壁

（1）上壁：即**鼓室盖**，为一薄骨板，分隔鼓室与颅中窝。

（2）下壁：称**颈静脉壁**，为一薄骨板，分隔鼓室与颈内静脉的起始部。

（3）前壁：为颈动脉管的后壁，上方有**咽鼓管开口**，经咽鼓管与鼻咽部相通。

（4）后壁：有乳突窦开口，向后与乳突小房相通。

（5）外侧壁：主要由鼓膜构成。

（6）内侧壁：即内耳的外侧壁，在此壁的中部隆凸，称岬。岬的后上方有一卵圆形的孔，称**前庭窗**，在后下方有一圆形的孔，称蜗窗，被第二鼓膜封闭。前庭窗的后上方有一弓形隆起，称**面神经管凸**，内有面神经通过。

2. 听小骨　听小骨有 3 块，自外向内依次为锤骨、砧骨和镫骨，3 块骨借关节相互连结，成为一条听骨链，使鼓膜与前庭窗相连接。当声波振动鼓膜时，引起听骨链杠杆运动，使镫骨在前庭窗上来回摆动，将声波的振动传入内耳（图 10－11）。

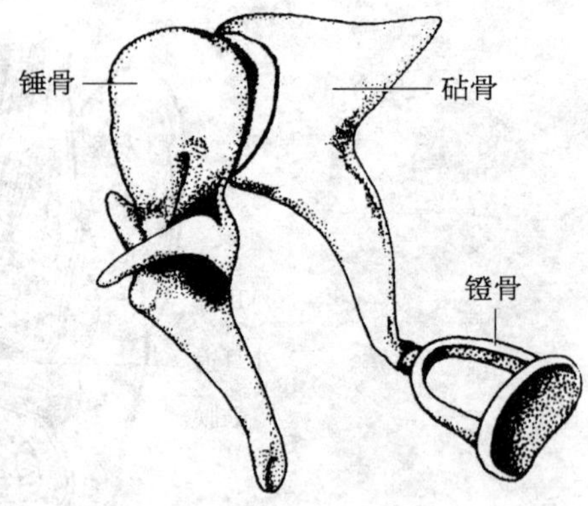

图 10－11　听小骨

（二）咽鼓管

咽鼓管是连通咽与鼓室的管道，其作用是维持鼓室与外界大气压的平衡，保持鼓膜正常振动。小儿的咽鼓管短粗且平直，故小儿咽部感染易经此管传入鼓室，引起中耳炎。

（三）乳突小房

乳突小房是颞骨乳突内许多彼此相通的含气小腔，向前借**乳突窦**与鼓室相通。乳突窦是鼓室与乳突小房之间的空腔，故中耳炎可经乳突窦蔓延到乳突小房而引起乳突炎。

三、内耳

内耳位于颞骨岩部的骨质内，是鼓室与内耳道之间的一系列复杂管道，故又称**迷路**，迷路分为**骨迷路**和**膜迷路**两部分。骨迷路是骨性管道，膜迷路是套在骨迷路内的膜性管道和囊，与骨迷路形态基本相似，内含**内淋巴**。膜迷路与骨迷路之间的间隙充满**外淋巴**。内、外淋巴互不交通。

（一）骨迷路

骨迷路由后向前分为骨半规管、前庭和耳蜗3 部分（图 10－12）。

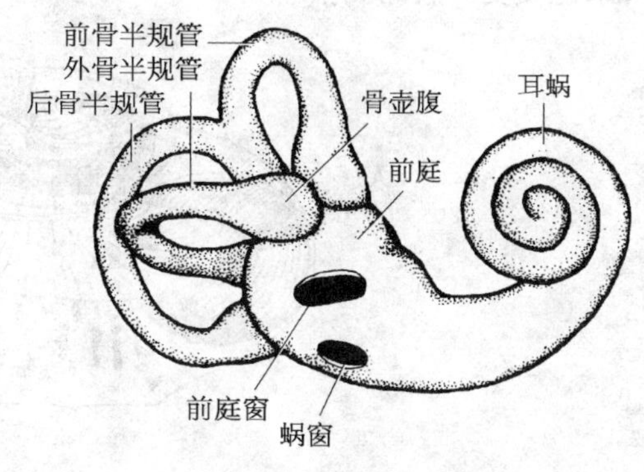

图 10－12　骨迷路

1. 骨半规管　**骨半规管**为骨迷路的后部，由前、后和外侧 3 个互相垂直的半环形骨半规管构成。每个骨半规管有两个脚，其中一脚膨大，称**骨壶腹**。前、后骨半规管的另一脚合成一个总脚，因此 3 个骨半规管实际有 5 个口与前庭相通。

2. 前庭　**前庭**为骨迷路的中部，近似椭圆形的腔，后壁有 5 个小孔与 3 个骨半规管相通，前壁连通耳蜗，外侧壁即鼓室内侧壁，有前庭窗和蜗窗，内侧壁即内耳道底。

3. 耳蜗　**耳蜗**为骨迷路的前部，形似蜗牛壳。其尖端朝向前外方，称**蜗顶**，其底朝向后内侧，称**蜗底**。耳蜗由**蜗螺旋管**环绕蜗轴旋转约 2 圈半而成。自蜗轴伸出骨螺旋板突入蜗螺旋管内，骨螺旋板的外缘连膜迷路（蜗管），并将蜗管分为上、下两部分，上部称**前庭阶**，下部称**鼓阶**。前庭阶通前庭窗，鼓阶通蜗窗，两者在蜗顶处经蜗孔相通。

（二）膜迷路

膜迷路套在骨迷路内，分为膜半规管、椭圆囊、球囊和蜗管（图 10－13）。

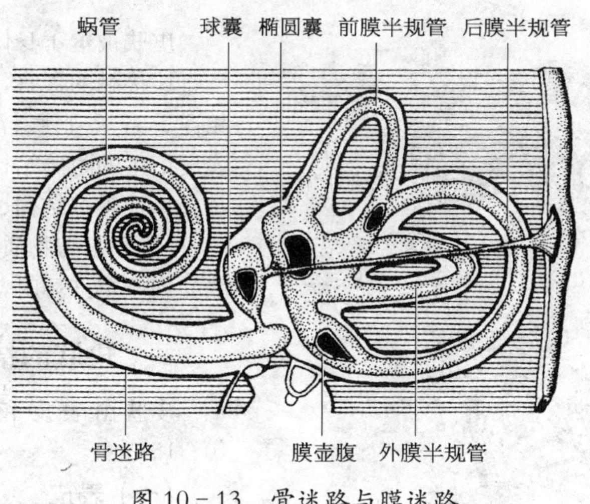

图 10－13　骨迷路与膜迷路

1. 膜半规管　**膜半规管**位于骨半规管内，形状和位置与骨半规管相似，在骨壶腹内有相应膨大的**膜壶腹**，膜壶腹壁上有隆起的**壶腹嵴**。壶腹嵴是位觉感受器，能接受旋转变速运动的刺激。

2. 椭圆囊和球囊　是位于前庭内两个互相连通的小囊。**椭圆囊**位于后上方，一侧与膜半规管的5个孔相通;球囊位于前下方,一侧与蜗管相通。在囊壁上分别有突入囊腔的**椭圆囊斑**和**球囊斑**,两者都是位觉感受器,能接受直线变速运动的刺激。

3. 蜗管　**蜗管**位于蜗螺旋管内,连于骨螺旋板的游离缘,随蜗螺旋管也旋转约2圈半,以盲端终于蜗顶。蜗管横切面呈三角形(图10-14)。上壁称**前庭膜**,外侧壁与蜗螺旋管的骨膜相结合,富含血管,下壁为**基底膜**,膜上有**螺旋器**(Corti器),是听觉感受器,由毛细胞、支持细胞及盖膜等构成,能接受声波的刺激。

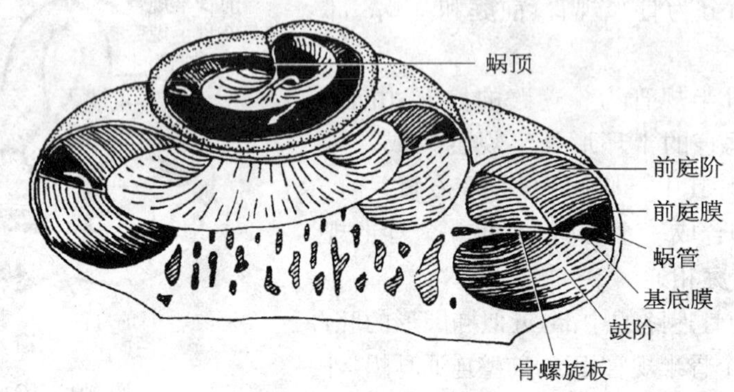

图10-14　耳蜗的结构

四、声波的传导

声波经耳郭收集,入外耳道,引起鼓膜振动,经听骨链运动将之传至前庭窗,使前庭阶和鼓阶的外淋巴波动,继而使蜗管的内淋巴波动,刺激基底膜上的螺旋器,将刺激转变为神经冲动,最后经蜗神经传到大脑皮质的听区,产生听觉。

第三节　皮　　肤

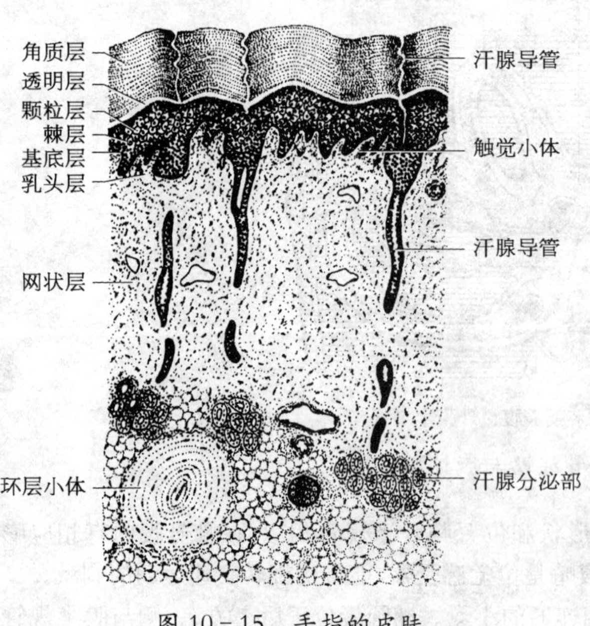

图10-15　手指的皮肤

皮肤被覆于身体表面,是人体与外界环境直接接触的器官,借皮下组织与深部组织相连。毛、皮脂腺、汗腺和指(趾)甲等是由表皮衍生的附属结构,称**皮肤附属器**。皮肤具有保护深部结构、感受刺激、调节体温、分泌、排泄和参与物质代谢等多种功能。当皮肤受到严重破坏时,可危及生命。

一、皮肤的结构

皮肤由表皮和真皮两部分组成(图10-15)。

(一) 表皮

表皮位于皮肤的浅层,由角化的复层扁平上皮构成,上皮细胞之间有丰富的游离神经末梢。表皮由两类不同细胞构成:一类是角质形成细胞,数量多,分层排列;另一类是非角质形成细胞，数量少，散在于角质形成细胞之间。

1. *表皮的分层* 表皮由基底到表面可分为5层：**基底层**、**棘层**、**颗粒层**、**透明层**和**角化层**。

(1) 基底层：位于皮肤的最深层，附着于基膜上。由一层矮柱状或立方形的**基底细胞**构成，有活跃的分裂能力，新生的细胞向浅层推移，分化成表皮的其余几层细胞。

(2) 棘层：由4～10层多边形细胞构成，细胞表面有许多细小的棘状突起，细胞核较大，圆形，位于中央。

(3) 颗粒层：由3～5层梭形细胞构成，细胞核和细胞器渐趋退化，细胞质内有大小不等的透明角质颗粒。其内容物可释放到细胞间隙内，成为阻止外界物质透过表皮的重要屏障。

(4) 透明层：由数层扁平细胞构成，细胞质呈均匀透明状，细胞界线不清，细胞核和细胞器均已消失。

(5) 角化层：为表皮的表层，有多层扁平的角质细胞构成，细胞核和细胞器完全消失，细胞质内充满角蛋白。角化层对摩擦、酸碱等有较强的抵抗力，并有阻止病原体和异物的侵入和体内物质丢失的作用。角化层表层细胞连接松散，逐渐脱落形成皮屑。

2. *非角质形成细胞* 非角质形成细胞包括黑(色)素细胞、朗格汉斯细胞和梅克尔细胞。

(1) 黑(色)素细胞：**黑(色)素细胞**是有多个突起的细胞，散在于基底层细胞之间。细胞质内含有**黑素体**，黑素体由高尔基复合体形成，内含酪氨酸酶，能将酪氨酸转化为黑色素。黑素体内充满黑色素后就成为**黑色素颗粒**。黑色素颗粒经突起末段进入邻近的基底细胞和棘细胞内。黑色素是决定皮肤颜色的重要因素。黑色素能吸收紫外线，可保护深部组织免受辐射损伤。

(2) 朗格汉斯细胞：**朗格汉斯细胞**散在于棘细胞之间，为树枝状有突起的细胞。有吞噬异物的能力，参与免疫反应。

(3) 梅克尔细胞：**梅克尔细胞**位于毛囊附近的表皮基底细胞之间，为短指状有突起的细胞。此细胞可能为接受机械刺激的感觉细胞。

(二) 真皮

真皮位于表皮的深面，由致密结缔组织构成，与表皮紧密相连。真皮可分为乳头层和网状层。

1. *乳头层* 位于真皮浅层，紧靠表皮，纤维细密，细胞较多。结缔组织呈乳头状突向表皮，称**真皮乳头**，使其扩大了表皮与真皮的接触面积。乳头内含丰富的毛细血管和神经末梢，如游离神经末梢、触觉小体等。

2. *网状层* 位于乳头层的深面，较厚，与乳头层无明显分界。网状层的胶原纤维束粗大交织成网，并有较多的弹性纤维，使皮肤具有较强的韧性和弹性。此层内含有较多的小血管、淋巴管、毛囊、皮脂腺、汗腺、神经纤维和环层小体等。

二、皮下组织(浅筋膜)

皮下组织即**浅筋膜**，由疏松结缔组织和脂肪组织组成，它将皮肤与深部组织相连，并使皮肤有一定的活动性。皮下组织的厚度随个体、年龄、性别和部位有较大的差别。临床上的皮下注射即注入此层，而皮内注射则是注入真皮。

三、皮肤的附属器

皮肤有若干附属器官，包括毛、皮脂腺、汗腺和指(趾)甲等(图10-16)。

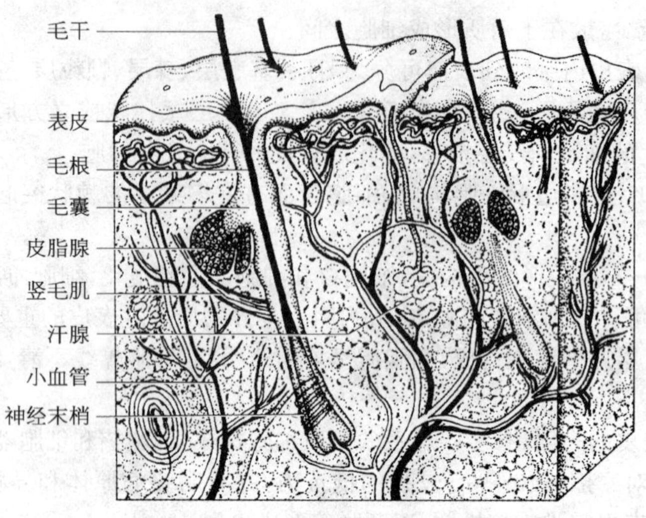

图 10－16　皮肤附属器模式图

(一) 毛

人体皮肤除手掌和足底等部位外，大部分都长有毛。毛的粗细和长短不一，头发、胡须和腋毛等较粗较长。毛分毛干和毛根两部分，露在皮肤外面的部分，称毛干，埋于皮肤内的部分，称毛根。毛根周围有上皮组织和结缔组织形成的鞘，称毛囊。毛囊和毛根下端相融合并膨大形成毛球，毛球底部内陷，结缔组织突入其中形成毛乳头，毛乳头是毛的生长点，对毛的生长有重要作用。毛囊一侧有一束连接毛囊和真皮的斜行平滑肌，称竖毛肌。竖毛肌受交感神经支配，收缩时可使毛竖立。

(二) 皮脂腺

皮脂腺位于毛囊与竖毛肌之间，为泡状腺，导管多开口于毛囊上段，也有开口于皮肤表面的。腺泡外面为一层较小的幼稚细胞，其有很强的分裂能力，可生成新的腺细胞。新的腺细胞逐渐增大，并向腺泡中心移行，胞质中形成越来越多的小脂滴。腺泡中心细胞成熟时，胞质内充满脂滴，细胞核固缩，细胞器消失，最后细胞解体，连同脂滴一起排出，即为皮脂。皮脂腺大多开口于毛囊或皮肤表面，皮脂有柔润皮肤和保护毛发的作用。

(三) 汗腺

汗腺是弯曲的单管状腺，遍布全身皮肤，以手掌、足底和腋窝等处最多。汗腺的分泌部位于真皮深层和皮下组织内，分泌汗液。汗腺的导管较细，从真皮上行进入表皮后呈螺旋形上升，开口于表皮表面。有排泄代谢产物、调节体温和水盐平衡的作用。此外，在腋窝、会阴等处含有一种大汗腺，其分泌物较黏稠。此分泌物经细菌分解后，可产生特殊气味，俗称“狐臭”。

(四) 指(趾)甲

位于手指和足趾远端的背面，为表皮角质层增厚而成的板状结构。露在外面的部分，称甲体，甲体深面的皮肤，称甲床，甲的近端埋入皮肤内，称甲根。甲根深部的上皮为甲母质，是甲的生长点。甲体两侧和甲根浅面的皮肤皱襞，称甲襞。甲襞与甲体之间的沟，称甲沟。

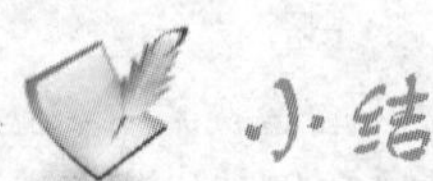

小结

视器又称眼，由眼球及眼副器两部分组成。眼球由眼球壁及眼球内容物组成。眼球壁分为外膜(角膜和巩膜)、中膜(虹膜、睫状体和脉络膜)和内膜(视网膜)。

眼球内容物包括房水、晶状体和玻璃体。这些结构无色透明,具有屈光作用。眼副器包括:眼睑、结膜(睑结膜、球结膜)、泪器和眼球外肌。泪器由泪腺和泪道组成。眼球外肌共7块,位于眼球周围,均为骨骼肌。

前庭蜗器又称耳,为外耳、中耳和内耳3部分。外耳包括耳郭、外耳道和鼓膜3部分。中耳包括鼓室(有6个壁)、咽鼓管和乳突小房等。咽鼓管是连通咽与鼓室的管道。内耳又称迷路,迷路分为骨迷路和膜迷路两部分。骨迷路由后向前分为骨半规管、前庭和耳蜗3部分。膜迷路套在骨迷路内,分为膜半规管、椭圆囊、球囊和蜗管。

皮肤由表皮和真皮两部分组成。表皮由角化的复层扁平上皮构成,分为5层:基底层、棘层、颗粒层、透明层和角化层。真皮位于表皮的深面,由致密结缔组织构成,分为乳头层和网状层。

皮下组织位于皮肤的深部,由疏松结缔组织和脂肪组织组成,它将皮肤与深部组织相连。

皮肤的附属器包括毛、皮脂腺、汗腺和指(趾)甲。

实验指导

【视器实验】

(一) 实验目的要求

(1) 掌握眼球壁的层次及各层的分部和形态结构。

(2) 掌握眼球内容物的组成和形态结构。

(3) 熟悉眼副器的组成和形态结构。

(4) 了解眼球外肌的名称、位置及作用。

(二) 实验物品

(1) 眼球、泪器和眼球外肌标本或模型。

(2) 新鲜猪或牛眼球冠状切面和矢状切面标本。

(3) 眼副器标本或模型。

(4) 相应解剖挂图。

(三) 实验内容和方法

1. 眼球

(1) 取眼球标本,观察它的外形,寻认视神经的附着部位。

(2) 取眼球冠状切面的前半部标本,由后向前观察玻璃体、晶状体、睫状突、睫状小带、虹膜、瞳孔、角膜及前、后房。

(3) 取眼球冠状切面的后半部标本,观察视网膜、视网膜中央动脉和静脉、视神经盘、黄斑、脉络膜和巩膜。

(4) 在猪或牛眼球矢状切面标本上,先观察眼球的前、后房,晶状体和玻璃体,再由内向外观察眼球壁的视网膜、血管膜、纤维膜3层结构。

(5) 在活体上辨认角膜、巩膜、虹膜、瞳孔和眼球前房等结构。

2. 眼副器

(1) 在活体上观察上下睑缘、内眦、外眦、泪点、球结膜和睑结膜等结构的形态和位置。

(2) 取泪器标本或模型，观察泪腺、泪小管、泪囊和鼻泪管的位置形态及其关系。

(3) 取眼球外肌标本或模型，观察7块眼球外肌的位置和肌束方向。

【前庭蜗器实验】

(一) 实验目的要求

(1) 掌握耳郭、外耳道的形态和分部。

(2) 掌握鼓膜的位置和形态，听小骨的连结，咽鼓管和乳突小房的位置以及它们各自的连通关系。

(3) 了解骨迷路和膜迷路的位置、分部、形态结构。

(4) 掌握位、听感受器的位置。

(二) 实验物品

(1) 耳标本或模型。

(2) 颞骨锯开标本和听小骨标本或模型。

(3) 内耳模型。

(4) 相应解剖挂图。

(三) 实验内容和方法

(1) 取耳标本或模型并结合活体观察耳郭的形态，外耳道的分部和弯曲，鼓膜的位置和形态。

(2) 在颞骨锯开标本上，观察中耳各部的位置、形态结构和连通关系。

(3) 取听小骨标本或模型辨认3块听小骨的位置、形态结构及其连结关系。

(4) 取耳标本和内耳模型观察骨迷路与膜骨迷路的位置、分部、形态结构及其关系。

【皮肤实验】

(一) 实验目的要求

(1) 掌握皮肤的组织学结构。

(2) 熟悉皮肤的附属结构。

(二) 实验物品

(1) 皮肤模型。

(2) 手指皮切片。

(3) 头皮切片。

(4) 相应的解剖挂图。

(三) 实验内容和方法

1. 皮肤模型　观察表皮、真皮和皮下组织的连接关系：表皮5层细胞的排列；真皮乳头层和网状层在位置和结构上的差别；毛囊、毛乳头和竖毛肌的形态和位置；皮脂腺和汗腺分泌部的位置及导管的开口部位。

2. 活体观察　确认指甲的甲体、甲襞和甲沟位置和结构。

3. 手指皮肤切片(HE染色)　辨认表皮和真皮的层次和结构。

(1) 肉眼观察：表面深红、深部紫蓝色的为表皮。粉红色的为真皮，深部染色较浅是皮下组织。

(2) 低倍镜：表皮为角化的复层扁平上皮，表面深红色的部分为角质层，深紫蓝色的部分是表皮其他各层。真皮与表皮交界处凹凸不平，但分界清楚。分为乳头层和网织层。有汗腺导管穿过。

4. 头皮切片(HE染色)　分辨毛、毛囊、毛球、竖毛肌和皮脂腺的形态结构。

(1) 肉眼观察：染色深的一侧为表皮，可见露在表皮外的毛干，在真皮和皮下组织中有一些斜行的紫蓝色的毛囊。

(2) 低倍镜观察:首先分辨表皮、真皮和皮下组织。

1) 毛囊直接包裹在毛根周围,是由上皮组织和结缔组织构成的鞘状结构。

2) 毛球:毛囊与毛根下端合为一体,膨大成球形。毛球底部有少量结缔组织突入形成毛乳头。

3) 竖毛肌:位于毛根与表皮呈钝角的一侧,为一束斜行的平滑肌,可见一端附着于毛囊,另一端终止于真皮浅层。

4) 皮脂腺:位于毛囊与竖毛肌之间,分泌部染色浅,由一个或几个囊状腺泡构成;导管极短,开口于毛囊上部。

第十一章 神经系统

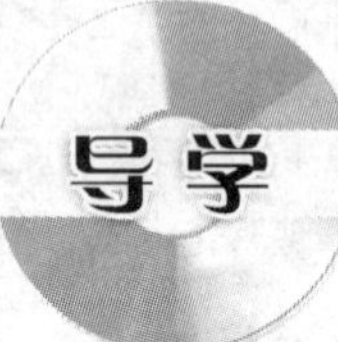

了解：锥体外系。

熟悉：脊髓的功能；脑干的外形、内部结构；脑干的功能；小脑的位置、外形、内部结构和功能；背侧丘脑的主要核群及功能；下丘脑的内部核群及功能；端脑的组成；脑、脊髓被膜的结构特点；脑、脊髓的血管；血-脑屏障；视觉传导通路及瞳孔对光反射通路。

应用：神经系统的组成和基本功能；反射的概念和反射弧；神经系统的常用术语；脊髓的位置、外形内部结构；脑的分部、脑的位置；第四脑室位置和交通；间脑的分部和位置；下丘脑的组成；第三脑室位置和交通；大脑半球的外形和内部结构；脑、脊髓被膜的分层；脑脊液的产生和循环途径；脑和脊髓的传导通路：深、浅感觉传导通路；锥体系。

实验：脊髓的位置、外形，脊髓灰、白质的配布；白质内重要传导束的位置；脊髓网状结构的位置；脑的分部、外形，与脑神经的连接关系；主要脑神经核的名称、性质；脑干内主要纤维束的行程，小脑的外形及内部结构；间脑的位置及分部；大脑半球外形及内部结构；大脑半球重要中枢的位置；各脑室的位置及交通。

第一节 概 述

人类的神经系统由脑和脊髓及遍布于身体各部的周围神经所组成。

神经系统在人体生命活动过程中是起主导作用的调节系统。人体内的各种活动都是在神经系统的统一调节下进行的。神经系统接受外界和体内的各种刺激，加以分析和综合，有效地调节人体各器官系统的功能活动，使之相互协调，以保持人体内部的完整统一；并使人体与外界环境保持相适应，以维持自身的生存。

人的大脑皮质高度发达，形成了人类所特有的思维、意识、情感和语言等功能，并使人具备了认识客观世界和改造客观世界的能力。

一、神经系统的区分

神经系统在形态和功能上是一个整体。为叙述方便，将其分为**中枢神经系统**和**周围神经系统**。中枢神经系统包括脑和脊髓。周围神经系统包括脑神经和脊神经。脑神经与脑相连，脊神经与脊髓相连。根据周围神经系统在身体中分布对象的不同，还可以把周围神经系统分为躯体神经和内脏神经。躯体神经分布于全身皮肤、骨、关节和骨骼肌；内脏神经则分布于内脏、心血管和腺体

(图 11－1)。

躯体神经和内脏神经中均含有感觉纤维和运动纤维,形成各自的感觉(传入)神经和运动(传出)神经。其中的内脏运动神经又可分为交感神经和副交感神经。

神经系统组成概括如下。

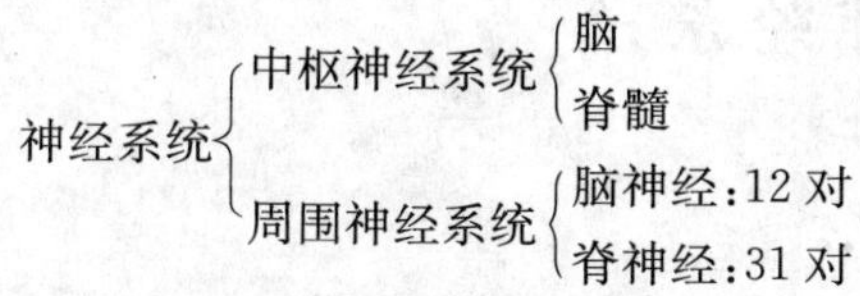

周围神经系统根据体内分布的对象不同,概括如下。

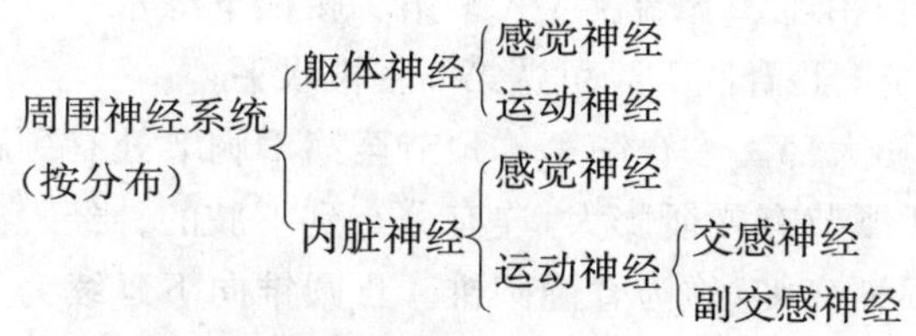

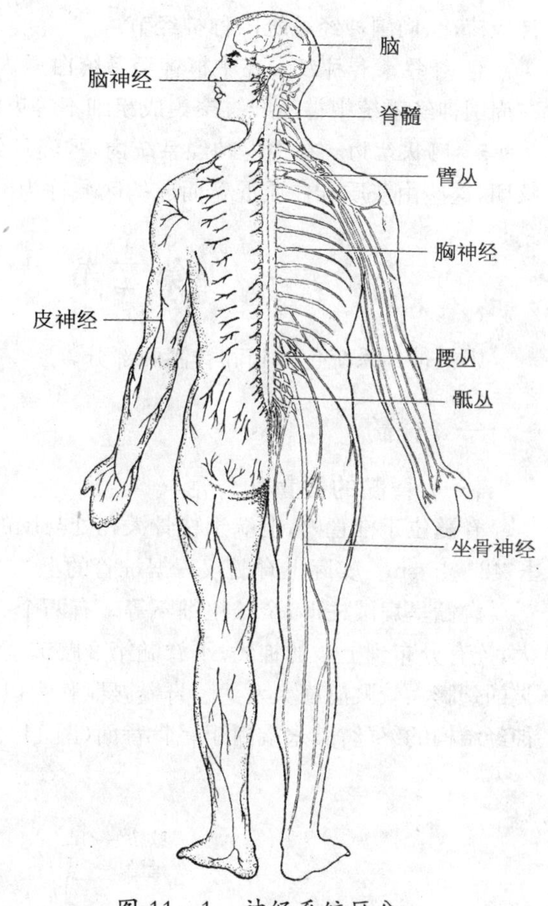

图 11－1　神经系统区分

二、神经系统的活动方式

神经系统的基本活动方式是反射。神经系统接受内、外环境的刺激,并作出适当的反应,这种神经的调节过程称反射。执行反射活动的物质基础是反射弧。反射弧由感受器、传入神经、中枢、传出神经和效应器构成。如果反射弧任何一部分损伤,反射活动即出现障碍。因此临床常用检查反射的方法来诊断神经系统的疾病(图 11－2)。

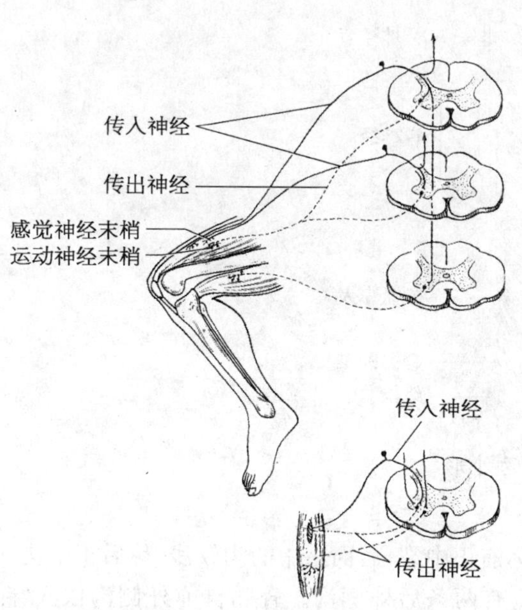

图 11－2　反射弧

三、神经系统的常用术语

在神经系统中,神经元胞体和突起在不同部位有不同的集聚组合方式,故用不同术语名称。

1. 灰质　在中枢神经系统中,神经元的胞体和树突集聚之处,在新鲜标本上因色泽灰暗,称灰质。灰质在大、小脑表面成层分布,称皮质。

2. 白质　在中枢神经系统中,神经纤维集聚之处,因神经纤维外面包有髓鞘,色泽白亮,称白质。位于大、小脑中的白质因位于皮质深部,称为髓质。

3. 神经核与神经节　形态与功能相似的神经元的胞体聚集成团块状,在中枢神经系统内的称神经核，在周围神经系统内称神经节。

4. 纤维束和神经　在中枢神经系统白质内行程与功能相同的神经纤维聚集成束，称纤维束；在周围神经系统中神经纤维聚集成粗细不等束状，称神经。

5. 网状结构　在中枢神经系统内，神经纤维交织成网，网眼内有散在的神经元或较小的灰质核团，这些由灰质和白质混合而成的区域称为网状结构。

第二节　中枢神经系统

中枢神经系统包括脑和脊髓两部分。

一、脊髓

(一) 脊髓的位置和外形

脊髓位于椎管内，上端于枕骨大孔处与脑的延髓相连。下端在成人平第1腰椎下缘水平。全长42～45 cm。实际上脊髓仅占据椎管的上2/3。新生儿脊髓下缘可达第3腰椎水平。

脊髓呈扁圆柱形，全长粗细不等。有两个梭形膨大部。平脊髓第4颈节至第1胸节处有颈膨大，连有分布到上肢的神经；平脊髓第2腰节至第3骶节有腰骶膨大，连有分布到下肢的神经。人类的颈膨大较腰骶膨大发达。脊髓腰骶膨大以下逐渐变细，称为脊髓圆锥。自圆锥向下延续为无神经结构的终丝，其末端附于尾骨背面(图11-3)。

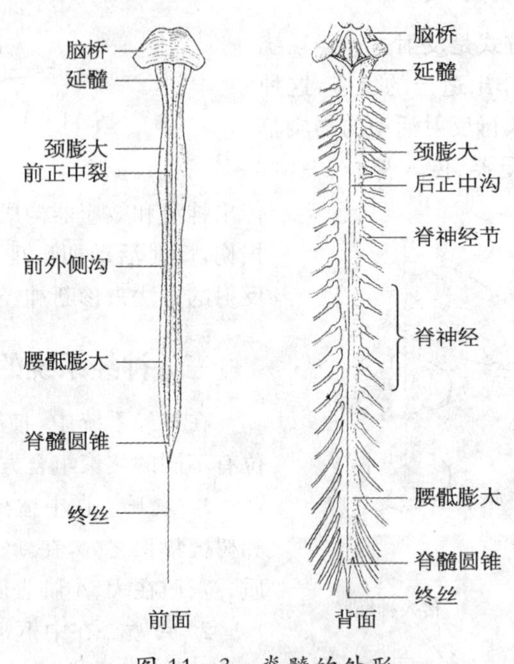

图11-3　脊髓的外形

脊髓表面有6条纵行的沟。前面正中的沟较深，称前正中裂；后面正中的沟较浅，称后正中沟。前正中裂两侧有两条浅沟，称前外侧沟，后正中沟两侧有两条后外侧沟。脊髓自前外侧沟依次穿出31对脊神经前根，由运动纤维组成。后外侧沟自上而下附着31对脊神经后根。每一后根上有一个膨大的脊神经节，该节由假单极神经元组成，其周围突参加脊神经，而中枢突组成后根。后根是感觉纤维组成的。相应的前、后根在椎间孔处合并成一条脊神经，从相应的椎间孔穿出。因脊髓短于椎管，则脊神经根距各自的椎间孔自上而下愈来愈远，结果脊神经根在椎管内自上而下逐渐倾斜，最后腰骶部的神经根近乎垂直下降。这样在脊髓圆锥下方，腰骶部神经根连同终丝形成马尾。由于第1腰椎以下已无脊髓而只有马尾，因此临床常选择第3、第4或第4、第5腰椎间进行腰椎穿刺，可不致损伤脊髓。

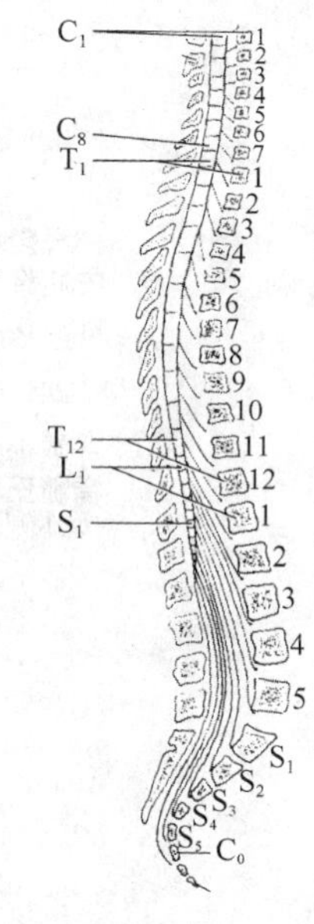

图11-4　脊髓节与椎骨对应关系

（二）脊髓节段及其与椎骨的对应关系

脊髓在外形上无明显的阶段性，通常把每一对脊神经前、后根附着的一段脊髓称为一个脊髓节段，因为脊髓有31对脊神经，故把脊髓也分为31个节段：即8个颈节(C)、12个胸节(T)、5个腰节(L)、5个骶节(S)和1个尾节(C_0)（图11-4）。

了解脊髓节段与椎骨的对应关系，在临床上很有实用意义。可凭借受伤的椎骨的位置来推算脊髓受伤的部位。

成人脊髓节段与同序数椎骨不完全相对应。一般脊髓节段高于相应的椎骨。其大致推算方法见表11-1。

表11-1　脊髓节段与椎骨对应关系

脊髓节段	对应椎骨	推算举例
$C_{1\sim4}$	与同序数的椎骨同高	如第3颈节平对第3颈椎
$C_5\sim T_4$	比同序数的椎骨高1个椎体	如第3胸节平对第2胸椎
$T_{5\sim8}$	比同序数椎骨高2个椎体	如第6胸节平对第4胸椎
$T_{9\sim12}$	比同序数椎骨高3个椎体	如第10胸节平对第7胸椎
$L_{1\sim5}$	平对第10～12胸椎	
$S_{1\sim5}$、C_0	平对第1腰椎	

（三）脊髓的内部结构

脊髓由灰质和白质两部分组成。在脊髓横切面上，可见中央有一纵贯脊髓全长的细管，称中央管。围绕在中央管四周是"H"形的灰质，灰质的周围是白质。

每侧灰质向前扩大的部分称前角（前柱），向后突出狭细的部分为后角（后柱）；在胸部和上腰部($T_1\sim L_3$)前、后角之间还有向外侧伸出的侧角（侧柱），在中央管前后连接两侧灰质的横行部分称**灰质前连合**和**灰质后连合**。

每侧白质借脊髓表面的沟裂分为3个索，前正中裂与前外侧沟之间为**前索**；前、后外侧沟之间为**外侧索**；后外侧沟与后正中沟之间为**后索**。灰质前连合的前方有脊髓两侧交叉的纤维构成**白质前连合**（图11-5、图11-6）。在灰质后角基部外侧与外侧索白质之间，灰、白质混合交织，称**网状结构**，在脊髓颈节比较明显。

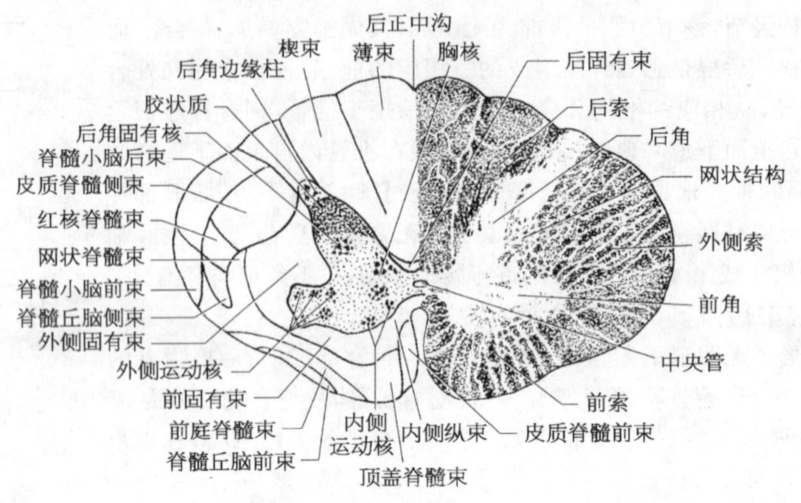

图 11-5　脊髓颈节(横断面)

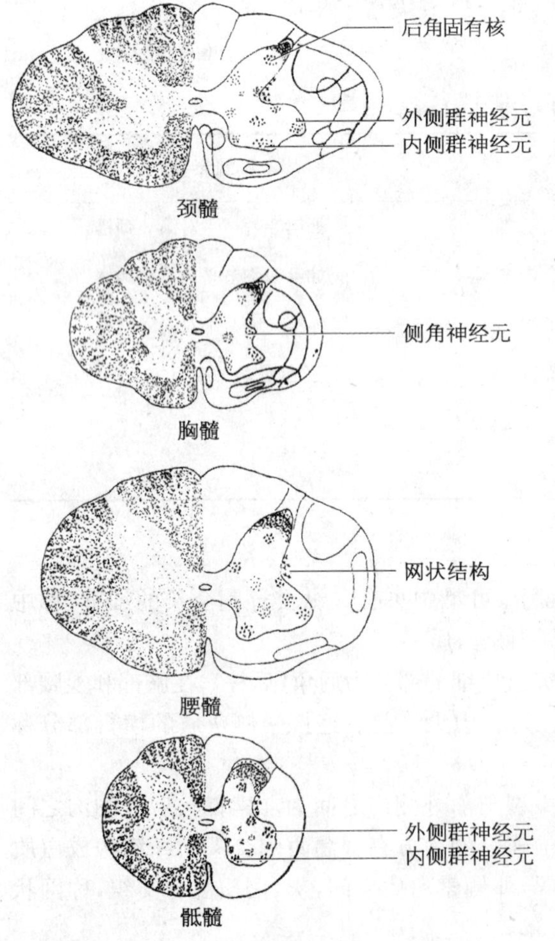

图 11-6　脊髓各部(横切面)

1. 灰质

(1) 前角(前柱):主要由运动神经元组成。前角运动神经元可分为内、外侧两群。内侧群支配躯干肌,外侧群支配四肢肌。根据形态和功能把前角运动神经元可分为两型:α 运动神经元,支配骨骼肌的运动;γ 运动神经元,其作用与调节肌张力有关。当前角运动神经元受损时,由于骨骼肌失去了运动神经元的支配,引起同侧其所支配的骨骼肌瘫痪并萎缩、肌张力低下、腱反射消失,临床称弛缓性瘫痪(软瘫)。

(2) 后角(后柱):主要由中间神经元组成,主要分为 4 群核团。①边缘层:是后角尖的边缘区,它接受后根的传入纤维;②胶状质:在边缘层前方,由小型神经元组成,它贯穿脊髓全长,主要完成脊髓不同节段间的联络作用;③后角固有核:位于胶状质前方,由大、中型神经元组成,发出纤维上行入脑;④胸核:又称背核,位于后角基部内侧,仅见于脊髓的 C_8～L_3 节段,发出纤维至小脑。

(3) 侧角(侧柱):仅见于脊髓的 T_1～L_3 节段,其内含交感神经元的胞体,是交感神经的低级中枢,其轴突随前根穿出椎管。在脊髓的 $S_{2\sim4}$ 节段,虽无侧角,但相当于侧角的位置有骶副交感核,是副交感神经的低级中枢,它发出的轴突也随脊神经前根出椎管。

2. 白质 位于脊髓灰质周围,主要由许多纤维束组成。纤维束一般是按它的起止和行程来命名。在正常成人脊髓切片上,纤维束的边界不甚清楚,互相间有重叠。纤维束可分为长的上行纤维束、下行纤维束和短的固有束。上行纤维束将身体各种感觉冲动上传入脑。下行纤维束是将脑的信息传至脊髓。固有束紧靠在脊髓灰质周围排列,起止均在脊髓,主要在脊髓不同阶段间起联络作用。

(1) 上行纤维束(感觉传导束):

1) 薄束和楔束:位于后索,薄束位于后正中沟两侧,楔束位于其外侧。它们是由脊神经节细胞的中枢突经脊神经后根入脊髓后索直接上升构成的。由脊髓第 5 胸节以下的纤维束组成薄束,由脊髓第 4 胸节以上的纤维束组成楔束,向上分别止于延髓的薄束核和楔束核。薄束、楔束的功能是向大脑传递意识性本体感觉(来自肌、腱和关节等处的位置觉、运动觉和振动觉)和精细触觉(如通过触摸辨别纹理粗细和两点间距离)。

2) 脊髓丘脑束:位于外侧索前半部和前索中。此束纤维起自后角神经元,它们的轴突经白质前连合交叉到对侧,在外侧索和前索上升,形成脊髓丘脑束,它将躯干和四肢的痛觉、温度觉及触压觉冲动上传至脑。

(2) 下行纤维束(运动传导束):

1) 皮质脊髓前束和皮质脊髓侧束:皮质脊髓前束位于前正中裂两侧,皮质脊髓侧束位于外侧索后部。上述两束都起自大脑皮质,本来为一束,在下降至延髓的锥体交叉时,大部分纤维交叉到对侧,形成皮质脊髓侧束,而小部分不交叉的纤维形成皮质脊髓前束。皮质脊髓侧束,其纤维止于同侧前角运动细胞;皮质脊髓前束其纤维大部分经白质前连合交叉止于对侧前角细胞,此束一般不超过脊髓胸段。

皮质脊髓束的功能是控制骨骼肌的随意运动,特别是肢体末端的灵巧运动。

2) 红核脊髓束:红核脊髓束位于外侧索,皮质脊髓侧束的前方,此束起于中脑红核,止于前角运动神经元。其主要功能是兴奋屈肌运动神经元。

3) 前庭脊髓束:前庭脊髓束位于前索内,纤维起于脑桥的前庭神经核,终于同侧的前角运动神经元,其功能是兴奋伸肌神经元,维持身体平衡。

(四) 脊髓的功能

1. 传导功能 脊髓内有大量的纤维束,通过上行纤维束将感觉冲动传至脑,同时又通过下行纤维束接受高级中枢的调控,因此脊髓是脑与身体各部的感受器、效应器发生联系的重要通道。

2. 反射功能 脊髓是许多反射活动的低级中枢,如牵张反射、屈曲反射、排尿及排便反射等。若脊髓受损,某些反射活动将消失。

二、脑

脑位于颅腔内。脑可分为端脑、间脑、中脑、脑桥、延髓及小脑6 个部分。

脑起源于胚胎时期神经管前部,形态、结构与功能均比脊髓要复杂。胚胎时期的神经管的内腔随着脑各部分的分化就在脑内形成脑室系统(图 11-7、图 11-8)。

(一) 脑干

脑干自下而上由延髓、脑桥和中脑3 部分组成。延髓在枕骨大孔处与脊髓相接,中脑向上与间脑相连,延髓和脑桥的背面与小脑相连。

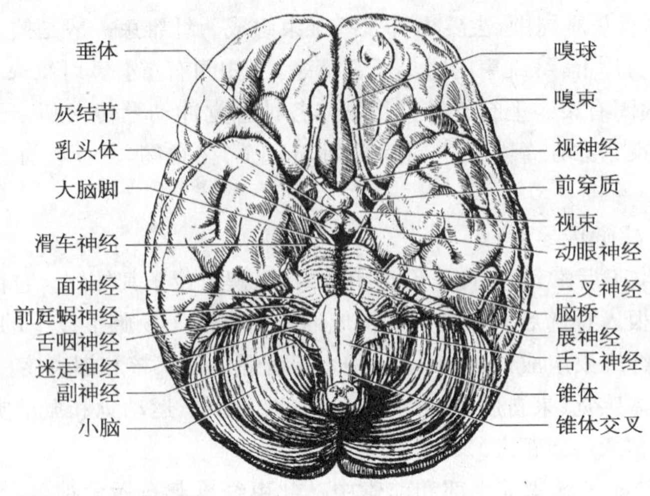

图 11-7 脑的底面

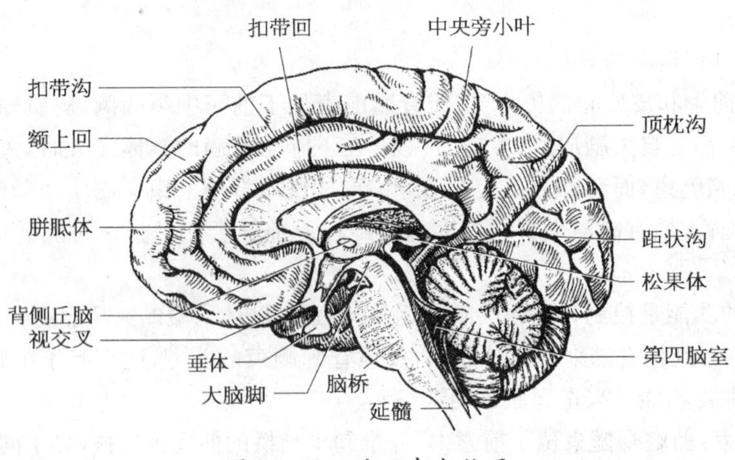

图 11-8 脑正中矢状面

1. 脑干外形

(1) 腹侧面:延髓上部粗大,下部较细,呈倒置的圆锥体,表面有与脊髓相连续的同名沟、裂。即前正中裂和前外侧沟。上端以横行的延髓脑桥沟与脑桥分界。

延髓前正中裂两侧有纵行的隆起,称锥体。内有皮质脊髓束通过。延髓下部前正中裂内可见锥体交叉,此为皮质脊髓束大部分纤维左右交叉所形成。锥体的后外侧有一卵圆形隆起,称橄榄。

脑桥位于脑干的中部,腹侧面宽阔膨隆,称脑桥基底部。基底部的正中有一纵行浅沟,称基底沟,容纳基底动脉。基底部向两侧延伸逐渐变窄,称小脑中脚(又称脑桥臂)。延髓、脑桥与小脑交界处,临床称为脑桥小脑三角。

中脑腹侧有一对粗大的柱状结构,称大脑脚,两脚之间凹陷称脚间窝(图 11-9、图 11-10)。

(2) 背侧面:延髓背侧可分为上、下两部分。下部形似脊髓,上部中央管敞开构成菱形窝的下半部。在延髓背面的下部,其后正中沟外侧各有两个隆起,内侧的称薄束结节,外上方为楔束结节。其深面有薄束核和楔束核,它们是薄束和楔束自脊髓延伸至延髓的终止核团。在楔束结节的外上

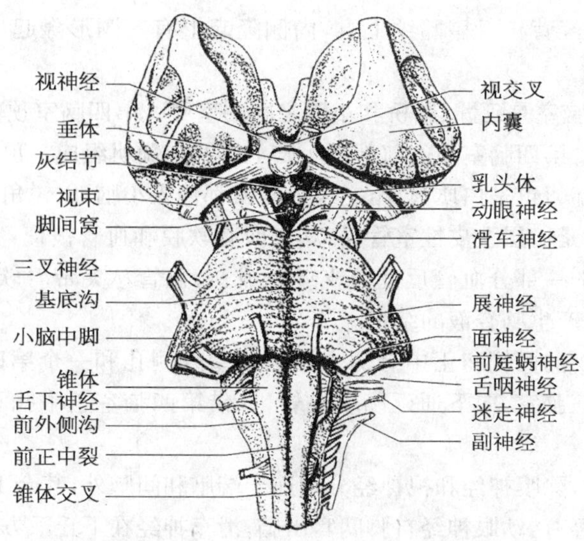

图 11－9　脑干外形(腹侧面)

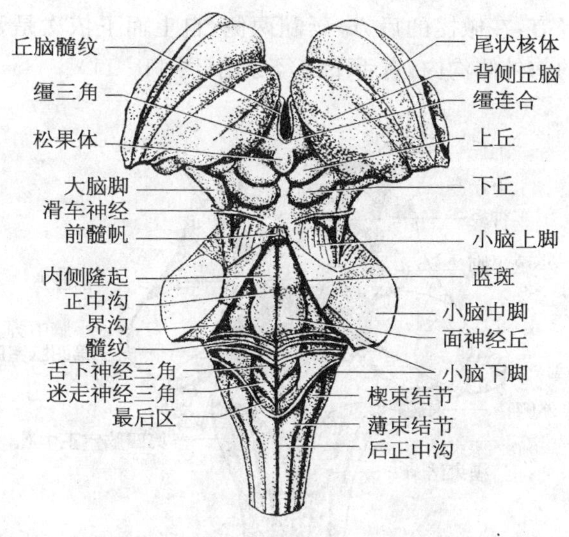

图 11－10　脑干外形(背侧面)

方是延髓进入小脑的纤维组成的**小脑下脚**(又称绳状体)。脑桥背侧大部分构成菱形窝的上半部。两侧是**小脑上脚**(又称结合臂)和小脑中脚。两侧小脑上脚之间的薄层白质层,称为**上髓帆**(又称前髓帆)。

中脑背侧有上、下两对圆形隆起,上方的一对为上丘,是视觉反射中枢;下方的一对为下丘,是听觉反射中枢。

菱形窝又称**第四脑室底**。其上半部由脑桥背侧形成,下半部即延髓背侧的开放部。菱形窝中部有横行的纤维束叫**髓纹**,以此作为延髓与脑桥的分界。窝的正中有纵行的**正中沟**,分为左右两半。正中沟的外侧还有纵行的**界沟**,正中沟与界沟之间为**内侧隆起**。界沟外侧为一三角形的前庭区,深部埋有前庭神经核。前庭区的外侧角上有一小隆起,称听结节,内有蜗神经核。在内侧隆起上,髓纹以下可见两个小三角区:靠内上方的为**舌下神经三角**,内隐舌下神经核;靠外下方的称迷走神经三角,内隐迷走神经背核。靠髓纹上方,内侧隆起上有一圆形隆起,称**面神经丘**,内隐展神经核。

(3) 第四脑室:**第四脑室**是延髓、脑桥和小脑之间的室腔。第四脑室顶朝向小脑,底呈菱形,即菱形窝。室内含脑脊液。第四脑室顶的前部由小脑上脚及上髓帆组成。顶的后部由**下髓帆**和**第四脑室脉络组织**构成。下髓帆也是白质薄片,它与上髓帆都伸入小脑,以锐角相会合。附于下髓帆和菱形窝下角之间的部分,是一层上皮性室管膜,其表面有软膜和血管被覆,它们共同形成第四脑室脉络组织。脉络组织内的一部分血管反复分支缠绕成丛,血管丛夹带着软膜和室管膜突入室腔,形成**第四脑室脉络丛**,是产生脑脊液的结构。

在第四脑室脉络组织的两侧和正中有两个**第四脑室外侧孔**和一个**第四脑室正中孔**。第四脑室向上经中脑水管通第三脑室,向下通延髓中央管,并借第四脑室正中孔和外侧孔与蛛网膜下隙相通。

人的脑神经共12对,除**嗅神经**和**视神经**分别连于端脑和间脑外,其余10对脑神经均和脑干相连。与中脑相连的脑神经有:**动眼神经**自脚间窝出脑;**滑车神经**在下丘下方出脑。与脑桥相连的脑神经有:在延髓脑桥沟由内侧向外依次是**展神经**、**面神经**和**前庭蜗神经**。在脑桥基底部与小脑中脚移行处有**三叉神经**根相连。

与延髓相连的脑神经有:在橄榄的后方,延髓两侧,自上而下依次是**舌咽神经**、**迷走神经**和**副神经**。锥体与橄榄之间的前外侧沟内,有**舌下神经**穿出(图11-11)。

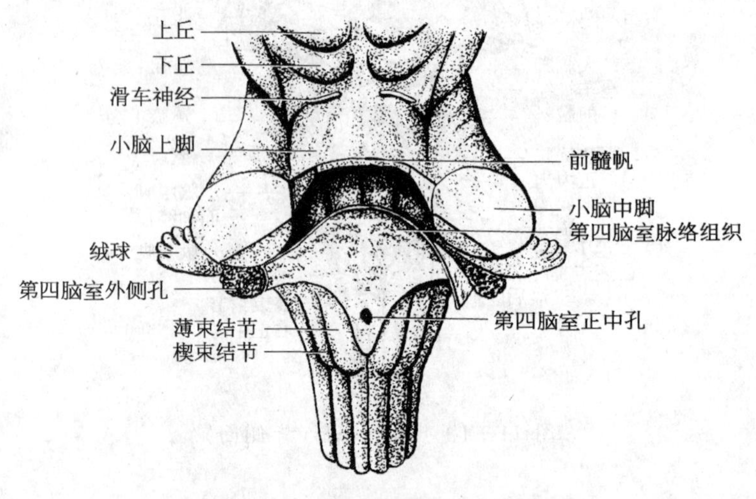

图11-11　第四脑室脉络丛

2. 脑干内部结构　脑干和脊髓一样,也由灰质、白质和网状结构构成,但其结构远比脊髓复杂。

脑干的灰质一方面由于延髓上部中央管在背侧敞开,使灰质由原来脊髓的前角、后角的腹背关系变成内外关系;另一方面由于很多纤维束在脑干内左、右交叉使灰质柱变成了长短不一、形状各异的灰质团块,即神经核。

脑干的白质主要由纵行的纤维束构成。

(1) 灰质:脑干内的神经核分为两种,一种是与第3~12对脑神经相连的神经核,称**脑神经核**;另一种是**非脑神经核**。

1) 脑神经核:分为运动核和感觉核。运动核又分为躯体运动核和内脏运动核(相当于脊髓的灰质前柱和侧柱)。感觉核又分为内脏感觉核和躯体感觉核(相当于脊髓灰质后柱)。这4类核都位于脑干背侧部,其中躯体运动核在最内侧,由此向外依次为内脏运动核、内脏感觉核和躯体感觉核(图11-12)。①躯体运动核:其轴突组成脑神经中的躯体运动纤维,支配头颈部的骨骼肌,管理随意运动。在中脑内有动眼神经核、滑车神经核。脑桥内有三叉神经运动核和面神经核。延髓内有疑核和舌下神经核。②内脏运动核:皆属副交感核,其轴突组成脑神经中内脏运动副交感纤维,支配平滑肌、心肌和腺体。在中脑内有动眼神经副核,脑桥内的上泌涎核,延髓内的下泌涎核和迷走神经背核。③内脏感觉核:为位于延髓内的孤束核,它是一般和特殊(味觉)内脏感觉的终止核。④躯体感觉核:接受脑神经中的躯体感觉纤维。中脑内有三叉神经中脑核,脑桥内有三叉神经脑桥核,脑桥与延髓交界处有前庭神经核、蜗神经核和三叉神经脊束核,三叉神经脊束核则由脑桥一直延伸至脊髓内。

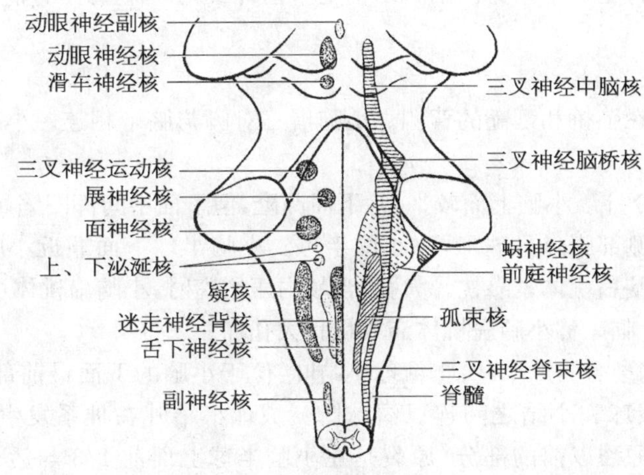

图11-12 脑神经核在脑干背侧面的投影

2) 非脑神经核:主要如下:①薄束核和楔束核:它们是薄束和楔束的终止核。此两核是传导本体感觉和精细触觉的中继核。②红核和黑质:两核都是锥体外系的重要结构。红核是一对椭圆形大核,位于中脑内。红核主要接受小脑的纤维,这些纤维构成小脑上脚。红核的传出纤维主要有红核脊髓束交叉后下行,终于前角运动神经元。黑质是一对含有黑色素的核团,位于大脑脚内,黑质细胞可合成多巴胺,通过轴突运至纹状体。黑质合成的多巴胺减少可导致震颤麻痹。

(2) 白质:

1) 内侧丘系:由薄束核和楔束核发出的纤维在中央管腹侧左右交叉,称为内侧丘系交叉。交叉后纤维折向上行,组成内侧丘系。

2) 脊髓丘脑束:脊髓丘脑束也称脊髓丘系,由脊髓上行至延髓,走在内侧丘系背外侧,经过脑干终止于干背侧丘脑。

3) 三叉丘脑束:三叉丘脑束又称三叉丘系,发自对侧的三叉神经脑桥核和脊束核,终于背侧丘脑的腹后内侧核。

4) 锥体束:锥体束是自大脑皮质发出支配骨骼肌随意运动的下行纤维束。包括两部分纤维:一部分纤维在脑干中下行陆续止于各脑神经运动核,称为皮质核束;另一部分纤维通过脑干下降到脊髓，止于脊髓前角运动神经元，称**皮质脊髓束**。皮质脊髓束在延髓上部形成锥体。在锥体下端，其大部分纤维相互交叉(锥体交叉)到脊髓外侧索内下行，称**皮质脊髓侧束**；小部分纤维不交叉，在前索内下行，称**皮质脊髓前束**。

(3) 网状结构：**网状结构**位于脑干的中央部。脑干的网状结构向上延伸到背侧丘脑，向下延续到脊髓上部的外侧索中。网状结构与中枢神经各部之间均有广泛的联系。

3. 脑干的功能

(1) 反射活动的重要中枢：延髓网状结构中有基本生命活动中枢，如心血管运动、呼吸运动等中枢，脑桥有角膜反射中枢，中脑有瞳孔对光反射中枢等。

(2) 传导功能：脑干中的上、下行纤维束，具有传导神经冲动的功能，将大脑皮质与脊髓、小脑联系起来。

(3) 脑干的网状结构：除具有上行激动作用，使大脑皮质处于觉醒状态外，还可通过下行系统影响脊髓前角细胞，维持正常肌张力。网状结构是中枢神经内一个重要的整合机构，参与躯体、内脏等多种功能活动。

(二) 小脑

小脑位于颅后窝，在脑桥和延髓的背侧。小脑借三对脚与脑干相连。小脑与脑桥及延髓间的间隙即第四脑室。

1. 小脑的外形和分叶　小脑上面较平坦，下面凸隆，但下面中间部凹陷，容纳延髓。小脑中间部窄细，称**小脑蚓**。两侧部膨隆呈球形，称**小脑半球**。小脑半球下面靠近小脑蚓两侧的椭圆形隆起，称**小脑扁桃体**。小脑扁桃体紧靠枕骨大孔，当颅内压增高时，小脑扁桃体可被挤入枕骨大孔内，压迫延髓而危及生命。临床称**小脑扁桃体疝**或**枕骨大孔疝**。

小脑借其表面的沟裂分为3个叶：①**绒球小结叶**：位于小脑的下面最前部，包括半球上的绒球和小脑蚓中的小结。绒球和小结之间连以绒球脚。绒球小结叶在种系发生上最古老称原小脑。②**前叶**：位于小脑上部原裂以前的部分(原裂是在小脑半球上面前1/3与后2/3交界处的一条深沟)。加上小脑下面的蚓垂和蚓锥体，在种系发生上晚于绒球小结叶称旧小脑。③**后叶**：在原裂以后，包括原小脑和旧小脑以外的部分，此叶占小脑大部分。在进化过程中是最后发生的结构，称新小脑(图11-13、图11-14)。

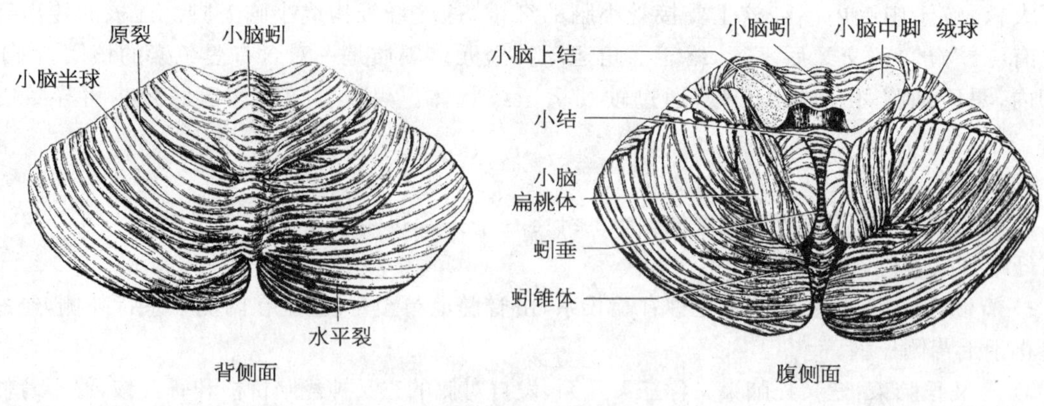

图11-13　小 脑 外 形

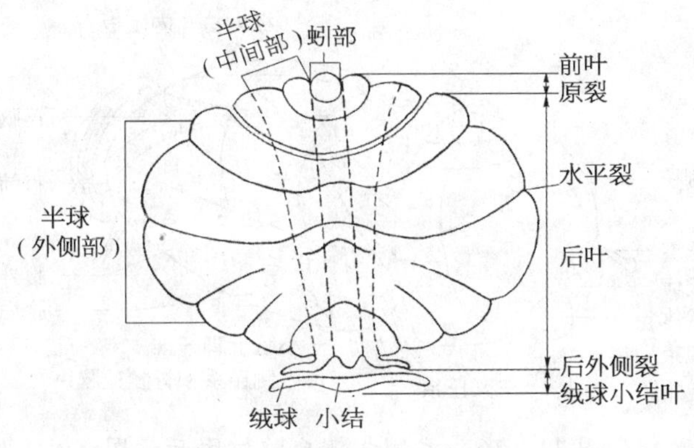

图 11-14 小脑分叶

2. 小脑的内部结构　小脑的灰质和白质分布与脊髓不同,即小脑表层为灰质,称为**小脑皮质**,内部为白质,称**小脑髓体**。髓体中埋有几对灰质核团,称**小脑核**。其中最大的一对为**齿状核**(图 11-15)。

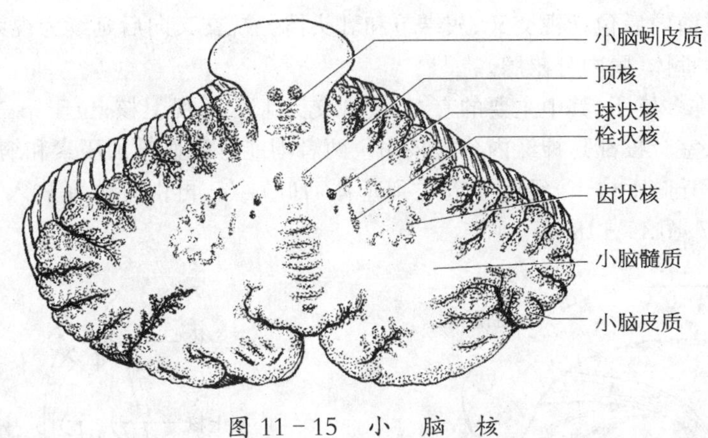

图 11-15 小脑核

3. 小脑的功能　小脑是重要的运动调节中枢。原小脑维持身体姿势平衡,该叶病变时患者平衡失调,站立不稳,步态蹒跚。旧小脑主要与调节肌张力有关,旧小脑病变主要表现为肌张力降低。新小脑主要协调骨骼肌的随意运动。新小脑病变表现为共济失调,站立不稳,走路时抬腿过高,迈步过大,不能准确的用手指鼻,不能快速地做交替动作,并伴有运动性震颤等。

(三) 间脑

间脑位于中脑的前上方,大部分被大脑半球所掩盖,只腹侧面露于脑底面。间脑中间有一矢状位的裂隙,称**第三脑室**。

间脑分为**背侧丘脑**、**后丘脑**、**下丘脑**、**上丘脑**与**底丘脑**5 部(图 11-16)。

1. 背侧丘脑　又称丘脑,是一对卵圆形的灰质块。外侧面紧邻内囊,内侧面参与组成第三脑室侧壁。在背侧丘脑的内部,有呈"Y"字形的白质板,称**内髓板**,将背侧丘脑分为 3 个核群,即**前核群**、**内侧核群**和**外侧核群**。前核群位于内髓板分叉部的前方,内、外侧核群分别位于内髓板的内侧和外侧。外侧核群分为背腹两部分。腹侧部由前向后又可分为**腹前核**、**腹外侧核**和**腹后核**。腹后核又分为**腹后内侧核**和**腹后外侧核**。此两核是皮质下感觉中枢。来自全身的躯体浅、深感觉都要到腹后核中继后,才能传到大脑皮质。

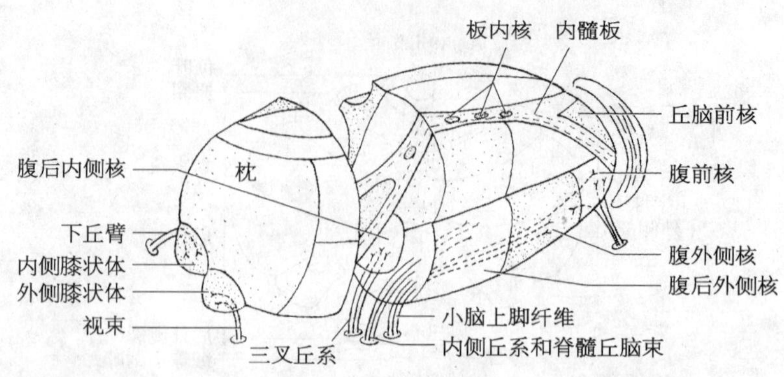

图 11－16　右侧背侧丘脑核团示意图

2. 后丘脑　在每侧背侧丘脑后端的外下方有两个小隆起，分别称为**内侧膝状体**和**外侧膝状体**。内侧膝状体是听觉传导路的中继站，外侧膝状体是视觉传导路的中继站。内、外侧膝状体发出纤维分别传导至大脑皮质听、视觉中枢。

3. 下丘脑　位于背侧丘脑的前下方，构成第三脑室的下壁和侧壁的下部。

从脑底面看，由前向后包括**视交叉**、**灰结节**和**乳头体**。视交叉向后延续为**视束**。灰结节向下延续为**漏斗**，漏斗下连**垂体**(属内分泌腺)。

在下丘脑内有许多核团，其中主要的有：位于视交叉上方的**视上核**；位于第三脑室两侧壁上部的**室旁核**。视上核、室旁核都是神经内分泌核团。两者均能分泌血管加压素和缩宫素，激素由两神经核发出的轴突(下丘脑垂体束)经漏斗输送到垂体后叶贮存，再由垂体释放入血液，调节血压和水盐代谢(图 11－17、图 11－18)。

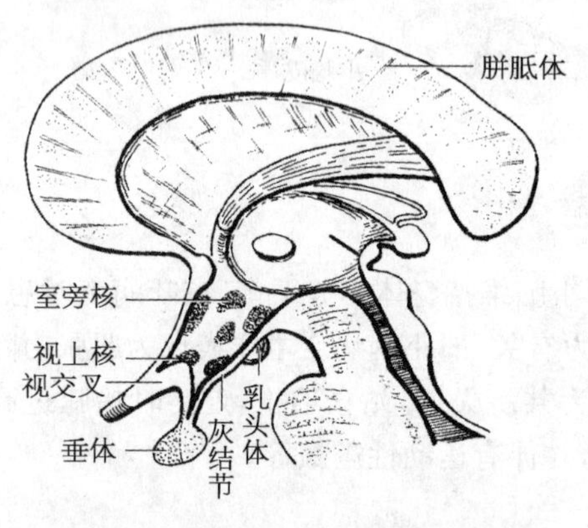

图 11－17　下丘脑的主要核团

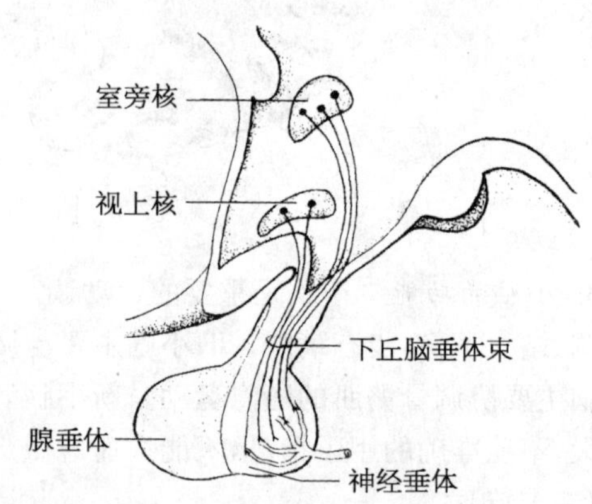

图 11－18　下丘脑垂体束

下丘脑为调节内脏活动的较高级中枢，也是在情绪反应中协调躯体和内脏活动的较高级中枢。下丘脑内存在着摄食、饮水、体温、生殖和性行为等重要中枢，还可以通过垂体实现中枢神经系统对大部分内分泌腺的调节。

4. 上丘脑与底丘脑　上丘脑指松果体所在区域，成人为 X 线定位标志，底丘脑是间脑与中脑移行部。

5. 第三脑室　第三脑室是间脑内的矢状裂隙，前方借左、右室间孔与侧脑室相通，向后下经中脑水管与第四脑室相通。

(四)端脑

端脑由左、右大脑半球构成。是脑的最高级部位。端脑遮盖了间脑、中脑和小脑的上面。左右大脑半球间有大脑纵裂将其分开。大脑纵裂的底部有连接两半球的横行纤维束,称为胼胝体。大脑半球与小脑之间有大脑横裂。大脑半球表面是一层灰质,称大脑皮质,皮质的深部是髓质(即白质)。埋藏在髓质内的灰质核团,称基底核。左、右大脑半球内各有一腔隙,称侧脑室。

1. 端脑的外形　大脑半球表面凹凸不平,布满深浅不同的沟,这些沟称为大脑沟。沟与沟之间的隆起称为大脑回。每个半球可分为3个面即:上外侧面、下面和内侧面。

(1) 大脑半球的分叶:每个大脑半球以3条沟为界分为5个叶(图11-19、图11-20、图11-21)。

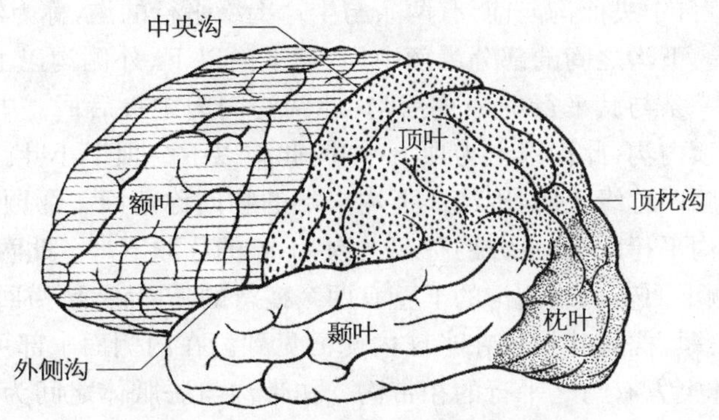

图11-19　大脑半球分叶

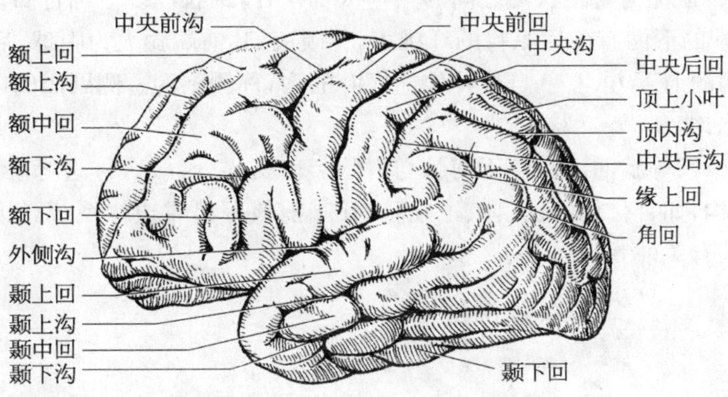

图11-20　大脑半球上外侧面

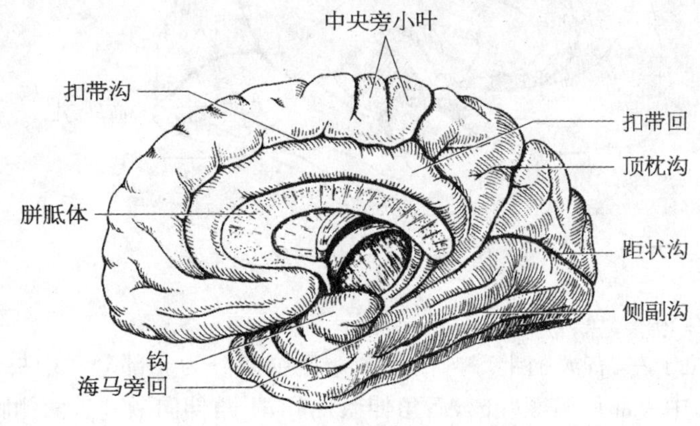

图11-21　大脑半球内侧面

1) 3条沟:包括中央沟、外侧沟和顶枕沟。①**中央沟**:起自半球上缘中点的稍后方,沿上外侧面,斜向前下方,接近外侧沟。②**外侧沟**:是最明显的沟,起自半球下面,转到上外侧面,行向后上方。③**顶枕沟**:位于半球内侧面的后部,由前下向后上,并略转至上外侧面。

2) 大脑半球的5个叶:包括额叶、顶叶、枕叶、颞叶和岛叶。①**额叶**:位于外侧沟以上和中央沟以前。②**顶叶**:位于中央沟和顶枕沟之间,外侧沟上方。③**枕叶**:是顶枕沟以后的部分。④**颞叶**:为外侧沟以下的部分。⑤**岛叶**:呈三角形包埋在外侧沟的深部,被额、顶、颞叶所掩盖。

(2) 大脑半球的主要沟、回:

1) 上外侧面:①**额叶的沟回**:额叶的上外侧面,在中央沟之前,有一条与它平行的中央前沟。两沟之间为**中央前回**。自中央前沟向前,有两条与半球上缘平行的沟,称为**额上沟**和**额下沟**。额上沟以上是**额上回**。额上、下沟之间的部分为**额中回**,额下沟以下、外侧沟以上为**额下回**。②**顶叶的沟回**:在中央沟后方有一条与其平行的中央后沟,此两沟间为**中央后回**。中央后沟后方有一条与半球上缘平行的沟,称**顶内沟**,此沟以上为**顶上小叶**,此沟以下为**顶下小叶**。顶下小叶又分为两部分,围绕外侧沟后端的脑回称**缘上回**,围绕颞上沟末端的脑回称**角回**。③**颞叶的沟回**:在颞叶上有上、下两条大致与外侧沟平行的沟,上方的称**颞上沟**,下方的称**颞下沟**。此两沟将颞叶分为**颞上回**、**颞中回**和**颞下回**。自颞上回转入外侧沟的下壁有两个横行的脑回,称**颞横回**。

2) 内侧面:额、顶、颞、枕4叶均可在半球内侧面见到。在内侧面中部可见一前后方向略呈弓形的**胼胝体**。在胼胝体上方有与之平行的**扣带沟**。扣带沟与胼胝体之间为**扣带回**。中央前、后回自半球上外侧面延伸到半球内侧面的部分,称**中央旁小叶**。在胼胝体后下方有一弓形的**距状沟**,向后伸至枕叶后端。顶枕沟与距状沟之间的三角区称**楔叶**,距状沟以下称**舌回**。

3) 下面:在额叶的下面有前后纵行的纤维束,称**嗅束**,其前端膨大为**嗅球**,后端扩大为**嗅三角**。颞叶下面,在距状沟的前下方,有一自枕叶伸向颞叶的沟,称**侧副沟**。侧副沟的内侧为**海马旁回**,其前端弯曲成弓形,称**钩**。

海马旁回和扣带回等脑回因其位于间脑与大脑半球交界处,故合称**边缘叶**。边缘叶及其邻近的皮质及皮质下结构,如杏仁体、乳头体、下丘脑、丘脑前核等组成**边缘系统**。边缘系统与情绪、行为、记忆和内脏活动有关(图11-22)。

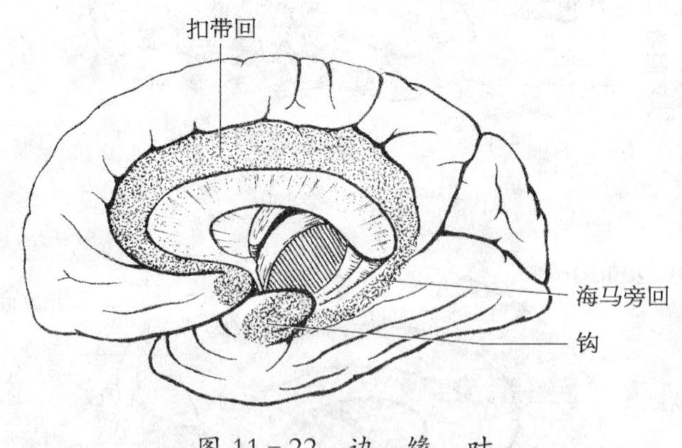

图11-22 边 缘 叶

2. 端脑的内部结构

(1) 侧脑室:是位于左、右大脑半球内的腔隙。侧脑室分为4部分。**中央部**位于顶叶内,由此发出3个角。**前角**由中央部伸向额叶内,**后角**伸入枕叶,**下角**伸向颞叶。两侧脑室借室间孔与第三脑室相通。脑室内有脉络丛,脑脊液由此产生。

(2) 基底核：是包埋在大脑半球白质中的灰质核团，因其位置靠近脑的底部，故而得此名。主要包括**尾状核**、**豆状核**、**杏仁体**和**屏状核**。

1) 尾状核：呈弓形，分头、体、尾 3 部分。头部在背侧丘脑前外侧，体在背侧丘脑的背外侧，尾向前下伸入颞叶。

2) 豆状核：位于背侧丘脑的外侧，岛叶深部的白质中，此核在水平切面上呈三角形，被两个白质板分为 3 部分。内侧两部分色泽浅，称为**苍白球**，是种系发生上最古老的部分，称为**旧纹状体**。外侧部色泽深，称为壳，尾状核与壳在种系发生上发生较晚，称**新纹状体**。

3) 杏仁体：与尾状核末端相连，属边缘系统的一部分(图 11－23)。

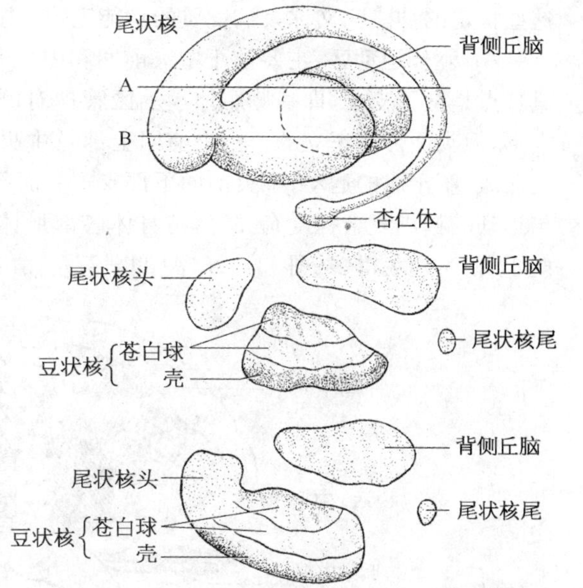

图 11－23　基底核与背侧丘脑示意图

4) 屏状核：位于豆状核和岛叶皮质之间，其功能尚不清楚。

(3) 大脑皮质：

1) 大脑皮质的结构和分区：大脑皮质由无数的神经细胞、神经胶质细胞和神经纤维所构成，分布于大脑半球的表层，其表面积约 2 200 cm^2。大脑皮质的神经元和神经纤维均分层排列，成人大部分皮质可分为 6 层，但在不同部位，其各层的厚度、细胞的种类及纤维的疏密程度都不尽相同。这与不同部位皮质具有不同的功能有关。

大脑皮质神经元之间相互联系的方式多种多样，具有复杂的神经环路，突触连接极多。使大脑皮质具有高度分析和综合能力，因而大脑皮质是脑的最重要部位，是高级神经活动的物质基础。

学者们依据大脑皮质各部的细胞和纤维构筑，将全部皮质分为数十区。目前常用的是 Brodmann 分区，他将大脑皮质分成 52 个区(图 11－24、图 11－25)。

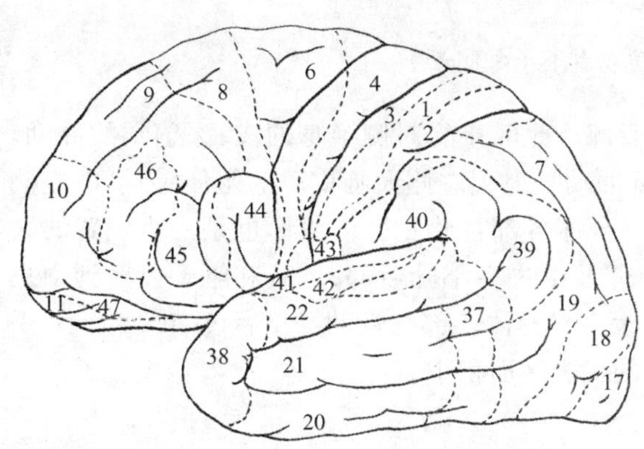

图 11－24　大脑皮质分区(上外侧面)

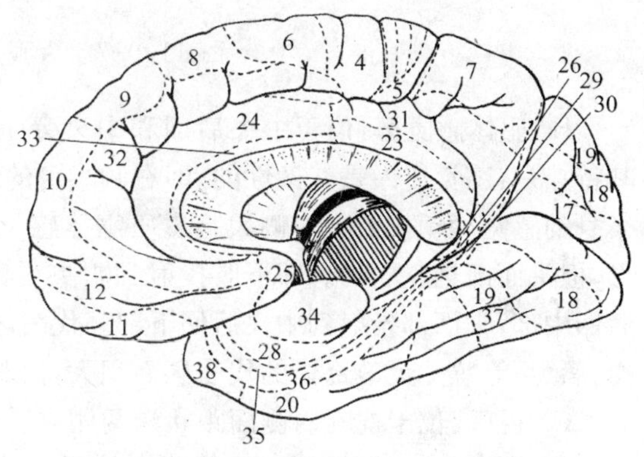

图 11－25　大脑皮质分区(内侧面)

2) 大脑皮质的功能定位：大脑皮质是神经系统中的最高中枢，不同的区域具有不同的功能。

这些特定的功能区又称大脑皮质的功能定位。重要的有以下几区。

A. 躯体运动区：主要位于中央前回和中央旁小叶前部。是管理骨骼肌随意运动的最高中枢。其特点是交叉支配，即一侧躯体运动区管理对侧半身骨骼肌运动；身体各部在此区内投影为倒置人形，但头面部是正立的。中央前回上部及中央旁小叶前部支配下肢肌运动；中央前回中部支配上肢肌、躯干肌的运动；中央前回下部支配头面部骨骼肌的运动。身体各部在皮质代表区的大小，与运动的精细复杂程度有关，而与身体各部形体大小无关。如口和手所占的面积较其他部位（如躯干）相对地大得多（图 11－26、图 11－27）。

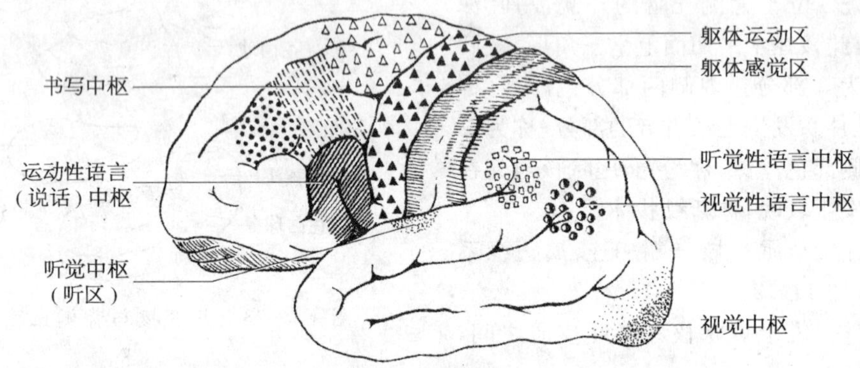

图 11－26　大脑皮质功能区（上外侧面）

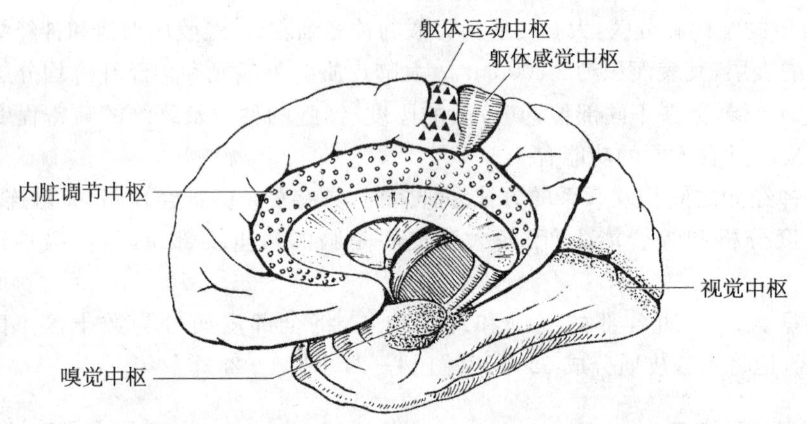

图 11－27　大脑皮质功能区（内侧面）

B. 躯体感觉区：位于中央后回和中央旁小叶后部。此区接受对侧半身的浅、深感觉的冲动。其特点是：感觉传入是交叉性的，即右侧半身的感觉冲动投射到左侧大脑皮质的躯体感觉区；左侧半身的感觉冲动投射到右侧大脑皮质躯体感觉区。身体各部在感觉区内投影也是一个倒置的人形，但头面部是正立的。即下肢投射到中央后回上部及中央旁小叶后部；上肢和躯干投射到中央后回中部，头面部投射到中央后回下部。代表区的大小与身体各部感觉的灵敏程度有关，如手、手指、唇、足等感觉灵敏部位的代表区面积大，而躯干的代表区面积小。

C. 视区：位于枕叶内侧面距状沟两侧皮质。

D. 听区：位于颞横回。每侧听区接受来自两耳的听觉冲动，因此，一侧听区受损，不致引起全聋。

E. 语言区：是人类大脑皮质中特有的。语言区多在左侧大脑半球上（包括右利人和一部分左利人），左侧大脑半球可视为语言功能的优势半球。所谓语言功能是指理解他人说出来的话和写印出来的文字，并以说或写的方式表达意见和思维。凡不是由于视、听和骨骼肌障碍所引起的语言缺陷，称为失语症。

听觉性语言中枢：在颞上回后部。此区受损伤，听觉虽无障碍，但不能理解别人的语言，称为**字聋**。

视觉性语言中枢：又称**阅读中枢**，位于角回。此中枢受损，视觉虽无障碍，但不能理解文字符号的含义，称为**失读症**。

运动性语言中枢：又称**说话中枢**。位于额下回后部。此中枢受损，患者虽能发音，但不能表达出自己的思维，即丧失了说话能力，称**运动性失语症**。

书写中枢：位于额中回后部。此中枢受损，手虽然仍具有运动功能，但不能写出正确的文字符号，称为**失写症**。

在大脑皮质中，除上述中枢外，其余皮质区均属于联络区。担负大脑皮质各部的联络功能。

两大脑半球在形态上是相似的，但在某些功能上却高度分化。左侧大脑半球在语言、思维、数学计算等能力起主要作用。右侧大脑半球主要感知非语言信息，例如认识人的面貌，凭借外形识别物体，欣赏美术作品，以及识别音乐的主旋律等。左右半球各有优势，各负其责，在完成人类的高级神经活动中具有同等重要的作用。

（4）大脑髓质：位于皮质深部，由大量神经纤维组成。纤维可分为**连合纤维**、**联络纤维**和**投射纤维**3 种。

1）连合纤维：是连接左、右大脑半球皮质的纤维，其最主要者为胼胝体。胼胝体位于大脑纵裂的底部。由宽厚的纤维束组成。纤维向两大半球前、后、左、右延伸，广泛联系大脑半球的额、顶、枕、颞各叶。在脑的正中矢状切面上，胼胝体由前向后分为嘴、膝、体和压部 4 部分。

2）联络纤维：为连接同侧大脑半球不同部位皮质的纤维，其中联系相邻脑回的短纤维，称**弓状纤维**。长纤维连接同侧半球的各叶，主要有**上纵束**（连接额、顶、枕、颞 4 个叶）、**下纵束**（连接枕叶和颞叶）、**扣带束**（连接边缘叶的各部）、**钩束**（连接额、颞两叶的前部）等（图 11－28）。

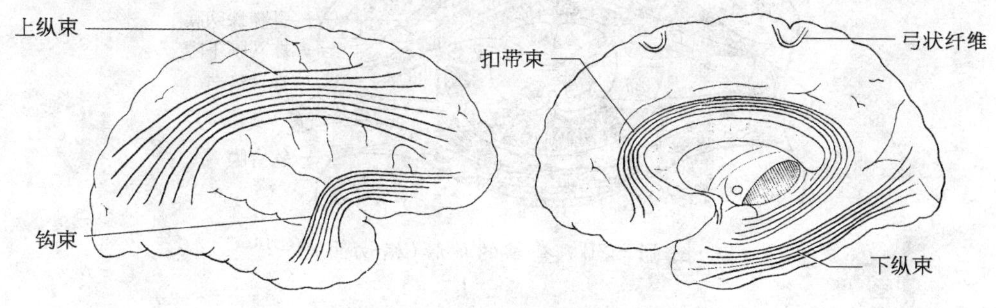

图 11－28　大脑皮质联络纤维

3）投射纤维：是连接大脑皮质与皮质以下各中枢间的上、下行纤维。大部分纤维要通过内囊。

内囊是由上、下行纤维聚集而成的白质区，位于尾状核、背侧丘脑与豆状核之间。在大脑水平切面上，内囊呈"＞＜"形，可分为**内囊前肢**、**内囊后肢**和**内囊膝**3 部分。内囊前肢位于尾状核和豆状核之间；内囊后肢在背侧丘脑和豆状核之间；前、后肢转折处为内囊膝。前肢内主要有**额桥束**和**丘脑前辐射**通过。内囊后肢主要有**皮质脊髓束**、**丘脑中央辐射**、**视辐射**和**听辐射**等通过。内囊膝有**皮质核束**通过（图 11－29）。

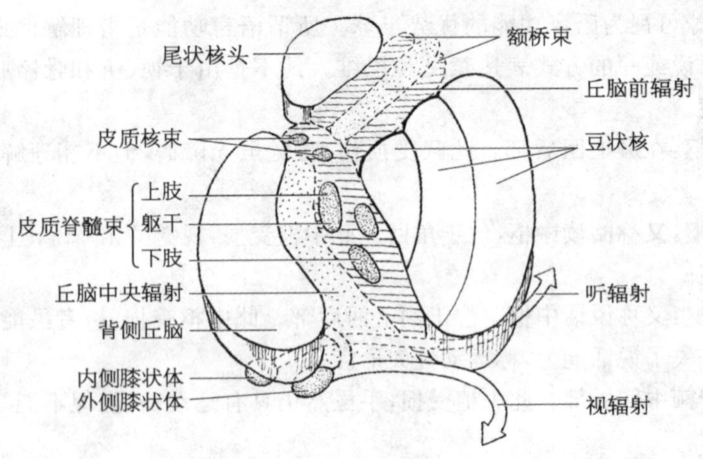

图 11-29 内囊模式图

因内囊是投射纤维集中通过的区域，如此处出现病灶，可造成严重的后果，如营养内囊的小动脉出血或栓塞时，可导致对侧半身骨骼肌随意运动障碍、对侧半身感觉丧失及双眼视野对侧半偏盲的“三偏”症状。

三、脑和脊髓的被膜、血管及脑脊液循环

(一) 脑和脊髓的被膜

脑和脊髓表面都包有 3 层被膜，由外向内依次为硬膜、蛛网膜和软膜。它们对脑和脊髓有支持和保护作用(图 11-30)。

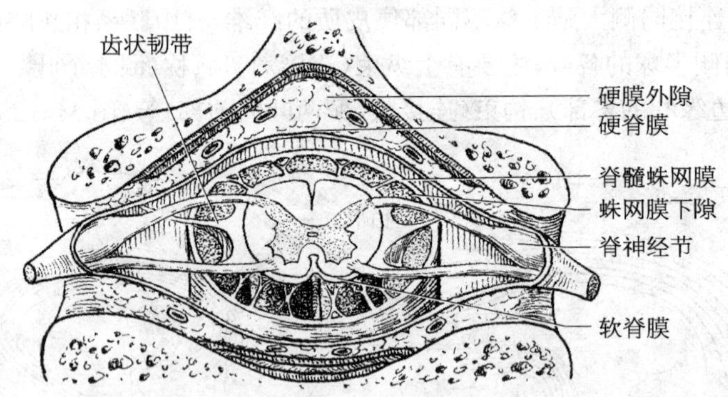

图 11-30 脊髓的被膜(横切面)

1. 脊髓的被膜

(1) 硬脊膜：硬脊膜厚而坚韧，包裹着脊髓和脊神经根，上端附着于枕骨大孔边缘并与硬脑膜相续，下端自第 2 骶椎平面以下变细，包裹终丝，末端附着于尾骨。硬脊膜在椎间孔处变薄与脊神经的被膜相续。

硬脊膜与椎管内面骨膜之间，有一腔隙，称硬膜外隙，内含有静脉丛、疏松结缔组织和脂肪，脊神经根也通过此隙。此隙向上并不与颅内相通，呈负压状态。临床进行硬膜外麻醉，就是将药物注入此间隙，阻滞脊神经的传导。

(2) 脊髓蛛网膜：脊髓蛛网膜薄而透明，紧贴于硬脊膜，与软脊膜之间有较宽阔的蛛网膜下隙，

两层间有许多结缔组织小梁相连，间隙内充满透明的脑脊液。蛛网膜下隙的下部，自脊髓下端至第 2 骶椎水平扩大，称为终池。池内只有马尾并无脊髓。因此临床常在此处进行腰椎穿刺。

脊髓蛛网膜下隙向上与脑蛛网膜下隙相通（图 11－31）。

（3）软脊膜：**软脊膜**紧贴脊髓表面，薄而富含血管深入脊髓沟裂之中，至脊髓下端延续为终丝。

软脊膜在脊髓两侧的脊神经前、后根之间形成**齿状韧带**，韧带的尖端向外附着于硬脊膜，有固定脊髓的作用。

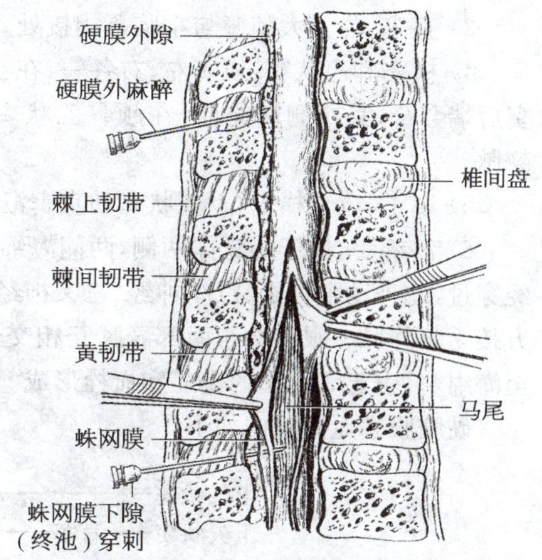

图 11－31　硬脊膜外隙及蛛网膜下隙穿刺

2. 脑的被膜

（1）硬脑膜：**硬脑膜**坚韧有光泽，由两层膜合成。外层相当于颅骨的内骨膜，外层较内层坚厚。硬脑膜的血管和神经行于两层之间。

硬脑膜与颅盖骨结合较疏松，易于分离，故颅盖骨骨折时易形成硬脑膜外血肿。硬脑膜与颅底骨结合紧密，不易分离，故颅底骨折时，易将硬脑膜连同蛛网膜同时撕裂，造成脑脊液外漏。

在某些部位，硬脑膜内层与外层分离，内层折叠成板状突起，伸入脑的裂隙中。伸入两大脑半球之间，大脑纵裂内的突起，称为**大脑镰**；伸入大脑与小脑之间的突起，称为**小脑幕**。小脑幕前缘游离并凹成切迹，称**小脑幕切迹**。幕切迹与颅骨斜坡之间有中脑。当颅内压增高时，可使颞叶内侧面的脑回（海马旁回及钩）被挤入幕切迹，压迫大脑脚和动眼神经，形成小脑幕切迹疝，产生相应的症状（图 11－32）。

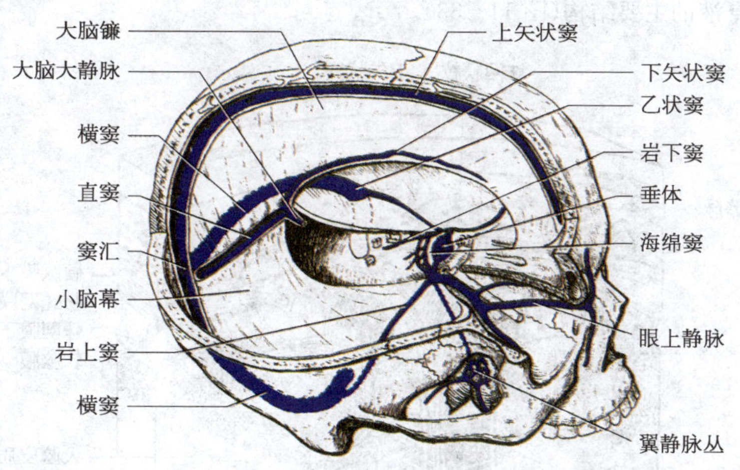

图 11－32　硬脑膜及硬脑膜窦

在某些部位，硬脑膜内外两层分开，构成**硬脑膜窦**，窦壁内面衬有内皮细胞，内含静脉血。由于窦壁内无平滑肌，故无收缩性，因此硬脑膜窦损伤时出血较多。重要的硬脑膜窦有以下几个。

1）上矢状窦：在大脑镰上缘内，自前向后注入窦汇。

2）下矢状窦：位于大脑镰下缘，较细小。向后注入直窦。

3）直窦：位于大脑镰与小脑幕相接处。

4）横窦和乙状窦：横窦左、右各一，在小脑幕后缘，沿横窦沟走行。在内侧左右横窦与上矢状窦后端会合，其外侧端向前，在颅骨乙状窦沟内延续为乙状窦。向前内经颈静脉孔移行为颈内静脉。

5）窦汇：位于横窦、上矢状窦和直窦汇合处。

6）海绵窦：位于蝶骨体两侧，两侧海绵窦以数个横支相连。海绵窦内侧壁有颈内动脉和展神经穿过，此外动眼神经、滑车神经、三叉神经的眼神经和上颌神经，经窦的外侧壁穿过。海绵窦的前方接受眼静脉。眼静脉与面部静脉互相交通；眼静脉向后又与海绵窦相连，所以面部感染可蔓延至海绵窦，引起海绵窦的炎症和血栓形成。由此累及上述神经，出现相应的症状。

硬脑膜窦血液流向如下。

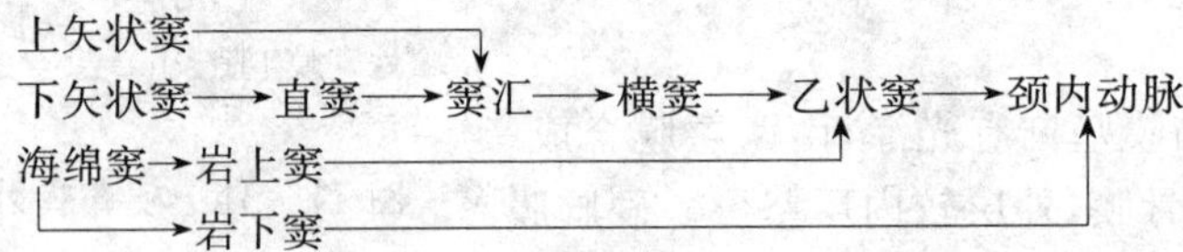

(2) 脑蛛网膜：脑蛛网膜位于硬脑膜的深面，是一层透明的薄膜，包绕脑并跨越脑的沟裂。蛛网膜与软脑膜之间有许多小纤维束互相连结，其间的间隙，称**蛛网膜下隙**，向下与脊髓蛛网膜下隙相沟通，腔隙内充满脑脊液。在某些部位，腔隙较大，称**蛛网膜下池**。重要的有小脑延髓池，位于小脑与延髓之间，临床可经枕骨大孔进针作小脑延髓池穿刺。

脑蛛网膜在上矢状窦两侧，形成许多小的突起，突入上矢状窦内，称**蛛网膜粒**。脑脊液经蛛网膜粒渗入上矢状窦内。

(3) 软脑膜：软脑膜是紧贴脑表面的一层薄膜，深入其沟裂内。该膜分布有丰富的血管。在脑室处，部分血管反复分支成毛细血管丛与其表面的软脑膜和室管膜上皮突入脑室内形成脉络丛，脉络丛是产生脑脊液的主要结构(图 11-33)。

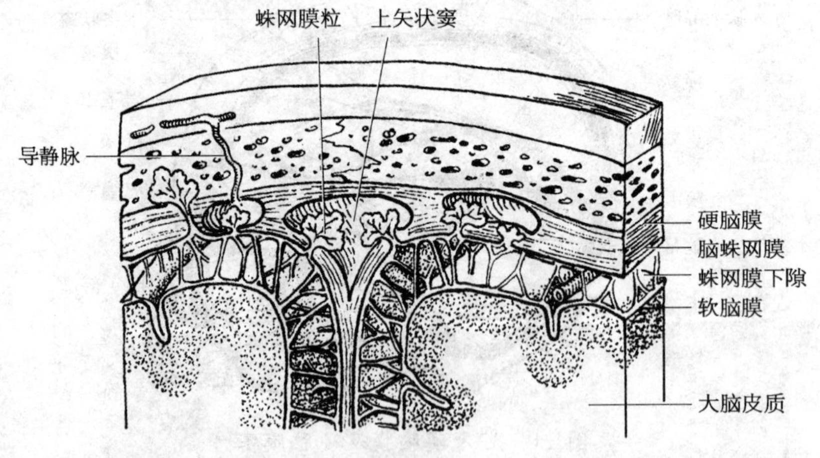

图 11-33　蛛网膜粒和硬脑膜窦

(二) 脑和脊髓的血管

1. 脊髓的血管

(1) 脊髓的动脉：有两个来源：一是来自椎动脉的分支，有脊髓前、后动脉；二是来自阶段性动脉的**脊髓支**(图 11-34)。

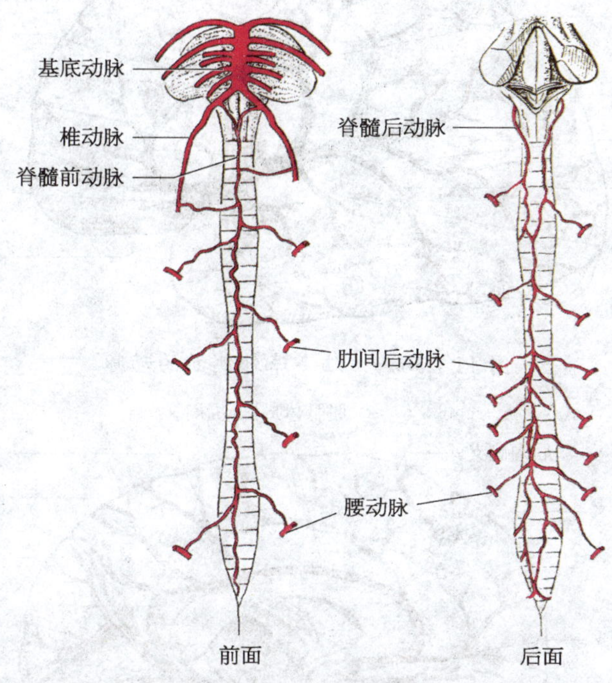

图 11-34 脊髓的动脉

1) 脊髓前动脉和脊髓后动脉:**脊髓前动脉**自椎动脉合成基底动脉之前发出,左、右两条脊髓前动脉多在枕骨大孔上方汇合成一干,沿脊髓前正中裂下行至脊髓末端。**脊髓后动脉**沿脊髓两侧后外侧沟下行。有时两侧脊髓后动脉在脊髓颈段中部合成一干下行。

2) 脊髓支:**脊髓支**由椎动脉、肋间后动脉和腰动脉等发出。它们伴随脊神经穿椎间孔入椎管内与脊髓前、后动脉吻合,形成血管网,由血管网发出许多小支营养脊髓。由于脊髓支的不断加入,使脊髓前、后动脉的血液不断得到补充和加强。脊髓 $T_{1\sim4}$、L_1 节段处因两个来源动脉吻合薄弱,血液供应不够充分,若脊髓支供血阻断可发生缺血坏死,故称“危险区”。

(2) 脊髓的静脉:**脊髓的静脉**与动脉伴行,静脉血注入硬膜外隙的椎内静脉丛,而后再流经椎外静脉丛返回心。

2. 脑的血管

(1) 脑的动脉:来源于**颈内动脉**和**椎动脉**。颈内动脉供应大脑半球前 2/3 和部分间脑。椎动脉供应大脑半球的后 1/3 及部分间脑、脑干和小脑。两动脉均发出皮质支和中央支。皮质支营养端脑和小脑的皮质及浅层髓质;中央支供应间脑、基底核及深部髓质(包括内囊)等(图 11-35、图 11-36、图 11-37)。

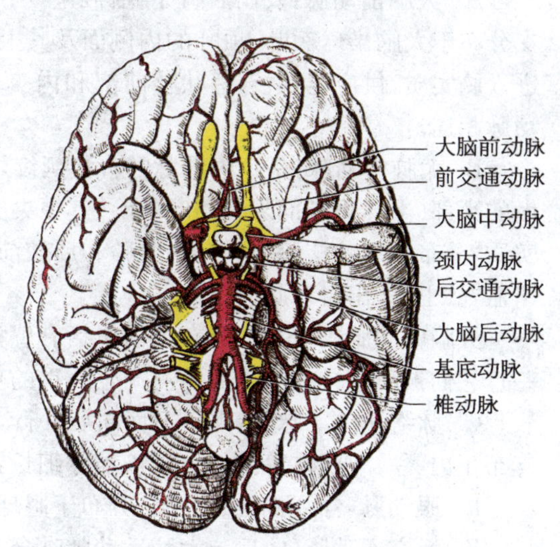

图 11-35 脑底面示脑的动脉及分支

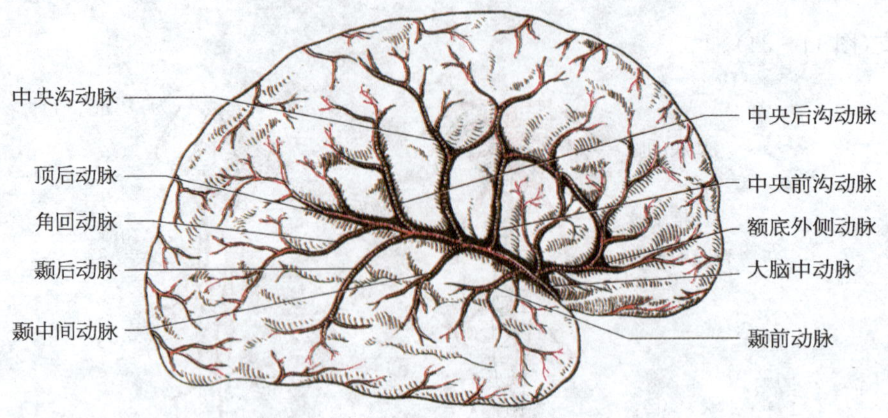

图 11-36　大脑半球外侧面的动脉

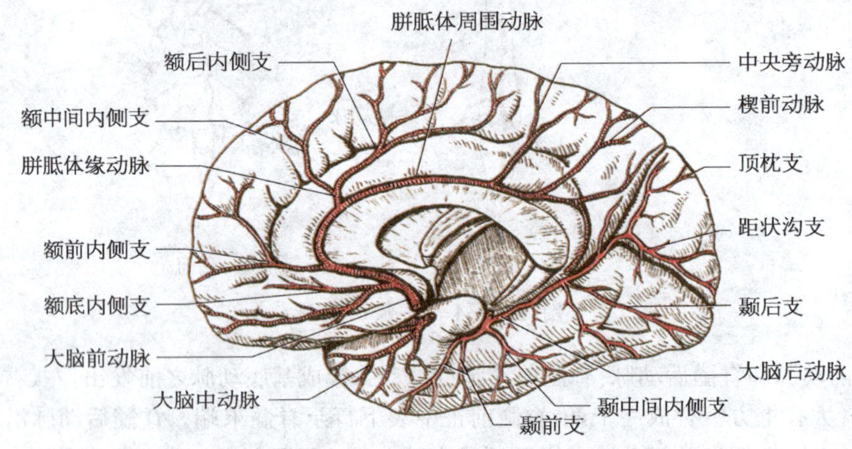

图 11-37　大脑半球内侧面的动脉

1）颈内动脉：起自颈总动脉，经颅底颈动脉管入颅腔，主要分支如下。

A. **大脑前动脉**：发出后行于视神经上方，向前进入大脑纵裂，沿胼胝体上方向后行。其皮质支分布于大脑半球额叶、顶叶的内侧面及其上外侧面的上缘。其中央支在大脑前动脉起始处发出进入脑实质，供应尾状核、豆状核前部和内囊前肢。两侧大脑前动脉在进入大脑纵裂前有前交通动脉相连。

B. **大脑中动脉**：是颈内动脉的直接延续，进入外侧沟后上行，其皮质支分布于大脑半球上外侧面的大部（半球边缘部除外）和岛叶。其中央支又称**豆纹动脉**，于起始处发出，较细小，向上穿入脑实质，分布于尾状核、豆状核、内囊膝和后肢前部。患有高血压和动脉硬化的患者，豆纹动脉易破裂出血，故也称"出血动脉"。

大脑中动脉皮质支的分布区内包括有感觉、运动和语言等许多重要中枢，中央支又供应内囊，一旦它们被阻塞或破裂出血均可产生严重的功能障碍（图 11-38、图 11-39）。

C. **脉络丛前动脉**：沿视束下面向后外行，进入侧脑室下角参与脉络丛的形成。该动脉发出分支布于内囊及纹状体等结构。因该动脉细长，易发生栓塞。

D. **眼动脉**：穿视神经管入眶，分布于眼球及周围结构。

E. **后交通动脉**：向后与大脑后动脉吻合。从而将颈内动脉系与椎-基底动脉系吻合在一起。

2）椎动脉：起自锁骨下动脉，向上穿第 6 至第 1 颈椎横突孔，经枕骨大孔进入颅腔，在脑桥下缘，左、右椎动脉合成一条基底动脉。通常将这两段动脉称为**椎-基底动脉**。基底动脉沿脑桥基底

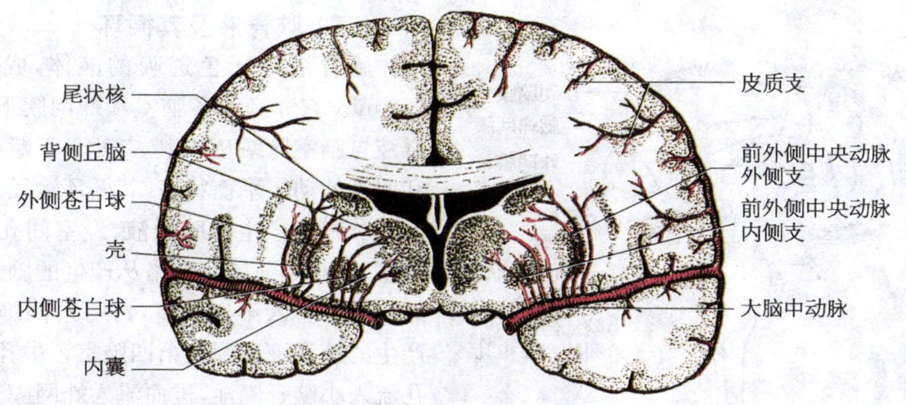

图 11-38 大脑中动脉的分支

沟上行至脑桥上缘，分为左、右大脑后动脉。大脑后动脉绕大脑脚行向背侧，其皮质支分布于颞叶的内侧面、底面及枕叶；中央支由起始部发出，穿入脑实质供应背侧丘脑、下丘脑和内、外侧膝状体等结构。椎-基底动脉除有分支布于脊髓外(见脊髓的动脉)尚有分支布于小脑、脑桥及内耳等处。

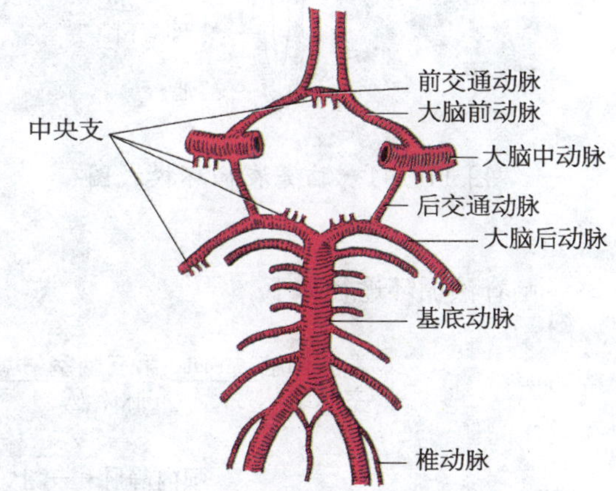

图 11-39 大脑动脉环及中央支

3) 大脑动脉环：大脑动脉环又称Willis环，位于脑底面，围绕在视交叉、灰结节及乳头体周围。该动脉环将两侧颈内动脉与椎-基底动脉系相吻合。

由大脑后动脉、后交通动脉、颈内动脉、大脑前动脉和前交通动脉吻合而成，对保证脑的血液供应起重要作用。

(2) 脑的静脉：不与动脉伴行，可分浅、深静脉两种。浅静脉位于脑的表层，收集皮质及髓质浅层的静脉血；深静脉收集大脑髓质深层、基底核、间脑和脑室脉络丛的静脉血。两种静脉都注入附近的硬脑膜窦(图 11-40)。

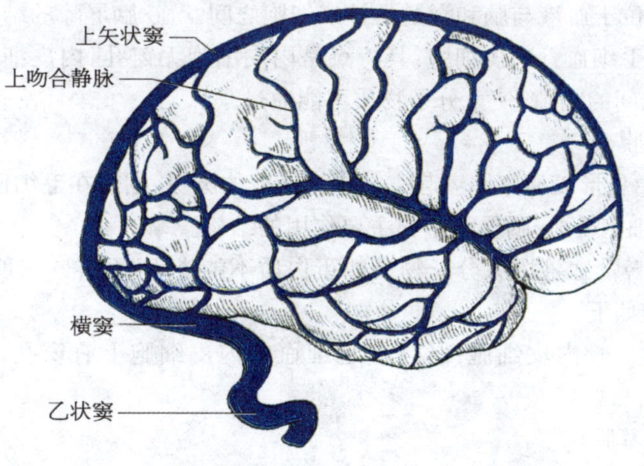

图 11-40 大脑浅静脉

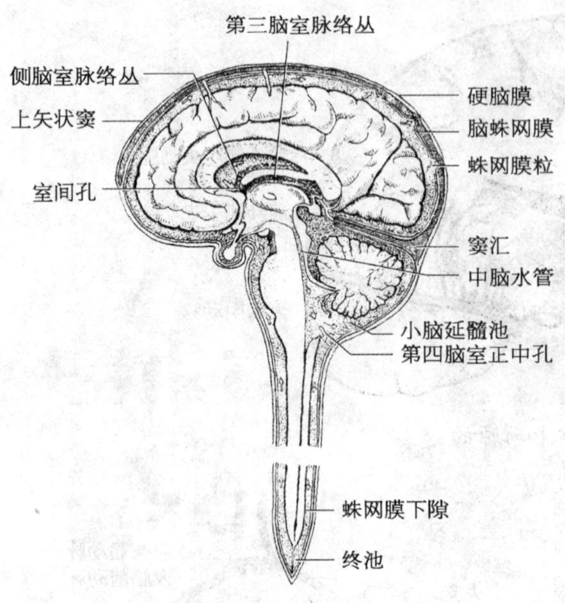

图 11－41　脑脊液循环模式图

(三) 脑脊液及其循环

脑脊液是无色透吸的液体，成人总量约150 ml。它充满于各脑室和蛛网膜下隙内。脑脊液自脑室脉络丛产生，它处于不断产生、循环和回流的动态平衡状态，其循环途径为：左右侧脑室脉络丛产生的脑脊液，经室间孔流入第三脑室，汇合第三脑室脉络丛产生的脑脊液一起，经中脑水管入第四脑室，再与第四脑室脉络丛产生的脑脊液一起经第四脑室正中孔和两外侧孔流入小脑延髓池，进而流入蛛网膜下隙，再经蛛网膜粒渗入上矢状窦，汇入颈内静脉。如果脑脊液循环途径受阻，便可产生脑积水和颅内压升高(图 11－41)。

脑脊液充满于脑和脊髓周围的蛛网膜下隙中，故有保护脑和脊髓免受震荡的作用；此外脑脊液有供应脑和脊髓营养物质、带走其代谢产物和调节颅内压的作用。

脑脊液循环途径如下。

左右侧脑室脉络丛 —室间孔→ 第三脑室脉络丛 —中脑水管→ 第四脑室脉络丛 —第四脑室正中孔 / 第四脑室外侧孔→ 小脑延髓池 → 蛛网膜下隙 → 蛛网膜粒 → 上矢状窦 → 颈内静脉

(四) 脑屏障

中枢神经内神经元的正常功能活动，需要有一个非常稳定的内环境，维持这种稳定内环境的结构称为脑屏障。它能阻止大分子物质通过，而选择性地允许某些物质通过。脑屏障包括以下 3 部分：血-脑屏障、血-脑脊液屏障和脑脊液-脑屏障。

1. 血-脑屏障　位于血液与脑和脊髓的神经细胞之间。血-脑屏障的结构基础如下。

(1) 脑和脊髓内毛细血管内皮细胞：其特点是内皮细胞无窗孔，内皮细胞之间为紧密连接，完全封闭了内皮细胞之间的间隙，使大分子物质不能通过。

(2) 毛细血管基膜。

(3) 胶质膜：是由星形胶质细胞突起末端扩大形成的脚板，围绕在毛细血管基膜外形成的胶质膜。研究证明，内皮细胞是血-脑屏障中起主要作用的结构。

2. 血-脑脊液屏障　血液中大分子物质如蛋白质不能进入脑脊液，表明血液与脑脊液间存在着屏障。其形态基础如下。

(1) 脉络丛毛细血管内皮细胞：脉络丛毛细血管内皮细胞上有窗孔，但上皮细胞间为紧密连接。

(2) 毛细血管的基膜。

(3) 脉络丛上皮细胞：由室管膜上皮构成。上皮细胞间有闭锁小带形相连，此为该屏障的主要结构。

3. 脑脊液-脑屏障(图 11-42)　存在于脑室和蛛网膜下隙的脑脊液与脑、脊髓的神经细胞之间,其结构基础如下。

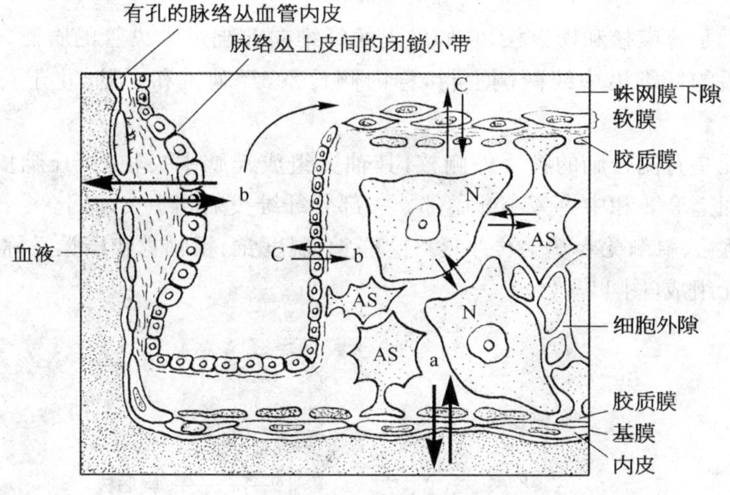

图 11-42　脑屏障结构和位置关系

(1) 室管膜上皮:上皮细胞之间没有闭锁小带,不能限制大分子物质通过。

(2) 软脑膜。

(3) 胶质膜:软脑膜和胶质膜屏障作用也很差,故此种屏障作用不大。因此脑脊液和脑内神经元细胞外液间基本上是直接交通的。

由于脑屏障的存在,特别是血-脑屏障和血-脑脊液屏障的存在,可防止血中有害物质进入脑组织,从而起到保护脑和脊髓的作用。

四、神经系统的传导通路

神经系统的传导通路是指大脑皮质与感觉器官、运动器官联系的通路。全身各部的感受器接受内、外环境的各种刺激后,经数个神经元逐级传递到大脑皮质的路径,称为感觉(上行)传导通路;自大脑皮质发出的神经冲动经数个神经元逐级传递到效应器的路径,称为运动(下行)传导通路。

(一) 感觉传导通路

1. 本体感觉和精细触觉传导通路(图 11-43)　本体感觉又称深感觉,是指来自运动器官如肌、腱、关节的位置觉、运动觉和振动觉。所谓皮肤的精细触觉是指能辨别两点间的距离,感受物体形状、性质和纹理粗细的实体感觉。以上两种感觉经同一途径传导。本体感觉主要叙述躯干和四肢的传导通路(因头面部的尚不清楚)。此传导路由 3 级神经元组成。

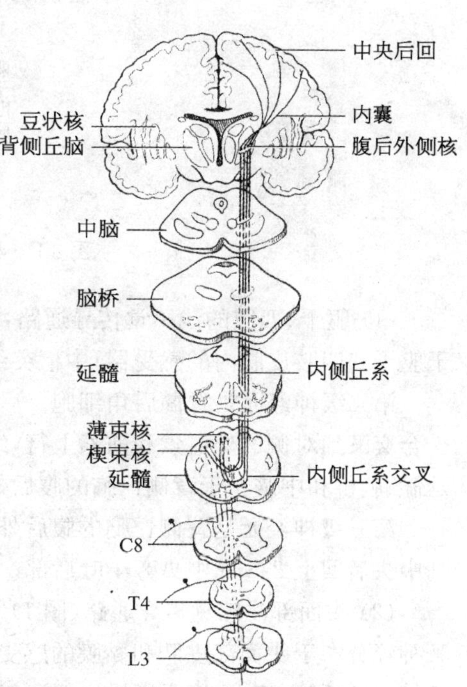

图 11-43　躯干四肢本体感觉传导通路

第一级神经元是脊神经节细胞,其周围突经脊神经分布于肌、腱、关节本体感觉感受器及皮肤的精细触觉感受器。中枢突经脊神经后根进入脊髓后索上行。其中来自脊髓第 5 胸节以下的纤维形成薄束;来自脊髓第 4 胸节以上的纤维在薄束外侧形成楔束。两束上行至延髓,分别止于薄束核和楔束核。

第二级神经元是薄束核和楔束核,它们发出的纤维向前绕过中央管的腹侧,左右交叉,称内侧丘系交叉。交叉后的纤维沿中线两侧上行,称内侧丘系,经脑桥和中脑,止于背侧丘脑的腹后外侧核。

第三级神经元是背侧丘脑的腹后外侧核,其轴突组成丘脑中央辐射(丘脑皮质束),经内囊后肢投射到中央后回上 2/3 和中央旁小叶后部。一部分纤维投射到中央前回。

2. *痛觉、温度觉、粗触觉和压觉传导通路* 痛觉、温度觉、粗触觉和压觉又称浅感觉,其传导通路也由 3 级神经元组成(图 11-44)。

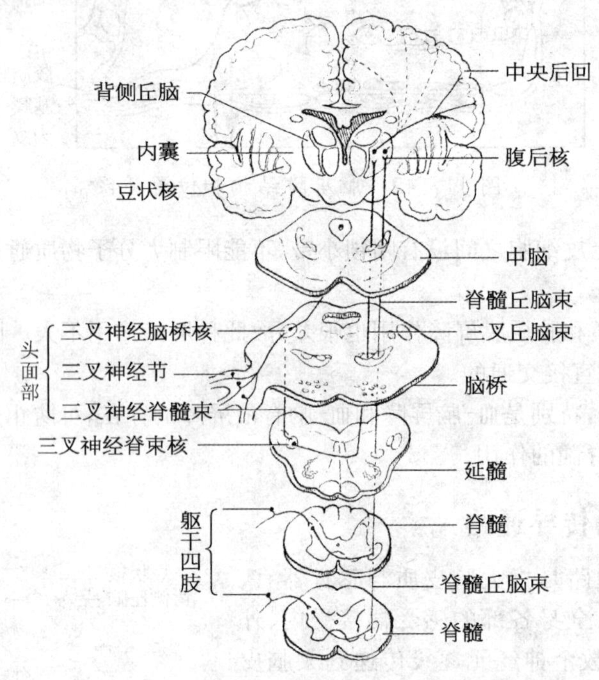

图 11-44 痛、温、粗触觉传导通路

(1) 躯干、四肢的浅感觉传导通路:第一级神经元是脊神经节细胞,其周围突构成脊神经分布于躯干和四肢皮肤内的感受器;中枢突组成后根进入脊髓灰质后角,止于后角细胞。

第二级神经元是脊髓后角细胞。后角细胞发出纤维,上升 1~2 个节段经中央管前方的白质前连合交叉到对侧的外侧索和前索上行,组成脊髓丘脑束,传导粗触觉、压觉、痛觉及温度觉。向上经延髓、脑桥和中脑止于背侧丘脑的腹后外侧核。

第三级神经元是背侧丘脑的腹后外侧核。它们发出纤维组成丘脑中央辐射,经内囊后肢投射到中央后回上 2/3 和中央旁小叶后部。

(2) 头面部浅感觉传导通路(图 11-44):第一级神经元主要是三叉神经节细胞,其周围突经三叉神经分布于头面部皮肤和黏膜的感受器;中枢突经三叉神经根入脑干。触压觉纤维主要止于三叉神经脑桥核;痛、温度觉纤维主要止于三叉神经脊束核。

第二级神经元是三叉神经脑桥核和脊束核。两核发出的纤维交叉至对侧,组成三叉丘束,沿内侧丘系背侧上升止于背侧丘脑的腹后内侧核。

第三级神经元是背侧丘脑腹后内侧核。它们发出纤维组成丘脑中央辐射，经内囊后肢，投射到中央后回下1/3部。

3. 视觉传导通路和瞳孔对光反射通路（图11－45）

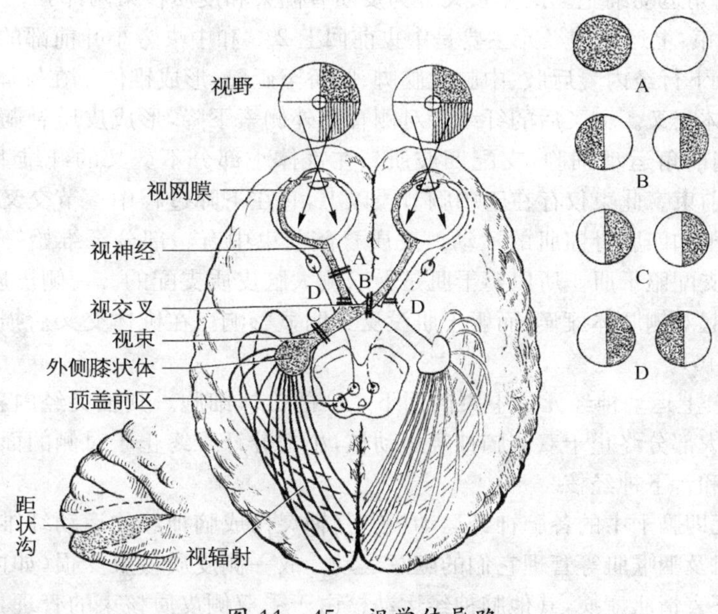

图11－45 视觉传导路

(1) 视觉传导通路：由三级神经元组成。

第一级神经元是双极细胞，其周围突与视网膜内的视锥细胞和视杆细胞形成突触，中枢突与节细胞形成突触。

第二级神经元是节细胞，其轴突在视神经盘处集聚成视神经，经视神经管入颅腔，形成视交叉后组成视束。视神经的纤维在视交叉处作不完全的交叉。来自两眼视网膜鼻侧半的纤维相互交叉，而来自两眼颞侧半的纤维不交叉，走在同侧。因此，左侧视束含有来自两眼视网膜左侧半的纤维，右侧视束含有来自两眼视网膜右侧半的纤维。视束绕过大脑脚，终止于外侧膝状体。

第三级神经元的胞体位于外侧膝状体内，由外侧膝状体细胞发出轴突组成视辐射，经内囊后肢投射到大脑皮质距状沟两侧的视觉中枢。

视觉传导路不同部位损伤，临床症状不同。例如：①一侧视神经损伤，引起该眼全盲；②视交叉中间部（交叉纤维）损伤，如垂体瘤压迫，将造成双眼视野颞侧偏盲；③一侧视束、外侧膝状体、视辐射或视中枢损伤，则引起双眼病灶对侧半视野同向性偏盲（患侧眼视野鼻侧偏盲和健侧眼视野颞侧偏盲）

(2) 瞳孔对光反射通路：光照一侧瞳孔，引起双眼瞳孔缩小，这种现象称为瞳孔对光反射。光照侧的称直接对光反射，未照侧的称间接对光反射。此反射由视神经和动眼神经共同完成。其反射路径为：

视网膜⟶视神经⟶视交叉⟶两侧视束⟶顶盖前区⟶双侧动眼神经副核⟶双侧动眼神经⟶睫状神经节⟶节后纤维⟶双侧瞳孔括约肌⟶双侧瞳孔缩小

(二) 运动传导通路

大脑皮质对躯体运动的调节是通过锥体系和锥体外系来实现的。

1. 锥体系　是管理骨骼肌随意运动的系统。由两级神经元构成,即上运动神经元和下运动神经元。上运动神经元是指位于中央前回和中央旁小叶前部的锥体细胞。下运动神经元是指脑神经运动核和脊髓前角运动细胞。锥体系又分为皮质脊髓束和皮质核束两部分。

(1) 皮质脊髓束:上运动神经元主要是中央前回上 2/3 和中央旁小叶前部的锥体细胞,其轴突聚集成皮质脊髓束下行经内囊后肢、中脑大脑脚、脑桥至延髓,形成锥体。在锥体下部,大部分纤维左、右交叉形成锥体交叉。交叉后的纤维沿对侧脊髓外侧索下降,形成皮质脊髓侧束,该束在下降沿途陆续止于同侧前角运动细胞,支配四肢肌。在锥体小部分不交叉的纤维下行于同侧脊髓前索,形成皮质脊髓前束。此束仅存在于中胸节段以上,它在下降过程中逐节交叉至对侧,止于前角运动细胞,支配躯干和四肢骨骼肌的运动。皮质脊髓前束中有一部分纤维始终不交叉,而止于同侧前角运动细胞,支配躯干肌。所以躯干肌是受双侧大脑皮质支配的。一侧皮质脊髓束在锥体交叉前受损,主要引起对侧肢体瘫痪,而躯干肌没受到明显影响。在锥体交叉后损伤,主要引起同侧肢体瘫痪(图 11－46)。

(2) 皮质核束:上运动神经元是中央前回下 1/3 的锥体细胞。其轴突经内囊膝下降至脑干途中陆续分出纤维,大部分终止于双侧脑神经运动核,小部分纤维终止于对侧的面神经核下部(支配眼裂以下的面肌)和舌下神经核。

下运动神经元即脑干中的各脑神经运动核。其轴突构成脑神经的运动纤维分布到眼外肌、表情肌、咀嚼肌、舌肌及咽喉肌等管理它们的随意运动。故一侧皮质核束受损(如内囊出血),只有对侧舌肌和眼裂以下表情肌瘫痪,其他脑神经运动核由于受双侧皮质核束的管理,因而不受影响(图 11－47)。

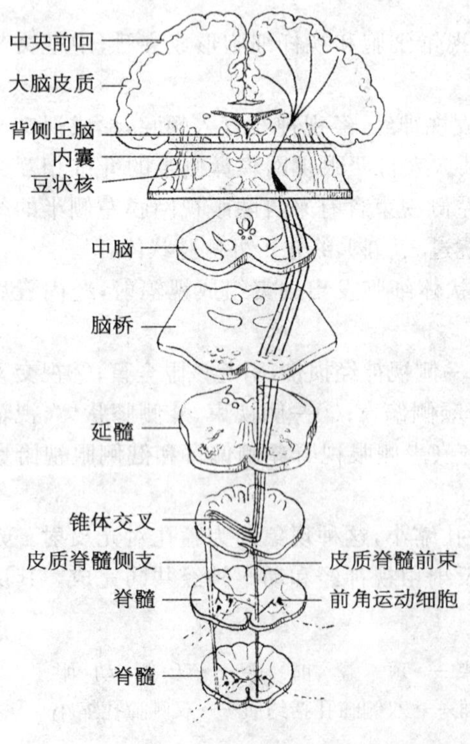

图 11－46　锥体系——皮质脊髓束

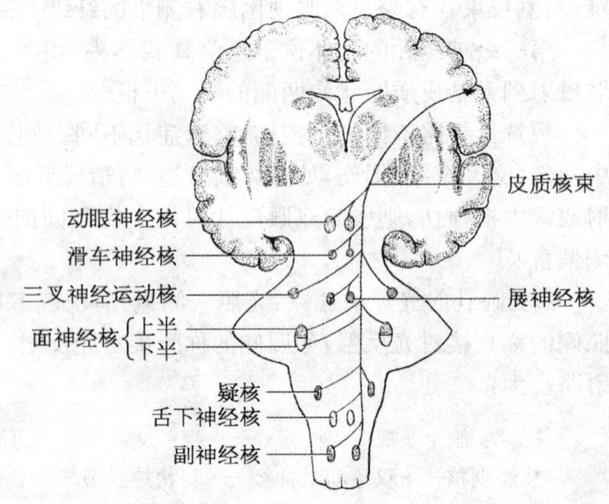

图 11－47　皮质核束

正常时,上运动神经元对下运动神经元有抑制作用。上、下运动神经元不论哪一个受损,都能引起骨骼肌瘫痪(麻痹),上运动神经元损伤称为**中枢性瘫痪**;下运动神经元损伤,称为**周围性瘫痪**。但两种瘫痪的临床症状不同(表 11-2)。

表 11-2　上、下运动神经元损伤的区别

部位	项目	上运动神经元损伤	下运动神经元损伤
头面部	面肌(面神经)	病灶对侧眼裂以下面肌瘫痪	病灶侧面肌全部瘫痪
	舌肌(舌下神经)	伸舌时,舌偏向病灶对侧,无舌肌萎缩	伸舌时,舌偏向病灶侧,有舌肌萎缩
四肢部	肌张力	增高(硬瘫)	降低(软瘫)
	深反射	增强或亢进	减弱或消失
	病理反射	出现(阳性)	不出现(阴性)
	肌萎缩	不明显(患病时间长,可引起废用性萎缩)	明显

中央前回下 1/3 皮质或皮质核束任何一处受损所造成的面肌瘫痪,称为**面神经核上瘫**。其临床症状为:病灶对侧眼裂以下面肌瘫痪,鼻唇沟变浅或消失,口角下垂并歪向病灶侧,但两侧额纹存在,眼睑闭合正常。面神经核或面神经损伤时所造成的面肌瘫痪,称为**面神经核下瘫**,其临床表现为:患侧面部所有面肌瘫痪,面上部表现为睑裂不能闭合、不能皱眉及额纹消失等;面下部症状与核上瘫相同(图 11-48、图 11-49)。

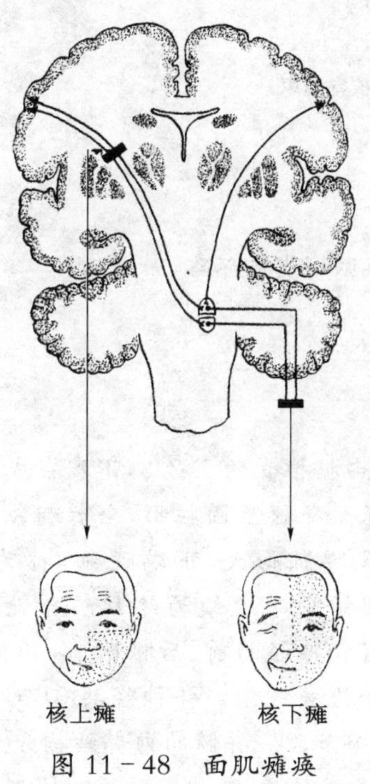

图 11-48　面肌瘫痪

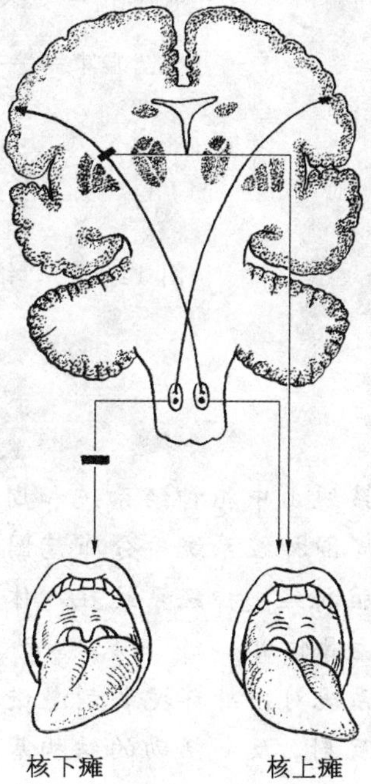

核下瘫　核上瘫

图 11-49　舌肌瘫痪

中央前回皮质或皮质核束受损时所引起的舌肌瘫痪,称为**舌下神经核上瘫**,其临床表现为:伸舌时舌尖偏向病灶对侧,舌肌不萎缩。当舌下神经核或舌下神经受损时所出现的瘫痪,称为舌下神经核下瘫，其临床表现为：伸舌时舌尖偏向病灶侧，舌肌萎缩。

2. 锥体外系　是指锥体系以外的运动传导路，为多极神经元连接。其中主要包括大脑皮质、小脑、纹状体、红核、黑质和网状结构等。它们之间有复杂的联系，最后通过红核脊髓束和网状脊髓束等影响脑神经运动核和脊髓前角细胞。

锥体外系的主要功能是调节肌张力、协调肌群的活动、维持体态姿势和习惯性动作等。在保持肌的协调和适宜张力的情况下，锥体系才能进行精细的随意运动。锥体系和锥体外系在运动功能上是互相依赖，不可分割的统一体。

临床上锥体外系常见疾病是震颤麻痹和舞蹈病。前者的病变主要在黑质，其表现为动作迟缓笨拙、面部表情呆板和静止震颤等，但肌张力增高；后者的病变主要位于纹状体，其表现为患者全身肌群常作不自主、无目的的动作，但肌张力减低(图 11－50)。

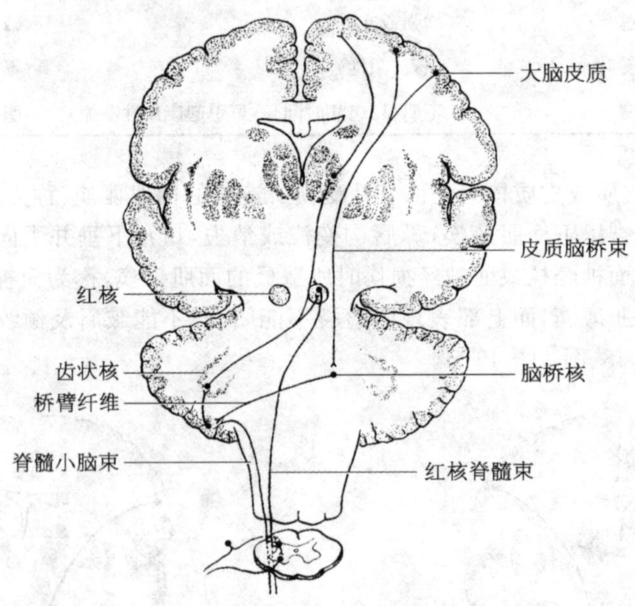

图 11－50　锥体外系皮质—脑桥—小脑—皮质环路

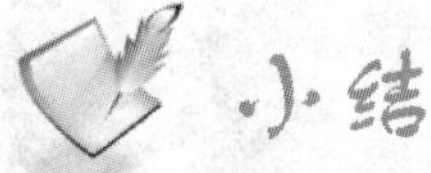

小结

神经系统由中枢神经系统和周围神经系统组成。周围神经系统按分布范围分为躯体神经和内脏神经。神经系统在人体生命活动过程中起主导作用。

神经系统对内外环境的刺激进行的应答活动称为反射。反射活动的结构基础为反射弧。在神经系统中有下列常用术语：灰质、白质、神经节与神经核、纤维束和神经以及网状结构等。

中枢神经系统包括脑和脊髓。脊髓位于椎管内，占据椎管的上 2/3，下端在成人平第 1 腰椎下缘。脊髓呈圆柱形，全长粗细不等，有颈膨大及腰骶膨大，下端变细，称为脊髓圆锥。自圆锥向下延续为终丝。脊髓的前、后外侧沟有脊神经的前、后根附着，两根在椎间孔处合并为脊神经。脊神经共 31 对，脊髓也分为 31 个节段。脊髓的内部结构分为中央的灰质和周围的白质。灰质呈“H”形，有前角(内含运动神经元)、后角(内含联络神经元)及侧角(内含交感神经元)。白质分为前索、后索和外侧索。各索又由许多上行或下行的纤维束组成。重要的有薄束、楔束、脊髓丘脑束和皮质脊髓束等。

脑位于颅腔内。人脑分为延髓、脑桥、小脑、中脑、间脑和端脑。脑各部内形成脑室系统。延髓、脑桥和中脑合称为脑干。12 对脑神经分别连于脑的不同部位。大脑半球分为 5 个叶，其表面有许多沟回是各种中枢的所在地。大脑半球表面的灰质称为大脑皮质，深部为髓质(白质)，藏有基底核。

脑和脊髓外面都有 3 层被膜，由外向内依次为硬膜、蛛网膜和软膜。它们对脑和脊髓有保护作用。硬脑膜在某些部位形成硬脑膜窦。硬脊膜外隙临床上常进行硬膜外麻醉。蛛网膜下隙内充满脑脊液。软脑膜及血管突入脑室参与形成脉络丛。脉络丛是产生脑脊液的部位。脑的动脉来自颈内动脉和椎动脉，在脑底部借交通支形成大脑动脉环。对保证脑的血液供应有重要作用。

脑脊液循环途径如下。

左右侧脑室脉络丛 —室间孔→ 第三脑室脉络丛 —中脑水管→ 第四脑室脉络丛 —第四脑室正中孔、第四脑室外侧孔→ 小脑延髓池 → 蛛网膜下隙 → 蛛网膜粒 → 上矢状窦 → 颈内静脉

实验指导

【脊髓的解剖学实验】

(一) 实验目的要求

(1) 掌握脊髓的位置、外形。

(2) 熟悉脊髓灰、白质的配布；白质内重要传导束(薄束、楔束、脊髓丘脑束、皮质脊髓前束及侧束)的位置；脊髓网状结构的位置。

(3) 了解脊髓节段与椎骨的对应关系。

(二) 实验物品

(1) 离体脊髓标本。

(2) 切除椎管后壁的脊髓标本。

(3) 脊髓各段横切标本。

(4) 椎管横断(示脊神经)标本。

(5) 椎骨和脊柱骨骼标本。

(6) 脊髓模型。

(7) 放大镜。

(8) 相应解剖挂图。

(三) 实验内容与方法

本实验先分小组示教，然后由学生自己观察标本、模型、挂图。教师巡回指导与答疑。

示教内容包括：①观察颈膨大、腰膨大、脊髓圆锥及终丝；②辨认脊髓表面的 6 条沟、裂，并在前、后外侧沟观察脊神经前、后根；③脊髓的 3 层被膜；④脊髓的上、下界；⑤脊髓节段；⑥脊神经根的走向；⑦各脊髓节段与椎骨的关系。

学生按照下列要求认真观察标本。

1. 脊髓的位置与外形　取切除椎管后壁的脊髓标本，将切开的脊髓被膜翻向两侧，观察可见

脊髓位于椎管内,上端与延髓相连(已切断),下端缩细呈圆锥形,称脊髓圆锥。自圆锥向下延伸一条细丝,称为终丝。成人脊髓圆锥尖端平第 1 腰椎(小儿可达第 3 腰椎)。由此可见脊髓与椎管不是等长的,即脊髓短于椎管,脊髓只达椎管上 2/3。

取离体脊髓标本,观察脊髓的外形,上方有一膨大部,即颈膨大,是臂丛发出的部位,下方的膨大,即腰骶膨大,是腰丛、骶丛发出的部位。再向下脊髓已变细,称脊髓圆锥。在脊髓前面正中找出前正中裂,此裂较深。与它对应的脊髓背面有后正中沟,上述两沟将脊髓分为左右对称的两半。在脊髓前后两侧,分别有前外侧沟和后外侧沟。前外侧沟内有脊神经前根附着;后外侧沟有脊神经后根附着。每一对脊神经的前、后根在椎间孔处合成脊神经。在会合之前,后根上有一膨大的脊神经节。此节是由假单极神经元构成的。与脊髓相连的脊神经有 31 对,故脊髓也相应分成 31 个节段,即颈髓 8 个节段,胸髓 12 个节段、腰髓 5 个节段、骶髓 5 个节段和尾髓 1 个节段。

2. 脊神经出入椎间孔的位置关系　颈节脊神经根几乎是水平位进入相应椎间孔,胸节的脊神经根则向下倾斜,进入相应椎间孔。腰、骶、尾节神经根在椎管内先垂直下降一段,才穿出相应的椎间孔,腰、骶、尾节神经根围绕在终丝周围,共同形成马尾。

分别找出第 4 颈神经根、第 4 胸神经根和第 10 胸神经根,找出与它们相连的脊髓节段,观察脊髓节段与椎骨的对应关系,试用已学过的推算方法验证其位置关系。

3. 脊髓内部结构　取颈髓横切面标本,借助放大镜观察(可对照教科书中插图或挂图)。

脊髓呈圆柱形,横径大于前后径,找出前正中裂和后正中沟,确定好方位,再观察内部结构。

(1) 灰质:位于中央部、略成蝶形。蝶形中央部是灰质连合,其中心有一小孔,是脊髓中央管的横断面。灰质向前端突出的是前角,向后突出,较窄细的部分是后角。在脊髓胸节和上 3 个腰节,在前、后角之间有向外侧突出的侧角。从脊髓整体观察,前、后、侧角,它们呈上下连续的柱状,故又称为前柱、后柱和侧柱。

(2) 白质:位于灰质四周,被脊髓沟、裂分为 3 个索。位于前正中裂与前外侧沟之间的为前索;位于前、后外侧沟之间的部分称外侧索;位于后正中沟与后外侧沟之间的部分,称后索。在灰质前连合与前正中裂之间的白质称白质前连合。

在脊髓后索,靠后正中沟两侧的是薄束,它的外侧是楔束,在外侧索中靠近后角有皮质脊髓侧束,其前方有红核脊髓束。紧靠红核脊髓束的前方是脊髓丘脑侧束。在前索内靠前正中裂两侧有皮质脊髓前束,其前外侧有脊髓丘脑前束。前庭脊髓束位于前索外侧部。

【脑的解剖学实验】

(一) 实验目的要求

(1) 掌握脑的分部,脑干的位置、组成、外形与有关脑神经的连接关系。

(2) 熟悉主要脑神经核的名称、位置及性质;薄束核、楔束核、红核和黑质的位置。

(3) 熟悉脑干内主要纤维束的行进部位:内侧丘系交叉、内侧丘系、锥体束的行程和锥体交叉的位置。脑干内网状结构的位置。

(4) 掌握小脑的位置、外形,熟悉其内部结构。

(5) 掌握第四脑室的位置及交通。

(6) 掌握间脑的位置和主要分部;熟悉背侧丘脑位置、形态;后丘脑的位置、功能;下丘脑的位置、组成,了解上丘脑、底丘脑的位置及下丘脑的功能。

(7) 掌握第三脑室的位置及交通。

(8) 掌握大脑半球的外形及内部结构。

(9) 熟悉重要大脑皮质中枢的位置。

(10) 了解侧脑室的位置、分部及交通。

(二) 实验物品

(1) 成人完整脑标本、模型。

(2) 脑正中矢状切面标本;大脑水平切面标本(示内囊)、小脑横切面标本(示小脑核)、间脑及脑干标本及模型。

(3) 基底核剥离标本或模型。

(4) 脑纤维剥制标本。

(5) 有机玻璃脑干放大电动模型、脑干放大模型、脑模型、脑室模型或标本。

(6) 相应解剖挂图。

(三) 实验内容与方法

实验由教师先分组示教,然后学生自己观察标本、模型和挂图。教师巡回指导并答疑。

示教内容包括:①脑的分部;②脑干的组成;③脑干的外形,各对脑神经的连脑部位;④菱形窝的结构;⑤在脑神经核模型和脑干电动模型上观察脑神经核的排列位置。

学生按照下列要求认真观察标本。

1. 取完整脑标本或模型观察　脑分为端脑、间脑、中脑、脑桥、延髓和小脑 6 部分。

(1) 脑干:

1) 脑干的外形:在脑干标本或模型上观察脑干自下而上由延髓、脑桥和中脑 3 部分组成。

A. 脑干腹侧面:形似倒置的圆锥体,上粗下细,上部借延髓脑桥沟与脑桥分界,下部在枕骨大孔处与脊髓相连。延髓正中线上有前正中裂,其两侧有前外侧沟,在裂与沟之间是两条隆起的锥体,由皮质脊髓束构成。在锥体下端可见锥体交叉,是由左右两侧的皮质脊髓束大部分在此交叉形成的。在锥体后外侧有一卵圆形隆起,称橄榄。在锥体和橄榄之间有舌下神经根附着。在橄榄后方,延髓两侧自上而下有舌咽神经、迷走神经和副神经根附着。

在延髓脑桥沟之上为脑桥,其中部明显膨隆为基底部,基底部中间有一浅沟,为基底沟,容纳基底动脉。基底部向两侧延伸缩窄为小脑中脚。基底部和小脑中脚移行处可见三叉神经根附着。在延髓脑桥沟内,由内向外依次有展神经、面神经和前庭蜗神经根附着。

中脑腹侧是一对柱状的大脑脚,两脚之间的凹陷为脚间窝。动眼神经由此穿出。

B. 脑干背侧面:在延髓下部,后正中沟两侧各有一对隆起,靠近后正中沟的是薄束结节,它的外上方是楔束结节,其深面有薄束核和楔束核。楔束结节外上方为小脑下脚。延髓上部因中央管敞开形成菱形窝的下部。脑桥背面形成菱形窝的上部。菱形窝外上方是小脑上脚。两侧小脑上脚之间的白质层,称为上髓帆。

菱形窝,又称第四脑室底,菱形窝中部有横行的髓纹是脑桥和延髓在背侧面的分界。窝正中有一纵行的正中沟,它的两侧有纵行的界沟。正中沟和界沟之间称内侧隆起。界沟的外侧是前庭区,呈三角形,其深面有前庭神经核。前庭区外侧有一隆起是听结节,内有蜗神经核。髓纹上方,内侧隆起上有面神经丘,深面埋有展神经核。髓纹下方,内侧隆起有两个三角区,舌下神经三角在内侧,迷走神经三角在外侧。前者内含舌下神经核,后者内含迷走神经背核。

中脑背侧面有两对圆形隆起:上方一对是上丘,下方一对为下丘。在下丘下方有滑车神经根附着。

2) 脑干内部结构:利用脑神经核模型和透明脑干电动模型观察。脑干内灰质、白质与脊髓内灰质、白质有明显区别:脊髓灰质形成前柱、后柱和侧柱,而脑干灰质形成了形状不同、大小不一的神经核。

首先按照表 11-3 观察脑干内脑神经核的位置,再观察非脑神经核。

表 11-3　脑干内脑神经的位置及功能

性质	名称	位　置	功　能
躯体运动核	动眼神经核	中脑上丘	支配上直肌、下直肌、内直肌、下斜肌、上睑提肌
	滑车神经核	中脑下丘	支配上斜肌
	展神经核	脑桥中下部	支配外直肌
	舌下神经核	延髓上部	支配舌肌
	三叉神经运动核	脑桥中部	支配咀嚼肌
	面神经核	脑桥中下部	支配面肌
	疑核	延髓上部	支配咽喉肌
	副神经核	延髓下部、第 1～5 颈髓	支配斜方肌、胸锁乳突肌
内脏运动核	动眼神经副核	中脑上丘	支配瞳孔括约肌、睫状肌
	上泌涎核	脑桥下部	支配泪腺、下颌下腺、舌下腺
	下泌涎核	延髓上部	支配腮腺
	迷走神经背核	延髓中下部	支配胸、腹腔大部分脏器
内脏感觉核	孤束核	延髓上中部	接受味觉及内脏器官的一般感觉
躯体感觉核	三叉神经中脑核	中脑	接受咀嚼肌和面肌的本体觉
	三叉神经脑桥核	脑桥中部	接受头面部皮肤、口腔鼻腔黏膜的触觉
	三叉神经脊束核	脑桥和延髓	接受头面部的痛觉、温度觉和触觉
	前庭神经核	延髓、脑桥交界处	接受内耳平衡觉冲动
	蜗神经核	延髓、脑桥交界处	接受内耳听觉冲动

在延髓下部找到薄束核和楔束核;在中脑寻找红核和黑质的位置。

观察脑干中重要传导束的位置和行程:①由脊髓后索中上升的薄束、楔束上行至延髓后止于薄束核和楔束核。薄束核和楔束核发出的纤维,呈弓形行向中央管腹侧,与对侧的纤维左、右交叉,交叉处即内侧丘系交叉,交叉后纤维折向上升,形成内侧丘系。②由大脑皮质锥体细胞发出的纤维组成锥体束下行经内囊、中脑、大脑脚中部,再经脑桥基底部下行至延髓锥体。锥体束分为皮质核束和皮质脊髓束两部分。皮质核束在下行过程中分别止于各脑神经运动核。皮质脊髓束在延髓锥体下部,大部分纤维交叉至对侧形成皮质脊髓侧束下行于外侧索中,小部分不交叉的纤维,称为皮质脊髓前束,在脊髓前索中下行。

(2) 小脑:在小脑标本或模型上先区分上、下面。小脑上面平坦,下面两侧膨隆,是小脑半球,中间部凹陷。辨认下列结构:①小脑半球;②小脑蚓:两半球之间缩窄的部分;③小脑扁桃体:位于小脑下面,小脑蚓的两侧各有一膨出部,靠近枕骨大孔;④原裂:在半球上面前 1/3 与后 2/3 交界处,有一深沟即是;⑤绒球小结叶:位于小脑下面的前部,包括半球上的绒球和小脑蚓前端的小结,两者间有绒球脚相连,属原小脑;⑥旧小脑:由位于小脑上部原裂以前的部分和小脑下面的蚓垂、蚓锥体组成;⑦新小脑:指原裂以后的部分,占小脑大部。

观察小脑水平切面标本,其表面为灰质,称小脑皮质,皮质深部为色浅的白质,称为小脑髓体。

髓体内还埋有灰质核团，其中最大的称齿状核。

(3) 第四脑室：在脑的正中矢切面标本或模型上，观察第四脑室的位置和形态。

第四脑室是位于延髓、脑桥和小脑之间的室腔。它像一顶帐篷，前部由小脑上脚及上髓帆组成，后部由下髓帆和第四脑室脉络组织形成。第四脑室向上经中脑水管通第三脑室，向下通延髓和脊髓的中央管。在整脑标本上，在菱形窝下角的正上方，查找第四脑室的正中孔。在延髓、脑桥和小脑连接部附近（即菱形窝两侧角）寻找第四脑室外侧孔。

(4) 间脑：取间脑脑干标本或脑干放大模型结合脑正中矢状切面标本或模型上观察间脑的位置和分部。间脑中间有一矢状裂隙称为第三脑室。间脑分为以下 5 部分。

1) 背侧丘脑：是位于中脑上方的一对卵圆形灰质块，其外侧紧贴内囊，内侧面为第三脑室侧壁的一部分，前下方邻接下丘脑。两者之间有一浅沟分界。

2) 后丘脑：位于背侧丘脑后下方包括外侧膝状体（视觉皮质下中枢）和内侧膝状体（听觉皮质下中枢）。

3) 下丘脑：位于背侧丘脑的前下方，从脑底面观察，可见前方的视交叉，它向后延为视束。视交叉后方为漏斗，漏斗向前下方连于垂体。漏斗后方有一对突起，称为乳头体。

4) 上丘脑：位于第三脑室顶部周围，其中的松果体钙化后可作为 X 线诊断颅内占位病变的定位标志。底丘脑位于间脑与中脑的过渡区。

(5) 端脑：取完整脑标本或模型。

大脑半球外形：观察两侧大脑半球之间有一大脑纵裂，裂底连有连结两大脑半球的纤维束，称为胼胝体。大脑半球与小脑之间有大脑横裂。每侧大脑半球分为上外侧面、内侧面和下面。

然后依次观察：

1) 大脑半球的叶间沟：①外侧沟：在大脑半球上外侧面，由前下行向后上方的深沟。②中央沟：起于半球上缘中点稍后方，斜向前下，行于半球上外侧面。③顶枕沟：位于半球内侧面后部，由前下方走向后上方，延伸至半球上外侧面。

2) 大脑半球分叶：根据上面 3 条沟将大脑半球分为 5 个叶。①额叶：是外侧沟以上，中央沟以前的部分。②顶叶：外侧沟之上，中央沟和顶枕沟之间的部分。③颞叶：外侧沟之下，顶枕沟之前。④枕叶：顶枕沟之后的部分。⑤岛叶：隐藏于外侧沟的深部，此叶略呈三角形。

3) 大脑半球主要沟回：

A. 上外侧面的主要沟回：中央前沟、中央前回；额上沟、额下沟、额上回、额中回、额下回；中央后沟、中央后回；顶内沟、顶上小叶、顶下小叶、缘上回及角回。在颞叶有：颞上沟、颞下沟、颞上回、颞中回、颞下回以及颞上回转入外侧沟下壁的颞横回。

B. 内侧面主要沟回：胼胝体上方的扣带沟、扣带回、距状沟、楔叶、舌回、侧副沟、海马旁回及钩。扣带回、海马旁回及钩等合称边缘叶。

C. 大脑半球下面：观察嗅球、嗅束、嗅三角以及前穿质。

4) 大脑半球内部结构：在大脑厚切片标本上，可见周边部分颜色较暗的一层，这就是大脑皮质。其厚度各部之间厚薄不同；皮质深层色泽较浅的是大脑髓质。

胼胝体在脑正中矢状切面标本或模型上可见一镰刀状的白质层，即胼胝体；在冻脑纤维剥制标本上，可见胼胝体是连结左、右大脑半球的横行纤维，而且向两半球的前、后、左、右辐射，广泛联系大脑半球各叶。这是连合纤维的主要代表。

内囊和基底核：在大脑半球底部的水平切面上，可见髓质中埋有灰质核团，这就是基底核。利用基底核模型观察豆状核、尾状核及杏仁体的形态及其与背侧丘脑的位置关系。尾状核与豆状核合称纹状体。利用大脑半球底部的水平切面标本可见尾状核、背侧丘脑与豆状核之间有"><"形的白质区，即内囊。辨认内囊前肢、膝和后肢。利用内囊模式图可见其中有纤维通过，这就是投射纤维。内囊膝部有皮质核束通过。内囊后肢有皮质脊髓束、丘脑中央辐射、视辐射和听辐射等纤维束通过。

联络纤维：在冻脑纤维剥制标本上可见联系同侧半球间，脑回与脑回、叶与叶之间的联络纤维。如弓状纤维、上纵束、下纵束和扣带束等。

侧脑室：取脑室标本或模型可见到侧脑室全貌，利用脑水平切面可见到伸入到额叶中的前角、顶叶中的中央部、伸入枕叶中的后角和伸入颞叶中的下角。侧脑室经室间孔与第三脑室相通。

【脑与脊髓的被膜和血管实验】

(一) 实验目的要求

(1) 掌握脑和脊髓被膜的层次及名称。熟悉硬膜外隙、蛛网膜下隙、蛛网膜粒的位置，硬脑膜窦、终池和小脑延髓池的位置及形态。

(2) 了解大脑镰、小脑幕的位置、形态及各硬脑膜窦的交通关系。

(3) 掌握各脑室的位置及形态，熟悉脑脊液循环途径。

(4) 掌握大脑前、中、后动脉的行程及分布，大脑中动脉中央支的分布。

(5) 熟悉椎动脉在颅内的走行和分支。基底动脉主要分支分布。

(6) 熟悉大脑动脉环的位置和组成。

(7) 熟悉脊髓前、后动脉的走行与分布。

(二) 实验物品

(1) 包有3层被膜的完整的脑和脊髓标本。

(2) 硬脑膜标本。

(3) 脊髓被膜模型。

(4) 脑血管色素灌注标本或铸型标本。

(5) 脊髓血管色素灌注标本。

(6) 脑室铸形标本或模型。

(三) 实验内容及方法

1. 脑和脊髓的被膜　取带有完整被膜的脑和脊髓标本。见到脑和脊髓的外面包有一层致密结缔组织膜，较厚，此为硬膜。硬脑膜和硬脊膜是连续的，向上包在脑的表面称硬脑膜，向下形成硬脊膜包在脊髓外面，硬脊膜在第2骶椎以下变细，包裹终丝，附于尾骨的背面，向两侧包绕脊神经根。硬脊膜与椎管内面骨膜之间的腔隙是硬膜外隙，内含静脉丛及脂肪。

硬脑膜为两层，外层即颅骨内面的骨膜，故无硬膜外隙。取硬脑膜标本，沿上矢状窦外侧将硬脑膜切开，可见硬脑膜伸入大脑纵裂内，形成一镰刀形的皱襞，称为大脑镰；硬脑膜伸入大脑和小脑之间的大脑横裂内，形成小脑幕，其前缘成弧形的小脑幕切迹。硬脑膜在某些部位两层分开，内含静脉血，称为硬脑膜窦。

主要的硬脑膜窦有以下几个。

(1) 上矢状窦：位于大脑镰上缘，向后流入窦汇。

(2) 下矢状窦：位于大脑镰下缘，向后流入直窦。

(3) 直窦：位于大脑镰与小脑幕连接处，向后通入窦汇。

(4) 横窦：位于小脑幕后缘，颅骨的横窦沟内，连于窦汇与乙状窦之间。

(5) 乙状窦:位于乙状窦沟内,向前内在颈静脉孔处续为颈内静脉。

(6) 海绵窦:位于蝶骨体两侧。两侧海绵窦借横支相连。窦内有颈内动脉、展神经通过。在窦的外侧壁内,自上而下有动眼神经、滑车神经、三叉神经的分支眼神经及上颌神经通过。

蛛网膜:位于硬膜的深面,薄而透明,此膜跨越脑和脊髓的沟裂。蛛网膜与软膜之间的腔隙为蛛网膜下隙,脑与脊髓的蛛网膜下隙相互通连,其内充满脑脊液。蛛网膜下隙较宽阔处称为池。较重要的池有:位于小脑和延髓之间的小脑延髓池;在脊髓末端与第2骶椎水平之间的终池。在上矢状窦两侧蛛网膜突入上矢状窦内,形成许多小米粒大小的突起,称为蛛网膜粒。

软膜:紧贴在脑和脊髓表面,并伸入其沟裂内,按位置分别称为软脑膜和软脊膜。软脑膜还参与脉络丛的形成。

2. 脑室 取脑正中矢状切面标本、脑水平切面标本、脑室铸形标本或模型。前面在脑和脊髓不同部位已观察了各脑室及脊髓中央管的形态和位置。在此我们要系统的观察各脑室的形态、位置及交通关系。

每个大脑半球内的室腔为侧脑室。侧脑室分为中央部(在顶叶内)、前角(伸入额叶)、后角(伸入枕叶内)及下角(伸入颞叶内)4部分。借左、右室间孔与第三脑室相通。第三脑室是两侧丘脑和下丘脑之间的裂隙。向下借中脑水管与第四脑室相通。第四脑室位于脑桥、延髓和小脑之间,形似帐篷。第四脑室顶朝向小脑,底就是菱形窝。第四脑室借脉络组织上的3个孔:第四脑室正中孔和成对的第四脑室外侧孔与蛛网膜下隙相通。

各脑室内均有脉络丛,脉络丛是产生脑脊液部位。

3. 脑和脊髓的血管 脊髓的静脉与动脉伴行,静脉血先流向椎内静脉丛再流入椎外静脉丛。脑的静脉不与动脉伴行,分浅静脉与深静脉,两种静脉均注入附近的硬脑膜窦。

本次实验主要观察脊髓和脑的动脉。

(1) 脊髓的动脉:在脊髓血管色素注射标本上,我们可见到沿脊髓前正中裂下降的脊髓前动脉和沿脊髓后外侧沟下降的脊髓后动脉。有时两侧脊髓后动脉下降一段后合成一纵干下行。

(2) 脑的动脉:取脑血管色素灌注标本或脑血管模型。观察下列动脉的行程和分布。

1) 大脑前动脉:由颈内动脉发出后向前进入大脑纵裂,沿内侧面胼胝体背侧向后行,其皮质支分布于大脑半球额、顶叶的内侧面及上外侧面的边缘部。两侧大脑前动脉在进入大脑纵裂前有前交通动脉相连。

2) 大脑中动脉:是颈内动脉的直接延续,沿外侧沟向后上行,其皮质支分布于大脑半球的上外侧面大部分。大脑中动脉在起始后不久发出中央支(豆纹动脉)穿入脑实质主要供应尾状核、豆状核及内囊等处的营养。它们被阻塞或破裂出血可产生严重的临床症状。

3) 椎动脉:在脑桥下缘,左右椎动脉合成一条基底动脉。基底动脉沿脑桥基底沟上行至脑桥上缘,分出左、右大脑后动脉。大脑后动脉绕大脑脚向背侧,其皮质支布于颞叶下面和枕叶内侧面以及两叶上外侧面边缘部。

4) 大脑动脉环:由大脑后动脉、后交通动脉、颈内动脉、大脑前动脉和前交通动脉在脑底围绕下丘脑共同形成。

【中枢神经传导通路实验】

(一) 实验目的要求

(1) 掌握躯干四肢的痛觉、温觉、粗触觉、压觉传导通路,本体觉和精细触觉传导通路及锥体系的运动传导通路。

(2) 熟悉视觉传导路及瞳孔对光反射通路。

(3) 了解锥体外系的概念及功能。

(二) 实验物品

(1) 本体觉及精细触觉传导通路模型。

(2) 全身的痛、温、粗触、压觉传导通路模型。

(3) 视觉传导通路及瞳孔对光反射路径模型。

(4) 锥体系的皮质核束及皮质脊髓束传导通路模型。

(5) 相应传导路的解剖挂图。

(三) 实验内容及方法

本次实验分组进行。一组由教师带领同学观察各传导路模型。重点了解各个传导通路的不同切面的代表部位,每个传导路都由几级神经元传导,在何处换神经元及传导束的交叉部位,最后投射到大脑皮质的哪个区域。在传导通路模型上指出薄束、楔束、脊髓丘脑束、皮质脊髓侧束、前束、皮质核束的走行。

另一组同学根据病例进行分析、讨论。根据已学过的知识诊断出病例的受损部位、影响了哪一个传导通路,为什么出现相应的症状。每组找出 1、2 名同学发言。两组进行轮换。最后教师小结。

1. 躯干、四肢的本体觉及精细触觉传导通路

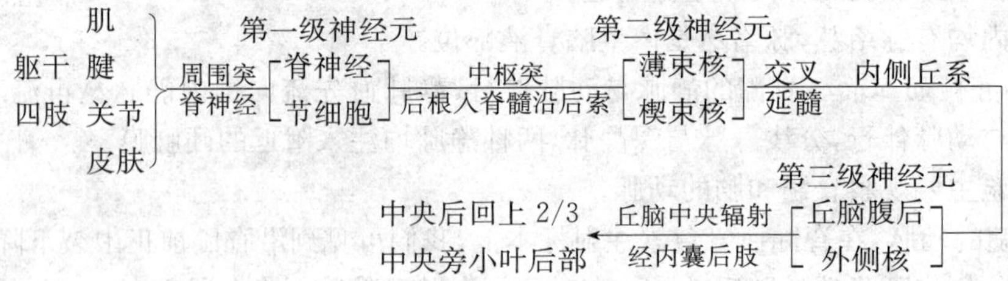

2. 躯干、四肢的痛觉、温度觉、粗触觉、压觉传导通路

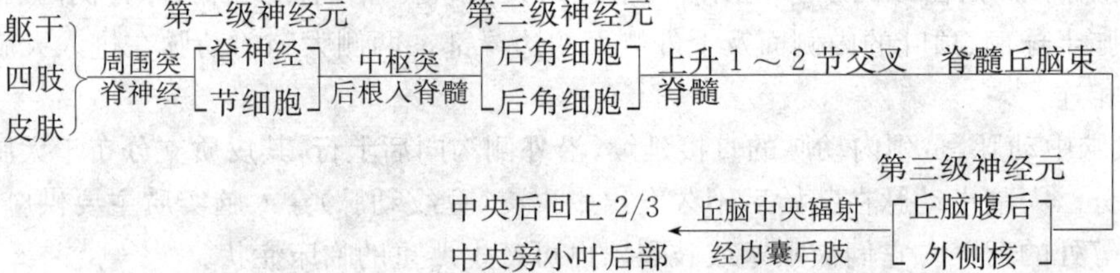

3. 头面部的浅感觉传导通路

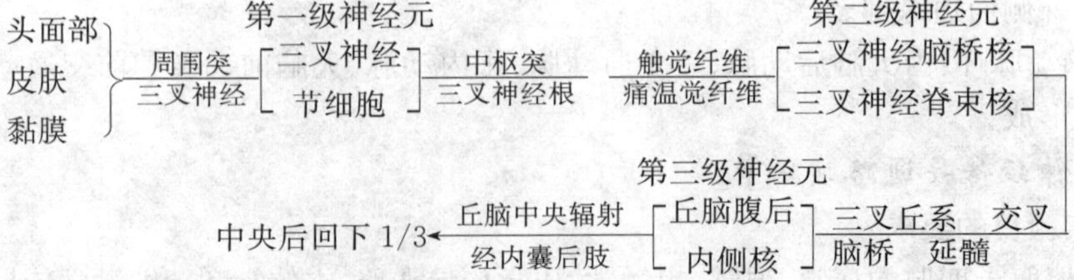

4. 视觉传导通路

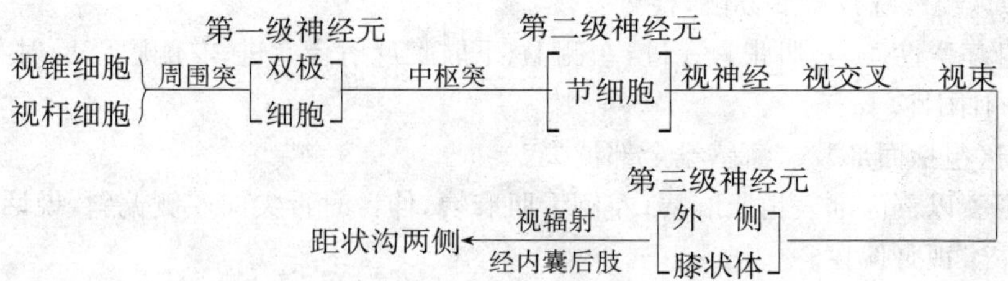

5. 瞳孔对光反射途径

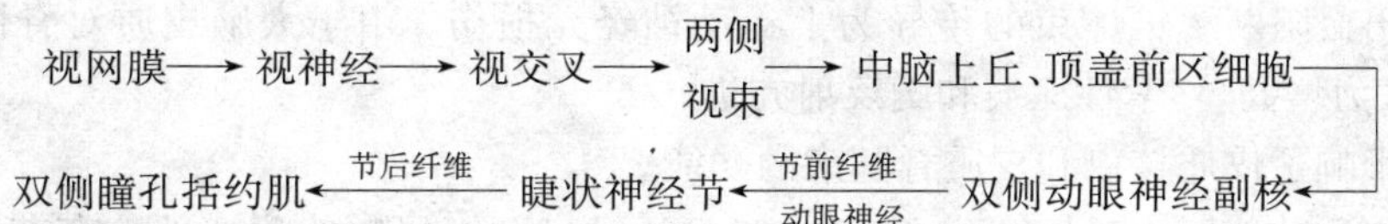

6. 锥体系的运动传导路

(1) 皮质核束:

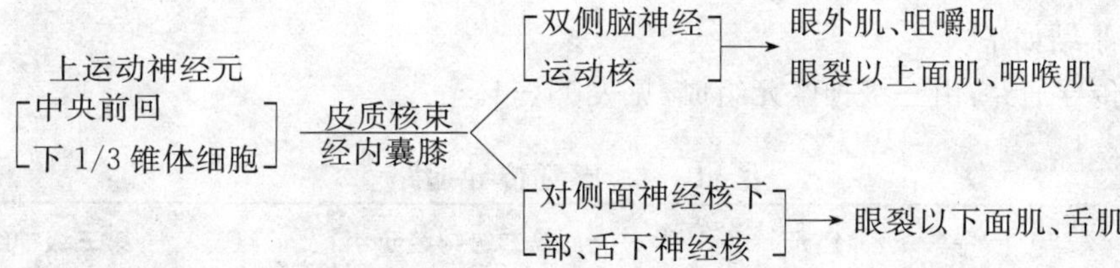

(2) 皮质脊髓束:

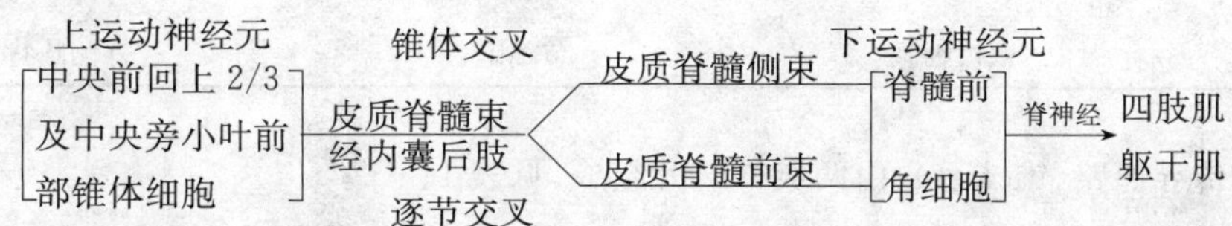

7. 锥体外系　锥体外系是指锥体系以外的运动传导通路，为多级神经元的连接，主要包括大脑皮质、小脑、纹状体、红核、黑质和网状结构等。锥体外系主要功能是调节肌张力和协调肌的活动等。结合挂图和模型了解锥体外系的概念。

8. 病例分析

病例一：一患儿，3 岁，高热 3 d 后出现右下肢瘫痪。检查：右下肢股四头肌瘫痪，并有肌萎缩，肌张力减退；右下肢感觉正常。右膝腱反射消失，右跟腱反射正常。足跖反射正常。请考虑损伤在什么部位？为什么？

小结：患儿确诊为脊髓前角灰质炎(小儿麻痹症)。

(1) 病变部位在脊髓 $L_{2\sim4}$ 节段的右侧前角细胞。右股四头肌瘫痪、肌张力减退并有肌萎缩和右膝反射消失是软瘫的表现。是因为支配股四头肌的下运动神经元受损所致。右股四头肌受右股神经支配，其神经元是同侧脊髓 $L_{2\sim4}$ 节段的前角细胞。

(2) 脊髓白质和脊髓后角未受影响，所以感觉正常。

(3) 右跟腱反射存在，表示小腿后群肌正常。

病例二：某位老人，男，65 岁，有高血压史，突然发生左半身麻木无力，随之昏迷。昏迷前血压 200/100 mmHg。经医院抢救后苏醒，检查发现：

(1) 左半身痉挛性瘫痪，肌张力亢进，左侧上、下肢腱反射皆亢进；左侧腹壁反射和提睾反射消失，左侧病理反射阳性。

(2) 左半身(包括面部)浅、深感觉全部消失。

(3) 左侧眼裂以下面部表情肌麻痹；左侧舌肌麻痹，伸舌时舌尖向左侧偏斜，说话不清晰。

(4) 双眼左半视野偏盲。

请分析病变部位在何处？为什么出现以上症状？

小结：医院诊断该患者为脑出血(右侧内囊)。

(1) 内囊出血阻断了锥体束的传导为上运动神经元损伤。由于大脑皮质对脊髓失去控制作用，而出现肌张力增高，痉挛性瘫痪和腱反射亢进。

(2) 病变影响了皮质核束和皮质脊髓束的功能。

(3) 大脑皮质功能区为对侧管理，患者左半身运动、感觉障碍，故病变部位在右侧内囊。因为右侧内囊是管理对侧(即左半身)运动、感觉、视觉的纤维最集中的部位，由于高血压造成右侧内囊处血管破裂出血，血肿压迫这些纤维束，影响本体觉、痛觉、温度觉、视觉传导通路，于是出现"三偏"症状。

传导通路小结如下。

(1) 感觉传导通路：由三级神经元组成，见表 11-4。

表 11-4 感觉传导通路

传导通路	第一级神经元	第二级神经元	第三级神经元
浅感觉	脊神经节	后角细胞	丘脑腹后外侧核
深感觉	脊神经节	薄、楔束核	丘脑腹后外侧核
视觉	双极细胞	节细胞	外侧膝状体

(2) 运动传导通路(锥体系)：由两级神经元组成，见表 11-5。

表 11-5 运动传导通路

上神经元		下神经元	
中央前回及中	皮质核束	脑神经运动核	脑神经运动纤维
央旁小叶的锥体细胞	皮质脊髓束	脊髓前角细胞	脊神经运动纤维

(3) 感觉和运动传导通路在行程中都要进行一次交叉：一侧大脑半球接受对侧半身的感觉冲动和管理对侧肢体的运动。但交叉平面不同，锥体交叉和内侧丘系交叉在延髓内；痛觉、温度觉、粗触觉、压觉传导束的交叉在脊髓内。

(4) 一侧大脑半球接受两侧视、听觉冲动。

第三节　周围神经系统

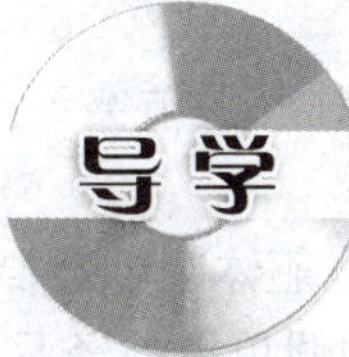

了解：主要内脏神经丛的位置和分布概况；内脏感觉的特点和牵涉性痛的概念。

熟悉：腰丛的组成、位置、主要分支和分布；骶丛的组成、位置、主要分支；十二对脑神经名称、性质、连脑部位、出入颅的部位和分布概况；迷走神经走行、主要分支及分布概况；内脏神经分布、区分和结构特点；交感神经的组成和分布概况；副交感神经的组成及分布概况。

应用：脊神经的构成、分支、分布；颈丛、臂丛的组成、位置、主要分支的行程与分布；胸神经前支的行程和分布；坐骨神经的行程、分支、分布和体表投影；三叉神经、面神经。

实验：脊神经的数目、组成纤维成分，各部脊神经穿出椎间孔的位置；膈神经的走行和分部，臂丛组成和位置，正中神经、尺神经、桡神经、腋神经的走行和分布；胸神经前支的走行和分布；股神经的走行和分布；坐骨神经的走行和分布。12 对脑神经的名称和出、入颅的部位；动眼神经的起始及走行；三叉神经节的位置及三大分支的分布；面神经的走行和分布；迷走神经的分支喉上神经和喉返神经走行和分布；副神经、舌下神经的走行和分布。

周围神经系统是指脑和脊髓以外的神经而言，主要由神经和神经节构成。周围神经按其与中枢神经的连接部位和分布范围不同，通常分为**脊神经**、**脑神经**和**内脏神经**3 部分。

一、脊神经

脊神经共 31 对，每对脊神经借前根和后根连于脊髓的前、后外侧沟。前根为运动性、后根为感觉性，前根和后根在椎间孔处合成一条混合性的脊神经。脊神经后根在椎间孔附近有一膨大，称**脊神经节**。此节由假单极神经元胞体聚集而成(图 11－51)。

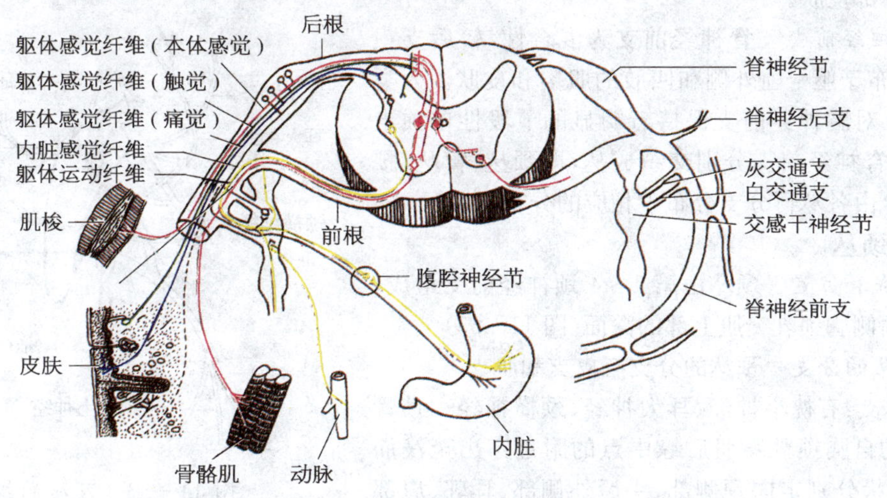

图 11－51　脊神经的组成

31对脊神经分为**颈神经**8对，**胸神经**12对，**腰神经**5对，**骶神经**5对和**尾神经**1对。第1～7对颈神经在同序数颈椎上方的椎间孔穿出，第8对颈神经在第7颈椎与第1胸椎之间的椎间孔穿出。胸、腰神经均从同序数椎骨下方的椎间孔穿出，第1～4对骶神经通过相应的骶前、后孔穿出，第5对骶神经和尾神经经骶管裂孔穿出。

临床脊柱的病变如椎间盘脱出、椎骨骨折、关节突关节的病变都会累及脊神经，出现脊神经的感觉和运动功能障碍。

在混合性的脊神经中含有**躯体感觉纤维**、**躯体运动纤维**、**内脏感觉纤维**和**内脏运动纤维**4种成分。

(1) 躯体感觉纤维：来自脊神经节内的假单极神经元，其周围突分布于皮肤、骨骼肌和关节，中枢突组成后根进入脊髓，将皮肤浅感觉（痛、温、触觉）和运动系的深感觉（运动觉、位置觉等）冲动传入中枢。

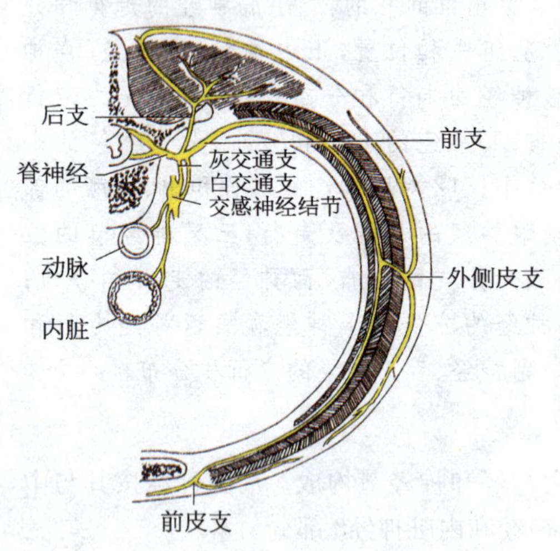

图11－52 脊神经示意图

(2) 躯体运动纤维：来自脊髓前角运动神经元，分布于骨骼肌，支配其随意运动。

(3) 内脏感觉纤维：来自脊神经节的假单极神经元，其中枢突组成后根进入脊髓，其周围突分布于内脏、心血管和腺体。

(4) 内脏运动纤维：来自脊髓胸、腰段侧角的交感神经元或骶副交感核，支配平滑肌、心肌的运动和控制腺体的分泌。

脊神经出椎间孔后立即分为以下4支（图11－52）。

1\. 脊膜支　脊膜支细小，经椎间孔返回椎管，分布于脊髓被膜。

2\. 交通支　交通支为连接脊神经与交感干之间的细支。

3\. 脊神经后支　脊神经后支为混合性，较相应的前支细而短，主要分布于项、背、腰和骶部的深层肌肉和皮肤。主要分支有：①**枕大神经**：为第2颈神经的后支，较粗大，分布于项、枕部皮肤。②**臀上皮神经**：为第1～3腰神经后支，分布于臀上部皮肤。③**臀中皮神经**：为第1～3骶神经后支，分布于臀中部皮肤。

4\. 脊神经前支　脊神经前支为混合性，较后支粗大，主要分布于躯干前外侧和四肢的肌肉和皮肤。人类除第2～11对胸神经前支保持着明显的节段性单独走行外，其余脊神经前支分别交织成丛，即颈丛、臂丛、腰丛和骶丛。由各丛再分支分布于相应的分布区域。

（一）颈丛

1\. 组成和位置　颈丛由第1～4颈神经前支组成。位于颈部两侧胸锁乳突肌上部的深面（图11－53）。

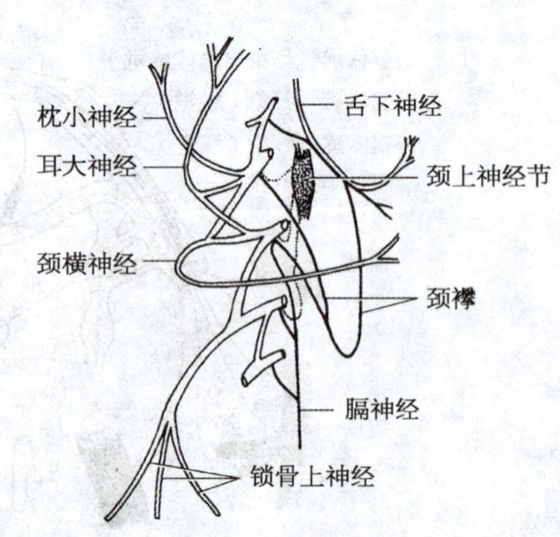

图11－53 颈丛的组成

2\. 颈丛的分支　颈丛的分支有皮支和肌支。

(1) 皮支：有枕小神经、耳大神经、颈横神经和锁骨上神经。均自胸锁乳突肌后缘中点的附近穿出至浅筋膜，呈放射状分别走向颈侧部、头后外侧部、耳郭、肩部及胸壁上部，分布于相应区域的皮肤(图 11－54)。

颈丛皮支浅出的位置，是颈部浅层结构浸润麻醉的一个阻滞点。

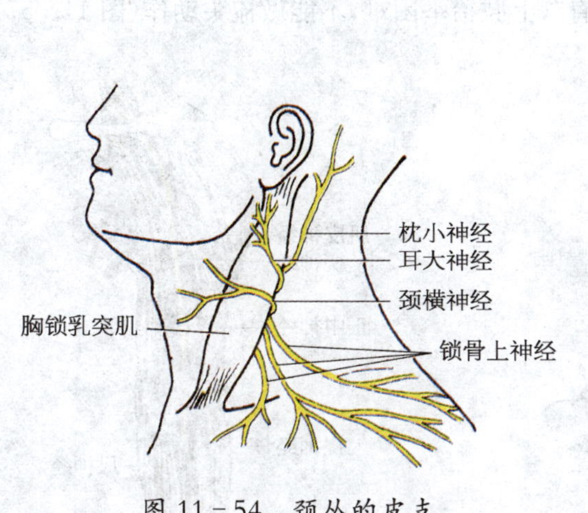

图 11－54　颈丛的皮支

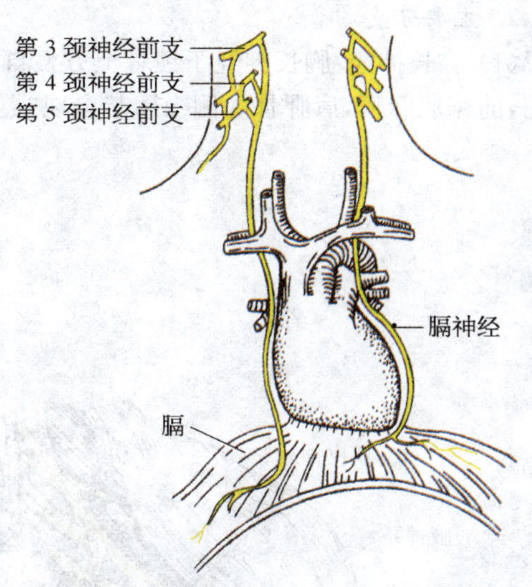

图 11－55　膈神经

(2) 肌支：颈丛的肌支主要是膈神经，为混合性神经。自颈丛发出后斜经前斜角肌前面下降，穿锁骨下动脉、静脉之间入胸腔。经肺根前方，沿心包的外侧面下降至膈，其运动纤维支配膈的运动；感觉纤维分布于胸膜、心包和膈下面中央部的腹膜，右膈神经的感觉纤维还分布于肝和胆囊(图 11－55)。

膈神经损伤的主要表现为：患侧膈肌瘫痪，导致腹式呼吸减弱，严重者有窒息感。膈神经受刺激可产生呃逆。

(二) 臂丛

1. 组成和位置　**臂丛**由第 5～8 颈神经前支和第 1 胸神经前支大部分纤维组成。臂丛自斜角肌间隙穿出，行于锁骨下动脉的后上方，向下外经锁骨后方进入腋窝。围绕腋动脉形成内侧束、外侧束和后束(图 11－56)。

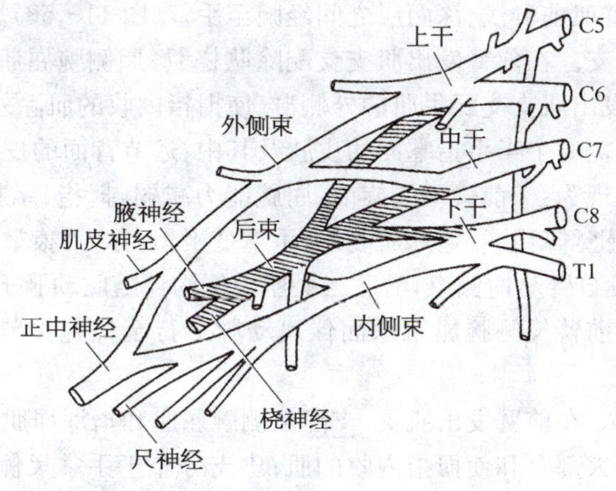

图 11－56　臂丛组成模式图

在锁骨中点后上方，臂丛各支集中，位置较浅，此处为进行臂丛阻滞麻醉部位。也可选择腋窝，在腋动脉周围进行麻醉。

2. 主要分支

(1) 胸长神经：胸长神经于锁骨上方发自臂丛，沿胸侧壁前锯肌表面下行并支配此肌。此神经损伤，前锯肌麻痹，肩胛骨内侧缘翘起出现“翼状肩”，上肢抬举困难，不能做梳头动作(图 11－57)。

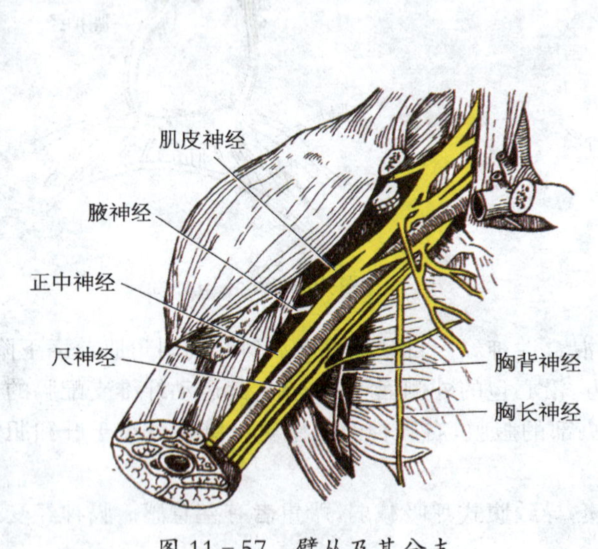

图 11－57　臂丛及其分支

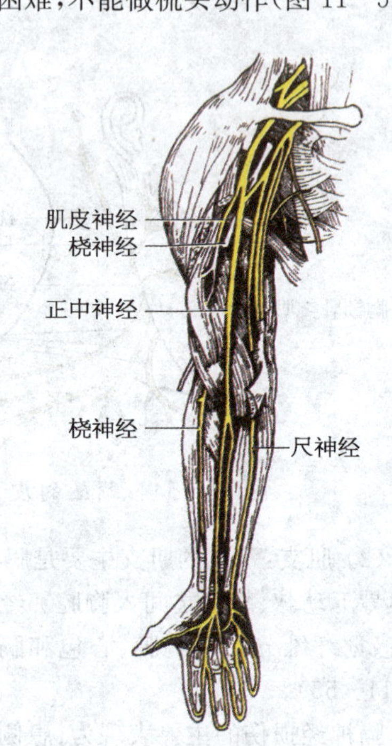

图 11－58　上肢前面的神经

(2) 肌皮神经：肌皮神经发自外侧束，行向外下，再经肱二头肌深面下行，沿途发出肌支支配臂肌前群。终支在肘关节的外上方，穿出深筋膜，延续为前臂外侧皮神经，沿前臂外侧下行至腕部，分布于前臂外侧皮肤。

(3) 正中神经：正中神经发自臂丛内、外侧束的两个根。沿肱二头肌内侧沟伴肱动脉下行至肘窝，再沿前臂中线行于前臂肌前群浅、深两层之间经腕至手掌(图 11－58)。

正中神经在臂部无分支。在前臂发出肌支支配除肱桡肌、尺侧腕屈肌和指深屈肌尺侧半以外的前臂肌前群。在手掌，发出肌支支配手肌的外侧群(使拇指内收的肌除外)及中间群的小部分；皮支分布于手掌桡侧部及桡侧 3 个半手指掌面的皮肤及其中、远节背面的皮肤。

正中神经损伤主要表现为：①前臂不能旋前，屈腕能力减弱，拇指、示指及中指不能屈曲，拇指不能对掌；②皮支分布区感觉障碍；③鱼际肌萎缩，手掌变平坦，称为“猿掌”(图 11－63)。

(4) 尺神经：尺神经发自臂丛内侧束，沿肱二头肌内侧沟伴随肱动脉下行，至臂中部转向后下，经尺神经沟进入前臂。在前臂尺侧腕屈肌深面伴尺动脉下行至桡腕关节上方，发出手背支，本干经腕部入手掌。

尺神经在臂部无分支。在前臂发出肌支，支配尺侧腕屈肌和指深屈肌尺侧半。在手掌，肌支支配手肌内侧群及中间群的大部分和使拇指内收的肌；皮支分布于手掌尺侧部及尺侧一个半手指掌面的皮肤，在手背布于尺侧半及尺侧两个半手指背面皮肤(图 11－59)。尺神经在经肱骨内上髁后方尺神经沟位置表浅，并贴于骨面，骨折时易受损伤。

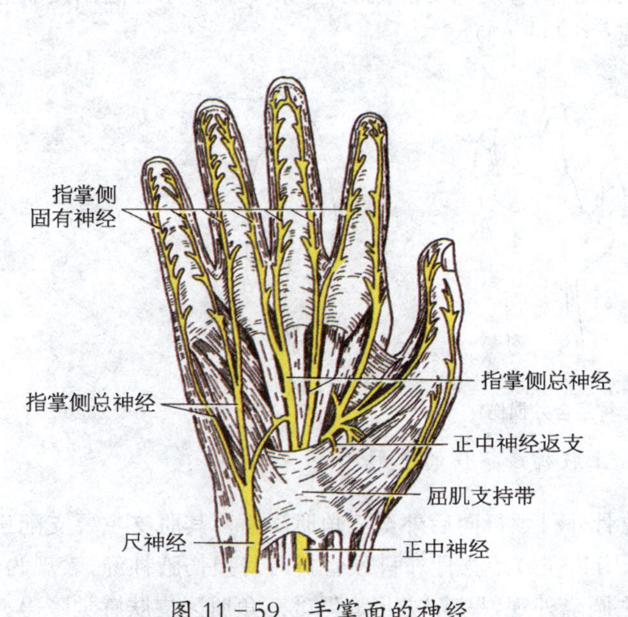

图 11－59 手掌面的神经

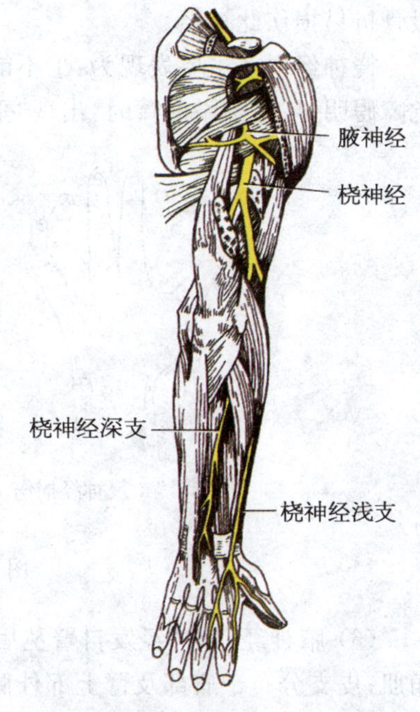

图 11－60 上肢后面的神经

尺神经损伤主要表现为:①屈腕能力减弱,拇指不能内收,其他各指不能互相靠拢,环指与小指远节不能弯曲;②皮支分布区的小鱼际及小指感觉丧失;③小鱼际萎缩,各掌指关节过伸,第 4、第 5 指的指间关节屈曲,表现为“爪形手”(图 10－63)。

(5) 桡神经:桡神经发自臂丛后束,是上肢最粗大的神经,在肱三头肌深面沿肱骨的桡神经沟行向下外,至肱骨外上髁前方分为浅支和深支(图 11－60)。浅支为皮支,伴桡动脉下行,在前臂下 1/3 处转向手背;深支较粗,主要为肌支,穿至前臂背侧。

桡神经肌支支配臂肌和前臂肌后群及肱桡肌;皮支分布于臂和前臂的背面、手背桡侧半及桡侧两个半指背面的皮肤(图 11－61、图 11－62)。桡神经在经过肱骨桡神经沟时,紧贴骨面,肱骨中

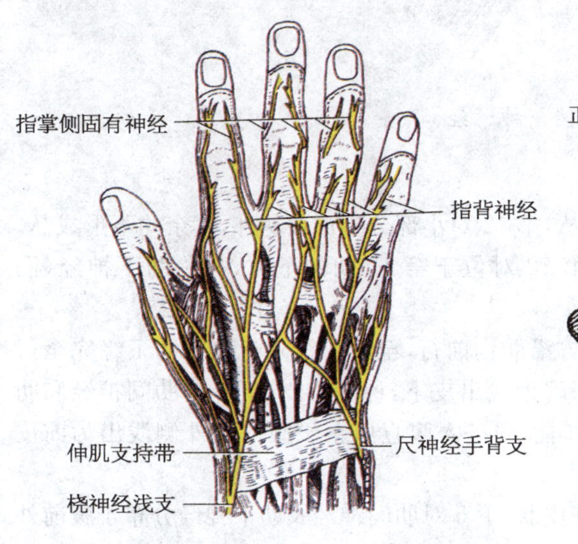

图 11－61 手背面的神经

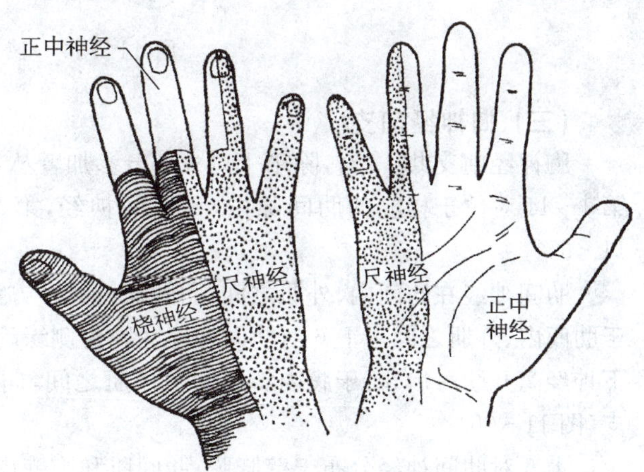

图 11－62 手部皮神经分布

段骨折易损伤此神经。

桡神经损伤主要表现为:①不能伸腕和伸指,前臂旋后功能减弱;②第 1、第 2 掌骨之间皮肤感觉障碍明显;③抬举前臂时,出现"垂腕"姿态(图 11-63)。

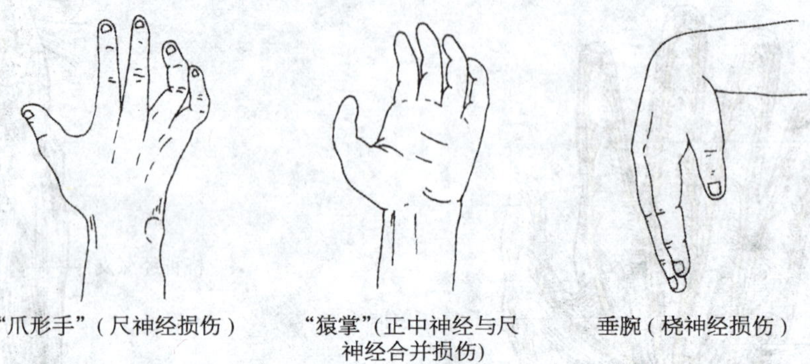

图 11-63　上肢神经损伤的手形

(6) 腋神经:腋神经发自臂丛后束,沿肱骨外科颈行向后外至三角肌深面。其肌支主要支配三角肌;皮支分布于肩部及臂上部外侧皮肤(图 11-64)。肱骨外科颈骨折时易损伤腋神经,表现为:①肩关节不能外展;②三角肌萎缩,肩部失去圆隆外观,呈现"方形肩";③三角肌区皮肤感觉障碍。

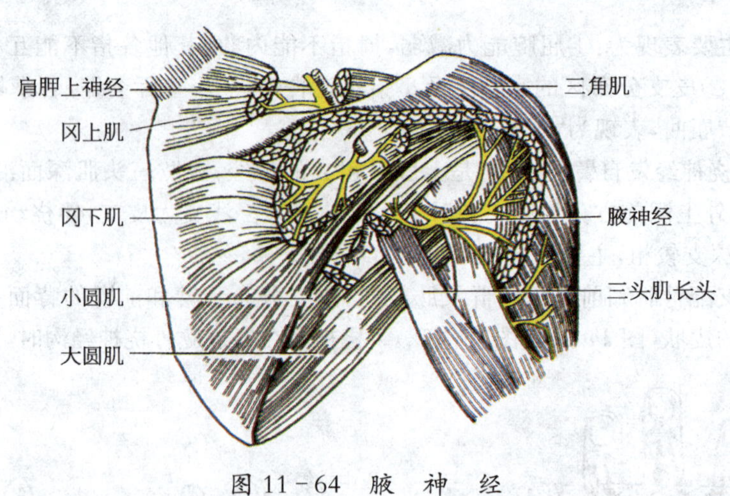

图 11-64　腋　神　经

(三) 胸神经前支

胸神经前支共 12 对,除第 1 对大部分参加臂丛,第 12 对小部分参加腰丛外,其余均不形成丛。第 1～11 对位于相应的肋间隙内,称肋间神经,第 12 对位于第 12 肋的下方,故称肋下神经(图 11-65)。

肋间神经在肋间内、外肌之间,肋间血管的下方沿肋沟前行,至腋前线附近离开肋下缘完全行于肋间内、外肌之间。上 6 对肋间神经达胸骨侧缘附近浅出皮下,称前皮支;下 5 对肋间神经和肋下神经离开肋弓后,行于腹内斜肌和腹横肌之间,向前内进入腹直肌鞘于腹白线外侧浅出为前皮支(图 11-66)。

上 6 对肋间神经分布于壁胸膜、肋间肌和胸壁皮肤;下 5 对肋间神经及肋下神经分布于腹前外侧壁肌、皮肤和相应的壁腹膜。

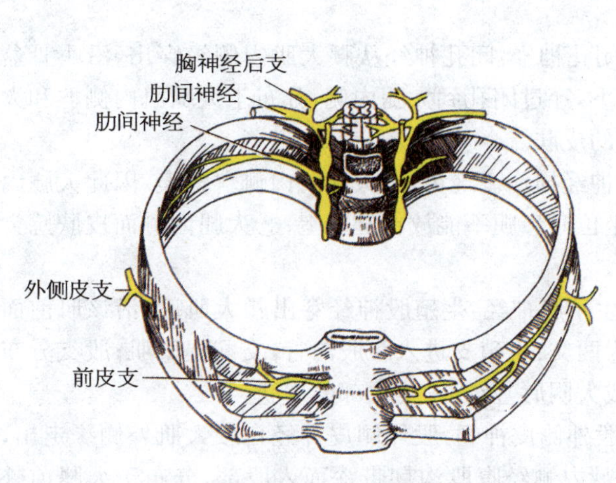

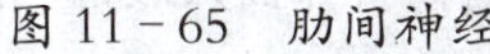

图 11－65　肋间神经

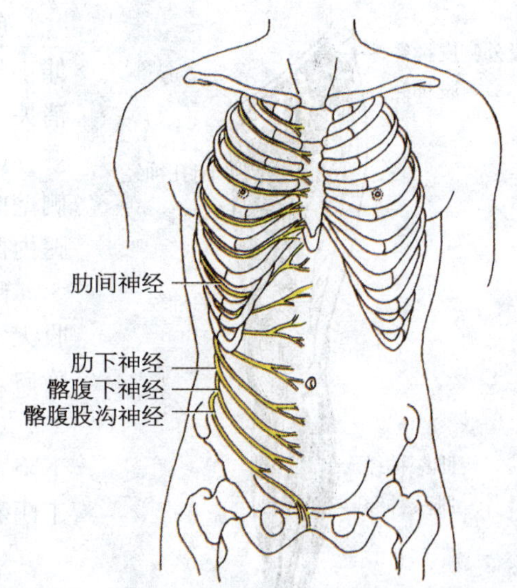

图 11－66　肋间神经在胸腹壁的分布

胸神经前支的皮支在胸、腹部呈环带状的节段性分布，其分布自上而下按神经顺序排列。如第 2 胸神经前支分布于胸骨角平面；第 4 胸神经前支分布于乳头平面；第 6、第 8 和第 10 胸神经前支分别分布于剑胸结合平面、肋弓平面和脐平面；第 12 胸神经前支分布于脐和耻骨联合连线中点平面。

临床施行硬膜外麻醉时，常以皮神经分布区来测定麻醉平面的高低。还可根据感觉障碍平面来推断脊髓受损的部位。

（四）腰丛

1. 组成和位置　**腰丛**由第 12 胸神经前支的小部分和第 1～3 腰神经前支及第 4 腰神经前支的一部分共同组成。腰丛位于腰大肌的深面（图 11－67）。

2. 主要分支　腰丛除就近发出肌支支配腰方肌和髂腰肌外，还发出许多分支分布于腹股沟区、大腿前面和内侧面。其分支有以下几支。

（1）髂腹下神经和髂腹股沟神经：**髂腹下神经**和**髂腹股沟神经**自腰大肌外缘穿出，两神经平行经腰方肌前面行向外下至髂嵴上方，穿入腹横肌和腹内斜肌之间前行，至腹前壁时又穿入腹外斜肌腱膜深面，其中髂腹下神经达腹股沟管浅环上方，穿出腹外斜肌腱膜浅出于皮下。

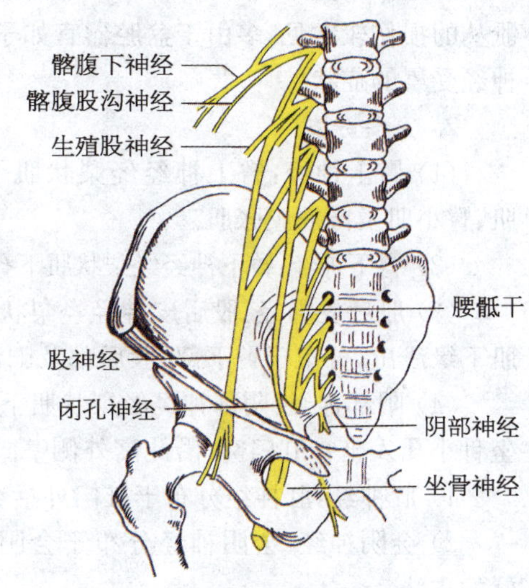

图 11－67　腰、骶丛组成模式图

髂腹股沟神经于髂腹下神经的下方并行，在腹股沟韧带中点附近进入腹股沟管，伴随精索或子宫圆韧带出浅环，分布于阴茎根部及阴囊或大阴唇皮肤。此两神经在行程中，还分布于腹股沟区的诸肌和皮肤。在腹股沟疝修补术中应注意保护这两条神经。

（2）股神经：**股神经**为腰丛中最大的分支，初在腰大肌外侧缘和髂肌之间下行，继经腹股沟韧带深面进入股三角内，位于股动脉外侧分为数支（图 11－68），支配大腿肌前群及大腿前面的皮肤。其中最长的皮支为**隐神经**，与大隐静脉伴行至足的内侧缘。分布于小腿内侧面及足内侧缘皮肤。

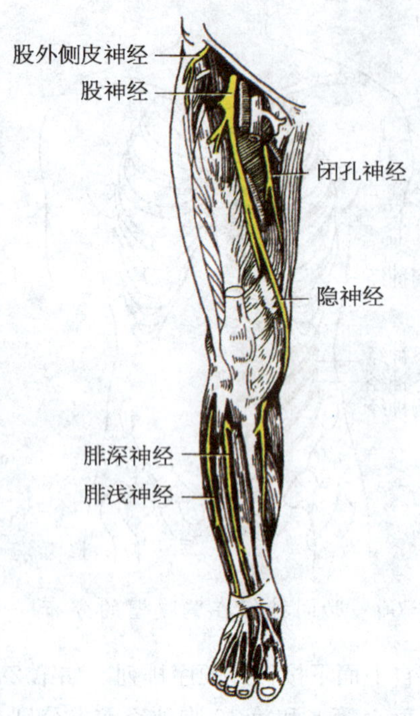

图 11-68 下肢前面的神经

股神经损伤表现为：①大腿肌前群瘫痪，屈髋无力，不能伸小腿；②大腿前面及小腿内侧面皮肤感觉障碍；③膝跳反射消失。

(3) 闭孔神经：闭孔神经从腰大肌内侧缘穿出，沿小骨盆侧壁向前下，穿过闭孔到大腿内侧，分布于大腿肌内侧群和大腿内侧面的皮肤。

闭孔神经损伤表现为：①大腿肌内侧群瘫痪，因此大腿内收无力，坐位时患腿不能放在健腿上；②大腿内侧面皮肤感觉障碍。

(4) 生殖股神经：生殖股神经穿出腰大肌后，沿该肌前面下降，分为两支：生殖支进入腹股沟管，支配提睾肌；股支分布于阴囊(或大阴唇)及股三角上部的皮肤。

(5) 股外侧皮神经：股外侧皮神经自腰大肌外侧缘走出，至髂前上棘内侧经腹股沟韧带深面入股部，分布于大腿前外侧面的皮肤。

(五) 骶丛

1. 组成和位置　骶丛由腰骶干(第 4 腰神经前支余部和第 5 腰神经前支构成)、全部骶神经及尾神经前支组成，是全身最大的脊神经丛。

骶丛位于盆腔内，骶骨及梨状肌的前面，略呈三角形，尖端向下，延续为坐骨神经(图 11-69)。骶丛的损伤较常见，多由于盆腔器官如子宫、直肠的恶性肿瘤浸润或扩散造成，可出现疼痛及多条神经受累的症状。

2. 主要分支

(1) 臀上神经：臀上神经经梨状肌上孔出骨盆，支配臀中肌、臀小肌及阔筋膜张肌。

(2) 臀下神经：臀下神经经梨状肌下孔出骨盆，支配臀大肌。

(3) 股后皮神经：股后皮神经经梨状肌下孔出骨盆，至梨状肌下缘浅出，分布于臀下部、股后部及腘窝的皮肤。

(4) 阴部神经：阴部神经经梨状肌下孔出盆腔，绕坐骨棘经坐骨小孔入坐骨肛门窝，沿此窝外侧壁向前，分为 3 支：

1) 肛神经：肛神经分布于肛门外括约肌和肛门部的皮肤。

2) 会阴神经：会阴神经分布于会阴部诸肌和阴囊或大阴唇的皮肤。

3) 阴茎(阴蒂)背神经：阴茎(阴蒂)背神经行于阴茎(阴蒂)背侧，主要分布于阴茎或阴蒂的海绵体和皮肤。

(5) 坐骨神经：坐骨神经是全身最粗大的神经。经梨状肌下孔出骨盆，在臀大肌深面，经坐骨结节与大转子连线的中点下降至大腿后面，在腘窝上方分为胫神经和腓总神经。坐骨神经本干在股后发出肌支，支配大腿肌后群，同时发支布于髋关节(图 11-69)。

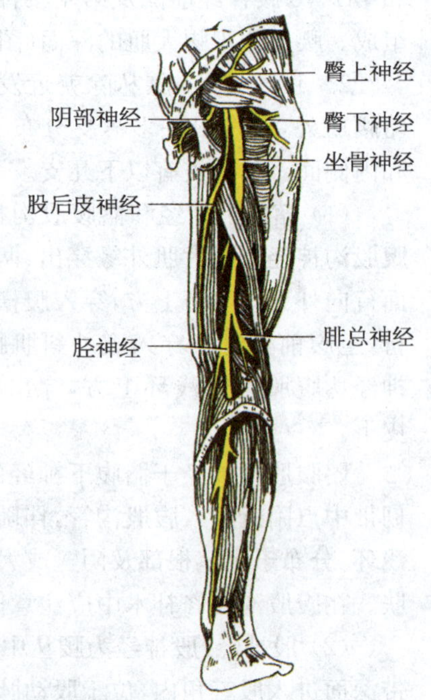

图 11-69　下肢后面的神经

1) 胫神经:胫神经沿腘窝中线下降,经小腿三头肌的深面下行,至内踝后方进入足底,分为足底内侧神经和足底外侧神经(图 11－70)。胫神经分支分布于膝关节、小腿肌后群、小腿后面的皮肤及足底肌和皮肤。

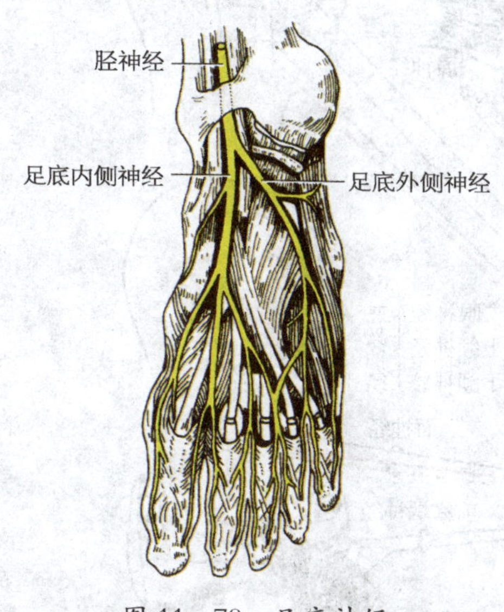

图 11－70 足底神经

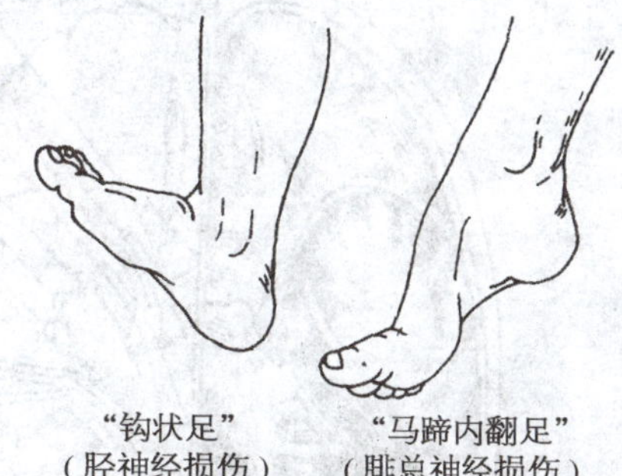

图 11－71 小腿神经损伤后的足形

胫神经损伤可致:①足不能跖屈,内翻能力弱;②小腿后面及足底感觉迟钝或消失;③足畸形,由于小腿肌前、外侧群的过度牵拉使足呈背屈外翻状态,为"钩状足"(图 11－71)。

2) 腓总神经:腓总神经沿腘窝外侧缘下行,绕至腓骨头下外方向前至小腿前面,分为腓浅神经和腓深神经两支。①腓浅神经:下行于小腿肌外侧群之间,并分支支配小腿肌外侧群。皮支于小腿中、下 1/3 交界处浅出,分布于小腿前外侧面、足背及第 2～5 趾背面相对缘皮肤。②腓深神经:在小腿肌前群之间,伴胫前动脉下行,支配小腿肌前群及足背肌。皮支分布于第 1～2 趾背面相对缘皮肤。

腓总神经损伤可致:①足不能背屈,足下垂,并有内翻,呈现"马蹄内翻足",行走时呈"跨阈步态"(患者必须用力上抬下肢使髋、膝关节高度屈曲才能行走);②小腿前外侧面、足背及趾背皮肤感觉障碍(图 11－71)。

二、脑神经

脑神经共 12 对,它们的名称和顺序按罗马数字排列如下:Ⅰ嗅神经、Ⅱ视神经、Ⅲ动眼神经、Ⅳ滑车神经、Ⅴ三叉神经、Ⅵ展神经、Ⅶ面神经、Ⅷ前庭蜗神经、Ⅸ舌咽神经、Ⅹ迷走神经、Ⅺ副神经、Ⅻ舌下神经(图 11－72)。

12 对脑神经的纤维成分按其发生来源、分布和功能可分为 7 种,本教材归纳为 4 种:

1. 躯体感觉纤维　分布于头面部、颈部皮肤、肌、腱、大部分口腔、鼻腔黏膜、前庭蜗器和视器。
2. 内脏感觉纤维　分布于头、颈、胸、腹的脏器及味蕾和嗅器。
3. 躯体运动纤维　支配眼球外肌、舌肌、咽喉肌、咀嚼肌和面肌。
4. 内脏运动纤维　支配平滑肌、心肌和腺体。

每对脑神经所含的纤维成分多少不同,简单的脑神经只含一二种,复杂的脑神经可含三四种。因此,根据脑神经所含纤维性质的不同,将脑神经分为感觉性脑神经、运动性脑神经和混合性脑神

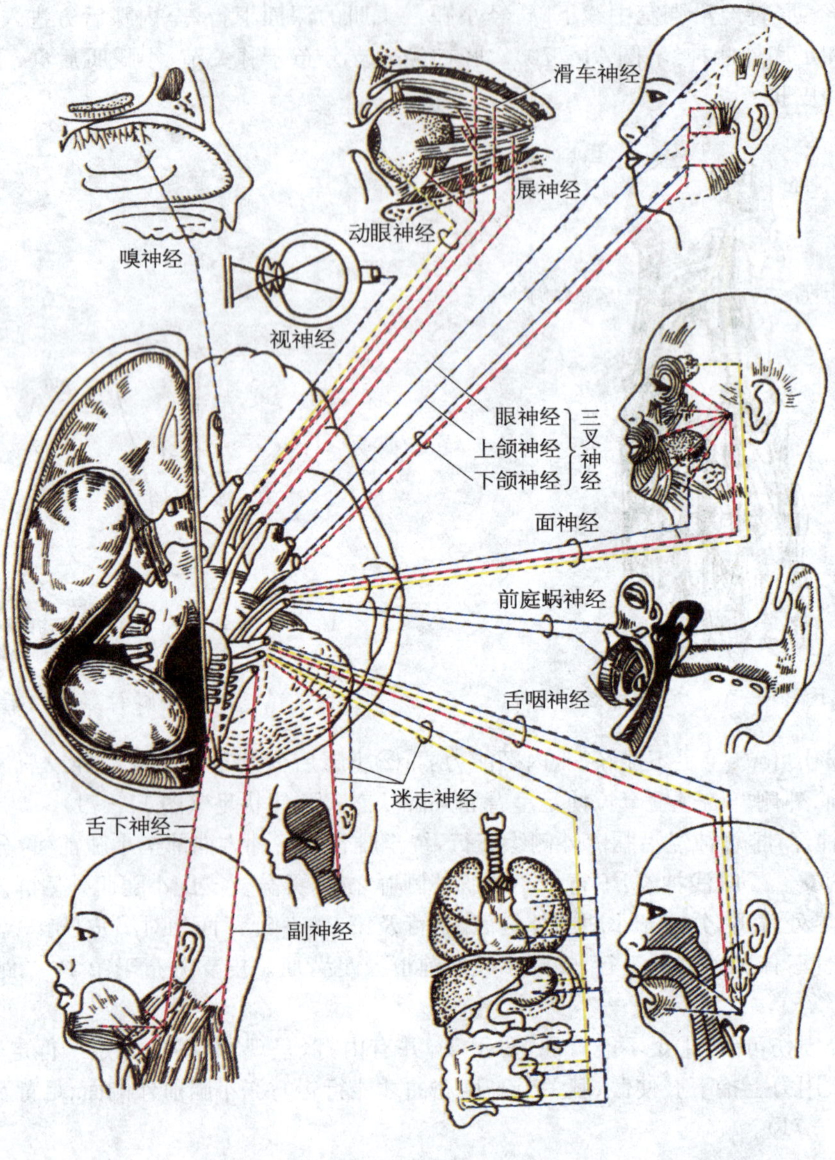

图 11－72　脑神经示意图

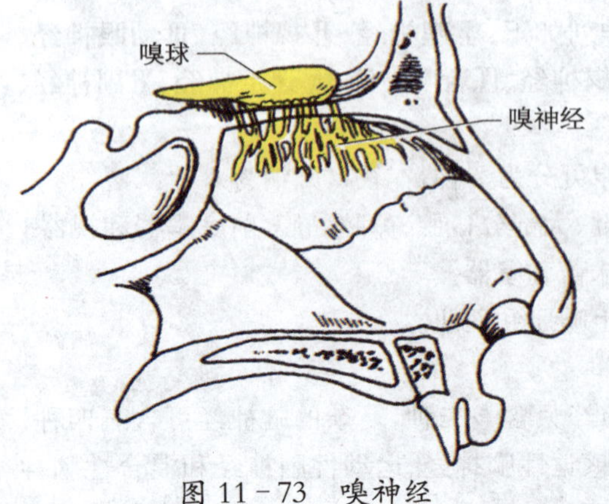

图 11－73　嗅神经

经 3 类。感觉性脑神经包括Ⅰ、Ⅱ、Ⅷ对；运动性脑神经包括Ⅲ、Ⅳ、Ⅵ、Ⅺ、Ⅻ对；混合性脑神经包括Ⅴ、Ⅶ、Ⅸ、Ⅹ对。

（一）嗅神经

嗅神经为感觉性神经。由鼻腔黏膜嗅区内嗅细胞的中枢突聚集成约 20 条嗅丝，上穿筛孔入颅腔，终于嗅球，传导嗅觉（图 11－73）。

颅前窝骨折累及筛板时，可撕脱嗅丝，造成嗅觉障碍。鼻炎时炎症蔓延至鼻黏膜上部，可造成一时性嗅觉消失。

(二) 视神经

视神经为感觉性神经，由眼球视网膜内节细胞的轴突，在视神经盘处聚集后穿出巩膜构成视神经。视神经经视神经管入颅腔形成视交叉。传导视觉冲动(图 11 - 74)。

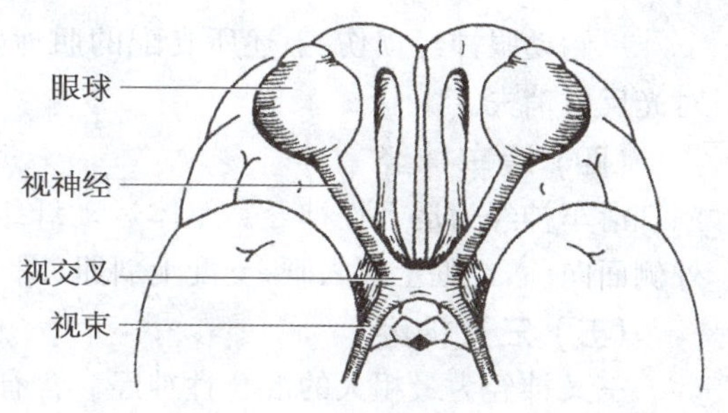

图 11 - 74 视神经与视交叉

(三) 动眼神经

动眼神经为运动性神经，含有躯体运动和内脏运动(副交感)两种纤维。躯体运动纤维由动眼神经核发出，内脏运动(副交感)纤维由动眼神经副核发出。两种纤维自中脑脚间窝出脑，穿海绵窦向前，经眶上裂入眶(图 11 - 75)。躯体运动纤维支配提上睑肌、上直肌、下直肌、内直肌和下斜肌。副交感纤维进入视神经外侧的睫状神经节内交换神经元(图 11 - 76)，其节后纤维支配瞳孔括约肌及睫状肌，使瞳孔缩小和调节晶状体的曲度。

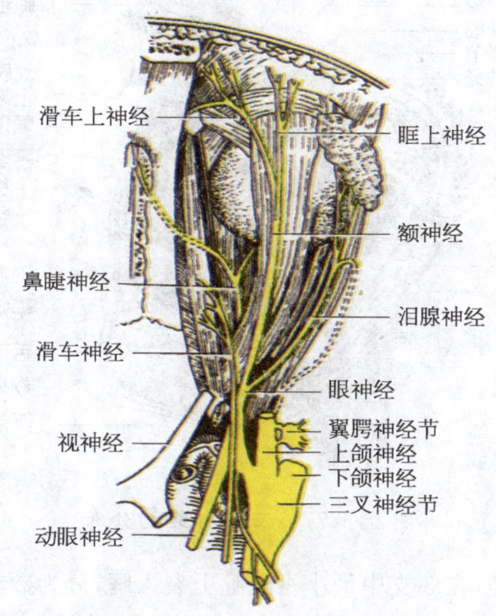

图 11 - 75 眶内神经上面观

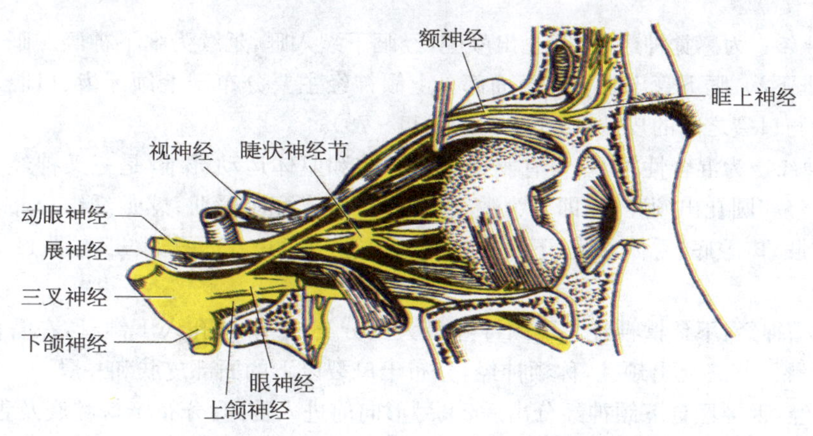

图 11 - 76 眶内神经右侧面观

一侧动眼神经损伤，上述所支配的肌瘫痪，引起上睑下垂、瞳孔斜向外下方、瞳孔散大和瞳孔对光反射消失。

（四）滑车神经

滑车神经为运动性神经。躯体运动纤维由中脑滑车神经核发出，自下丘下方出脑，绕大脑脚外侧面向前，经眶上裂入眶，支配上斜肌（图 11－75）。

（五）三叉神经

三叉神经为最粗大的混合性神经。含有躯体感觉和躯体运动纤维，它们组成粗大的感觉根及细小的运动根，两根与脑桥相连。在感觉根上有三叉神经节（位于颞骨岩部前面），此节内含假单级神经元。其中枢突进入脑桥止于三叉神经脊束核和脑桥核；周围突由三叉神经节发出 3 大分支，即眼神经、上颌神经和下颌神经。躯体运动纤维发自脑桥的三叉神经运动核，纤维组成三叉神经运动根，紧贴三叉神经节下面，进入下颌神经（图 11－77）。

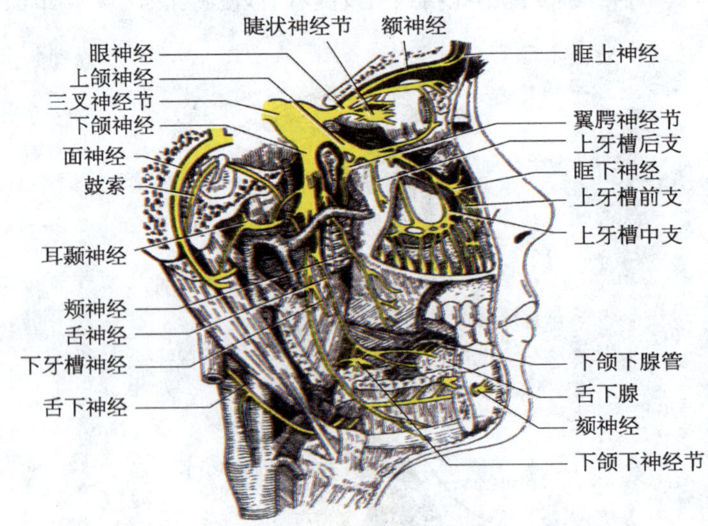

图 11－77　三叉神经的分布

1. 眼神经　为感觉神经，在 3 支中最小。经眶上裂入眶，分为数支布于泪腺、眼球、结膜以及鼻背的皮肤。其中较大的分支为眶上神经，经眶上切迹（孔）出眶，分布于上睑和额部的皮肤（图 11－76、图 11－77）。

2. 上颌神经　为感觉神经，穿圆孔出颅腔，经眶下裂入眶，延续为眶下神经。眶下神经贴眶下壁前行，再经眶下沟、眶下管出眶下孔至面部。上颌神经主要分布于上颌牙齿、口腔、鼻腔黏膜、上颌窦以及睑裂与口裂之间的皮肤（图 11－77、图 11－79）。

3. 下颌神经　为混合性神经，含有躯体感觉纤维和躯体运动纤维，是三叉神经 3 大分支中最粗大的一支。经卵圆孔出颅腔，立即分为数支，运动纤维支配咀嚼肌；感觉纤维分布于颞部、耳前、口裂以下的皮肤、口腔底、舌体黏膜、下颌牙齿和牙龈等（图 11－77、图 11－78、图 11－79）。主要分支有以下几支。

（1）下牙槽神经：下牙槽神经是下颌神经最大的分支，经下颌孔入下颌管，在管内发出小支至下颌牙齿和牙龈。其终支出颏孔，称颏神经，分布于口裂以下的面部皮肤和黏膜。

（2）舌神经：舌神经自下颌神经分出后，呈弓形向前进入舌内，分布于口腔底及舌前 2/3 黏膜，传导一般感觉。

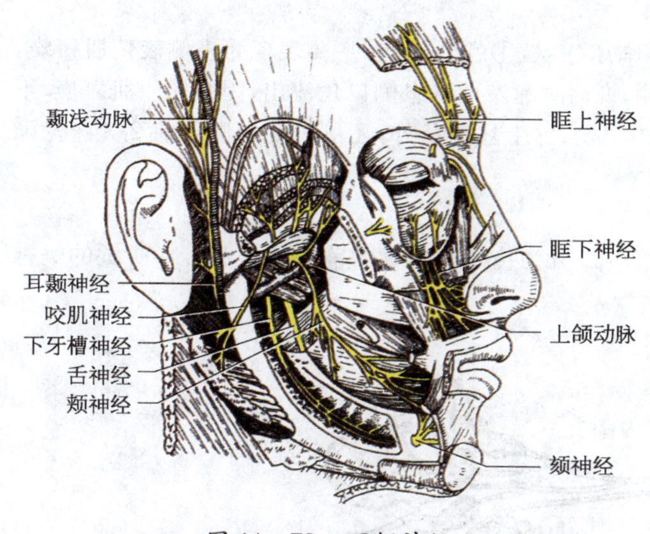

图 11－78 下颌神经

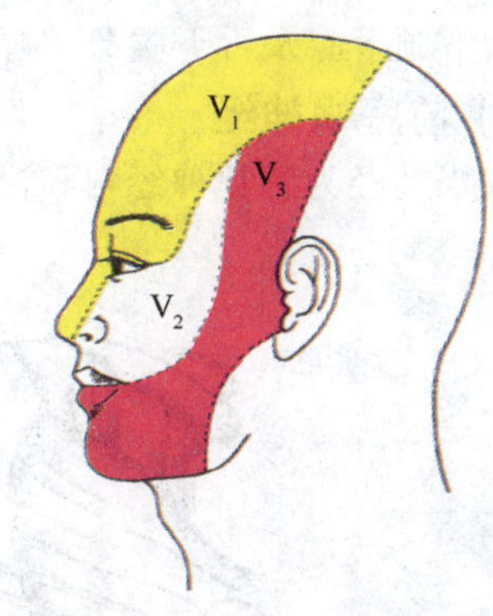

图 11－79 三叉神经皮支的分布范围

(3) 耳颞神经：**耳颞神经**以两根起于下颌神经，其间夹着脑膜中动脉，向后两根合成一干，穿腮腺实质上行，分布于耳屏前部、外耳道皮肤及颞部皮肤。

临床一侧三叉神经损伤时，可出现患侧咀嚼肌瘫痪，张口时下颌偏向患侧、患侧头面部皮肤及口、鼻腔黏膜一般感觉丧失、角膜反射消失。

(六) 展神经

展神经为运动性神经。躯体运动纤维由脑桥的展神经核发出，自延髓脑桥沟中线的两侧出脑，经眶上裂入眶，支配外直肌(图 11－76)。展神经损伤时，眼球不能外展而出现内斜视。

(七) 面神经

面神经为混合性神经，含有躯体运动纤维、内脏运动纤维和内脏感觉纤维，面神经在延髓脑桥沟展神经的外侧出脑，经内耳门入内耳道至面神经管，在管内内脏运动纤维和内脏感觉纤维自面神经分出，独立走行。内脏运动纤维在**翼腭神经节**、**下颌下神经节**交换神经元，其节后纤维支配泪腺、下颌下腺和舌下腺等腺体的分泌；内脏感觉(味觉)纤维是**膝神经节**(位于面神经管起始处)内假单极神经元的周围突随鼓索和舌神经分布于舌前 2/3 的味蕾，传导味觉。只有躯体运动纤维经茎乳孔出颅，向前进入腮腺内分支交织成丛，再自腮腺前缘呈放射状发出颞支、颧支、颊支、下颌缘支及颈支。支配面部表情肌及颈阔肌(图 11－80)。

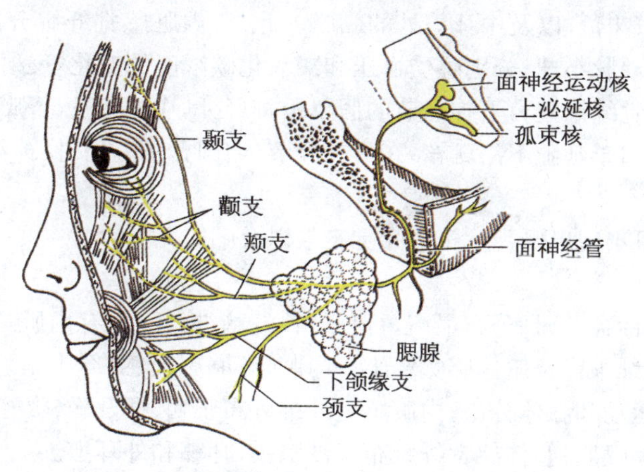

图 11－80 面 神 经

面神经因损害部位不同，可出现不同的临床症状：①颅外损伤，主要表现为患侧表情肌瘫痪，表现为额纹消失、鼻唇沟变浅，口角歪向健侧，说话时唾液可从患侧口角流出，因眼轮匝肌瘫痪，不能闭眼，患侧角膜反射消失等；②面神经管内损伤，除上述症状外，还可出现患侧舌前2/3味觉障碍、泪腺、下颌下腺及舌下腺分泌障碍等。

（八）前庭蜗神经

前庭蜗神经为感觉神经，只含躯体感觉纤维，分为传导平衡觉的**前庭神经**和传导听觉的**蜗神经**（图11-81）。

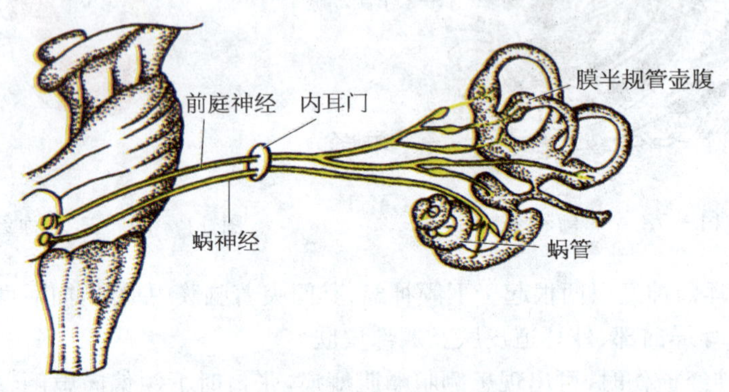

图11-81 前庭蜗神经

1. 前庭神经 传导平衡觉的纤维是**前庭神经节**（在内耳道底）双极神经元的突起，其周围突分布于内耳的壶腹嵴、椭圆囊斑和球囊斑；中枢突组成前庭神经。

2. 蜗神经 传导听觉的纤维是**蜗神经节**（在内耳耳蜗）双极神经元的突起，其周围突分布于内耳的螺旋器；中枢突组成蜗神经。

前庭神经和蜗神经伴行经内耳门入颅腔，在延髓脑桥沟、面神经的外侧进入脑干，分别终于前庭神经核和蜗神经核。

（九）舌咽神经

舌咽神经为混合性神经。含有躯体运动纤维和躯体感觉纤维，以及内脏运动纤维和内脏感觉纤维。舌咽神经于延髓两侧上部出脑，经颈静脉孔出颅，在孔内舌咽神经形成膨大的**上神经节**，出孔后又形成**下神经节**，舌咽神经出颅后下行于颈内动脉、静脉之间，继而呈弓形向前入舌（图11-82）。

舌咽神经的躯体运动纤维支配咽部肌；内脏运动纤维支配腮腺的分泌；内脏感觉纤维分布于咽和舌后1/3的黏膜、味蕾，以及中耳等处的黏膜。此外，内脏感觉纤维分出1～2条颈动脉窦支，分布于颈动脉窦和颈动脉小球，分别感受血压和二氧化碳浓度的变化，反射性地调节血压和呼吸。

舌咽神经内脏感觉纤维起自下神经节的假单极神经元，中枢突止于孤束核。躯体运动纤维起于疑核。副交感纤维起于延髓下泌涎核，在耳神经节（卵圆孔下方）交换神经元，节后纤维经耳颞神经分布于腮腺司分泌。

舌咽神经损伤，可出现患侧舌后1/3味觉丧失以及咽肌无力。

（十）迷走神经

迷走神经为混合性神经，是分布最广，行程最长的脑神经。含有内脏运动（副交感）纤维、内脏感觉纤维和躯体运动纤维以及躯体感觉纤维。内脏运动（副交感）纤维是迷走神经中的主要成分，管理胸、腹腔器官的运动和腺体分泌；内脏感觉纤维分布于咽、喉及胸、腹腔器官，司内脏感觉；躯体运动纤维支配软腭、咽喉肌；躯体感觉纤维布于硬脑膜、耳郭和外耳道。

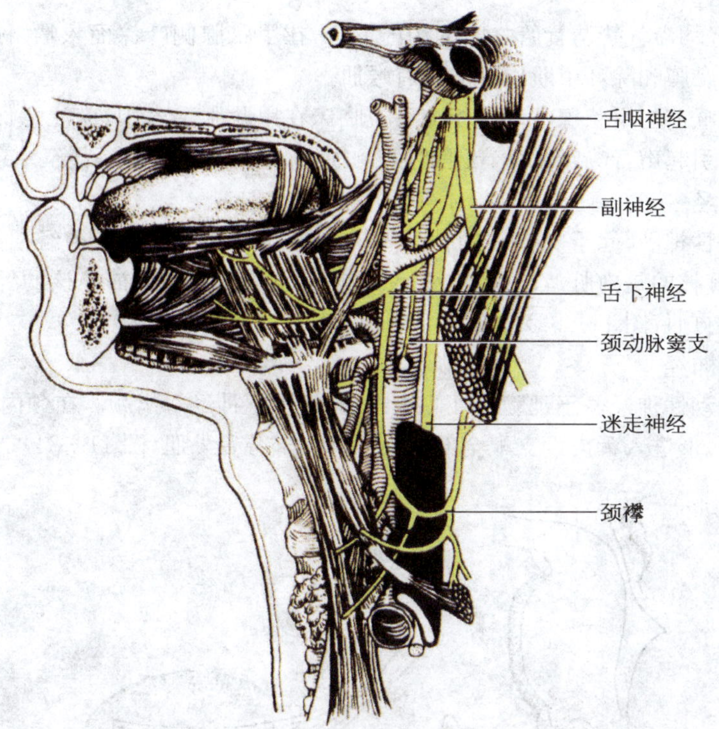

图 11－82 舌咽神经、迷走神经和副神经

迷走神经各种纤维在延髓外侧组成一干，于舌咽神经的下方出脑，经颈静脉孔出颅至颈部，于颈内静脉和颈内、颈总动脉之间的后方下行，经胸廓上口入胸腔，在食管周围左、右迷走神经分支组成食管前、后丛，食管前丛至食管下段汇合成迷走神经前干；食管后丛至食管下段汇合成迷走神经后干。迷走神经前、后两干经膈的食管裂孔入腹腔，分支分布于肝、胰、脾、肾以及结肠左曲以上的肠管(图 11－82)。迷走神经的主要分支有以下几条(图 11－83)。

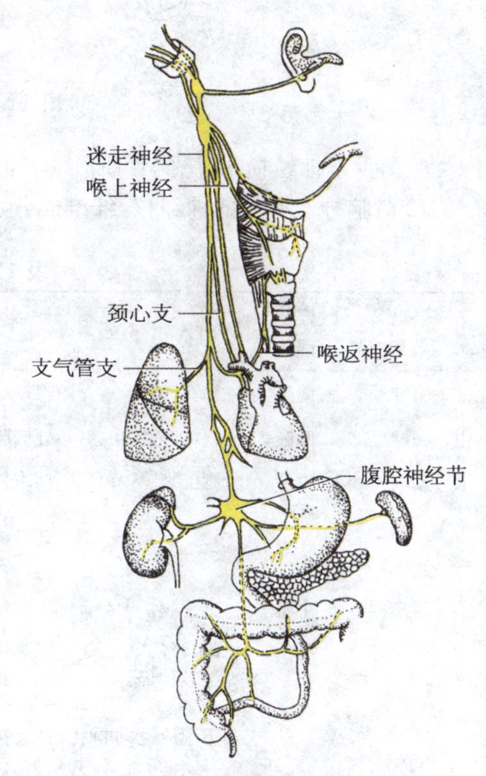

图 11－83 迷走神经的分支及分布

1. 喉上神经 喉上神经是迷走神经在颈部的主要分支，由下神经节发出沿颈内动脉下行，于舌骨大角处分为内、外两支。内支穿过甲状舌骨膜入喉，分布于会厌、舌根和声门裂以上的喉黏膜；外支支配部分喉肌(环甲肌)。

2. 颈心支 颈心支有上下 2 支，沿喉与气管两侧下行入胸腔，与交感神经的分支交织成心丛，调节心脏活动。上支有一分支，称主动脉神经(减压神经)，分布于主动脉弓壁内，感受血压变化和化学刺激。

3. 喉返神经 喉返神经从迷走神经发出后，左喉返神经绕主动脉弓下方上行返回颈部；右喉返神经绕右锁骨下动脉下方上行返回颈部。

左、右喉返神经均沿气管与食管之间的沟内上行，在甲状腺侧叶深面入喉，称**喉下神经**。分布于声门裂以下的喉黏膜和除环甲肌以外的所有喉肌。

喉返神经在入喉前与甲状腺下动脉相交叉。临床在甲状腺手术中，应注意保护喉返神经。喉返神经一侧损伤可引起声音嘶哑或发音困难，两侧损伤可引起呼吸困难，甚至窒息。

（十一）副神经

副神经为运动性神经，起于疑核和副神经核。自延髓外侧下部迷走神经根的下方出脑，经颈静脉孔出颅，起于疑核的是内脏运动纤维，并入迷走神经。而起于副神经核的纤维行向后下方支配胸锁乳突肌和斜方肌(图 11－82)。

（十二）舌下神经

舌下神经为运动性神经。于延髓前外侧沟出脑，经舌下神经管出颅。在颈内动脉、静脉之间下降到舌骨上方，呈弓形进入舌内。支配全部舌内肌和大部分舌外肌(图 11－84)。

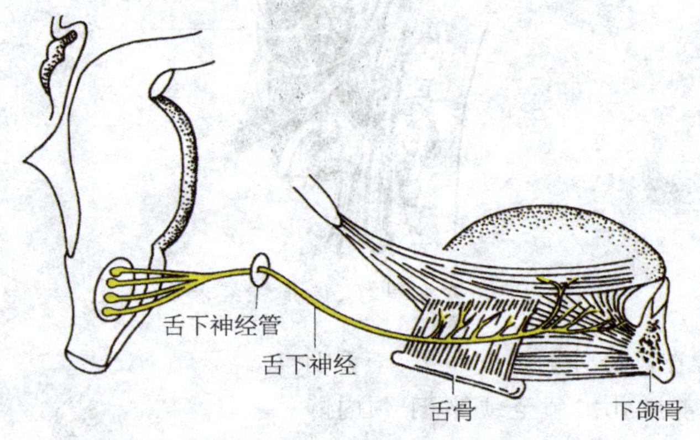

图 11－84　舌下神经

一侧舌下神经损伤，患侧舌肌瘫痪，伸舌时，舌尖偏向患侧。

12 对脑神经有关的神经核，纤维成分、分布和损伤后的表现见表 11－6。

表 11－6　脑神经概要

脑神经名称	连脑部位	出入颅部位	起止核的名称和性质	主要分布范围	损伤后主要症状
Ⅰ. 嗅神经	端脑	筛孔	嗅球(感)	鼻腔黏膜嗅部	嗅觉障碍
Ⅱ. 视神经	间脑	视神经管	外侧膝状体(感)	眼球的视网膜	视觉障碍
Ⅲ. 动眼神经	中脑	眶上裂	动眼神经核(运)	上、下、内直肌，下斜肌，上睑提肌	瞳孔斜向外下方、上睑下垂
			动眼神经副核(副)	瞳孔括约肌和睫状肌	对光反射及调节反射消失
Ⅳ. 滑车神经	中脑	眶上裂	滑车神经核(运)	上斜肌	眼不能向外下斜视
Ⅴ. 三叉神经	脑桥	眼神经：眶上裂 上颌神经：圆孔	三叉神经脑桥核(感) 三叉神经脊束核(感)	头面部皮肤、眼球、口、鼻腔黏膜、牙及舌(一般感觉)	感觉障碍、角膜反射消失
		下颌神经：卵圆孔	三叉神经运动核	咀嚼肌	咀嚼肌瘫痪
Ⅵ. 展神经	脑桥	眶上裂	展神经核(运)	外直肌	眼内斜视

（续表）

脑神经名称	连脑部位	出入颅部位	起止核的名称和性质	主要分布范围	损伤后主要症状
Ⅶ. 面神经	脑桥	内耳门→面神经管-茎乳孔	面神经核（运） 上泌涎核（副） 孤束核（感）	面部表情肌 泪腺、下颌下腺及舌下腺 舌前 2/3（味觉）	额纹消失、眼不能闭合、口角歪向健侧 分泌障碍 舌前 2/3 味觉障碍
Ⅷ. 前庭蜗神经	脑桥	内耳门	蜗神经核（感） 前庭神经核（感）	内耳的蜗螺旋器 内耳的壶腹嵴：球囊斑及椭圆囊斑	听觉障碍 眩晕、眼球震颤等
Ⅸ. 舌咽神经	延髓	颈静脉孔	疑核（运） 下泌涎核（副） 孤束核（感） 三叉神经脊束核	咽肌 腮腺 舌后 1/3（味觉）、咽黏膜及耳后皮肤等	吞咽困难 分泌障碍 舌后 1/3 味觉丧失、分布区感觉障碍
Ⅹ. 迷走神经	延髓	颈静脉孔	疑核（运） 迷走神经背核（副） 孤束核（感） 三叉神经脊束核（感）	咽、喉肌 颈、胸、腹腔器官的平滑肌、心肌和腺体 咽喉黏膜、胸腹腔脏器 耳郭及外耳道皮肤	声音嘶哑、吞咽困难 心动过速 分布区感觉障碍 分布区感觉障碍
Ⅺ. 副神经	延髓	颈静脉孔	副神经核（运）	胸锁乳突肌、斜方肌	不能向健侧转脸，不能上提患侧肩胛骨
Ⅻ. 舌下神经	延髓	舌下神经管	舌下神经核（运）	舌内肌、部分舌外肌	舌肌瘫痪、萎缩，伸舌时，舌尖偏向患侧

三、内脏神经

内脏神经主要分布于内脏、心血管和腺体，按其性质分为**内脏运动神经**和**内脏感觉神经**。内脏运动神经支配平滑肌、心肌的运动和腺体分泌，因其不受意志支配，故又称**自主神经**。又因其能控制和调节动、植物共同具备的新陈代谢活动，而并不管理动物特有的骨骼肌运动，故又称为**植物性神经**。内脏感觉神经将来自内脏、心血管等处的感觉冲动传入中枢，通过反射调节内脏、心血管等器官的活动。

（一）内脏运动神经

内脏运动神经和躯体运动神经相比，区别如下。

（1）躯体运动神经支配骨骼肌并受意志控制，而内脏运动神经支配平滑肌、心肌和腺体，在一定程度上不受意志控制。如人们可以随意使肢体活动，却不能随意控制胃肠蠕动。

（2）躯体运动神经的低级中枢位于脑干躯体运动核和脊髓灰质前角神经元，而内脏运动神经的低级中枢位于脑干内脏运动核和脊髓 $T_1 \sim L_3$ 节段的灰质侧角交感神经元，以及脊髓 $S_{2\sim4}$ 节段的骶副交感核。

（3）躯体运动神经自低级中枢发出后直达骨骼肌，不换神经元。而内脏运动神经自低级中枢发出后，要在周围的内脏运动神经节交换神经元，再由节内神经元发出纤维才能到达支配器官。因此，内脏运动神经由低级中枢到达支配的器官需经过两个神经元，第一个神经元称节前神经元，胞体位于中枢，其发出的纤维称节前纤维。第二个神经元称节后神经元，胞体位于内脏运动神经节内，其发出的纤维称节后纤维。

（4）躯体运动神经只有一种纤维成分，而内脏运动神经则有交感和副交感两种纤维成分，分别称为交感神经和副交感神经。

(5) 躯体运动神经以神经干的形式分布；而内脏运动神经的节后纤维多攀附于器官和血管的周围形成神经丛，由丛再分支，支配内脏器官。

1. 交感神经　交感神经分为中枢部及周围部(图 11－85、图 11－86)。

中枢部：低级中枢位于脊髓 $T_1 \sim L_3$ 节段的灰质侧角。

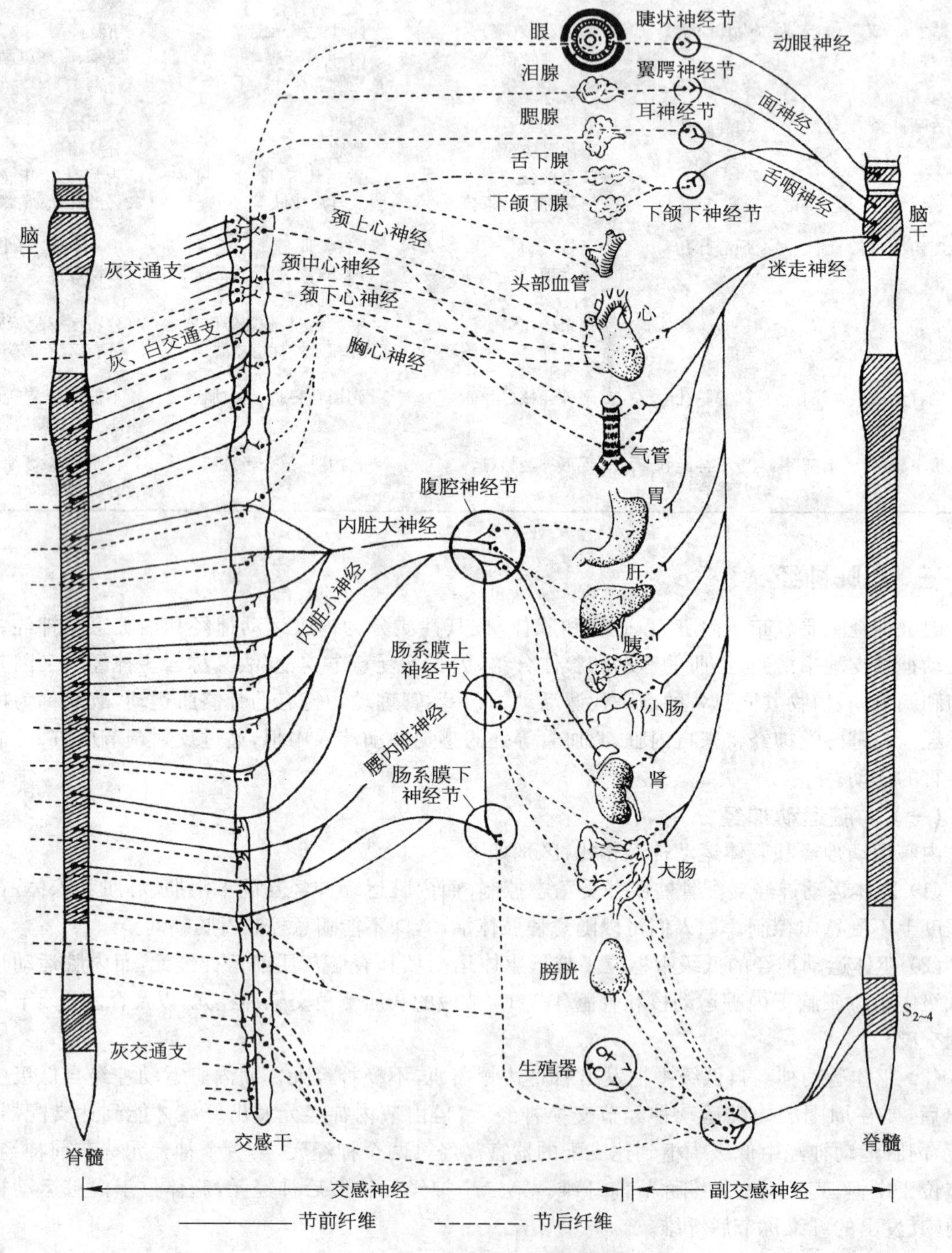

图 11－85　内脏运动神经概况

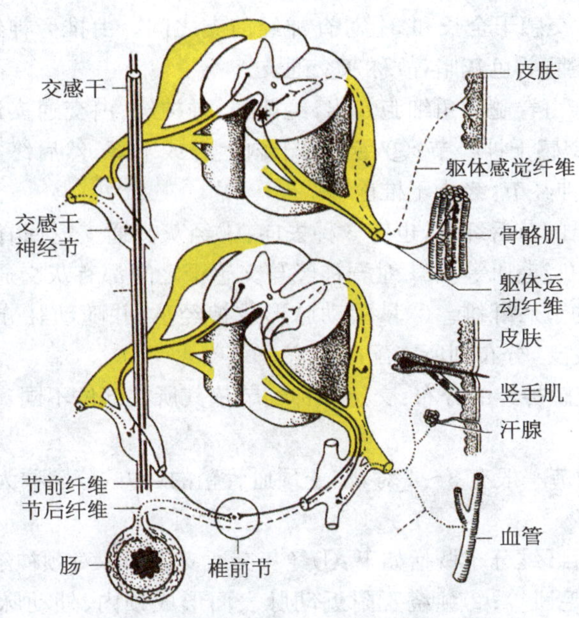

图 11-86　交感神经纤维分布图

周围部：包括交感神经节、交感干、节前纤维、节后纤维和神经丛。

（1）交感神经节：为节后神经元胞体所在处，依其位置不同分为椎旁节（交感干神经节）和椎前节。

1）椎旁节（交感神经节）：位于脊柱的两侧，共有 19～23 成对节及尾部 1 个单节（奇神经节）。各节形态不规则，一般呈梭形或多角形。

2）椎前节：位于椎体前方，包括成对的腹腔神经节、主动脉肾神经节以及单个的肠系膜上、下神经节，分别位于同名动脉根部附近，呈不规则的节状团块。

（2）交感干：位于脊柱两侧，由交感干神经节借节间支相互连接而成，呈串珠状。交感干上自颅底，下至尾骨前方，左、右各一条，两干下端在尾骨前方会合于单一的奇神经节（图 11-87）。

交感干神经节借交通支与相应的脊神经相连，交通支分为白交通支和灰交通支。

1）白交通支：只存在于脊髓 $T_1 \sim L_3$ 节段各对脊神经前支与相应交感干神经节之间。主要由脊髓侧角细胞发出具有髓鞘的节前纤维组成，因髓鞘发亮色白，故称白交通支。

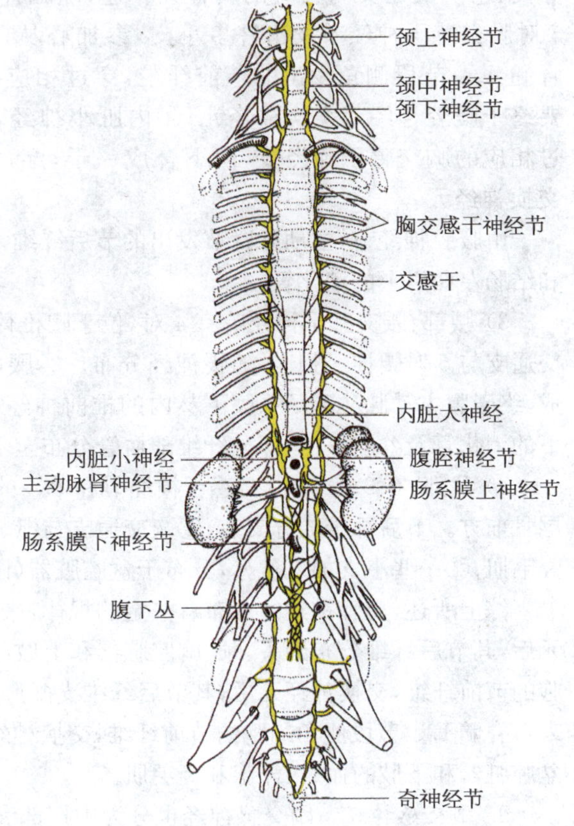

图 11-87　交感干和交感神经节

2）灰交通支：存在于交感干全长和31对脊神经前支之间。由椎旁神经节内神经元发出无髓鞘的节后纤维组成，因无髓鞘，色灰暗，故称灰交通支。

交感神经节节前纤维由脊髓侧角细胞发出，经前根、脊神经、白交通支进入交感干神经节后有3种去向：①终于相应的交感干神经节；②在交感干内上升或下降，然后终止于上方或下方的交感干神经节；③穿经交感干神经节，终止于椎前节。

由交感干神经节发出的节后纤维，也有3种去向：①经灰交通支返回脊神经，随脊神经分布至躯干、四肢的血管、汗腺和竖毛肌等。31对脊神经与交感干之间都有灰交通支联系，故脊神经分支内一般都含有交感神经的节后纤维。②攀附动脉形成神经丛，并随动脉分支到达所支配的器官。③由交感干神经节直接发支，分布到所支配的器官。

（3）交感神经节及交感神经的分布：交感干神经节依其所在部位不同，分为颈、胸、腰和盆神经节等4部分。

1）颈部：交感干神经节一般有3～4对，位于颈血管鞘的后方，分别称为**颈上神经节**、**颈中神经节**和**颈下神经节**。

颈部各节发出的节后纤维分布概括如下：①经灰交通支返回8对颈神经，随颈神经分布于头颈及上肢的血管、汗腺和竖毛肌等；②缠绕于附近动脉表面形成颈内、外动脉丛等，随动脉分支分布于瞳孔开大肌、口腔腺和甲状腺等；③由3对神经节发出心上、心中和心下神经，下行进入胸腔，参加心丛。

2）胸部：胸交感干神经节有10～12对，位于肋骨小头的前方。胸交感干神经节发出下列分支：①灰交通支与相应的胸神经相连，随胸神经分布于胸、腹壁血管、汗腺和竖毛肌等；②上5对胸交感干神经节发出许多小支，参加心丛、肺丛、主动脉丛和食管丛；③**内脏大神经**，起自脊髓 $T_{5\sim9}$ 节段侧角发出的节前纤维，穿过相应的胸交感干神经节，向下合成一干，穿过膈，主要终于腹腔神经节交换神经元；④**内脏小神经**，起自脊髓 $T_{10\sim12}$ 节段侧角发出的节前纤维，穿过相应的胸交感干神经节，向下合成一干，穿过膈，主要终于主动脉肾节和肠系膜上神经节，交换神经元。

由腹腔神经节、主动脉肾节发出的节后纤维，分布于肝、胆囊、胰、肾、肾上腺、脾等实质性器官和结肠左曲以上的消化管。

3）腰部：腰交感干神经节有4对，位于腰椎体的前外侧。腰交感干神经节发出下列分支：①灰交通支与5对腰神经相连，随腰神经分布。②**腰内脏神经**，由穿经腰交感干神经节的节前纤维组成，终于腹主动脉丛和肠系膜下丛内的椎前神经节，交换神经元。其节后纤维分布于结肠左曲以下的消化管及盆腔脏器，部分纤维随血管分布至下肢。

4）盆部：有2～3对骶交感干神经节和单一的奇神经节，分别位于骶骨前面，骶前孔内侧和第1尾骨前方。节后纤维的分支有：①灰交通支与骶、尾神经相连，分布于下肢及会阴部的血管、汗腺和竖毛肌；②一些小支加入盆丛，分布于盆腔脏器（图11-88）。

综上所述，交感神经的分布有一定的规律：来自脊髓 $T_{1\sim5}$ 节段侧角细胞的节前纤维，交换神经元后，其节后纤维分布到头、颈、胸腔脏器和上肢的血管、汗腺和竖毛肌；来自脊髓 $T_{5\sim12}$ 节段侧角细胞的节前纤维，交换神经元后，其节后纤维支配肝、脾、肾等实质性脏器和结肠左曲以上的消化管；来自脊髓 $L_{1\sim3}$ 节段侧角细胞的节前纤维，交换神经元后，其节后纤维支配结肠左曲以下的消化管、盆腔脏器和下肢的血管、汗腺和竖毛肌。

2. 副交感神经　副交感神经也分为中枢部和周围部。

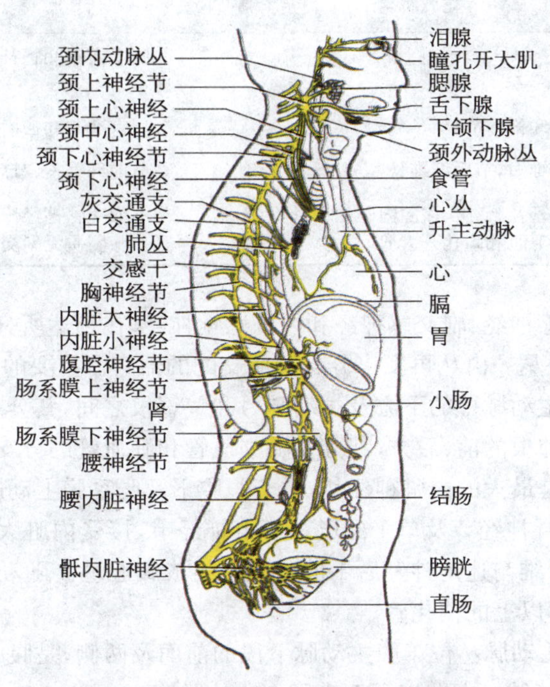

图 11－88　交感神经分布模式图

中枢部：低级中枢位于脑干内的内脏运动核和脊髓 $S_{2\sim4}$ 节段的骶副交感核。

周围部：包括副交感神经节、节前纤维、节后纤维。副交感神经节多位于器官附近或器官壁内，故称器官旁神经节和壁内神经节。因此，副交感神经的节前纤维比节后纤维长。

(1) 脑干的副交感神经：脑干内的副交感核（内脏运动核）发出的节前纤维，分别随动眼神经、面神经、舌咽神经和迷走神经走行，到达各自所支配的器官附近或其壁内的副交感神经节，在节内交换神经元后，节后纤维分布于所支配的器官。①来自中脑动眼神经副核的节前纤维随动眼神经走行。入眶后到睫状神经节交换神经元后，其节后纤维分布于瞳孔括约肌和睫状肌。②随面神经走行的副交感节前纤维起自脑桥上泌涎核，一部分纤维至翼腭神经节换神经元，其节后纤维至泪腺和鼻腔黏膜腺；另一部分纤维通过鼓索加入舌神经，再到下颌下神经节换神经元，节后纤维分布于下颌下腺和舌下腺。③随舌咽神经走行的副交感神经节前纤维起自延髓的下泌涎核，经舌咽神经至耳神经节换神经元，节后纤维分布到腮腺。④随迷走神经走行的副交感神经节前纤维，起自延髓迷走神经背核，随迷走神经到胸、腹腔器官内节或器官旁节换神经元，节后纤维随即分布于胸、腹腔器官（除结肠左曲以下的消化管）。

(2) 骶部的副交感神经：由脊髓 $S_{2\sim4}$ 节段的骶副交感核发出的节前纤维，随骶神经出骶前孔后，离开骶神经，组成盆内脏神经，与交感神经共同构成盆丛，随盆丛分支。其纤维到达所支配器官的附近或壁内的副交感神经节，在节内交换神经元后，节后纤维分布于结肠左曲以下的消化管、盆腔脏器及外生殖器。

3. 交感神经和副交感神经的区别　交感神经和副交感神经同属内脏运动神经，但两者在形态结构、分布范围和功能等方面又有明显区别（表 11－7）。

表 11－7　交感神经和副交感神经的区别

	交感神经	副交感神经
低级中枢位置	脊髓 $T_1 \sim L_3$ 节段的侧角	脑干内副交感神经核、脊髓 $S_{2\sim4}$ 节段的骶副交感核
神经节	椎旁节和椎前节	器官旁节和壁内节
节前、节后纤维	节前纤维短，节后纤维长	节前纤维长，节后纤维短
分布范围	全身血管及胸、腹、盆腔内脏的平滑肌、心肌、腺体及竖毛肌和瞳孔开大肌	不如交感神经广泛，大部分血管、汗腺竖毛肌、肾上腺髓质无副交感神经支配

4. 内脏神经丛　交感神经、副交感神经和内脏感觉神经，在到达所分布的器官之前，往往互相交织在一起形成内脏神经丛。由丛再发出分支至所支配的器官。重要的神经丛有以下几种。

（1）心丛：心丛位于主动脉弓的下方及主动脉弓和气管杈之间，其分支布于心肌。

（2）肺丛：肺丛位于肺根的前、后方，其分支随支气管和肺血管的分支入肺。

（3）腹腔丛：腹腔丛是最大的内脏神经丛，位于腹腔干及肠系膜上动脉根部的周围。丛内有成对的腹腔神经节、主动脉肾神经节及单个的肠系膜上神经节，接受内脏大、小神经的节前纤维。由上述神经节发出的节后纤维与迷走神经后干的腹腔支组成腹腔丛。随动脉的分支，分布于肝、脾、胰、肾、肾上腺及结肠左曲以上的消化管。

（4）腹主动脉丛：腹主动脉丛位于腹主动脉下段的前面及两侧，是腹腔丛在腹主动脉表面向下的延续，其分支主要分布于结肠左曲以下至直肠上段的肠管。

（5）腹下丛：腹下丛位于两髂总血管之间，分支布于盆腔各脏器。

（二）内脏感觉神经

内脏器官除由交感和副交感神经支配外，还有感觉神经分布。内脏感觉神经元的胞体位于某些脑神经节和脊神经节内，也是假单极神经元。其周围突随交感神经和副交感神经走行，分布到内脏器官和血管等；中枢突进入脑干和脊髓。

内脏感觉纤维一方面借中间神经元传至内脏运动神经元分别止于脊髓后角和孤束核，冲动进入中枢后，参与完成内脏反射；或与躯体运动神经元联系，形成内脏-躯体反射；另一方面经脑干传至大脑皮质，产生内脏感觉。

内脏感觉神经和躯体感觉神经虽然在形态结构上大致相同，但内脏感觉与躯体感觉相比有如下特点。

（1）正常内脏活动一般不引起感觉，强烈的内脏活动才引起感觉。如内脏痉挛性收缩可引起剧痛；饥饿时，胃收缩引起饥饿感；直肠和膀胱充盈时引起膨胀感觉（便意）等。

（2）内脏对牵拉、膨胀和痉挛等刺激敏感，而对切割等刺激不敏感。如临床手术中当牵拉内脏时，患者则有较难受的感觉；而切割内脏时，患者无明显感觉。

（3）由于内脏感觉传入途径较分散，即一个脏器的感觉纤维可经几条脊神经的后根进入脊髓的几个节段，而一条脊神经又含有几个脏器的感觉纤维。因此，内脏痛往往是弥散的，而且定位是模糊的。

（三）牵涉性痛

当某些内脏器官发生病变时，常在体表的一定区域产生感觉过敏或疼痛，这些现象称牵涉性痛。临床上将内脏患病时体表发生过敏的区域，称为海德带（Head zones）。牵涉性痛可发生在患病器官邻近的皮肤，也可发生在距患病器官相距较远的皮肤。例如心绞痛时，常在左胸前区及左臂内侧皮肤感到疼痛；肝胆疾患时，常在右肩部感到疼痛等(图 11-89)。

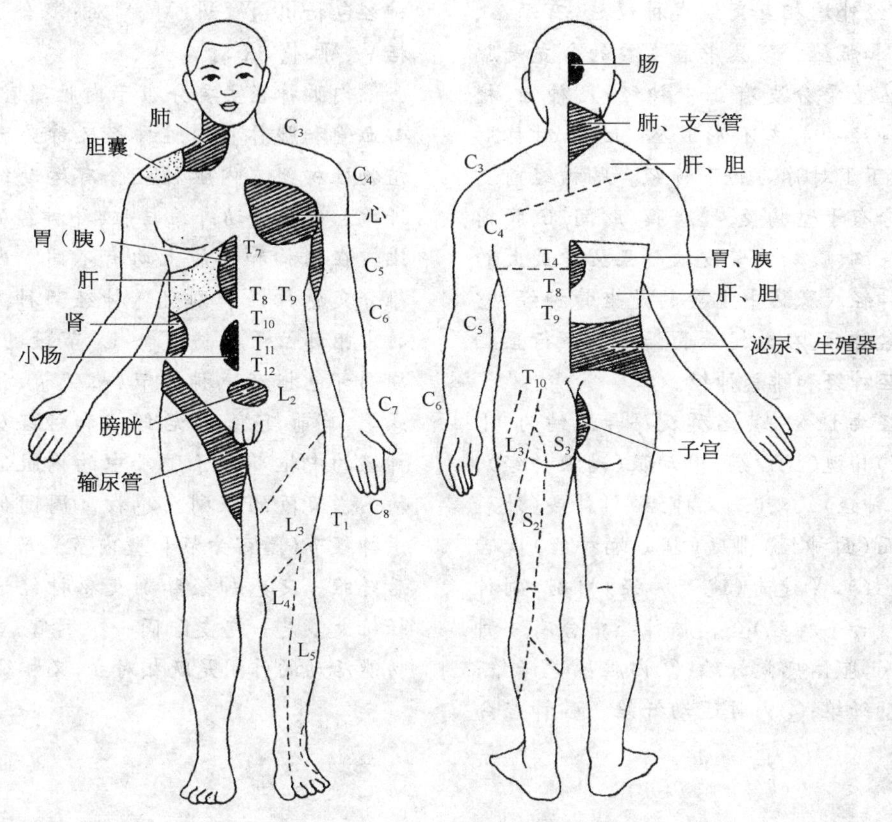

图 11-89 内脏病时的牵涉痛区

牵涉性疼痛的发生原因目前尚不清楚。一般认为，传导患病脏器疼痛的感觉纤维和被牵涉区皮肤的感觉纤维进入同一个脊髓节段。因此，从患病脏器传来的冲动可以扩散或影响到邻近的躯体感觉神经元，从而产生牵涉性疼痛。临床上根据牵涉性疼痛可用来推断某些脏器疾病(表 11-8)。

表 11-8 脏器的牵涉性疼痛与脊髓节段的关系

内脏器官	产生疼痛感觉过敏的脊髓节段	内脏器官	产生疼痛感觉过敏的脊髓节段
心	C_8～T_5	膀胱	$S_{2\sim4}$(沿骶副交感)及 T_{11}～L_2
胃	$T_{6\sim10}$	睾丸、卵巢	T_{12}～L_3
小肠	$T_{7\sim10}$	子宫体	T_{10}～L_1
肝、胆囊	$T_{7\sim10}$，也有沿膈神经至 $C_{3\sim4}$	子宫颈	$S_{1\sim4}$(沿骶副交感)
肾、输尿管	T_{11}～L_1	直肠	$S_{1\sim4}$(沿骶副交感)

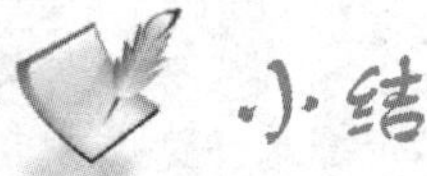

小结

脊神经有 31 对。每一脊神经由前根和后根在椎间孔合并而成。前根含运动神经纤维，后根含感觉纤维，其膨大部分，称为脊神经节，内含假单极神经元。故脊神经是混合性神经。

脊神经出椎间孔后，分为 4 支。脊神经前支粗大，除胸神经外均相互交织成神经丛，有颈丛、臂丛、腰丛和骶丛。颈丛中最主要的分支是膈神经。臂丛重要分支有正中神经、尺神经、桡神经。胸神经的前支不形成丛，上 11 对称肋间神经，最下 1 对称为肋下神经。胸神经前支呈节段性分布于壁胸膜、壁腹膜、肋间肌、腹前外侧壁肌及胸、腹外侧壁皮肤。腰丛中最大的分支是股神经。骶丛中重要的是坐骨神经，它穿出小骨盆腔后，在大腿后面沿中线下行至腘窝处分为胫神经和腓总神经。

脑神经共 12 对，其名称及序号总结为：Ⅰ嗅（嗅神经）Ⅱ视（视神经）Ⅲ动眼（动眼神经），Ⅳ滑（滑车神经）Ⅴ叉（三叉神经）Ⅵ外展（外展神经），Ⅶ面（面神经）Ⅷ庭（前庭蜗神经）Ⅸ舌咽（舌咽神经），Ⅹ迷走（迷走神经）Ⅺ副（副神经）Ⅻ舌下（舌下神经）全。脑神经中含有 4 种纤维成分：①躯体感觉纤维；②内脏感觉纤维；③躯体运动纤维；④内脏运动纤维。脑神经分 3 类：感觉性脑神经包括Ⅰ、Ⅱ、Ⅷ对；运动性脑神经包括Ⅲ、Ⅳ、Ⅵ、Ⅺ、Ⅻ对；混合性脑神经包括Ⅴ、Ⅶ、Ⅸ、Ⅹ对。

内脏神经主要分布于内脏器官（平滑肌）、心血管和腺体。内脏神经又称为自主神经或植物性神经。内脏神经含有运动纤维和感觉纤维。内脏运动纤维与脑、脊神经的运动纤维比较在结构和功能上均有不同。内脏运动纤维分交感神经和副交感神经两种。交感神经的中枢部位于脊髓 $T_1 \sim L_3$ 节段的灰质侧角。周围部包括交感神经节（椎旁节、椎前节）、交感干、节前纤维、节后纤维和神经丛。副交感神经的中枢部位于脑干中的内脏运动核和脊髓 $S_{2\sim4}$ 节段的骶副交感核。周围部包括副交感神经节（器官旁节和壁内节）、节前纤维和节后纤维。交感神经和副交感神经这两种神经纤维大多是一起支配同一个器官，它们对器官功能活动的作用是既相对立，又相统一的。

实验指导

【脊神经解剖学实验】

（一）实验目的要求

（1）掌握脊神经的数目、组成、纤维成分和分布概况。确认各部脊神经穿出椎间孔的位置。

（2）掌握膈神经的走行和分布。熟悉颈丛的位置和浅出部位。了解颈丛的组成、皮支的分布。

（3）掌握臂丛的组成和位置，正中神经、尺神经、桡神经和腋神经的走行和分布。熟悉肌皮神经的起始、走行和分布。

（4）掌握胸神经前支在胸、腹壁的走行和分布。

（5）掌握股神经的走行和分布。熟悉腰丛的组成和位置，髂腹下神经与髂腹股沟神经的走行和分布。了解腰骶干的组成，闭孔神经的走行和分布、生殖股神经的分布。

（6）掌握坐骨神经的出盆部位、走行和分布，胫神经、腓总神经及其分支的走行和分布。熟悉骶丛的组成和位置，阴部神经及其分支的走行和分布。了解臀上神经和臀下神经的位置和分布。

（二）实验物品

（1）切除椎管后壁的脊髓标本或模型。

（2）颈丛皮支及膈神经的标本、模型。

（3）上肢血管、神经标本、模型。

（4）胸神经标本和模型。

(5) 腹后壁及下肢的血管和神经标本。

(6) 相应解剖挂图。

(三) 实验内容与方法

本实验先分小组示教,再由学生自己观察标本、模型和挂图。教师巡回指导答疑。

示教内容:脊神经的组成;颈丛的组成、皮支浅出的部位及分布;膈神经的走行及分布;臂丛的组成,主要分支的走向及分布;胸神经前支的走行及分布;腰丛的组成,主要分支的走行及分布;骶丛的组成及主要分支的分布。

学生根据下列要求,按顺序观察标本。

1. 脊神经的分布概况　在切除椎管后壁的脊髓标本上观察:每对脊神经借前根和后根连于脊髓,主要分布于躯干和四肢。脊神经共有 31 对,即颈神经 8 对、胸神经 12 对、腰神经 5 对、骶神经 5 对、尾神经 1 对。第 1～7 对颈神经在同序数颈椎上方的椎间孔穿出,第 8 对颈神经在第 7 颈椎与第 1 胸椎之间的椎间孔穿出。胸、腰神经均从同序数椎骨下方的椎间孔穿出,第 1～4 对骶神经通过相应的骶前、后孔穿出,第 5 对骶神经和尾神经经骶管裂孔穿出。

脊神经出椎间孔后分为 4 支:①脊膜支;②交通支;③后支,主要分布于项、背、腰、骶部的深层肌和皮肤;④前支:粗大,除第 2～11 对胸神经前支外,相互交织成丛,即:颈丛、臂丛、腰丛和骶丛。

(1) 颈丛:取头颈及上肢血管和神经标本观察。在胸锁乳突肌的深面,辨认颈神经前支,可见颈丛由第 1～4 颈神经前支组成。其发出的皮支自胸锁乳突肌后缘中点附近穿出至浅筋膜,呈放射状分别走向颈侧部、头后外侧部、耳郭、肩部及胸壁上部,分布于相应区域的皮肤。颈丛的肌支主要是膈神经。在前斜角肌的表面寻找膈神经,并结合膈神经标本观察其走行。向下经锁骨下动、静脉之间入胸腔,越过肺根的前方,沿心包的外侧面下降至膈。

(2) 臂丛:在上述标本观察。臂丛由第 5～8 颈神经前支和第 1 胸神经前支的大部分纤维组成,自斜角肌间隙穿出,行于锁骨下动脉的后上方,向下外经锁骨后方进入腋窝围绕腋动脉形成内侧束、外侧束和后束。臂丛的分支主要分支有:①尺神经:发自内侧束,伴肱动脉下行,经肘关节后方紧贴尺神经沟向下,渐至前臂前面,伴尺动脉走行,达腕部经掌腱膜的深面入手掌。尺神经在前臂分支支配前臂小部分肌,入手掌支配小鱼际、第 3、第 4 蚓状肌和骨间肌。皮支分布于手掌尺侧 1/3 及尺侧一个半手指的皮肤、手背面尺侧 1/2 及尺侧两个半手指皮肤(第 3、第 4 指毗邻侧只分布于近节)。②正中神经:发自内侧束和外侧束,伴肱动脉下行至肘窝,穿过旋前圆肌向下经指浅、深屈肌之间经腕部达手掌。该神经在臂部无分支,在前臂分支支配除肱桡肌、尺侧腕屈肌和指深屈肌尺侧半以外的前臂前群肌。在手掌,发支支配手肌的外侧群(使拇指内收的肌除外)和第 1、第 2 蚓状肌;皮支分布于手掌桡侧 2/3 及桡侧 3 个半指的皮肤及其中、远节背面的皮肤。③桡神经:由后束发出,在肱骨后面,贴桡神经沟走向外下,达肱骨外上髁前方分为浅支和深支。深支穿旋后肌至前臂的背面,支配前臂后群肌;浅支伴桡动脉下行,达前臂远端背面,分布于手背桡侧 1/2 和桡侧两个半手指背面近节的皮肤。④肌皮神经:由外侧束发出,其分支支配臂部前群肌及前臂外侧皮肤。⑤腋神经:起自后束沿肱骨外科颈行向后外分支分布于三角肌及肩部和臂上部外侧皮肤。⑥胸长神经:于锁骨上方发自臂丛,沿前锯肌表面下行并支配此肌。

(3) 胸神经前支:取胸神经标本观察。胸神经前支共 12 对,除第 1 对大部分参加臂丛、第 12 对小部分参加腰丛外,其余各对均不形成丛。第 1～11 对位于相应的肋间隙内,称肋间神经;第 12 对位于第 12 肋的下方,称肋下神经。肋间神经在肋间内、外肌之间,肋间血管的下方沿肋沟前行,上 6 对肋间神经达胸骨侧缘附近浅出,分布于肋间肌、壁胸膜和胸壁皮肤;下 5 对肋间神经和肋下神经离开肋弓后,行于腹内斜肌和腹横肌之间,向前内进入腹直肌鞘后浅出,分布于腹前外侧壁肌及皮肤和相应的壁腹膜。

(4) 腰丛:取腹后壁、腰及下肢血管和神经标本观察。腰丛由第 12 对胸神经前支的小部分和第 1～3 腰神经前支及第 4 腰神经前支的一部分组成,位于腰大肌的深面。腰丛的主要分支有:①髂腹下神经和髂腹股沟神经:此两神经自腰大肌外侧缘走出,髂腹下神经于浅环上方浅出;髂腹股沟神经自浅环穿出,两者均分布于腹股沟区的肌肉和皮肤。②闭孔神经:通过闭孔至大腿内侧群肌和大腿内侧皮肤。③股神经:腰丛最大的分支。沿腰大肌的外侧缘下降,经腹股沟韧带的深面和股动脉的外侧至大腿前部支配大腿前面的肌和皮肤。股神经的皮支中最长的分支称为隐神经,与大隐静脉伴行,向下分布于小腿内侧面及足内侧缘的皮肤。④生殖股神经分为两支:生殖支支配提睾肌;股支分布于阴囊(大阴唇)及股三角上部的皮肤。

(5) 骶丛:观察腹后壁及下肢血管和神经标本。骶丛由腰骶干(第 4 腰神经前支余部和第 5 腰神经前支构成)、全部骶神经前支及尾神经前支组成,是全身最大的脊神经丛。骶丛位于盆腔内,骶骨及梨状肌的前面,略成三角形,尖端向下,延续为坐骨神经。骶丛的主要分支有:①坐骨神经:从梨状肌下孔出骨盆,至梨状肌深面,在坐骨结节和大转子之间下行至大腿后面,沿途分支到大腿后肌群。坐骨神经一般在腘窝上角分为胫神经和腓总神经。胫神经沿腘窝中线向下,在小腿后面的浅、深肌之间伴胫后动脉下行,经内踝后方至足底分为足底内侧神经和足底外侧神经。胫神经分支布于小腿后群肌和小腿后面的皮肤以及足底肌和足底的皮肤。腓总神经沿腘窝向外下行绕腓骨头下方,至小腿前面,分为腓深神经和腓浅神经。腓深神经伴胫前动脉下降,支配小腿前群肌和足背肌等。腓浅神经行于小腿外侧肌群内,并支配该肌群及足背肌。皮支于小腿中、下 1/3 交界处浅出,分布于小腿前外侧面、足背及第 2～5 趾背面相对缘的皮肤。

【脑神经解剖学实验】

(一) 实验目的要求

(1) 掌握 12 对脑神经的名称和出入颅的部位。

(2) 了解嗅神经的功能、起始和走行。

(3) 熟悉视神经的起始、连脑部位和功能。

(4) 掌握动眼神经的起始。了解动眼神经的走行。

(5) 熟悉滑车神经的连脑部位、走行和分布。

(6) 掌握三叉神经的连脑部位、三叉神经节的位置和下颌神经的分布。熟悉眼神经的分布、眶上神经的走行及分布。熟悉上颌神经的分布范围。

(7) 熟悉展神经的连脑部位、走行和分布。

(8) 掌握面神经躯体运动纤维的走行方向和分布。熟悉面神经内脏感觉和内脏运动纤维的分布。

(9) 熟悉前庭蜗神经的走行、分布和功能。

(10) 熟悉舌咽神经的走行和分布范围及其颈动脉窦支的走行和分布。

(11) 掌握迷走神经的分支喉上神经和喉返神经的走行和分布。熟悉迷走神经的走行。

(12) 掌握副神经的分布、舌下神经的起始、走行和分布。

(二) 实验物品

(1) 头部正中矢状切面标本。

(2) 眶内结构标本。

(3) 三叉神经标本或模型。

(4) 面神经的标本或模型。

（5）去除脑保留脑神经根的颅底标本。

（6）颈部深层血管、神经标本。

（7）迷走神经标本、模型。

（8）相应的解剖挂图。

（三）实验内容与方法

本实验先分小组示教，再由学生自己观察标本、模型和挂图。教师巡回指导与答疑。

示教内容包括：脑神经与脑相连的部位；出、入颅的部位；三叉神经节的位置；眼神经、上颌神经、下颌神经的走向及分布；面神经的走向及分布；迷走神经的走向、主要分支及分布。

学生按照要求认真观察标本和模型。

1. *各对脑神经出入颅腔的部位* 取去除脑（保留脑神经根）的颅底标本，由前向后依次观察：嗅神经穿筛板的筛孔；视神经穿视神经管入眶；动眼神经、滑车神经、展神经、三叉神经的眼神经经眶上裂入眶；三叉神经的上颌神经经圆孔出颅、下颌神经经卵圆孔出颅；面神经和前庭蜗神经经内耳门出颅；舌咽神经、迷走神经和副神经穿颈静脉孔出颅；舌下神经穿舌下神经管出颅腔。

2. *嗅神经* 取头部正中矢状切面标本，在近筛板处，可见约 20 条嗅丝向上穿筛孔，终于嗅球。

3. *视神经、动眼神经、滑车神经和展神经* 取切除部分眶壁，显示眶内结构的标本观察。视神经与眼球相连，其余 3 条神经可根据各自支配的眼外肌进行辨认。滑车神经支配上斜肌，展神经支配外直肌，其他眼外肌均由动眼神经支配。

4. *三叉神经* 取暴露三叉神经的面部浅、深结构标本或模型观察。首先在颞骨岩部尖端的前面寻认三叉神经节及其分支。

（1）眼神经：为感觉神经，经眶上裂入眶，分为数支布于泪腺、球结膜以及上眼睑和鼻背的皮肤。其中较大的分支为眶上神经，经眶上切迹出眶，分布于上睑、额部及鼻背的皮肤。

（2）上颌神经：为感觉神经，经圆孔出颅腔，前行经眶下裂入眶，延续为眶下神经。上颌神经分布于上颌牙齿、口腔和鼻腔黏膜，以及睑裂与口裂之间的皮肤。

（3）下颌神经：为混合性神经，经卵圆孔出颅腔，运动纤维支配咀嚼肌；感觉纤维分布于颞部、耳前、口裂以下的皮肤，口腔底和舌体黏膜及其下颌诸牙等。下牙槽神经，经下颌孔入下颌管，在管内发出小支至下颌牙齿和牙龈，其终支出颏孔，称颏神经，分布于颏部及下唇皮肤和黏膜。

5. *面神经* 取面部浅层结构观察。面神经的躯体运动纤维经茎乳孔出颅，穿入腮腺内交织成丛，再自腮腺前缘呈放射状发出颞支、颧支、颊支、下颌缘支及颈支，支配面部表情肌及颈阔肌。

6. *前庭蜗神经* 取去除脑的颅底标本，观察该神经与面神经一起穿入内耳门的情况。然后利用挂图和内耳模型，观察和熟悉前庭神经和蜗神经的走行和分布。

7. *舌咽神经* 取颈部深层血管、神经标本。在甲状软骨上角的内侧，寻找穿入咽后壁的舌咽神经，并在颈内、外动脉之间寻认其分支——颈动脉窦支，观察其走行。

8. *迷走神经* 取迷走神经标本观察其走行、分支和分布。

（1）走行：迷走神经在颈部行于颈总动脉和颈内静脉的后方，在胸腔内左、右迷走神经在食管表面交织成食管丛，食管丛至食管下段汇成迷走神经前、后干，两干经食管裂孔入胸腔，分支分布于肝、胰、脾、肾以及结肠左曲以上的消化管。

（2）主要分支：自上而下观察。

1）喉上神经：自迷走神经的颈段发出，沿颈内动脉的内侧下降，分为内、外两支。内支穿甲状舌骨膜入喉分布于声门裂以上的喉黏膜；外支支配环甲肌。

2）颈心支：沿喉和气管两侧下行入胸腔，与交感神经的分支交织成心丛，由心丛发出分支分布于心肌。

3）喉返神经：左喉返神经绕主动脉弓下方上行返回颈部；右喉返神经绕右锁骨下动脉下方返回颈部。左、右喉返神经均沿气管与食管之间的沟内上行，在甲状腺侧叶深面入喉，称喉下神经。分布于声门裂以下的喉黏膜和绝大部分喉肌。

9. 副神经　翻开胸锁乳突肌的深面，看到与其相连的神经即是副神经。

10. 舌下神经　在舌骨的上方，寻认弓状向前进入舌的神经即是舌下神经。

【内脏神经解剖学实验】

（一）实验目的要求

（1）掌握内脏神经的概念和内脏运动神经的区分。熟悉节前纤维和节后纤维的概念。了解内脏运动神经形态结构的主要特点。

（2）掌握交感神经中枢的部位，熟悉交感神经周围部的组成。

（3）掌握交感神经椎旁神经节的位置、交感干的组成和分部及交通支的概念，熟悉椎前神经节的名称和位置。

（4）熟悉交感神经的节前纤维和节后纤维的分布规律。

（5）掌握副交感神经中枢的位置。了解器官旁节和壁内神经节的概念。

（6）掌握头部副交感神经节前纤维的行程和节后纤维的分布情况。熟悉睫状神经节的位置。

（7）了解骶部副交感神经的走行和分布。了解交感神经和副交感神经的主要区别。

（8）了解内脏感觉神经的概念、分布概况和传入途径及其生理特点。

（二）实验物品

（1）保留脊神经和内脏大、小神经的部分胸腹腔标本。

（2）交感干标本或模型。

（3）眶内结构标本。

（4）内脏神经丛标本。

（5）相应的解剖挂图。

（三）实验内容与方法

本实验先分小组示教，再由学生自己观察标本、模型和挂图。教师巡回指导与答疑。

示教内容包括：在尸体标本上指出交感干的位置及组成；灰、白交通支、各椎前神经节的位置；内脏大、小神经行程及分布；主要内脏神经丛的位置。

学生按下列要求认真观察标本。

1. 交感神经的周围部　观察内脏神经标本。

（1）交感干：位于脊柱两侧，由交感干神经节借节间支相互连接而成，呈串珠状。左、右各一条，两干下端在尾骨前方会合于单一的奇神经节。每条交感干各有19～23个神经节。交感干神经节均借交通支与脊神经相连。交通支可分为白交通支和灰交通支，白交通支主要由具有髓鞘的节前纤维组成，灰交通支主要由无髓鞘的节后纤维组成。

（2）交感干的分布及其分支：交感干根据所在的位置可分为颈部、胸部、腰部和盆部。

1）颈部：神经节有3～4对，神经节分别称颈上神经节、颈中神经节和颈下神经节。寻认各神经节与脊神经相连的交通支及发出的心支。

2）胸部：有10～12对神经节。寻认以下分支。①交通支：胸部各节均有白交通支与脊神经相连。②内脏大神经：由第5～9胸交感神经节发出的节前纤维向下合并而成。此神经向下穿过膈，主要终于腹腔神经节。③内脏小神经：由第10～12胸交感神经节发出的节前纤维向下合并而成。

此神经向下穿过膈，终于肠系膜上神经节和主动脉肾节。

3）腰部：有神经节4对。主要分支有，与腰神经相连的交通支及由腰交感神经节发出的节前纤维组成的腰内脏神经。后者终于腹主动脉丛和肠系膜下丛。

4）盆部：有2～3对骶神经节和单一的奇神经节。上述各节除有交通支与脊神经相连外，并发出分支参加盆丛。

2. 副交感神经　分为颅部和骶部。颅部副交感神经的节前纤维，分别随动眼神经、面神经、舌咽神经和迷走神经走行；骶部副交感神经的节前纤维随骶神经出骶前孔组成盆内脏神经。参加盆丛，随盆丛分支分布。其节后纤维分布于结肠左曲以下的消化管和盆腔脏器等。

3. 内脏神经丛　是由交感神经、副交感神经及内脏感觉神经交织而成。取内脏神经丛标本观察心丛、肺丛、腹腔丛和腹主动脉丛等的位置。

第十二章

人体胚胎学总论

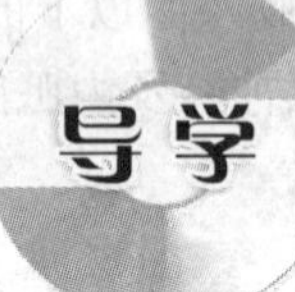

了解：胚胎分期和胎龄的概念；三胚层的早期分化；先天性畸形与致畸。

熟悉：生殖细胞的成熟；受精的过程和意义；卵裂的概念、过程和胚泡的形成；蜕膜的概念和分部。

应用：受精的概念；植入的概念、时间、过程、部位和条件；三胚层的形成；胎膜的组成和功能；胎盘的组成、形态结构和功能；胎儿血液循环途径及生后变化。

实验：胚胎早期发育系列模型、胎儿、胎盘和脐带浸渍标本。

第一节　生殖细胞的成熟和胚胎的早期发育

人体胚胎学是研究人体从受精卵发育为新生儿的过程及其机制的学科。

一、胎龄和胚胎分期

(一) 胎龄

从受精卵开始至胎儿娩出，胚胎在母体子宫内生存约 266 d(38 周)，这种计算法称受精龄；以末次月经第 1 日算起为 280 d(40 周)，这种计算法称月经龄。胚胎学按受精龄计算胎龄。

(二) 胚胎分期

胚胎学通常将从受精到胎儿娩出的这段时间分为两期。

1. 胚期　胚期是胚胎发育早期，指第 1～8 周的胚胎，包括受精、卵裂、三胚层形成和器官原基的建立，至第 8 周末已发育成器官、系统与外形都初具雏形的胎儿。

2. 胎期　胎期是指受精后第 9 周至出生，此期胎儿逐渐长大，各器官的结构与功能进一步完善。胚期的细胞增生、分化极其活跃，以质变为主，胎期以量变为主。胚期的胎体易受内、外环境因素的干扰而发生先天畸形、死胎、流产，所以这个时期的孕期保健非常重要。

二、生殖细胞

生殖细胞又称配子，是个体发生的物质基础。女性的生殖细胞为卵子，男性的生殖细胞为精子，分别从卵巢和睾丸中产生。卵子和精子均为单倍体细胞，即仅有 23 条染色体，其中一条是性染色体。

(一) 精子的成熟与获能

自青春期开始,在垂体促性腺激素作用下,睾丸生精小管中的精原细胞,发育为初级精母细胞,经过两次成熟分裂(又称减数分裂)形成4个精子,其中两个精子染色体核型为22,X;另外两个精子染色体核型是22,Y。精子形成后进入附睾成熟,但尚无受精能力。精子头部的前2/3覆盖着顶体,其内含顶体酶,精子只有通过女性生殖管道时,在生殖管道上皮分泌物的作用下,精子才能获得释放顶体酶和穿越卵的放射冠、透明带的能力,此过程为获能。获能后的精子有受精能力。精子在女性生殖管道内最多能存活两天,但受精能力仅可维持24 h左右。

(二) 卵子的成熟

自青春期开始,在垂体促性腺激素的作用下,卵泡中的初级卵母细胞也要经过两次成熟分裂,才能形成一个成熟的卵细胞和3个小而圆的极体。自卵巢排出的次级卵母细胞处于第二次成熟分裂的中期,进入输卵管壶腹后,在精子穿入的刺激下才能完成第二次成熟分裂变成成熟的卵子,此时卵子的染色体核型为22,X。极体会退化消失(图12-1)。

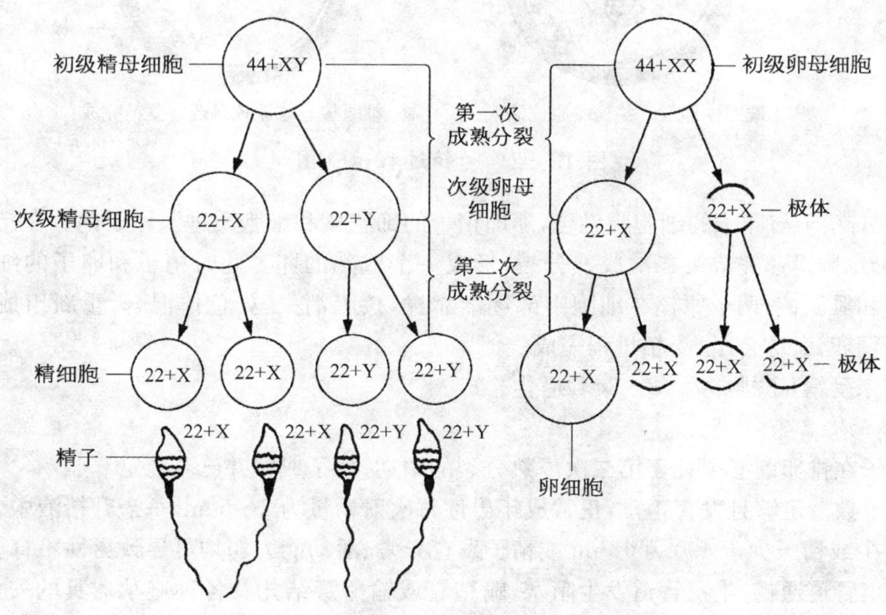

图12-1　精子和卵子发生和成熟示意图

三、受精与卵裂

(一) 受精

精子与卵子结合成受精卵的过程称为受精。

1. 受精的过程　受精一般发生在排卵后的12～24 h,地点多在输卵管壶腹部。受精的过程分为3期(图12-2)。

(1) 早期:当获能精子与卵子周围的放射冠相接触时,精子开始释放顶体酶,分解放射冠的卵泡细胞,使部分精子直接接触到透明带。

(2) 中期:接触到透明带的精子释放顶体酶,并在透明带中形成一条孔道,使精子头部可接触卵子。精子释放顶体酶,溶解放射冠和透明带的过程称为顶体反应。一个精子成功进入卵细胞后,卵细胞膜会立即发生一系列变化,阻止其余精子的进入,这个结构上的变化称为透明带反应。

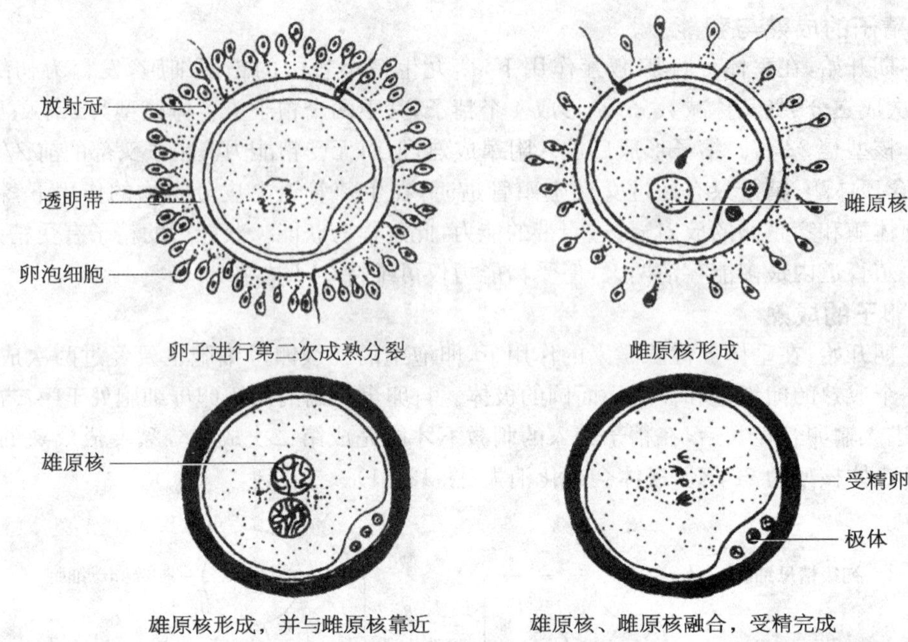

图 12-2　受精过程示意图

(3) 后期：精子与卵子的细胞膜融合，随即精子的细胞核和细胞质进入卵子内。在精子的激发下，次级卵母细胞迅速完成第二次成熟分裂，形成一个成熟的卵。此时精子和卵子的细胞核分别称为雄原核和雌原核，两个原核在细胞中部逐渐靠拢，核膜消失，染色体混合，重新组成二倍体的细胞即为受精卵，又称合子，受精过程完成。

卵子若未受精，于排卵后 12～24 h 退化。

2. 受精的必备条件

(1) 卵子在排卵前必须处于第二次成熟分裂的中期；精子成熟并已获能。

(2) 精子数量足够且发育正常：正常成年男性每次射精量为 2～5 ml，每毫升精液中含精子约 1 亿个。精液少或精子少于 400 万个/ml 或精子发育异常、活动能力弱均可导致男性不育。

(3) 生殖管道通畅：生殖管道发生阻塞，输精管或输卵管结扎及各种避孕器具的安放，都可以阻止精子与卵子相遇，导致无法受精。

(4) 生殖细胞在限定时间内相遇：卵子排出后在 12～24 h 内死亡，故受精应在排卵后 24 h 内进行。

3. 受精的意义

(1) 受精标志新生命的开始，受精激发卵裂，使受精卵代谢旺盛，细胞不断分裂和分化，直至发育为一个新个体。

(2) 受精决定性别，含有 Y 染色体的精子与卵子结合，受精卵核型为 44，XY，新个体的性别为男性；含有 X 染色体的精子与卵子结合，受精卵核型为 44，XX，新个体的性别为女性。

(3) 恢复细胞二倍体核型，保持染色体数目恒定，维持了物种的稳定。由于受精卵的染色体 23 条来自父方，23 条来自母方，使新个体既有亲代的遗传性，又具有与双亲不完全相同的性状。

掌握受精一般发生的时间和受精部位，应用避孕套(安全套)、输卵管粘堵或输精管结扎等措施，可以阻止精子与卵子相遇，从而阻挠受精。达到避孕的目的。

(二) 卵裂

受精卵早期进行的有丝分裂称卵裂。卵裂产生的子细胞称卵裂球。由于受精卵外面包有透明带，多次卵裂后，随着细胞数目的增多，细胞体积越来越小，受精后第 3 日形成了 12～16 个卵裂球的实心胚，称**桑椹胚**(图 12－3)。在卵裂的同时，由于输卵管平滑肌的节律性收缩，管壁上皮细胞纤毛的摆动，形成管内液体流，使受精卵逐渐向子宫方向运行，桑椹胚由输卵管进入子宫腔。

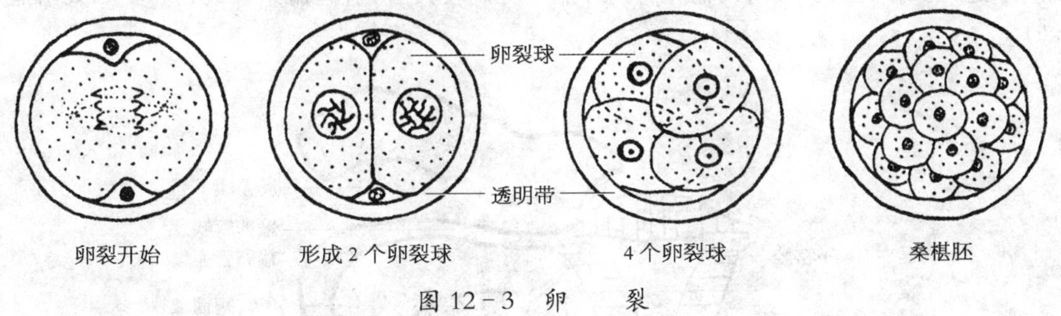

图 12－3　卵　　裂

四、胚泡和植入

(一) 胚泡

桑椹胚的细胞继续分裂。当卵裂球的数目增至 100 个左右时，细胞间开始出现若干小腔隙，它们逐渐汇合成一个大腔，腔内充满液体。此时整个胚就像一个囊泡，故称**胚泡**(图 12－4)。胚泡形成后胚泡中间的空腔称胚泡腔，胚泡壁由单层扁平细胞构成，可吸收营养，称**滋养层**。胚泡腔内一侧有一群细胞团，称**内细胞群**。胚泡于受精后第 4 日形成并到达子宫腔，胚泡形成后，透明带变薄并消失，胚泡得以与子宫内膜接触，开始植入。

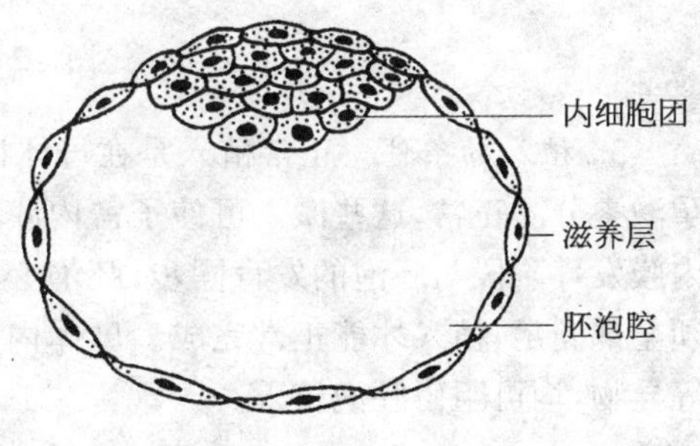

图 12－4　胚泡

(二) 植入

胚泡逐渐埋入子宫内膜的过程称植入，又称着床。

1. 植入的过程　在受精后第 5～6 日开始，第 11～12 日完成。植入时，内细胞群侧的滋养层先与子宫内膜接触，并分泌蛋白酶溶解子宫内膜形成缺口，胚泡沿此缺口逐渐埋入子宫内膜功能层。在植入过程中，滋养层细胞增殖分化为内、外两层：外层细胞相互融合界限消失，称**合体滋养层**；内层由单层立方细胞组成，称**细胞滋养层**。胚泡全部植入子宫内膜后，缺口由周围上皮增殖修复，植入完成(图 12－5)。

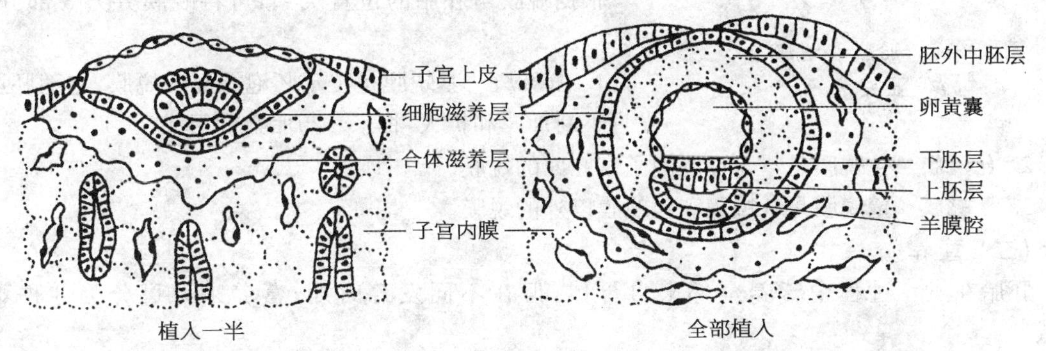

图 12－5　植 入 过 程

2. 植入的部位　植入的部位将是形成胎盘的位置。胚泡植入部位常在子宫体上部或子宫底。若植入靠近子宫颈部，将形成前置胎盘，分娩时胎盘可堵塞产道，导致胎儿娩出困难。若植入在子宫以外部位，称**宫外孕**，常见于输卵管，偶见于腹膜腔、肠系膜、卵巢等处。宫外孕胚胎多因营养供应不足，早期死亡，少数植入输卵管的胚胎发育到较大后，引起输卵管破裂和孕妇大出血（图12－6）。

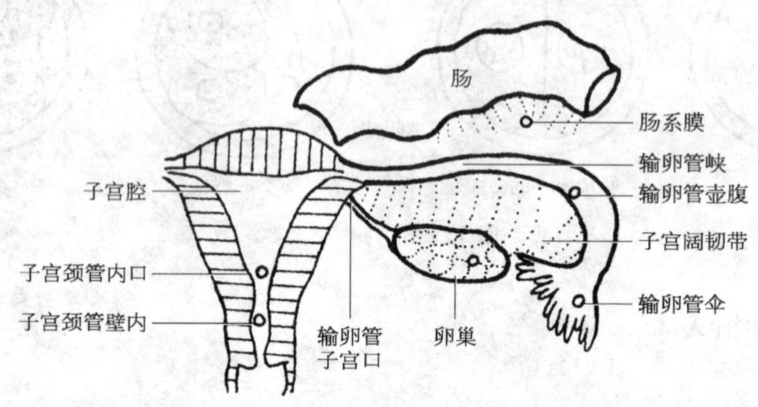

图12－6　植入异常示意图

3. 植入的条件　正常植入是在母体神经内分泌调节下完成的，必备条件有：①母体雌激素和孕激素分泌正常，这些激素可使子宫内膜保持在分泌期；②子宫内环境正常，无干扰因素；③子宫内膜发育阶段与胚泡的发育同步，胚泡必须准时进入子宫腔，透明带及时消失溶解。以上条件必须全部满足，植入才能正常完成。母体内分泌紊乱或受药物干扰，子宫内膜有炎症或放有节育环等异物，均可阻碍胚泡植入。

五、蜕膜和营养

（一）蜕膜

植入后的子宫内膜，称**蜕膜**。胚泡植入后的子宫内膜功能层在分泌期的基础上进一步增厚，血供更丰富，腺体分泌更旺盛，基质细胞变得肥大，胞质中含有丰富的糖原和脂滴，这一系列的变化称**蜕膜反应**。胚泡植入后，蜕膜将不再脱落，待胎儿成熟并娩出时才脱落。

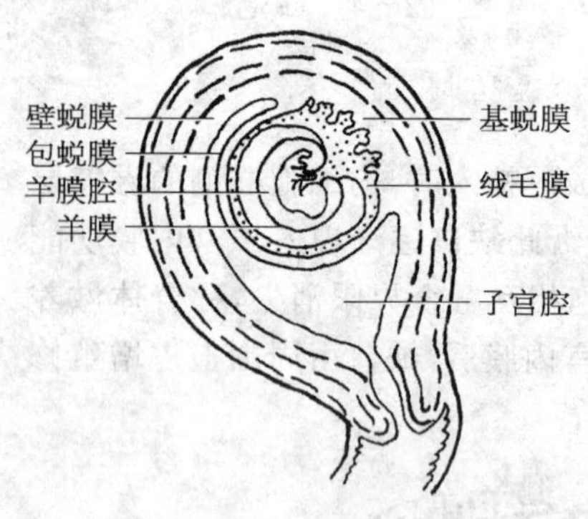

图12－7　胎膜和蜕膜的位置关系

根据蜕膜与胚胎的位置关系，可将蜕膜分为3部分（图12－7）。

1. 基蜕膜　基蜕膜是位于胚泡深部的蜕膜，它随胚胎的发育不断加厚和扩大，将来参与胎盘的组成。

2. 包蜕膜　包蜕膜是覆盖在胚泡子宫腔面的蜕膜。

3. 壁蜕膜　壁蜕膜是基蜕膜和包蜕膜以外的蜕膜。

（二）营养

胚胎在发育过程中营养全部来自母体，但在不同发育时期，营养来源可分为3种不同方式。

1. 分泌性营养　在植入前，由卵裂至胚泡期是在输卵管和子宫腔内进行的。此时的营养来源为输卵管上皮细胞分泌的黏液和子宫腺体分泌的含有丰富糖原分泌物。

2. 组织性营养　植入后到第 3 周末，滋养层细胞能产生消化蛋白酶，以消化母体子宫的组织，并吸收其组织液获取营养。

3. 血液性营养　第 3 周后，绒毛迅速发育，绒毛中轴内血管形成，并浸润于母体血液中，可吸收血液中的营养，以维持胚胎的发育。第 8 周末，胎盘形成，直到出生，始终通过母体血液获得营养。

六、三胚层的形成及早期分化

(一) 三胚层的形成

1. 二胚层的形成　受精后第 2 周，胚泡植入子宫内膜的同时，内细胞群不断分裂增殖，在靠近胚泡腔的一面，首先分出一层立方形细胞，称下胚层；下胚层的周缘的细胞向下延伸形成一个封闭的囊，称**卵黄囊**。同时，内细胞群的其余细胞，在邻近滋养层的一侧，构成一层柱状细胞，即为上胚层，上胚层与滋养层之间分化形成一层扁平的羊膜细胞并与上胚层细胞相连续，共同围成一个腔，称**羊膜腔**，羊膜腔内含羊水。下胚层与上胚层细胞紧密相贴，形似盘状，称胚盘，它是胚体发生的原基，将分化形成人体的各种组织和器官。滋养层、羊膜腔和卵黄囊则是提供营养和起保护作用的辅助结构(图 12-8)。

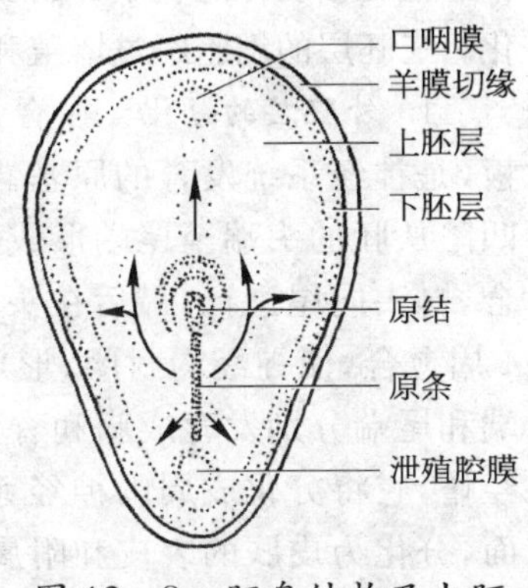

图 12-8　胚盘结构及上胚层细胞迁移示意图

2. 胚外中胚层的形成　细胞滋养层向内增殖形成许多星形多突起的细胞，填充于滋养层和羊膜腔、卵黄囊之间，称为胚外中胚层，随之胚泡腔消失。第 3 周初，胚外中胚层内出现许多小腔，融合后并成一个大腔，称为胚外体腔。胚外体腔的出现，将胚外中胚层分为两层，一层衬于滋养层的内表面，另一层衬在羊膜腔和卵黄囊外面。连在胚盘尾端与滋养层之间的胚外中胚层称**体蒂**，是构成脐带的主要成分。

3. 三胚层的形成　第 3 周起，在胚盘中轴线的一端，上胚层细胞急剧增生，在胚盘中线上形成一条纵形隆起的细胞索，称**原条**。原条分头尾两端，头端细胞增殖较快，形成状如结节的细胞团，称原结。原条的出现确定了胚盘的中轴和头、尾方向。首先出现原条的一端为尾端，另一端为头端。原条细胞继续增生，中央凹陷成沟，沟底细胞向上、下胚层之间下陷，向胚盘左右两侧及头尾端扩展，形成一层新细胞层称**中胚层**(图 12-9)，它在胚盘边缘与胚外中胚层相连；一部分细胞进入下

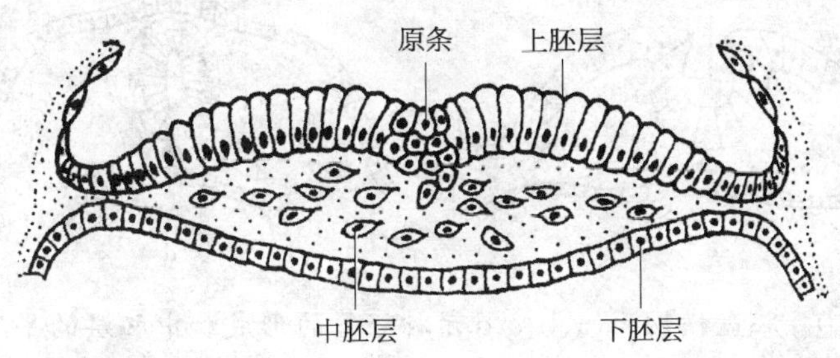

图 12-9　胚盘横切面(示中胚层的发生)

胚层，并逐渐替换了下胚层的细胞，形成新的细胞，称**内胚层**。在内胚层和中胚层形成后，原上胚层改称为**外胚层**。至第3周末三胚层胚盘形成，三个胚盘均起源于上胚层。在胚盘头端和尾部各有一小区域无中胚层，此处的内、外胚层相贴，分别构成**口咽膜**和**泄殖腔膜**。

原结细胞继续增殖并下陷，在内、外胚层间向头端长出一条细胞索，称**脊索**。脊索和原条是人胚早期发育阶段的中轴结构，脊索对早期胚胎起支持作用，并可诱导胚胎神经管的形成。脊索最终退化形成人体椎间盘的髓核。原条逐渐缩短，最后消失，若原条细胞残留，在人体骶尾部可分化形成由多种组织构成的畸胎瘤。在上述演变过程中，胚盘逐渐变成梨形。

（二）三胚层的早期分化

在胚胎发育过程中，结构和功能相同的细胞分裂增殖，形成结构和功能不同的细胞，称为分化。三胚层的细胞经过增殖和分化，形成人体的各种组织，再由各种组织构成各种器官。

1. 外胚层的分化　在脊索的诱导下，脊索背侧中线上的外胚层细胞增生形成板状的**神经板**，是神经系统发育的原基。神经板两侧的细胞生长较快而且隆起称**神经褶**，两神经褶之间的凹陷从胚的头端至尾端形成一条沟，称**神经沟**。胚体发育到22 d左右，神经沟开始沿中线闭合，自头向尾进行，最后在头、尾两端各有一个开口，分别称为**前神经孔**和**后神经孔**，它们在第4周愈合，使神经沟封闭，形成**神经管**（图12－10）。神经管位于胚体中轴的外胚层下方，其头端和尾端分别发育成脑和脊髓。神经板两侧缘的细胞迁移到神经管的两侧形成细胞索，称**神经嵴**，它将分化成周围神经系统、肾上腺的髓质等结构。神经管以外的外胚层包于胚体的外面，分化为皮肤的表皮和附属器（图12－11）。若前、后神经孔不闭合，会导致无脑儿或脊髓裂等畸形。

2. 中胚层的分化　中胚层细胞在脊索两侧，从内向外依次分化为**轴旁中胚层**、**间介中胚层**和**侧板中胚层**（又称侧中胚层）。其余散在的中胚层细胞称**间充质**，间充质细胞具有多方向分化的能力，将分化为结缔组织以及血管、肌组织等。

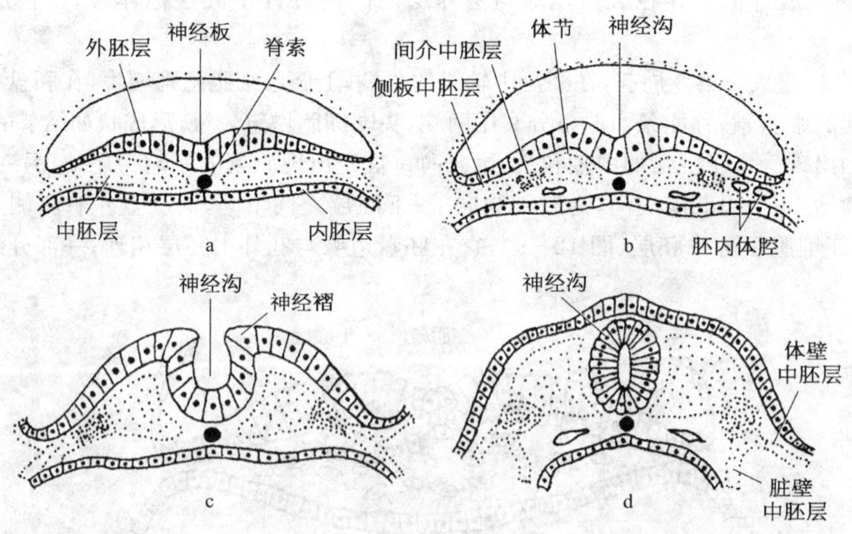

图12－10　胚盘横切面（a、b、c、d示神经管的形成和中胚层的早期分化）

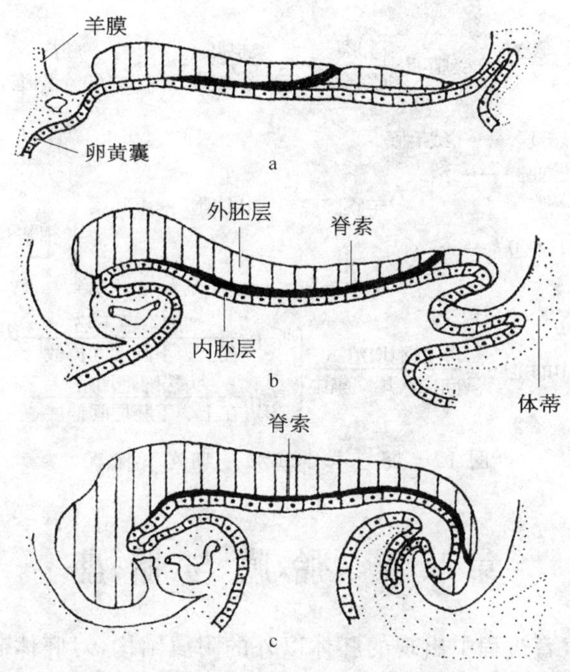

图 12-11　人胚矢状切面(a、b、c 示胚体头、尾两端的反褶和肠管的发生)

(1) 轴旁中胚层：紧邻脊索两侧的中胚层细胞迅速增生，形成一对纵行的细胞索，即轴旁中胚层，它随即分裂为块状细胞团称**体节**(图 12-12)。体节左右成对，自颈部向尾侧依次形成，随胚龄的增长而增多，第 5 周时，体节全部形成，共有 42～44 对，可根据体节数量推算早期胎龄。体节将分化为皮肤的真皮、骨骼肌及大部分中轴骨骼。

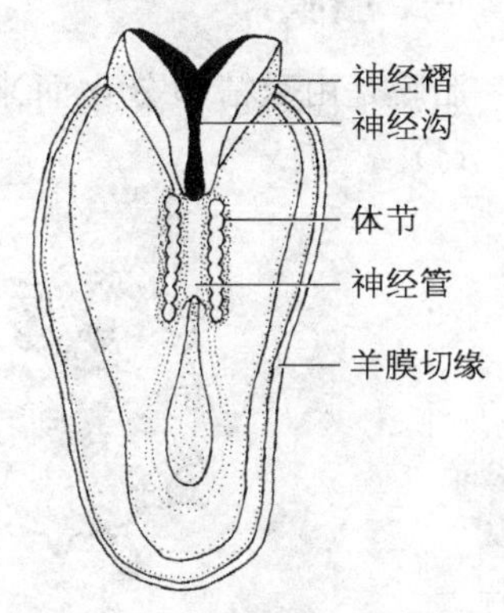

图 12-12　人胚背面观
(示体节和神经管的形成)

(2) 间介中胚层：位于轴旁中胚层与侧中胚层之间，分化为泌尿、生殖系统的主要器官。

(3) 侧板中胚层：又称**侧中胚层**。随着胚体的发育，侧板中出现一个腔隙称**胚内体腔**。它将分化形成心包腔、胸膜腔和腹膜腔。由于胚内体腔的出现，将侧中胚层分为两层，贴于内胚层外面的称**脏壁中胚层**，将分化成消化系统、呼吸系统的平滑肌、血管、间皮和结缔组织；紧贴外胚层的称**体壁中胚层**，将分化成体壁的皮肤真皮、骨骼、骨骼肌、血管等。

3. 内胚层的分化　胚胎第 3 周时，胚胎两侧缘和头、尾部向腹面卷曲，使胚盘卷折成一个圆柱状的胚体，内胚层也被卷成管状，形成**原始消化管**(又称原肠)。原始消化管分为前肠、中肠和后肠。其中前肠的头端由口咽膜封闭，后肠的尾端由泄殖腔膜封闭，中部与卵黄囊相连，称中肠。原始消化管将分化为消化系统和呼吸系统各器官的上皮组织。

人体胚胎早期发育如图 12-13。

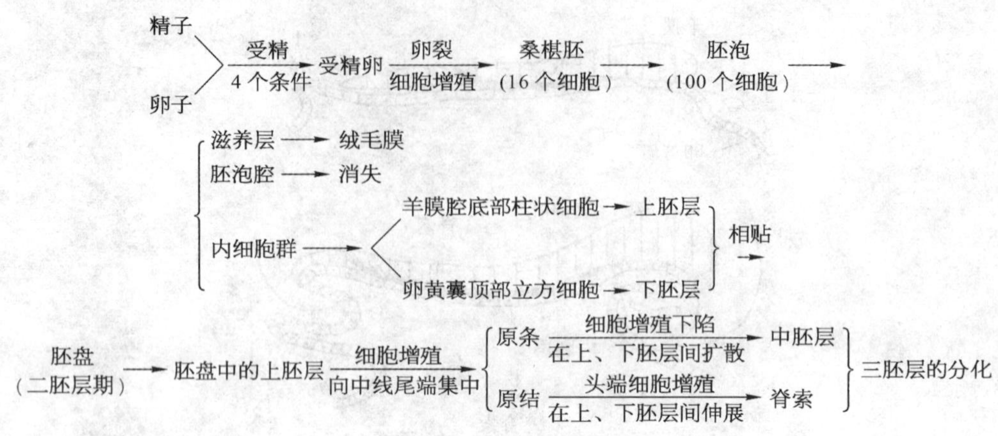

图 12-13 人体胚胎早期发育概况

第二节 胎膜与胎盘

胎膜和胎盘是胚胎发育过程中出现的胚体以外的附属结构，对胚体起保护和营养作用，有的还有内分泌功能。当胎儿娩出时一并排出母体外。

一、胎膜

胎膜是由受精卵分化而来的胎体以外的结构，包括绒毛膜、卵黄囊、尿囊、羊膜和脐带（图 12-14）。

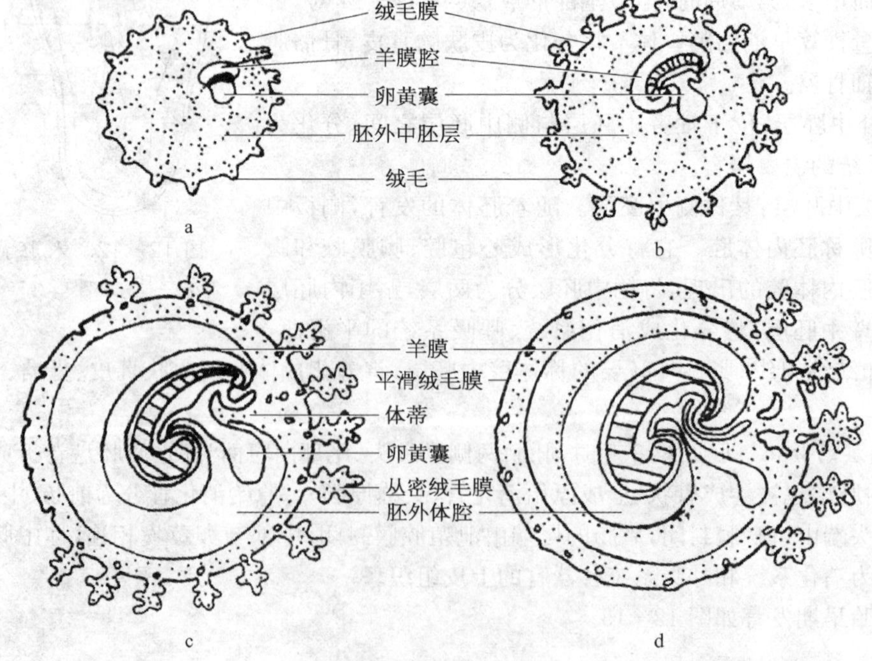

图 12-14 胎膜的形成

(一) 绒毛膜

胚胎第2周，滋养层和衬于其内的胚外中胚层形成绒毛膜。最初细胞滋养层与合体滋养层共同突向蜕膜，形成许多细小的绒毛，其中轴为细胞滋养层，外表是合体滋养层。合体滋养层细胞分泌蛋白酶，溶蚀子宫蜕膜，形成绒毛间隙，其内含有子宫螺旋动脉的血液，绒毛浸泡在含有母体血液的绒毛间隙内，不断与母体血液进行物质交换。以后绒毛逐渐长大，形成绒毛干，表面发出许多次级绒毛(图12-15)。胚胎第3周，胚外中胚层伸入绒毛干内，逐渐分化形成绒毛的血管、结缔组织。胚胎早期，绒毛膜表面的绒毛分布均匀。随着胚体的发育，包蜕膜内绒毛供血匮乏，绒毛逐渐退化、消失，形成**平滑绒毛膜**；而基蜕膜内的绒毛血供丰富，生长旺盛，形成**丛密绒毛膜**，将来与基蜕膜组成胎盘。

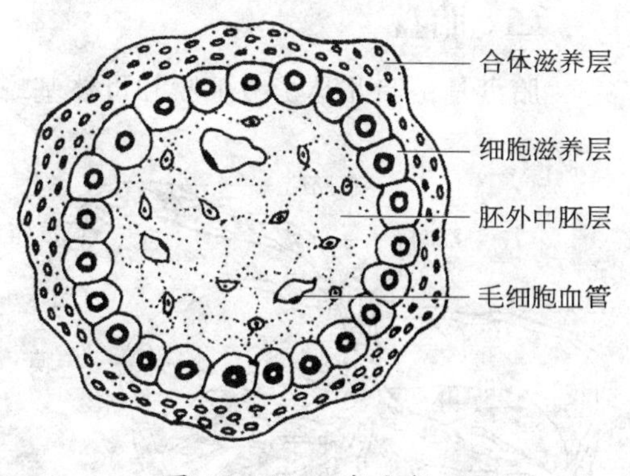

图12-15　绒毛断面

若绒毛膜发生变性水肿，血管消失，胚胎发育受阻，绒毛内的结缔组织变性水肿，呈水泡状，称**葡萄胎**。若滋养层细胞发生癌变，则称绒毛膜上皮癌。

(二) 卵黄囊

第3周，当胚盘向腹侧包卷，内胚层形成原始消化管时，卵黄囊逐渐变得细小形成卵黄蒂，包入脐带内，与中肠相连，至第6周闭锁，并与消化管断离，卵黄囊也退化消失。人类的造血干细胞来自卵黄囊壁上的胚外中胚层。

(三) 羊膜

羊膜是包被于胚体外面第一层胎膜，是由羊膜上皮和胚外中胚层组成的半透明薄膜。最初羊膜附着于胚盘的边缘，羊膜腔位于胚盘的背侧。随着胚体的形成，胚盘向腹侧卷曲，羊膜的附着缘向胚胎腹侧包绕，最后整个胚胎被包在羊膜腔内。羊膜在胚胎的腹侧包裹体蒂形成原始脐带。由于羊膜腔的逐渐扩大，使羊膜与绒毛膜相贴，胚外体腔消失。

羊膜腔内充满羊水，胎儿在羊水中生长、发育。羊水由羊膜上皮的分泌物和胎儿的排泄物组成。羊水不断地产生又不断地被羊膜吸收和胎儿吞饮，因此羊水在不断更新。在胚体发育过程中，羊水给胎儿提供了自由生长和活动的空间，可防止胎儿肢体粘连，能减轻外力对胎儿的震动和压迫，分娩时还有扩张子宫颈和冲洗产道的作用。

足月胎儿分娩时，羊水为1 000～1 500 ml。如若少于500 ml，为羊水过少，常见于胎儿无肾或尿道闭锁等畸形；羊水多于2 000 ml为羊水过多，常见于无脑儿、消化管闭锁等畸形。

(四) 尿囊

尿囊是胚胎第3周时从卵黄囊尾侧的内胚层向体蒂内伸出的一个盲囊。其壁上的胚外中胚层分化为尿囊动脉和尿囊静脉。尿囊根部参与膀胱顶的形成，其余的部分退化并卷入脐带内。尿囊动脉和尿囊静脉最终演化为两条**脐动脉**和一条**脐静脉**。

(五) 脐带

脐带是连接在胎儿脐部与胎盘之间的柔软的圆柱状结构，是胎儿与胎盘间物质运输的惟一通道。脐带由羊膜将体蒂、尿囊、卵黄蒂、两条脐动脉、一条脐静脉及黏液性结缔组织等结构包绕而成。妊娠末期，脐带内卵黄囊和尿囊闭锁消失，脐带内仅有脐动脉、脐静脉及黏液性结缔组织。脐带的长度为40～60 cm，直径1.5～2 cm。如果脐带长度超过120 cm，称脐带过长，易发生脐带绕颈、打结、缠绕肢体等。引起胎儿发育不良或窒息死亡。如果脐带长度短于 20 cm,称脐带过短可引起胎盘早期剥离,造成大出血。

二、胎盘

胎盘是由胎儿丛密绒毛膜和母体基蜕膜紧密结合构成的圆盘状结构。

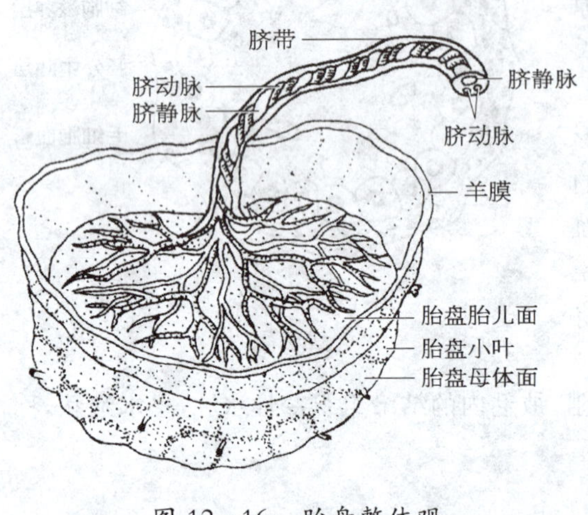

图 12-16　胎盘整体观

(一) 胎盘的形态和结构

足月胎儿的胎盘呈圆盘状结构,中央厚,边缘薄。胎盘约重 500 g,直径 15～20 cm,厚约 2.5 cm。胎盘对向胎儿的一面称胎儿面,表面光滑,覆以羊膜,中央有脐带附着。胎盘朝向子宫壁的一面是母体面,表面粗糙,为剥离后的基蜕膜,可见 15～30 个胎盘小叶(图 12-16)。

1. 胎儿部分　由丛密绒毛膜构成,自绒毛膜伸出 60 个左右的绒毛干,绒毛干又发出树枝状细小绒毛。绒毛干末端细胞滋养层细胞增生穿过合体滋养层固定于基蜕膜。其周围的绒毛游离于绒毛间隙的母体血液中。脐血管的分支沿绒毛干入绒毛内形成毛细血管。

2. 母体部分　由基蜕膜构成,基蜕膜向绒毛间隙发出不完全的胎盘隔,将胎盘分隔成胎盘小叶。子宫螺旋动脉和静脉穿过基蜕膜开口于绒毛间隙,故绒毛间隙内充满母体血液,绒毛浸泡其中。

(二) 胎盘的血液循环

胎盘内有母体和胎儿两套血液循环,两者的血液在各自封闭的管道内循环,互不混合,但可进行物质交换。母体动脉血由子宫内膜的螺旋动脉注入绒毛间隙,在此与绒毛内毛细血管的胎儿血进行物质交换后,代谢产物和二氧化碳经子宫静脉流入母体。胎儿的静脉血经脐动脉进入胎盘,流入绒毛毛细血管,与绒毛间隙内的母体血进行物质交换后,成为含营养物质的动脉血,经脐静脉回流到胎儿体内(图 12-17)。

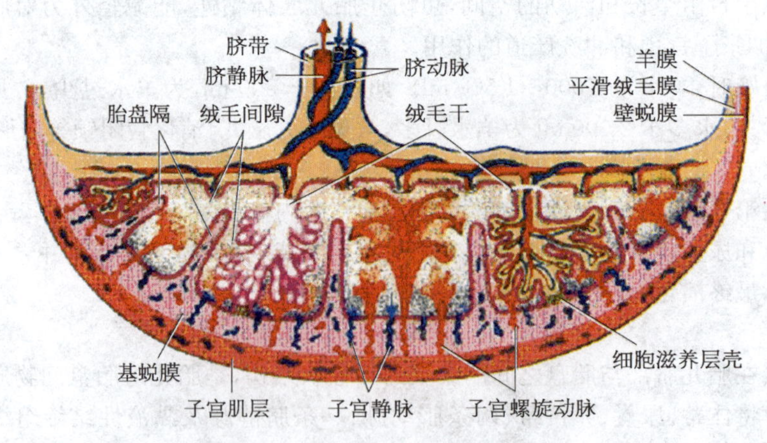

图 12-17　胎盘结构示意图

既将母体血与胎儿血隔开，又能进行选择性物质交换的结构，称为**胎盘屏障**。胎盘屏障由合体滋养层、细胞滋养层、基膜、绒毛膜内结缔组织、毛细血管基膜及内皮构成。妊娠晚期，胎盘屏障越来越薄，更有利于胎儿与母体间的物质交换。

（三）胎盘的功能

1. *物质交换*　胎盘的主要功能就是物质交换，胎儿通过胎盘从母血中获得营养和氧，排出代谢产物和二氧化碳（图 12－18）。因此胎盘既是胎儿的营养器官，又是胎儿进行呼吸和排泄的器官。

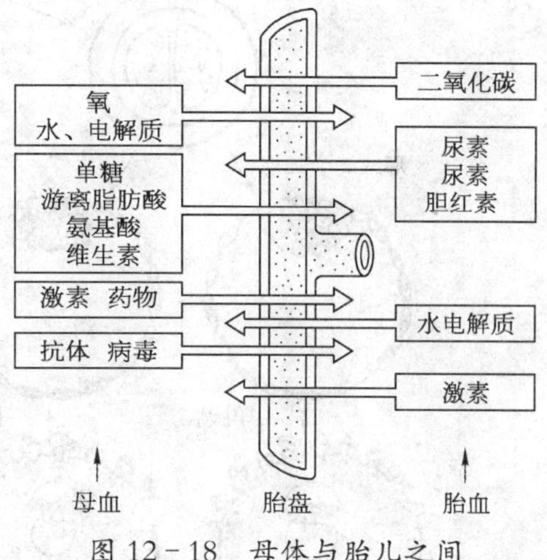

图 12－18　母体与胎儿之间物质交换示意图

2. *屏障作用*　胎盘屏障在正常情况下，能阻挡母血内大分子物质进入胎体，对胎儿有保护作用。但某些药物、病毒（风疹、麻疹及人类免疫缺陷病毒）和激素可以透过胎盘屏障进入胎体，影响胎儿发育，故胎盘屏障作用并不完善，孕妇用药需慎重。

3. *内分泌功能*　胎盘的合体滋养层能分泌多种激素，对维持妊娠、保证胎儿正常发育起着极为重要的作用。胎盘分泌的激素主要有：①**绒毛膜促性腺激素**（HCG）：由合体滋养层分泌，其作用与黄体生成素类似，能促进黄体的生长发育，维持妊娠；还能抑制母体对胎儿、胎盘的免疫排斥作用。在受精后第 2 周，HCG 开始出现在孕妇尿中，故临床上常以此作为早期妊娠的诊断依据。②**人胎盘催乳素**（HPL）：又称**绒毛膜催乳素**，由合体滋养层细胞分泌，既能促进母体乳腺的生长发育，又能促进胎儿的代谢和生长发育。③**孕激素**和**雌激素**：由合体滋养层细胞分泌，母体的卵巢黄体退化后、胎盘中的这两种激素起着继续维持妊娠的作用。

第三节　孪生、多胎和联体双胎

一、孪生

一次娩出两个新生儿，称孪生，又称双胎。孪生有以下两种情况。

1. *单卵孪生（单卵双胎）*　**单卵孪生（单卵双胎）**又称**真双胎**，即一个受精卵发育为两个胚胎。此类孪生遗传基因完全相同，互相间进行组织和器官移植时，不会引起免疫排斥反应。两者性别一致，相貌和生理特征极相似。单卵孪生的发生原因可有以下几种：①从受精卵发育出两个胚泡，各自发育为一个胎儿，有各自的胎盘、羊膜腔和脐带；②一个胚泡内出现两个内细胞群，各发育成一个胎儿，他们位于各自的羊膜腔内，但共享一个胎盘；③一个胚盘上出现两个原条和脊索，诱导形成两个神经管，发育为两个胎儿，孪生儿位于一个羊膜腔内，共用一个胎盘（图 12－19）。

2. *双卵孪生（双卵双胎）*　**双卵孪生（双卵双胎）**又称**假双胎**，即卵巢一次排出两个卵子，各自受精后形成两个胚胎。有各自的胎膜和胎盘，性别相同或不同，相貌和生理特性的差异如同一般兄弟姐妹。双卵双胎比单卵双胎多见，常有家族遗传倾向。

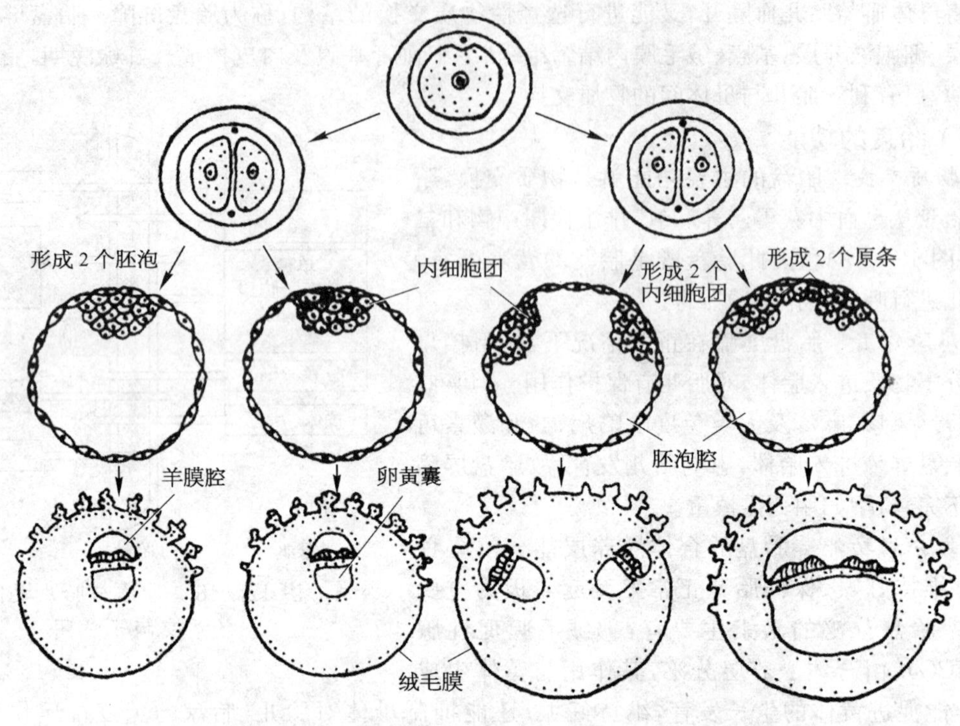

图 12-19　单卵双胎形成示意图

二、多胎

一次娩出两个以上新生儿为多胎。多胎形成的原因与双胎相同，有多卵多胎、单卵多胎和混合性多胎几种类型。多胎发生率低，三胎约万分之一，四胎约百万分之一。

三、联体双胎

当一个胚盘出现两个原条并发育为两个胚胎时，若两原条靠得较近，胚体形成时发生局部联接，称联体双胎。联体双胎有对称型和不对称型两种。对称型指两个胚胎大小相同，常见的有头联体、胸腹联体和臀部联体等。不对称型联体双胎指两个胚胎一大一小，小者常发育不全，称为寄生胎或胎中胎(图 12-20)。

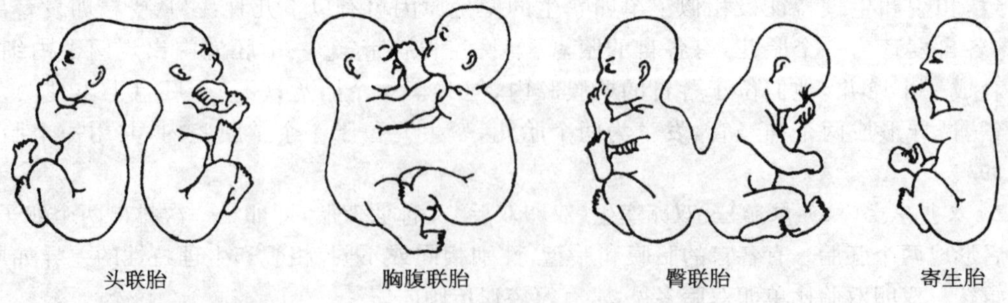

图 12-20　联体双胎的类型

第四节　先天性畸形和致畸因素

一、先天性畸形

先天性畸形是胎儿在器官形成过程中，由于某些因素影响所导致的形态结构或功能代谢异常。先天性畸形又称出生缺陷，发生率为1%～2%，新生儿死亡中先天性畸形占20%～30%。常见的出生缺陷有唇裂、腭裂、脐粪瘘、房间隔缺损、法洛四联症和动脉导管未闭等。

二、致畸因素

引起出生畸形的原因主要分为遗传因素和环境因素两类。

(一) 遗传因素

遗传因素是指生殖细胞或受精卵因遗传物质改变而引起的先天性畸形。遗传因素可分为染色体畸变和基因突变。染色体畸变是指染色体数目或结构发生变化而引起的发育异常，该类畸形较明显，如先天愚型为21号染色体数目增多，呈三体型。基因突变是由于基因碱基的组成或位置顺序发生变化，DNA分子碱基组成和排列顺序发生变化，以致影响细胞的结构蛋白或酶的结构或功能的异常，主要引起微观结构和功能方面的遗传性疾病，如镰状红细胞贫血、多囊肾、多发性结肠息肉等。

(二) 环境因素

引起先天性畸形的环境因素通称致畸因子，主要有生物因素、化学因素和物理因素3大类。

1. 生物致畸因子　妊娠早期感染病毒的致畸发生率较高。常见的生物致畸因子如风疹病毒、单纯疱疹病毒、梅毒螺旋体、巨细胞病毒、水痘-带状疱疹病毒、肝炎病毒等，主要是通过胎盘屏障影响胚体发育。也可以作用于母体，干扰胎盘的功能，间接影响胚胎的发育。

2. 化学致畸因子　工业“三废”、食品添加剂、防腐剂和环境污染产生的多种化学物质均可致胚胎畸形。药物中镇静药、抗肿瘤药、治疗精神病的药物、抗生素及激素均可致畸。

3. 物理致畸因子　包括各种射线、机械性压迫和损伤等。特别是孕妇在妊娠早期接受大剂量X射线、激光、放射性碘等，可导致胚胎多种畸形。

其他如吸烟、酗酒、缺氧、营养不良等均有致畸作用。

三、致畸敏感期

胚胎受到致畸因子作用最易发生畸形的发育阶段称致畸敏感期。受精后2周内，细胞处于未分化的全能阶段，受到致畸因子影响时，若大部分细胞受到损害，会导致早期流产。若少数细胞受到损害，则可由邻近未分化细胞补偿，故不会出现畸形。胚胎第8周后，胎儿多数器官已基本定型，对致畸因素的敏感性也非常低。而在受精后3～8周，细胞增殖分化活跃，大部分器官处于发生及形态形成期，故对各类致畸因子高度敏感，是致畸敏感期。

第五节　胎儿血液循环及生后变化

一、胎儿血液循环的结构特点

胎儿在母体内，肺不进行呼吸，呼吸和排泄功能全靠胎盘来执行。所以胎儿血液循环途径和心血管系统结构与出生后大不相同(图 12－21)。具体如下。

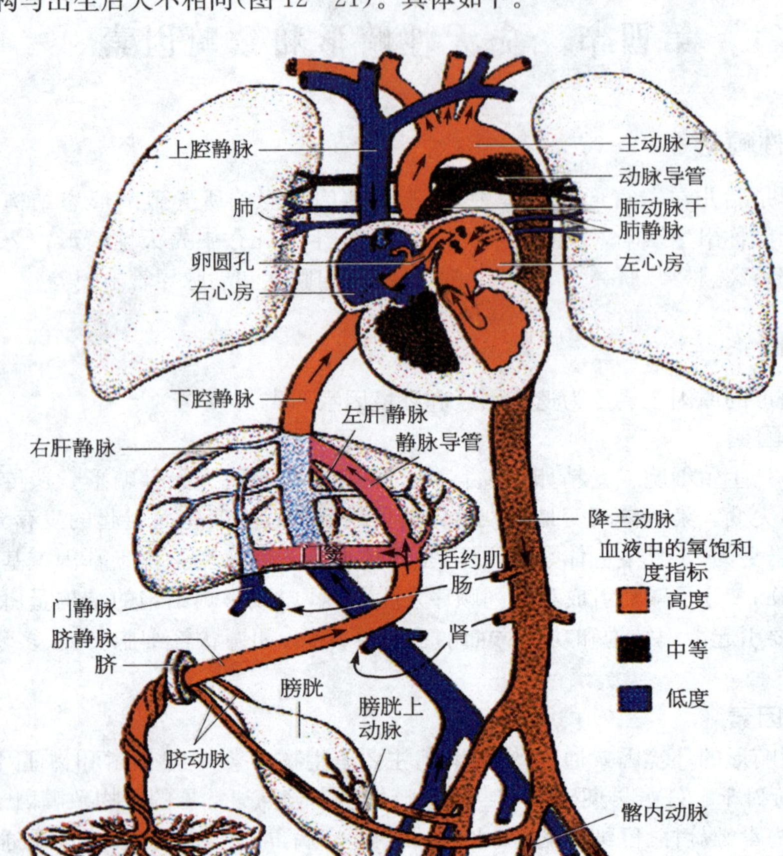

图 12－21　胎儿血液循环途径

(1) **脐静脉**为一条，由胎儿脐部进入胎儿体内，穿过肝进入下腔静脉。脐静脉在肝内形成**静脉导管**，并有分支与肝血窦相通。

(2) **卵圆孔**位于右心房的房中隔右侧面，具有活瓣的作用，只允许右心房的血液冲开活瓣进入左心房。

(3) **动脉导管**为肺动脉干与主动脉之间的一条短动脉，肺动脉干的血液 90％由动脉导管流入降主动脉。

(4) **脐动脉**成对，由胎儿的髂总动脉发出，经胎儿脐部进入脐带。

二、胎儿血液循环途径

来自胎盘的富含氧和营养物质的血液，经脐静脉至胎儿肝脏，大部分血液经静脉导管注入下腔静脉，小部分经肝内血液循环回流入下腔静脉，与下腔静脉收集的下肢和盆腔器官的静脉血混合，流入右心房。流入右心房的大部分血液经卵圆孔流入左心房，与来自肺静脉的血液混合后进入左心室。左心室的血液大部分经主动脉的分支供给胎儿头、颈和上肢，少部分血液流入降主动脉。从头颈和上肢回流的静脉血经上腔静脉进入右心房，与少量下腔静脉血混合后经右心室进入肺动脉干，大部分血经动脉导管入降主动脉，只有少部分血液供给尚无呼吸功能的肺。降主动脉的血液部分经分支供应盆、腹腔器官和下肢，其余经脐动脉返回胎盘，在胎盘内与母体血进行气体与物质交换后，再经脐静脉返回胎儿体内。

三、胎儿出生后血液循环的变化

胎儿出生后，胎盘血循环中断，新生儿肺开始呼吸，肺循环建立，导致心血管系统发生了一系列变化：①脐静脉闭锁形成肝圆韧带；②肝的静脉导管闭锁成为静脉韧带；③脐动脉远端闭锁形成脐内侧韧带，近端成为膀胱上动脉；④卵圆孔逐渐封闭为卵圆窝；⑤动脉导管闭锁成为动脉韧带。通过上述结构的变化，胎儿心血管系统的动、静脉血也完全分流，不再混合，和成人完全相同（图12－22）。

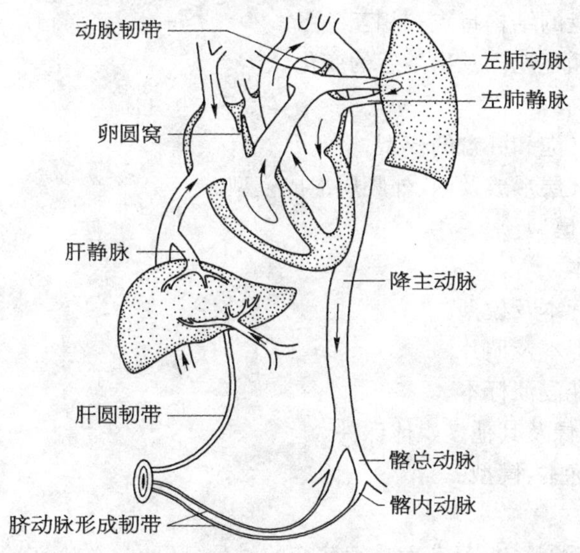

图 12－22　胎儿出生后血液循环途径的变化

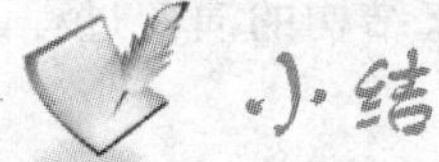

人体胚胎学是研究人体从受精卵发育为新生儿的过程及其机制的科学。

胎龄指从受精卵开始到胎儿娩出，胎儿在母体子宫内生存约 266 d(38 周)；期间第 1～8 周称为胚期，第 9 周后称为胎期。

生殖细胞又称配子，男性为精子，女性为卵子，是个体发育的物质基础。精子与卵子结合成受精卵的过程称为受精。受精卵进行卵裂直至形成胚泡，随后植入子宫内膜，在第 3 周末三胚层形成。三胚层的细胞经过增殖和分化，形成人体的各种组织，再由各种组织构成各种器官。

胎膜和胎盘是胚胎发育过程中出现的胚体以外的附属结构，对胚体起保护和营养作用，还有内分泌功能。

一次娩出两个或两个以上新生儿称为孪生或多胎。

胎儿在器官形成过程中，由于某些因素(遗传因素、环境因素等)影响所导致的形态结构或功能代谢异常，称为先天性畸形。

胎儿在母体内不能呼吸，呼吸和排泄功能全靠胎盘执行，因此胎儿血液循环途径和心血管系统结构和成人有较大不同。

实验指导

【胚胎学总论实验】

(一) 实验目的要求

(1) 熟悉受精和卵裂的过程及胚泡的结构特点。

(2) 掌握蜕膜的概念和蜕膜的分部。

(3) 掌握三胚层的形成及早期分化,熟悉胚盘的结构。

(4) 掌握胎膜的种类、发生过程及功能。

(5) 掌握脐带和胎盘的结构特点和相互关系。

(6) 掌握胎儿血液循环途径及出生后的变化。

(二) 实验物品

(1) 卵裂、桑椹胚、胚泡和胚盘的模型。

(2) 胎膜、蜕膜、中胚层形成及内、外胚层形成模型。

(3) 第4～8周人胚模型。

(4) 脐带和胎盘标本。

(5) 妊娠子宫剖面标本及模型。

(6) 先天性畸形儿标本及照片。

(7) 各发育阶段胎儿浸渍标本。

(8) 胚胎学幻灯、录像及其他多媒体课件。

(9) 胎儿血液循环标本、模型。

(三) 内容与方法

人体胚胎的发育过程是一个复杂而连续演变的过程,胚胎学总论实验是了解胚胎发育的重要手段。由于人的胚胎标本非常难得,故实验课以观察模型为主,以观察实物标本为辅,再配合幻灯、电影、多媒体等手段来帮助学生理解胚胎形态结构的演变过程,以使学生对胚胎发育建立动态的立体概念。

1. *卵裂* 取卵裂及桑椹胚模型,观察卵裂球形态、数量及大小变化。桑椹胚是由12～16个卵裂球形成的实心胚,形如桑椹。

2. *胚泡* 取胚泡剖面模型,观察胚泡滋养层、胚泡腔和内细胞团的位置。

3. *蜕膜* 取妊娠子宫剖面模型,观察子宫内膜与胚胎的关系。指出基蜕膜、包蜕膜和壁蜕膜的位置。

4. *三胚层的形成和分化* 在模型上观察绒毛膜、羊膜腔、卵黄囊、内胚层、外胚层、胚外中胚层、胚外体腔、胚盘、原条、原结、脊索、口咽膜、泄殖腔膜、神经沟、神经管、体节等各种结构。

5. *胎膜和胎盘* 在模型或标本上观察羊膜、卵黄囊、尿囊、脐带。注意观察脐带的长度、粗细,在脐带横切面上,辨别一对脐动脉和一条脐静脉。在新鲜胎盘标本上观察其形状、大小、厚度及胎儿面、母体面的不同结构。

6. *观察胎膜与胎儿浸渍标本* 可观察到胎儿被羊膜包绕,羊膜腔内有羊水,胎儿与胎盘之间有圆索状的脐带。

7. *观察先天性畸形儿标本及照片* 观察畸形种类并试说出形成的原因。

8. 观察胎儿血液循环的途径　观察脐静脉、脐动脉、静脉导管、动脉导管、卵圆孔等特征性结构，体会与正常成人血液循环的区别。

9. 其他　观看幻灯、录像或学习多媒体课件。

第十三章

局部解剖学概要

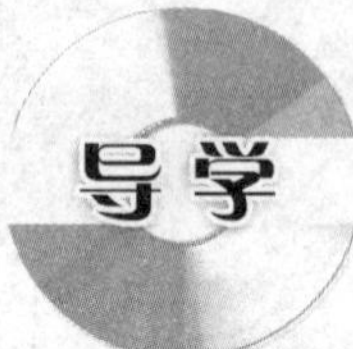

导学

了解：腮腺的位置形态，穿过腮腺的血管、神经；胸部的体表标志；腹部的体表标志；腹膜腔的区分；结肠下区的器官和间隙；盆部的主要体表标志；尿生殖区、会阴浅隙及尿生殖膈；腋腔的构成、内容；臂丛、腋动脉、静脉；手指结构和指腱鞘。

熟悉：颅部的体表标志；颈前区的层次结构；乳房的形态结构；乳房的淋巴引流；腹直肌鞘、白线和脐环；结肠上区和膈下间隙；手掌层次结构、手掌筋膜间隙：鱼际间隙、掌中间隙；手掌腱鞘、屈肌总腱鞘、拇长屈肌腱鞘。

应用：额顶枕区的层次结构；气管颈部的位置和毗邻；胸壁的层次结构；输乳管的排列特点；腹前外侧壁的层次结构；腹股沟管位置、构成和通过的结构；腹股沟三角构成；胃的位置、毗邻、韧带、血管、神经和淋巴引流；阑尾的位置、毗邻和血管；子宫的位置、形态、毗邻、韧带和子宫动脉；输卵管的位置和分部；会阴的概念和区分；坐骨肛门窝；腋淋巴结。

实验：头部、颈部、胸部的体表标志；额顶枕区、气管颈部及其前方的层次结构、胸壁的层次结构；腮腺的位置和形态、乳房的形态结构及输乳管的排列特点。腹前外侧壁的层次结构；腹股沟管的结构；腹股沟三角的层次结构；胃的位置、毗邻关系；阑尾的位置及其根部的体表投影；盆部的体表标志；腋窝的构成和内容；手指的腱鞘；股三角的内容。

局部解剖学是研究人体各部层次、形态结构及其相互位置关系的科学。它是在系统解剖学知识的基础上，结合临床实践，逐步发展起来的。局部解剖学对临床各科，尤其对各科手术具有实用价值。

第一节　头　　部

头部借下颌骨下缘、下颌角、乳突尖端、上项线和枕外隆凸的连线与颈部分界。头部又通过眶上缘、颧弓上缘和外耳门上缘的连线，分为后上方的颅部和前下方的面部。

一、表面解剖

(一) 体表标志

1. *眉弓*　眉弓位于眶上缘上方的弓状隆起，眉弓适对大脑额叶的下缘，其内侧份的深面有额窦。

2. 眶上切迹(或眶上孔) **眶上切迹**位于眶上缘的中、内 1/3 交界处,眶上血管和神经由此通过。用力按压该处,可引起明显疼痛。

3. 眶下孔 **眶下孔**位于眶下缘中点的下方约 1 cm 处,眶下血管及神经由此穿出。此处可进行眶下神经阻滞麻醉。

4. 颏孔 **颏孔**通常位于下颌第二前磨牙根下方,下颌体上、下缘连线的中点,距正中线约 2.5 cm 处。此孔有颏血管和神经通过,为颏神经麻醉的穿刺部位。上述 3 孔位于一条垂直线上,相当于两眼平视时,经过瞳孔的垂线。

5. 翼点 **翼点**位于颧弓中点上方约二横指处,额、顶、颞、蝶 4 骨在此相接,多呈"H"形的缝。翼点是颅骨的薄弱部分,其内面有脑膜中动脉前支通过,此处受暴力打击时,易发生骨折,并常伴有上述动脉的断裂出血,形成硬膜外血肿。

6. 颧弓 **颧弓**由颞骨的颧突和颧骨的颞突共同构成,颧弓上缘相当于大脑颞叶前端的下缘,颧弓下缘与下颌切迹间的半月形中点为咬肌神经封闭及上、下颌神经阻滞麻醉的进针点。

7. 下颌角 **下颌角**位于下颌体下缘的后端。此处向前 2 cm 有面动脉跨过,面部出血时可急救压迫止血。

8. 乳突 **乳突**位于耳垂后方,其根部的前内方有茎乳孔,面神经由此孔出颅。在乳突后部的颅底内面有乙状窦沟,容纳乙状窦。行乳突根治术时,应防止伤及面神经和乙状窦。

9. 枕外隆凸和上项线 **枕外隆凸**位于枕骨外面正中向后的最突出的隆起,其内面是窦汇。隆凸向两侧的弓形骨嵴称上项线,其深层颅内为横窦,也是大脑和小脑的分界线。

(二) 体表投影

为了描述脑膜中动脉和大脑半球上外侧面主要沟、回的位置及其体表投影,常先确定以下 4 条标志线(图 13-1):①下水平线:通过眶下缘与外耳门上缘的线;②上水平线:经过眶上缘,与下水平线平行的线;③前垂直线:通过颧弓中点的垂线;④后垂直线:经过乳突根部后缘的垂线。

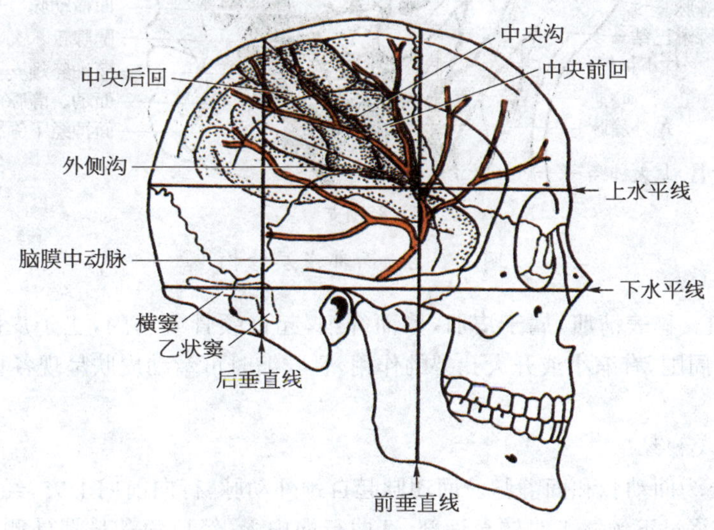

图 13-1 头部体表投影

1. 脑膜中动脉　脑膜中动脉经过前垂直线与下水平线交点；前支通过前垂直线与上水平线交点；后支则经过后垂直线与上水平线的交点。

2. 大脑中央沟　大脑中央沟在前垂直线与上水平线交点与后垂直线和正中矢状面交点的连线上。此线前、后各 1.5 cm 宽的范围为大脑中央前、后回的体表投影。

3. 大脑外侧沟　大脑外侧沟相当于上水平线与中央沟投影线的分角线。

二、面部

面部可划分为眶区、鼻区、口区和面侧区。面侧区为介于颧弓、鼻唇沟、下颌骨下缘与胸锁乳突肌上部前缘之间的区域，又可分为颊区、腮腺咬肌区和面侧深区。这里主要叙述面部浅层结构和腮腺咬肌区。

(一) 面部浅层结构

1. 皮肤与浅筋膜　面部皮肤薄而柔软，富有皮脂腺、汗腺和毛囊，是皮脂腺囊肿和疖肿的好发部位。面部皮肤表面有不同走向的皮纹，故手术切口方向应尽可能与皮纹一致。浅筋膜由脂肪组织等构成，其中在颊肌表面及其与咬肌之间的脂肪团块，称**颊脂体**。睑部皮肤最薄，皮下浅筋膜组织疏松，一般不含脂肪，肾炎时此处易出现水肿。浅筋膜内有面肌以及神经、血管、淋巴管和腮腺管等穿行(图 13-2)。

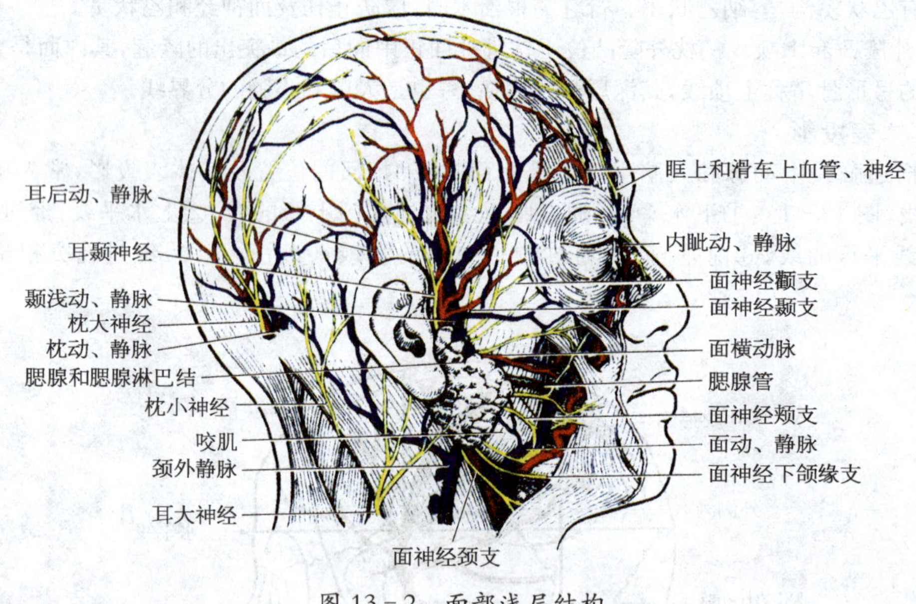

图 13-2　面部浅层结构

2. 面肌　面肌又称表情肌，属于皮肌，薄而纤细，起自颅骨或筋膜，止于皮肤，主要围绕在睑裂、口裂、鼻和耳的周围，有缩小或开大孔裂的作用，且收缩时可牵动皮肤呈现各种表情。面肌由面神经支配。

3. 血管、淋巴及神经

(1) 血管：主要为面动脉和面静脉。**面动脉**起自颈外动脉，行向前内上方，经下颌下腺的深方，在咬肌止点前缘处绕过下颌体下缘转至面部，迂曲行向内上，经口角和鼻翼外侧至内眦，改称**内眦动脉**。面动脉的分支主要有颏下动脉、下唇动脉、上唇动脉和鼻外侧动脉等。**面静脉**起始于内眦静脉，伴行于面动脉的后方。面静脉借内眦静脉经眼静脉与海绵窦交通，也可通过面深静脉、翼静脉丛等与海绵窦交通。口角平面以上的一段面静脉通常无静脉瓣，当面部因细菌感染致疖、痈时，若处理不当可循上述交通途径蔓延至海绵窦，导致颅内感染。故临床上将两侧口角至鼻根连线所形成的三角区域称为“危险三角”。

(2) 淋巴：面部浅层的淋巴管非常丰富，相互吻合，流向与面静脉一致，通常注入下颌下淋巴结和颏下淋巴结。

(3) 神经：面部的神经主要是三叉神经和面神经。三叉神经为面部感觉神经和咀嚼肌的运动神经，三叉神经三大分支的终末支分别是眶上神经、眶下神经和颏神经，各经眶上切迹、眶下孔和颏孔穿出，以睑裂和口裂为界，由上而下分布于面部皮肤。面神经由茎乳孔出颅，向前外穿入腮腺，在腮腺内越过颈外动脉和下颌后静脉的浅面，分支交织成丛，最后分为颞支、颧支、颊支、下颌缘支和颈支5组分支，由腮腺上缘、前缘及下端呈扇形穿出，支配面肌。其中颊支多为2～3支，经腮腺管上方和下方，支配颊肌和口裂周围诸肌。一侧颊支损伤，可出现同侧鼻唇沟变浅，口角歪向对侧。面部手术时，应注意保护面神经各分支。

(二) 腮腺咬肌区

腮腺咬肌区指腮腺和咬肌所在的下颌支外面和下颌后窝，其上界为颧弓与外耳道，下界为下颌骨下缘平面，前界为咬肌前缘，后界为乳突和胸锁乳突肌上部的前缘。下颌支后缘以后的部分称下颌后窝。此区主要结构有腮腺、咬肌以及有关的血管、神经等。

1. 腮腺的位置与筋膜　腮腺位于外耳道下方，上缘邻近颧弓、外耳道和颞下颌关节，下缘平下颌角，前邻咬肌、下颌支和翼内肌的后缘，后邻乳突前缘及胸锁乳突肌上部的前缘。腮腺呈不规则的楔形，底向外，尖向内突向咽旁(图13-3)。腮腺周围有筋膜包绕，筋膜分为浅、深两层，与腮腺结合紧密，并发出许多间隔伸入腺体，将其分隔为许多小叶，因此腮腺化脓时可形成多个散在的小脓灶，在切开排脓时，应注意引流每一个脓腔。

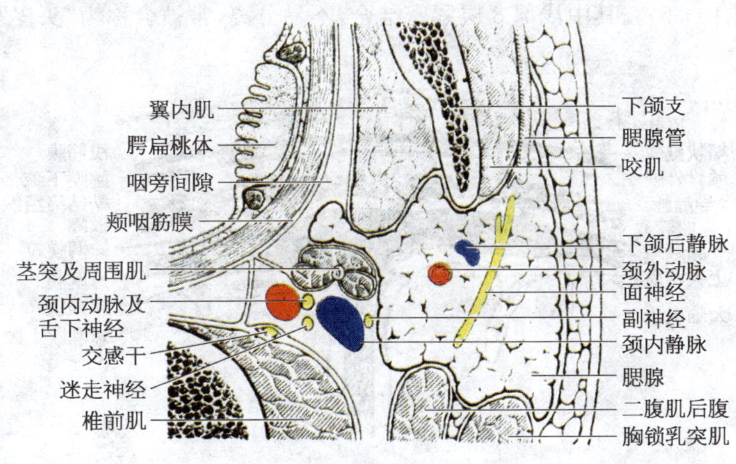

图13-3　腮腺和面侧区的水平断面

2. 腮腺管　腮腺管长3.5～5 cm，由腮腺浅部的前缘发出，在颧弓下1.5 cm处，向前横行越过咬肌表面，至咬肌前缘呈直角转向内，穿过颊脂体和颊肌，开口于与上颌第二磨牙相对处颊黏膜上的腮腺乳头。

3. 穿经腮腺的结构　在腮腺内有血管和神经纵横穿行：纵行的有颈外动脉、下颌后静脉、颞浅动脉、颞浅静脉和耳颞神经；横行的有上颌动脉、上颌静脉、面横动脉、面横静脉及面神经的分支(图13-4)。腮腺手术时应注意保护这些结构特别是面神经。

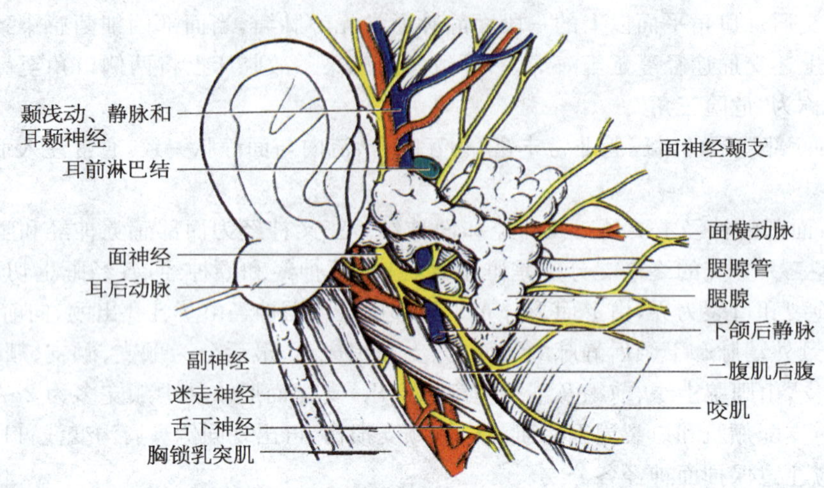

图 13-4 腮腺及穿经腮腺的血管神经

三、颅部

颅部由颅顶、颅底、颅腔 3 部分组成。颅顶分为额顶枕区和颞区，由颅顶软组织和其深面的颅盖骨等构成；颅底有内、外面之分，有许多重要的孔道，是神经和血管出入颅的部位。这里主要叙述颅顶和颅底内面。

(一) 颅顶

1. 额顶枕区 额顶枕区前界为眶上缘，后界为枕外隆凸及上项线，两侧借上颞线与颞区分界。覆盖于此区的软组织，由浅入深可分为 5 层：皮肤、浅筋膜、帽状腱膜及枕额肌、腱膜下疏松结缔组织和颅骨外膜(图 13-5)。其中浅部 3 层紧密结合，不易分离，常被合称为“头皮”。

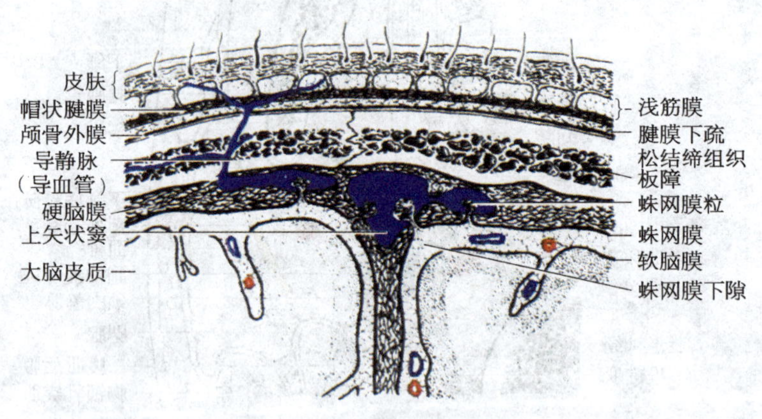

图 13-5 颅顶层次

(1) 皮肤：厚而致密，含有大量的毛囊、汗腺、皮脂腺以及丰富的血管、淋巴管，为疖肿和皮脂腺囊肿的好发部位。

(2) 浅筋膜：由致密结缔组织和脂肪组织构成。致密结缔组织形成许多纵向走行的纤维隔，使皮肤和帽状腱膜紧密相连，将脂肪分隔成无数小格，内有血管和神经穿行。此层感染时，炎症渗出物不易扩散，压迫神经末梢引起剧痛。小格内的血管壁多被周围结缔组织紧密固定，创伤后血管断端不易回缩闭合，故出血较多，常需压迫或缝合止血。

(3) 帽状腱膜：位于此区中部，为枕额肌的腱膜，坚韧致密。如头皮左右横向裂伤，由于枕额肌的收缩，使伤口裂开较大，应将腱膜仔细缝合，以减少皮肤张力，有利于止血和愈合。

(4) 腱膜下疏松结缔组织：又称**腱膜下间隙**，是一层疏松结缔组织，头皮借此层与颅骨外膜疏松结合，头皮撕脱伤多自此层分离。此间隙范围较广，移动性较大，若此层内积血或积脓时，可广泛蔓延至全颅顶。此间隙内有静脉网，借导静脉与颅骨的板障静脉和颅内的硬脑膜窦相通。若发生感染，可继发颅骨骨髓炎或颅腔感染，故临床上常称此层为颅顶部的"危险区"。

(5) 颅骨外膜：由致密结缔组织构成，借少量疏松结缔组织与颅骨表面相连，容易剥离。但在骨缝处结合紧密，不易分开。故骨膜下感染或血肿，常局限于一块颅骨的范围。

2. 颞区　颞区位于颅顶的两侧，上界为上颞线，下界为颧弓。此区的软组织由浅入深依次为皮肤、颞浅筋膜、颞筋膜、颞肌和颅骨外膜。在耳郭前颞浅筋膜内有颞浅动、静脉和耳颞神经，耳郭后有耳后动、静脉和枕小神经。颞筋膜较致密，连于上颞线至颧弓之间。颞筋膜与其深面的颞肌紧密相连，经颞区开颅手术，颞肌和颞筋膜可以很好地保护脑膜和脑，为开颅术常采用的入颅部位。颞区的骨膜较薄，与颞骨紧密相贴。

(二) 颅底内面

颅底内面的结构特点是硬脑膜与颅骨紧密相连，有许多神经、血管穿过颅底，颅底骨质薄弱处易骨折，骨折时多伴有硬脑膜撕裂，并损伤相应的神经、血管(图 13-6)。

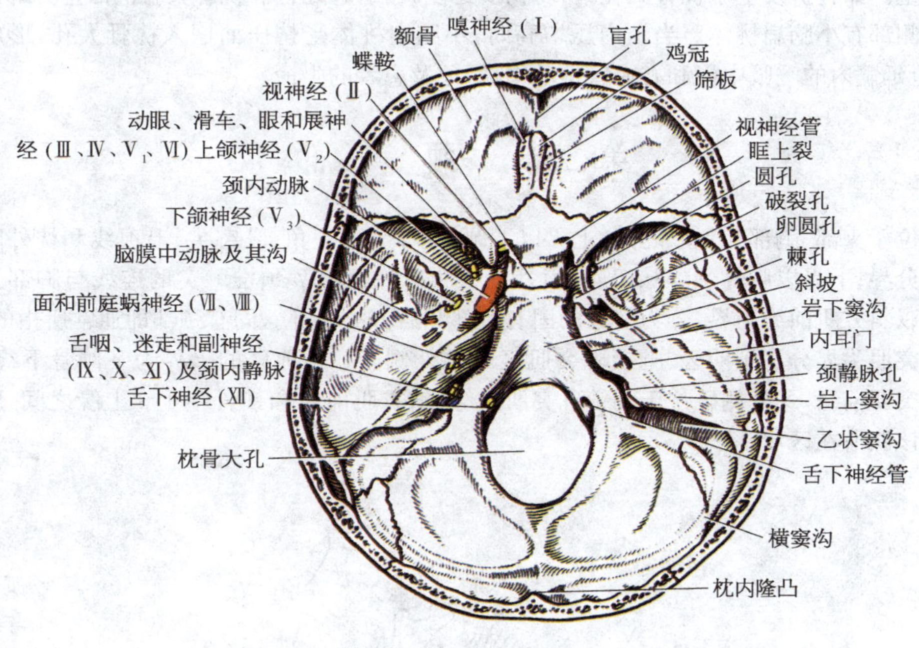

图 13-6　颅底内面观

1. *颅前窝*　**颅前窝**容纳大脑额叶。颅前窝骨质薄，骨折伤及筛板时，常伴有脑膜和鼻腔顶部黏膜撕裂以及嗅神经受损，引起鼻出血、脑脊液外漏及嗅觉障碍等；骨折伤及额骨眶板时，可出现眶内血肿。

2. *颅中窝*　**颅中窝**容纳大脑颞叶和垂体，可分为中央较小的蝶鞍区和两个较大而凹陷的外侧部(图 13-7)。

颅中窝骨折多发于蝶骨中部和颞骨岩部。蝶骨中部骨折时，常同时伤及脑膜和蝶窦而使蝶窦与蛛网膜下隙相通，血性脑脊液可经鼻腔流出；如伤及颈内动脉和海绵窦，可形成动-静脉瘘，引起

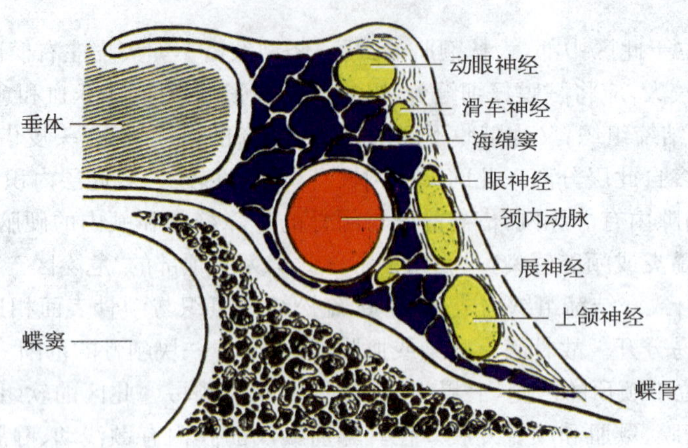

图 13-7 海绵窦(冠状断面)

眼静脉淤血,并伴有搏动性突眼症状;如累及穿过海绵窦内和窦壁的神经,则出现眼球运动障碍和三叉神经刺激症状。岩部骨折侵及鼓室盖且伴有鼓膜撕裂时,血性脑脊液可经外耳道溢出,穿经岩部内的面神经和前庭蜗神经亦可能受累。中耳炎如向上蔓延,可引起耳源性脑膜炎。

3. *颅后窝* 颅后窝容纳小脑、脑桥和延髓。颅后窝骨质最厚,发生骨折较少,但一旦发生,后果极为严重。如骨折发生于枕骨大孔处,易伤及延髓,可引起死亡。枕骨大孔的后上方邻近小脑半球下面内侧部有小脑扁桃体。当颅内压增高时,小脑扁桃体受挤压而嵌入枕骨大孔,形成枕骨大孔疝,压迫延髓内的呼吸中枢和心血管运动中枢,危及患者的生命。

第二节 颈 部

颈部位于头部、胸部和上肢之间,上界以下颌骨下缘、下颌角、乳突尖、上项线和枕外隆凸的连线与头部分界;下界以胸骨颈静脉切迹、锁骨上缘和肩峰至第 7 颈椎棘突的连线与胸部及上肢分界。颈部以斜方肌前缘为界,分为前方的固有颈部和后方的项部。固有颈部即通常所指的颈部,又以胸锁乳突肌为界分为颈前区、胸锁乳突肌区和颈外侧区。颈前区的上界为下颌骨下缘,外侧界为胸锁乳突肌前缘;颈外侧区位于胸锁乳突肌后缘、斜方肌前缘和锁骨中 1/3 上缘之间;胸锁乳突肌区即为该肌所在区域(图 13-8)。

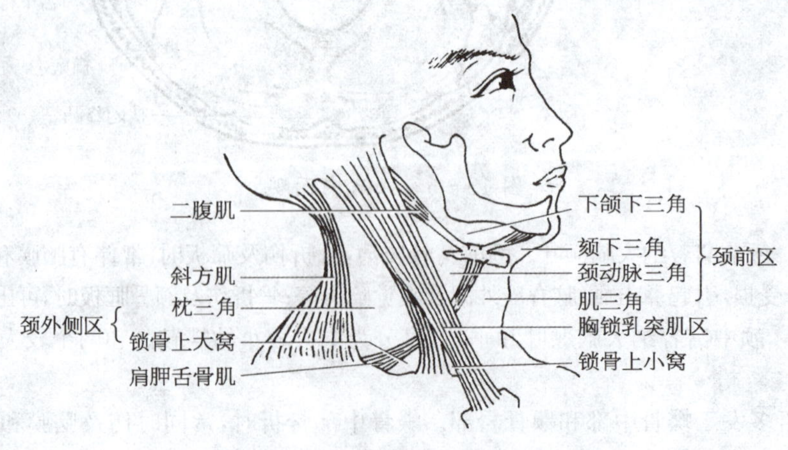

图 13-8 颈部的分区

一、表面解剖

(一) 体表标志

1. 舌骨　舌骨位于颏隆突的后下方，对应第 3、第 4 颈椎椎间盘平面。

2. 甲状软骨　**甲状软骨**位于舌骨下方，其上缘约平第 4 颈椎高度，颈总动脉在此平面分支。男性甲状软骨中线的上端向前突出，形成**喉结**。

3. 环状软骨　**环状软骨**位于甲状软骨下方，平对第 6 颈椎横突水平。是喉与气管、咽与食管的分界标志。

4. 颈动脉结节　**颈动脉结节**是第 6 颈椎横突前结节，颈总动脉在其前方，平环状软骨弓从前向后压迫该动脉，可以急救该侧头面部的大出血。

5. 胸锁乳突肌　**胸锁乳突肌**轮廓明显，其后缘中点有颈丛皮支穿出，为颈部皮肤浸润麻醉的阻滞点。该肌的胸骨头、锁骨头与锁骨上缘之间为**锁骨上小窝**(图 13－8)。

6. 胸骨上窝　**胸骨上窝**位于胸骨颈静脉切迹上方的凹陷处，在此处可触及气管颈段。

7. 锁骨上大窝　**锁骨上大窝**位于锁骨中 1/3 上方(图 13－8)。在窝底可触及锁骨下动脉的搏动，稍上是臂丛阻滞麻醉的注射部位。

(二) 体表投影

1. 颈总动脉及颈外动脉　**颈总动脉及颈外动脉**位于下颌后窝中点至胸锁关节的连线，以甲状软骨上缘为界，上段为颈外动脉的体表投影，下段为颈总动脉的体表投影。

2. 锁骨下动脉　**锁骨下动脉**为锁骨内侧半向上的弓形线，弓形线的最高点距锁骨上缘约 1 cm，即为该动脉的体表投影。

3. 颈外静脉　**颈外静脉**为下颌角至锁骨中点的连线。颈外静脉是小儿静脉穿刺的常用部位之一。

4. 副神经　**副神经**自乳突尖与下颌角连线的中点，经胸锁乳突肌后缘中、上 1/3 交点，至斜方肌前缘中、下 1/3 交点的连线。

5. 臂丛　**臂丛**自胸锁乳突肌后缘中、下 1/3 交点至锁骨中、外 1/3 交点稍内侧的连线。臂丛在锁骨中点后方比较集中，位置浅表，常作为阻滞麻醉的部位。

6. 胸膜顶及肺尖　**胸膜顶及肺尖**由胸腔突出胸廓上口至颈根部，最高点位于锁骨内侧 1/3 段上方 2～3 cm。

二、颈部的层次结构

(一) 浅层结构

颈前外侧部皮肤较薄，移动性大，皮纹呈横向分布，手术时宜采用横切口。在颈前外侧部的浅筋膜内，有一菲薄的颈阔肌，该肌深面有颈前静脉、颈外静脉、颈外侧浅淋巴结、颈丛的皮支以及面神经的颈支等结构(图 13－9)。颈外静脉由下颌后静脉后支与耳后静脉、枕静脉等汇合而成，沿胸锁乳突肌浅面斜行向下，于锁骨中点上方 2～5 cm 处穿颈深筋膜，汇入锁骨下静脉或静脉角。

(二) 颈筋膜及筋膜间隙

颈筋膜是位于浅筋膜和颈阔肌深面的深筋膜，可分为浅、中、深 3 层，包绕颈、项部的肌和器官。各层之间的疏松结缔组织构成筋膜间隙。

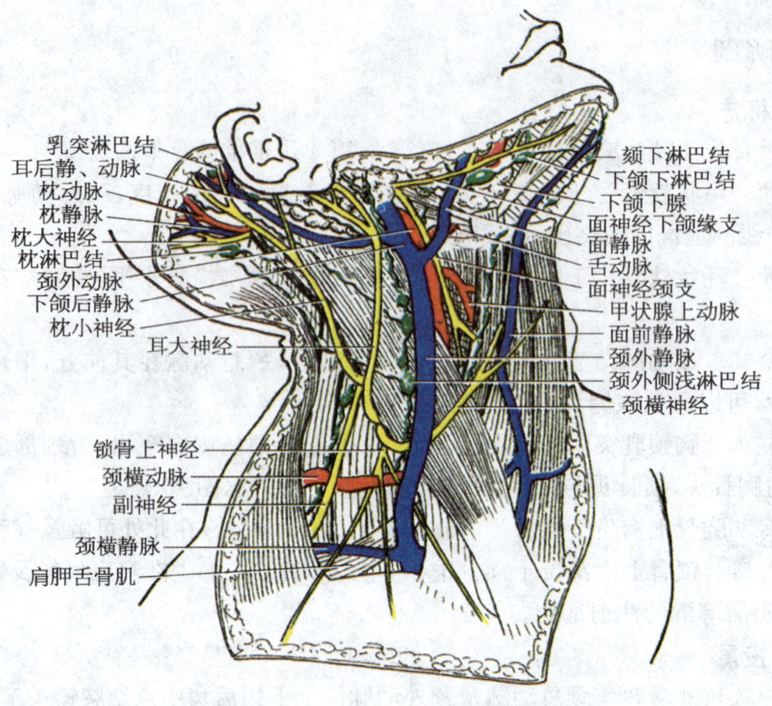

图 13－9　颈部浅层结构右侧

1. 颈筋膜(图 13－10、图 13－11)

(1) 浅层:此层包绕全部颈项部,故又称封套筋膜。筋膜向上附于头颈交界各结构,向下附于颈、胸和上肢交界线,包绕斜方肌、胸锁乳突肌和舌骨下肌群,并形成其肌鞘。

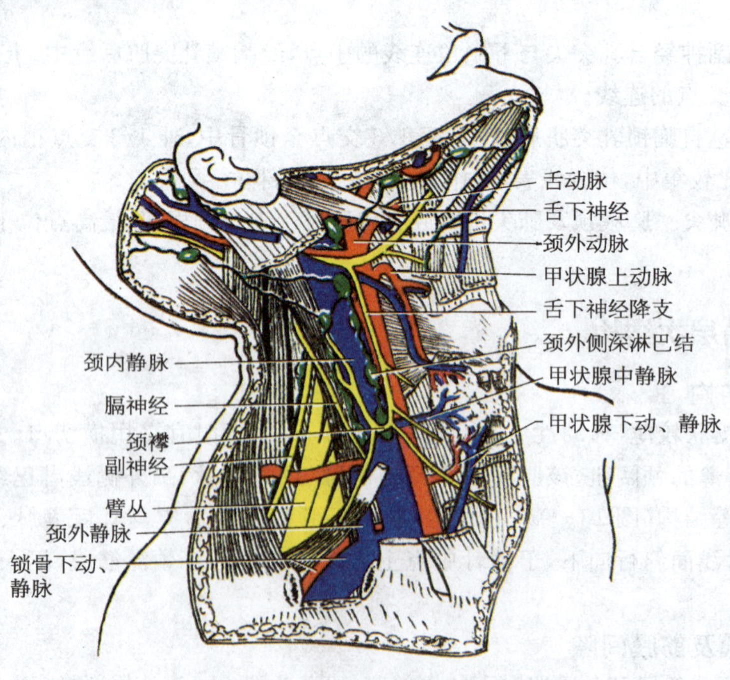

图 13－10　颈部深层结构(右侧)

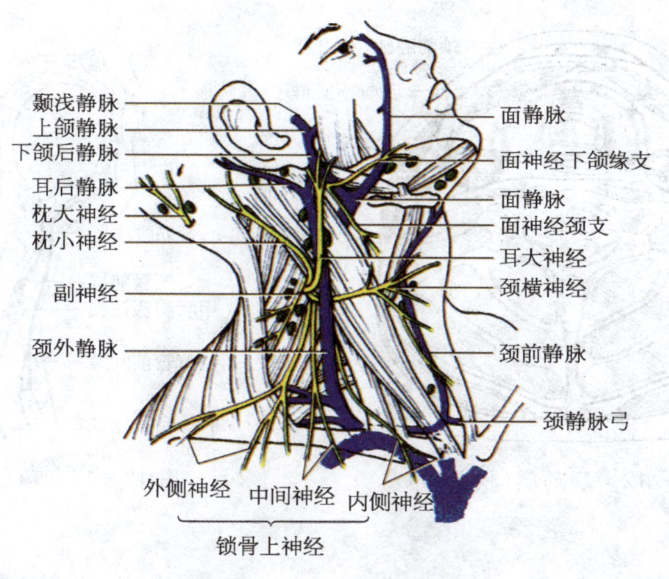

图 13－11　颈部浅层结构

(2) 中层：又称**气管前层**。此筋膜位于舌骨下肌群深面，包裹着咽、食管、喉、气管、甲状腺等器官，并形成**甲状腺鞘**。

(3) 深层：又称**椎前层**。位于颈深肌群浅面，向上附着于颅底，向下续于胸内筋膜。两侧覆盖臂丛、颈交感干、膈神经、锁骨下动脉及锁骨下静脉。此筋膜由斜角肌间隙开始，包裹锁骨下动、静脉及臂丛伸入腋窝，形成腋鞘。

(4) 颈动脉鞘：**颈动脉鞘**是由颈筋膜向两侧扩展包绕颈总动脉、颈内动脉、颈外动脉、颈内静脉和迷走神经形成的筋膜鞘。颈内静脉壁与颈动脉鞘紧密结合，当静脉受伤破裂时管壁不易塌陷，空气进入导致气体栓塞。

2. 颈筋膜间隙

(1) 气管前间隙：**气管前间隙**位于气管前筋膜与气管颈部之间，向下达胸腔上纵隔。内有甲状腺最下动脉、甲状腺下静脉、头臂干及左头臂静脉。

(2) 咽后间隙：**咽后间隙**位于咽的后方、气管前层与椎前层之间，其延伸至咽侧壁外侧的部分为**咽旁间隙**。向下通向后纵隔。

(3) 椎前间隙：**椎前间隙**位于脊柱、颈深肌群与椎前层之间。颈椎结核脓肿多积于此间隙，并向两侧至椎外侧区，经腋鞘扩散至腋窝。当脓肿溃破后，可经咽后间隙向下至后纵隔（图 13－11、图 13－12、图 13－13）。

三、气管颈部

（一）位置

气管颈部位置表浅，上端平第 6 颈椎下缘与喉的环状软骨相连，下端在胸骨的颈静脉切迹处移行为气管胸部。气管颈部长约 6.5 cm，横径为 1.5～2.5 cm，其周围绕以疏松结缔组织，故活动性较大。

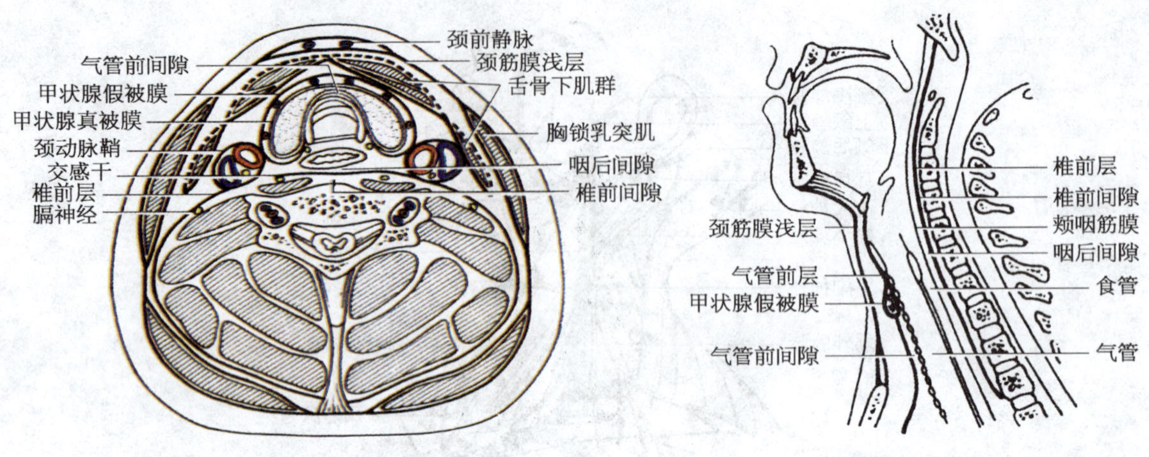

图 13－12　颈筋膜(横断面)　　图 13－13　颈筋膜(正中矢状面)

(二) 毗邻

在颈白线下端的胸骨上间隙内有颈静脉弓，其深面为气管前层。在气管前层深面的气管前间隙中，含有甲状腺下静脉及甲状腺奇静脉丛，有时还可能有甲状腺最下动脉。在第 2～4 气管软骨环的前方有甲状腺峡横过。气管两侧，贴近甲状腺侧叶有包于颈动脉鞘内的颈总动脉、颈内静脉和迷走神经。气管后方，贴近食管颈部，两者之间的外侧沟内有喉返神经通过(图 13－14、图 13－15)。

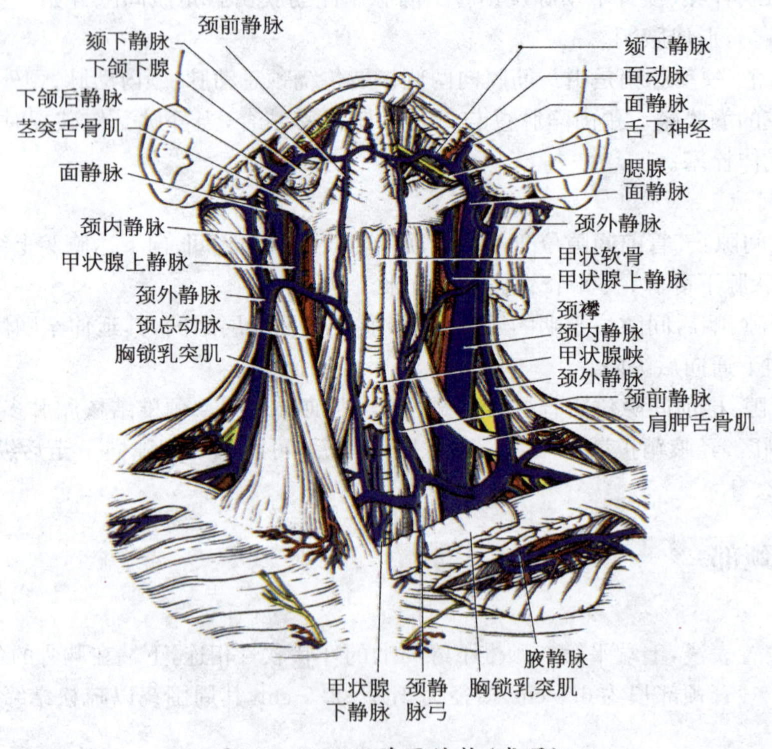

图 13－14　颈前区结构(浅层)

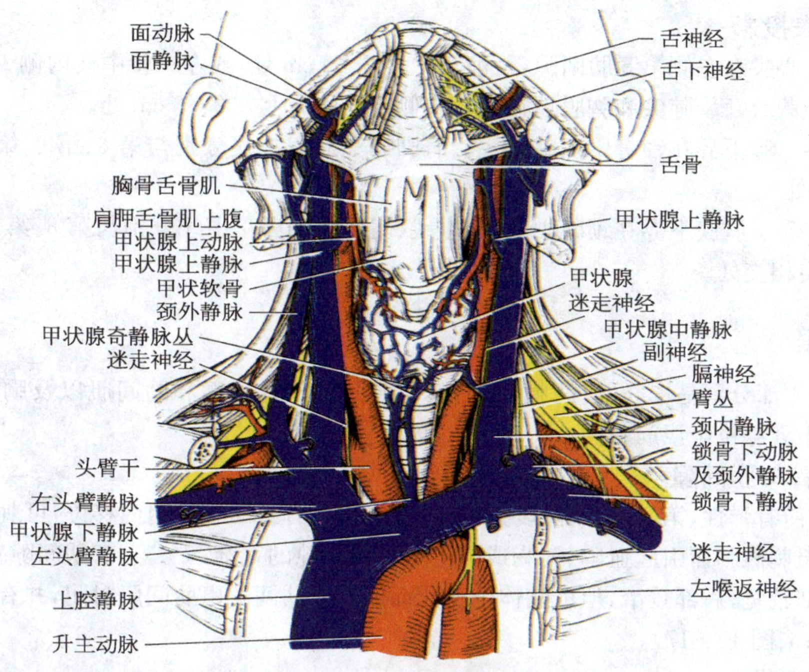

图 13-15　气管颈部(深层)

第三节　胸　　部

胸部位于颈部和腹部之间,由胸壁、胸腔和胸腔内器官组成。胸廓和软组织构成胸壁,胸壁和膈围成胸腔。胸部上界以颈静脉切迹、胸锁关节、锁骨上缘、肩峰和第 7 颈椎棘突的连线与颈部分界,下界相当于胸廓下口,被膈封闭。由于膈呈穹隆状突向上方,故胸部表面的界线并不代表胸腔的真正范围,肝、脾和肾等腹腔器官位于胸壁下部的深面。

每侧胸壁分为胸前区、胸外侧区和胸后壁(背部)3 部分。胸前区位于前正中线和腋前线之间,胸外侧区位于腋前线和腋后线之间,胸后壁(背部)位于腋后线和后正中线之间。胸腔分为中部和两侧的左、右部。中部为纵隔,左、右部容纳肺及其表面的胸膜和胸膜腔。

一、表面解剖

(一) 体表标志

1. 颈静脉切迹　**颈静脉切迹**为胸骨柄上缘的切迹。在成人男性平第 2 胸椎下缘,女性平第 3 胸椎。

2. 胸骨角　**胸骨角**两侧连接第 2 肋软骨,是计数肋和肋间隙的标志。胸骨角平主动脉弓起始处、气管杈和第 4 胸椎体下缘。

3. 锁骨　锁骨的全长可触及。锁骨中、外 1/3 交界处的下方有一凹陷,称**锁骨下窝**,其深方有腋血管和臂丛通过。

4. 肋弓　肋弓自剑突两侧斜向外下方,是肝、胆囊和脾的触诊标志。两侧肋弓与剑胸结合构成胸骨下角。剑突与肋弓构成剑肋角,左侧剑肋角是心包穿刺常用进针部位之一。

5. 乳头　男性乳头位于锁骨中线与第 4 肋间隙相交处。

(二) 体表投影

1. 心尖　心尖在左侧第5肋间隙,距前正中线7～9 cm处,或左锁骨中线内侧1～2 cm处。

2. 肺尖和胸膜顶　肺尖和胸膜顶在锁骨内侧1/3段的上方2～3 cm处。

3. 肺下界　肺下界在锁骨中线、腋中线、肩胛线和后正中线分别与第6、第8、第10肋和第10胸椎棘突相交处。

4. 胸膜下界　胸膜下界在锁骨中线、腋中线、肩胛线和后正中线分别与第8、第10、第11肋和第12胸椎棘突相交处。

二、胸壁

胸壁由浅入深分别是皮肤、浅筋膜、深筋膜、胸廓外肌层、胸廓和肋间肌以及胸内筋膜及壁胸膜等结构,其中乳腺位于浅筋膜内。

(一) 肋骨与肋间隙

肋骨弯曲而有弹性,第5～8肋曲度大,易发生骨折。骨折断端如向内移位,可刺破胸膜和肋间血管神经,甚至刺破肺而引起血胸、气胸或肺不张。肋间隙的宽窄不一,上部肋间隙较宽,下部者较窄;肋间隙前部较宽,后部较窄,但可随体位变化而改变。肋间隙由肋间肌封闭,并有肋间血管神经通过(图13-16、图13-17)。

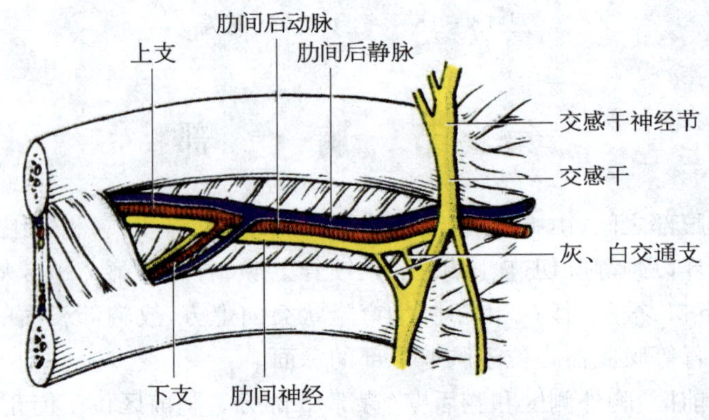

图13-16　肋间后血管和肋间神经

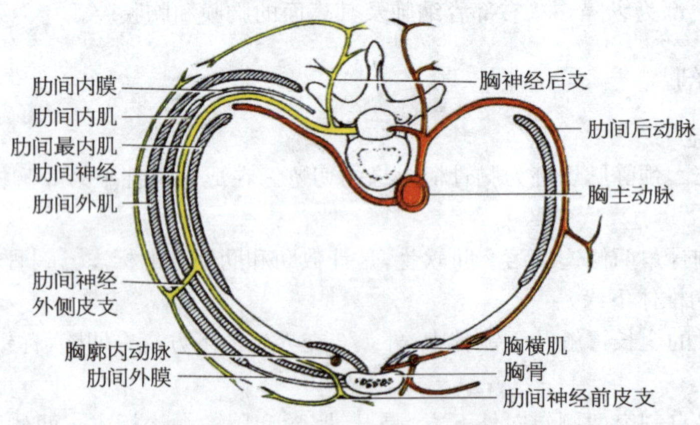

图13-17　肋间后动脉和肋间神经

1. 肋间肌　肋间肌包括肋间外肌、肋间内肌和肋间最内肌。肋间外肌起自上位肋骨下缘,止于下位肋骨上缘，肌纤维自后上方斜向前下方。肋间内肌位于肋间外肌的内面，其起止和肌纤维走向与肋间外肌相反。肋间最内肌位于肋间隙的中份，肌束方向与肋间内肌相同(图 13－16)。肋间内肌和肋间最内肌之间有肋间血管神经通过。

2. 肋间血管　肋间后动脉分布于肋间隙。在肋角处肋间后动脉分为上、下两支，分别沿肋沟和下位肋上缘前行(图 13－17)。肋间后静脉与肋间后动脉相伴行，左、右两侧向后分别注入半奇静脉和奇静脉。

3. 肋间神经　肋间神经共 11 对，在肋间后动脉下方伴行，分布于胸壁的肌和皮肤，其中，下 5 对肋间神经和肋下神经自胸壁进入腹壁，分布于腹肌的前外侧群和腹壁皮肤。在肋沟处，血管神经的排列顺序自上而下为静脉、动脉和神经。根据肋间血管神经的行程，常在肩胛线或腋后线第 7、第 8 肋间隙中部作胸膜腔穿刺，在靠近肋角处穿刺时，则应在下位肋骨的上缘进针。以免损伤肋间血管神经(图 13－18)。

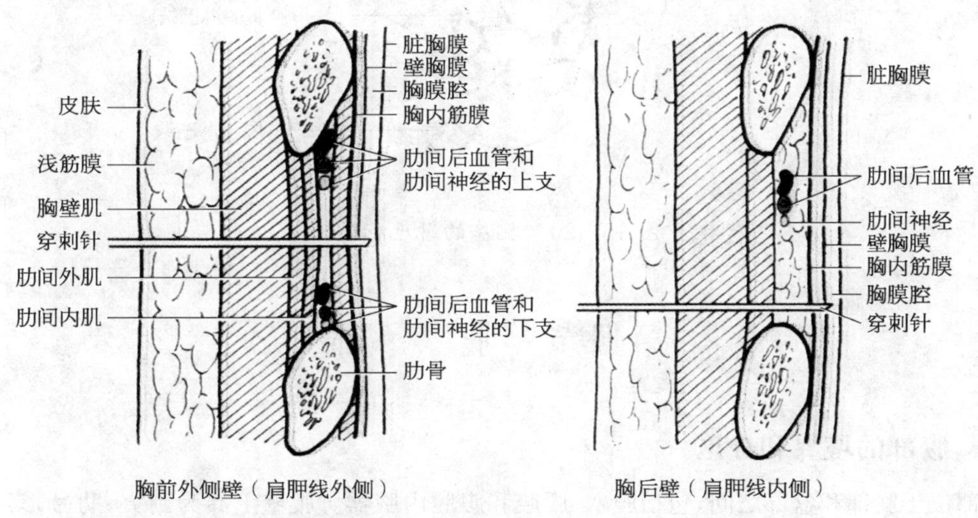

图 13－18　胸壁层次及胸腔穿刺部位

(二) 女性乳房

1. 位置与结构　女性乳房位于胸肌筋膜前面，胸骨旁线与腋中线之间，平第 2～6 肋高度。乳房由皮肤、纤维组织、脂肪组织和乳腺构成(图 13－19)。乳腺被结缔组织分隔为 15～20 个乳腺叶，每个乳腺叶有一条输乳管，末端开口于乳头。乳腺叶和输乳管以乳头为中心呈放射状排列，故乳房脓肿切开引流时应作放射状切口，以免损伤输乳管。乳房结缔组织中有许多纤维束，两端分别附着于皮肤和胸肌筋膜，称乳房悬韧带或 Cooper 韧带。患乳腺癌时，癌组织累及乳房悬韧带，使之挛缩变短，牵拉皮肤形成许多小凹陷，另外淋巴回流受阻引起皮肤淋巴水肿，因此，局部皮肤呈橘皮样改变。

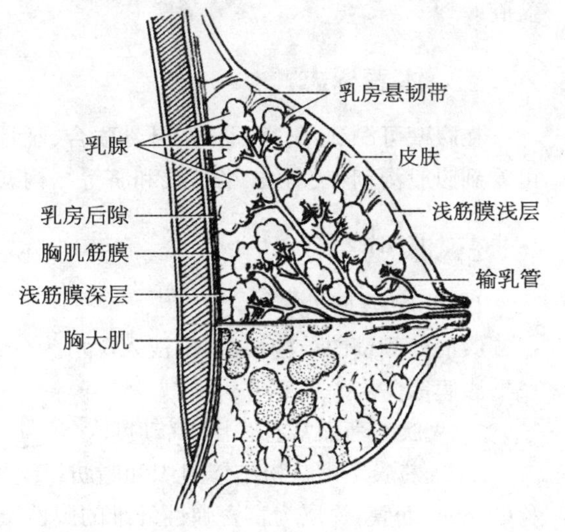

图 13－19　女性乳房

2. 淋巴回流(图 13-20) 乳房的淋巴主要注入腋淋巴结，引流方向主要有 6 个：①乳房外侧部和中央部的淋巴管注入腋淋巴结群的胸肌淋巴结；②上部的淋巴管注入腋淋巴结群的尖淋巴结和锁骨上淋巴结；③内侧部的淋巴管注入胸骨旁淋巴结；④深部的淋巴管注入胸肌间淋巴结，经输出淋巴管注入尖淋巴结；⑤内侧部的浅淋巴管与对侧乳房淋巴管交通；⑥内下部的淋巴管通过腹壁和膈下的淋巴管与肝的淋巴管交通。乳腺癌发生淋巴转移时，可侵犯腋淋巴结和胸骨旁淋巴结。

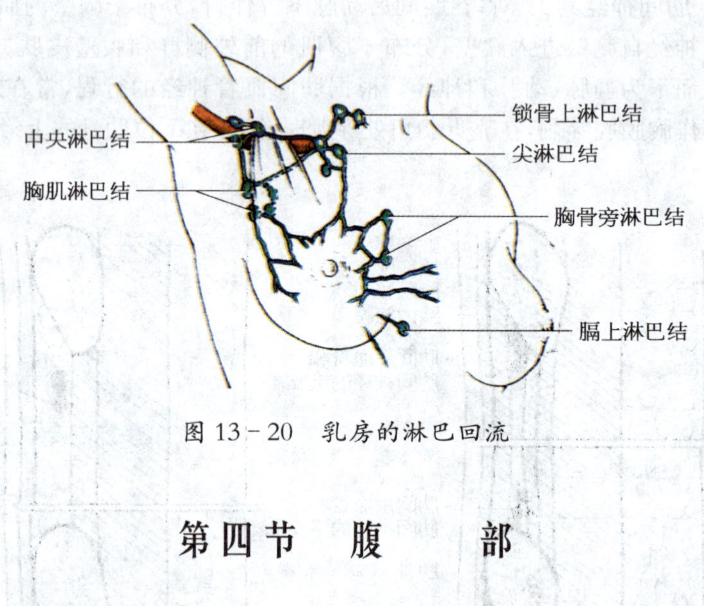

图 13-20 乳房的淋巴回流

第四节 腹 部

一、腹部的境界和分区

腹部位于胸部和盆部之间，包括腹壁、腹腔和腹腔内脏器。腹壁上界为剑突，肋弓，第 11、第 12 肋和第 12 胸椎；下界为耻骨联合上缘、耻骨结节、腹股沟韧带、髂前上嵴和第 5 腰椎。腹壁以腋后线为界，分为腹前外侧壁与腹后壁，腹腔上方借膈与胸腔分隔，下方经骨盆入口移行于小骨盆腔。

二、体表标志

在腹壁可触到：剑突、肋弓、耻骨联合、耻骨嵴、耻骨结节、髂前上嵴、髂结节、耻骨联合上缘，还可看到腹股沟韧带、白线、半月线和脐等结构。

三、腹壁

(一) 腹壁层次

腹前外侧壁的结构层次，由浅入深可为分：皮肤，浅筋膜，深筋膜，肌层，腹横筋膜，腹膜下筋膜及壁腹膜等 7 层。

1. 皮肤 薄而富有弹性，活动度大。

2. 浅筋膜 由疏松结缔组织和脂肪组织构成，浅筋膜在脐以下可分为两层；浅层为脂性层，也称Camper 筋膜；深层为富含弹性纤维的膜性层，也称Scarpa 筋膜。

3. 深筋膜 腹前外侧壁的深筋膜较薄弱，覆盖在腹壁各层肌肉表面。

4. 肌层　腹前外侧壁主要有中间的腹直肌和外侧的3层扁肌(图13－21)。

(1) 扁肌：扁肌位于腹直肌的外侧，由浅入深依次为：腹外斜肌、腹内斜肌、腹横肌。3层肌束交错排列，可增强腹壁弹性，保护腹腔脏器。腹外斜肌肌束由外上方斜向前内下方，腹内斜肌肌束由外下斜向上内，腹横肌肌束成水平方向。在腹部手术时应顺肌束方向逐层分离。

(2) 腹直肌：腹直肌位于前正中线两侧，为上宽下窄带状肌，起自耻骨联合和耻骨嵴，止于胸骨剑突和第5～7肋软骨前面，肌全长由3～4条横行腱划分成多个肌腹。腱划与腹直肌鞘前层紧密结合，在后面不与腹直肌鞘愈合。

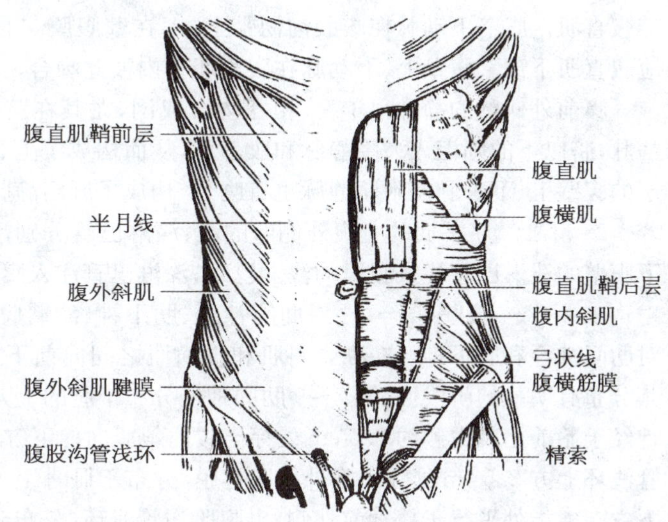

图13－21　腹前外侧壁肌

5. 腹横筋膜　衬在腹横肌和腹直肌鞘的深面，腹横筋膜在腹上部较薄弱，在腹下部增厚。

6. 腹膜下筋膜　是填充在腹横筋膜与壁腹膜之间的脂肪组织。下腹部脂肪组织较多，与腹膜后隙脂肪组织相连续(图13－22)。

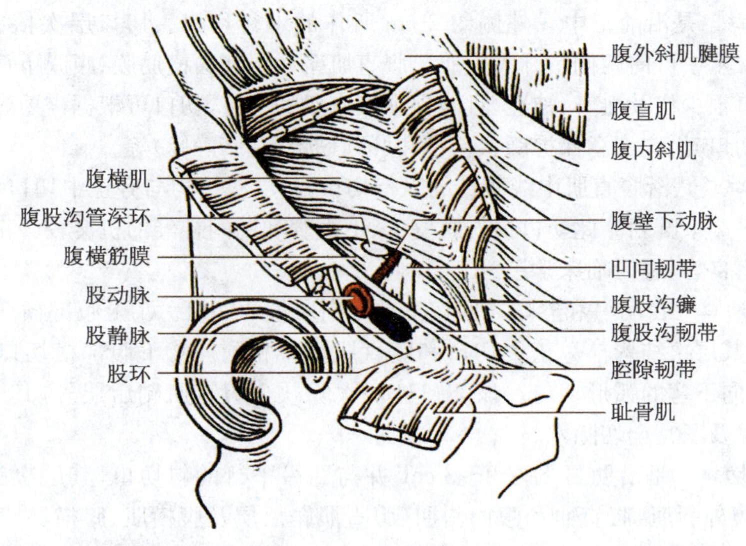

图13－22　腹横肌腹横筋膜和腹股沟镰

7. 壁腹膜　是腹前外侧壁的最内层。

(二) 腹前外侧壁的血管、淋巴和神经

1. 血管　动脉分深浅两组。浅动脉位于浅筋膜内。上部的动脉细小，有5对肋间后动脉和肋下动脉的分支。下部较粗大，有腹壁浅动脉和旋髂浅动脉的分支。深动脉主要有穿行于腹内斜肌和腹横肌之间的腹壁上动脉和腹壁下动脉。腹壁上动脉位于腹直肌与腹直肌鞘后层之间，分支营

养腹直肌。腹壁下动脉在腹股沟韧带上方，在壁腹膜与腹横筋膜之间进入腹直肌鞘后层前方，供应腹直肌下部。腹壁上、下动脉在腹直肌鞘内彼此吻合。

腹前外侧壁的静脉很丰富，相互吻合成网，尤其在脐周围最为明显。脐以上的浅静脉注入腋静脉，脐以下的则汇入大隐静脉和股静脉，从而构成了上、下腔静脉之间的吻合。脐周静脉网与深层的腹壁上、下静脉及附脐静脉也有吻合，构成了肝门静脉系与上、下腔静脉系的交通。

2. 淋巴　脐平面的上腹外侧壁的浅、深淋巴管分别注入腋淋巴结和胸骨旁淋巴结，脐平面以下腹壁的浅淋巴管注入腹股沟浅淋巴结，深淋巴管注入腹股沟深淋巴结、髂外淋巴结和腰淋巴结。

3. 神经　腹壁有 7～11 对肋间神经、肋下神经、髂腹下神经和髂腹股沟神经。其中第 7～11 对肋间神经和肋下神经在腹内斜肌和腹横肌之间向前下方行，在腹直肌外侧缘进入腹直肌鞘内。其分布有明显的阶段性，第 7～9 肋间神经分布于脐的上方；第 10 肋间神经分布于脐平面。髂腹下神经于髂前上棘内侧约 2.5 cm 处穿出腹内斜肌向内下方，行于腹内斜肌与腹横肌之间。在腹股沟管浅环上方 2.5 cm 处穿出腹外斜肌腱膜，分布于耻骨上方皮肤。髂腹股沟神经，行于髂腹下神经下方一横指处平行于精索前外侧，出腹股沟管浅环，分布到阴囊或大阴唇皮肤，在腹股沟疝修补术时，应避免损伤此两神经。生殖股神经的生殖支沿精索内侧下行，出腹股沟管浅环，分布至提睾肌和阴囊或大阴唇皮肤。

(三) 腹前外侧壁常用的手术切口

1. 正中切口　沿腹前壁前正中线所作的纵行切口。其层次由浅入深依次为：皮肤、浅筋膜、白线、腹横筋膜、腹膜下筋膜及壁腹膜。该切口具有层次简单、操作方便、可不损伤腹直肌，且对血管、神经损伤较少并可兼顾腹膜腔任何一侧的疾患等优点。但白线处血运较差，切口愈合较慢。脐下正中切口，因两侧腹直肌靠近，愈合较牢固，为妇产科和泌尿外科的常用切口。

2. 旁正中切口　是沿前正中线外侧约 2 cm 所作的纵行切口。切口层次依次为：皮肤、浅筋膜、腹直肌鞘前层(术中可向两侧牵开腹直肌)、腹直肌鞘后层和腹横筋膜、腹膜下筋膜及壁腹膜，进入腹膜腔。此切口很少伤及血管、神经，且能保证腹直肌的完整，切口可根据需要延长，为临床所常用。选右旁正中切口时，应注意保护镰状韧带和肝圆韧带(左脐静脉)等。

3. 腹直肌切口　是沿腹直肌中线所作的纵行切口，其层次结构与旁正中切口相同。但需要分离腹直肌，劈开 1～2 个腱划。此切口损伤腹壁上、下血管和肋间神经的机会较旁正中切口为大，但因其手术视野暴露良好，也为临床常用。

4. 腹前壁横切口　在肋弓和髂嵴之间按皮纹走向所做的切口。①上腹部横切口：指经双侧腹直肌的横向切口，其层次结构与旁正中切口和腹直肌切口相同。②下腹部横切口：位于两侧髂前上棘之间，中间略向下弯的弧形切口。该切口处层次除缺少腹直肌鞘后层外，其余同上腹部横切口。多用于剖宫术及子宫全切除术。

5. 肋缘下斜切口　是沿肋弓下方 2～3 cm，并与肋弓平行的斜切口，其层次为皮肤、浅筋膜、腹直肌鞘前层及腹外斜肌、腹直肌和腹内斜肌、腹直肌鞘后层及腹横肌、腹横筋膜、腹膜下筋膜和壁腹膜。该切口可充分显露肝、胆道或脾，但损伤神经、血管较多，术后皮肤无感觉区较大，故需慎用。

6. 右下腹斜切口　又称麦氏切口，为阑尾手术常用切口。该切口通过脐与右髂前上棘连线的中、外 1/3 交点，且与其垂直。其层次由浅入深为皮肤、浅筋膜和腹外斜肌腱膜、按肌纤维方向分离腹内斜肌、腹横肌、腹横筋膜、腹膜下筋膜及壁腹膜。

(四) 腹股沟区

腹股沟区是指髂前上棘平面、腹直肌外侧缘和腹股沟韧带之间的三角区。此区较为薄弱，其原因是：①腹外斜肌在此已变为较薄的腱膜，其内下部有腹股沟管浅环；②腹内斜肌和腹横肌的下缘达不到腹股沟韧带内侧部，并与腹股沟韧带之间形成一狭窄间隙（腹股沟管），且无肌肉覆盖；③腹股沟管有精索或子宫圆韧带通过。此外，在站立时腹股沟区所承受的压力比平卧时高 3 倍。因此本区为腹前外侧壁的一个薄弱部位，故腹壁疝多发生于此。

1. *层次结构*

(1) 皮肤及浅筋膜：浅筋膜两层之间有腹壁浅动、静脉和旋髂浅动、静脉。

(2) 腹外斜肌：在此移行为腱膜。腹外斜肌腱膜在耻骨结节外上方形成腹股沟管浅环。

正常人浅环的大小仅可容纳一小指尖。腹外斜肌腱膜在髂前上棘与耻骨结节之间增厚，形成**腹股沟韧带**。此韧带的内侧端有一部分纤维向下后方返折，附于耻骨梳，形成**腔隙韧带**（陷窝韧带）。腔隙韧带向外侧沿耻骨梳延伸，并增厚形成**耻骨梳韧带**。上述韧带在疝修补术中具有重要意义。

在腹外斜肌腱膜深面，有髂腹下神经及髂腹股沟神经。

(3) 腹内斜肌和腹横肌：腹内斜肌起自腹股沟韧带外 2/3，腹横肌起自腹股沟韧带外 1/3，两肌下缘均呈弓状，向内跨过精索（或子宫圆韧带）的上方，至腹直肌外侧，精索的内后方，两肌的腱膜融合，形成**联合腱**（腹股沟镰），止于耻骨梳。

(4) 腹横筋膜：该区的腹横筋膜较厚，附着于腹股沟韧带的深面，并在腹股沟韧带中点上方，腹壁下动脉的外侧，形成一漏斗状的凹陷，称为**腹股沟管深环**。腹横筋膜形成精索内筋膜，包绕在精索外面，下降至阴囊。

(5) 腹膜下筋膜及壁腹膜：该区的腹膜下筋膜脂肪较多，有腹壁下动、静脉通过。壁腹膜为此区的最内层。

2. 腹股沟管　**腹股沟管**位于腹股沟韧带内侧半的上方，它是腹前壁各肌和筋膜之间的裂隙，长 4～5 cm，其中有男性精索或女性子宫圆韧带通过，有 4 个壁和两个口：前壁为腹外斜肌腱膜和腹内斜肌的起始部；后壁为腹横筋膜和腹股沟镰；上壁为腹内斜肌和腹横肌的下缘；下壁为腹股沟韧带；内口为腹股沟管深环，由腹横筋膜向外突出形成，位于腹股沟韧带中点上方一横指处；外口为皮下环，位于耻骨结节外上方，由腹外斜肌腱膜裂口形成，可容纳一小指尖（图 13-23）。

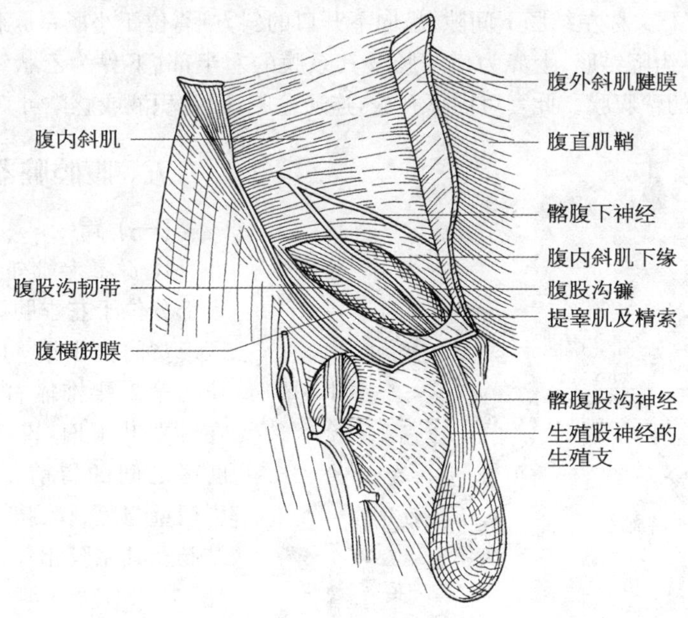

图 13-23　腹股沟区局部观

3. *腹股沟三角* 腹股沟三角又称海氏三角，由腹壁下动脉，腹直肌外侧缘和腹股沟韧带围成，若腹腔内容物经此三角膨出的称**腹股沟直疝**。经深环和腹股沟管膨出的称为**斜疝**。

四、腹膜腔的间隙

腹膜腔以横结肠及其系膜为界，划分为上方的结肠上区和下方的结肠下区。

(一) 结肠上区

结肠上区介于横结肠及其系膜与膈之间。此区主要有肝、胆囊、脾、胰及十二指肠等脏器。因此区位于膈下，故又称膈下间隙。此间隙又被分为肝上及肝下间隙。肝上间隙借镰状韧带分为右肝上间隙、左肝上间隙。左肝上间隙以冠状韧带分为左肝上前间隙和左肝上后间隙。右肝上间隙以冠状韧带分为右肝上前间隙和右肝上后间隙，以及冠状韧带前、后层之间无腹膜覆盖的肝裸区。冠状韧带两层间的裸区与膈之间称膈下腹膜外间隙。肝下间隙被肝圆韧带及其相连的部分镰状韧带分为左、右肝下间隙。左肝下间隙又被小网膜和胃分为左肝下前间隙和左肝下后间隙。上述的 7 个间隙中，任何一个发生脓肿时，均称**膈下脓肿**，其中以右肝下间隙脓肿较为多见。膈下腹膜外间隙常为肝穿刺行肝内胆管造影术进针的部位。

(二) 结肠下区

此区位于横结肠及其系膜与小骨盆上口之间有 4 个间隙。

1. *右结肠旁沟* 位于升结肠右侧与腹侧壁的壁腹膜之间，又称**升结肠旁沟**。右结肠旁沟向上通向右肝下间隙(肝肾隐窝)，向下通向右髂窝，并转入盆腔。

2. *左结肠旁沟* 位于降结肠左侧与腹侧壁的壁腹膜之间，又称**降结肠旁沟**，由于左侧膈结肠韧带阻隔，故向上不与结肠上区的间隙相通，只能向下经左髂窝入盆腔。

3. *右肠系膜窦* 呈三角形，位于小肠系膜根的右侧，又称**右结肠下间隙**。其内侧界为小肠系膜根，外侧界为升结肠，上界为横结肠及其系膜的右半部，后面为贴附于腹后壁的壁腹膜，此窦周围几乎是封闭的，窦内为小肠襻所占据。当此间隙有炎症时，其渗出液往往积聚在局部，形成肠间脓肿或局限性腹膜炎。

4. *左肠系膜窦* 又称**左结肠下间隙**，呈向下开口的斜方形，位于小肠系膜根左侧，其内侧界为小肠系膜根，外侧界为降结肠，上界为横结肠及其系膜的左半部，下界为乙状结肠及其系膜根，后界为贴附于腹后壁的壁腹膜。此窦可向下开放，连通盆腔，因此积液或感染可直接扩散至盆腔。

五、腹腔脏器

(一) 胃

1. *位置和毗邻* 胃在中度充盈时，大部分位于左季肋区，小部分位于腹上区。贲门位于第 11 胸椎体左侧，幽门位于第 1 腰椎体右侧。胃前壁右侧部在肝左叶下面，胃底邻接膈和脾，左右肋弓之间的胃前壁与腹前壁相接触。胃后壁与膈、脾、胰、左肾、左肾上腺、横结肠及其系膜相邻，这些器官统称胃床(图 13-24)。

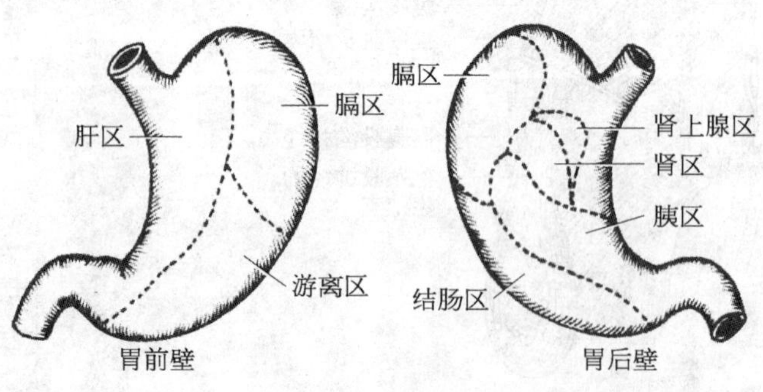

图 13-24 胃的毗邻

2. *胃的韧带* 胃的周围有 6 条韧

带，在肝门与胃小弯和十二指肠上部之间有肝胃韧带、肝十二指肠韧带，两者合称小网膜。胃结肠韧带由胃大弯连与横结肠。在胃大弯和脾门之间有胃脾韧带内含胃短血管。胃膈韧带不甚明显，位于胃贲门部与膈之间。胃胰韧带连于胃窦部的后壁与胰体之间。这些韧带里有血管和神经通过。

3. 胃的血管、淋巴和神经

(1) 胃的动脉：均为腹腔干的分支，沿胃大、小弯侧分别形成两个动脉弓，于胃壁的黏膜下层彼此吻合成动脉网，因此结扎胃动脉任何主干，都不会影响胃血液供应(图 13－25)。①胃左动脉：与胃右动脉于胃小弯小网膜两层之间吻合成动脉弓，发支分布胃小弯处胃前、后壁。②胃网膜左动脉：与胃网膜右动脉吻合成弓，分布于胃大弯附近前、后壁和大网膜。③胃短动脉：由脾动脉发出，一般 3～4 支，行走于胃脾韧带，分布于胃底前、后壁。④胃后动脉：出现率 60%～80%，起自脾动脉，多为一支分布于胃底与贲门部的胃后壁，胃短动脉和胃后动脉对胃大部切除后起营养作用，故手术时应避免损伤这些动脉。

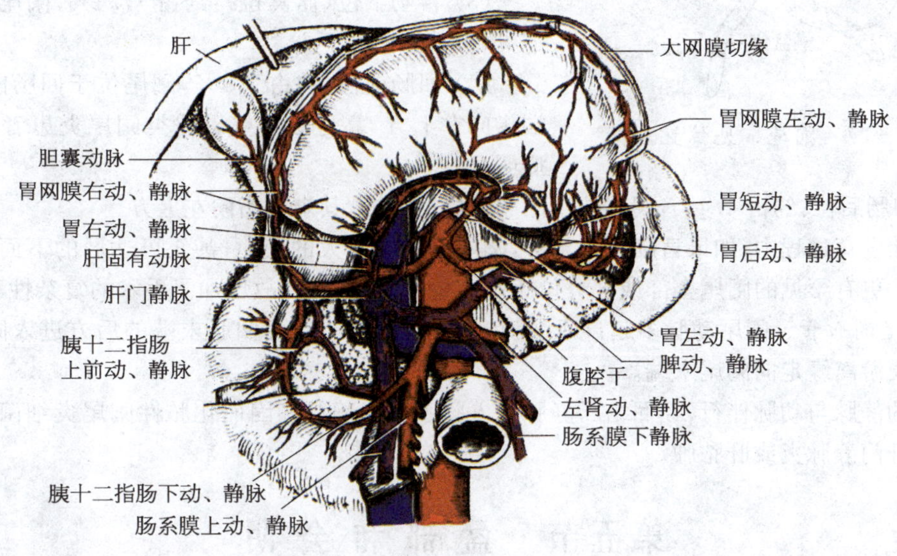

图 13－25　胃的动脉

(2) 胃的静脉：胃的静脉与同名动脉伴行。

(3) 胃的淋巴回流：胃的淋巴结在同名动脉附近。其输出管都回流至腹腔淋巴结。

(4) 胃的神经(图 13－26)：来自副交感和交感神经。交感神经来自腹腔神经丛，随腹腔干的分支分布。副交感神经来自迷走神经，在食管下部形成前、后干。前干在贲门附近分为肝支和胃前支，肝支加入肝丛，胃前支沿胃小弯前面发出 4～7 支至胃前壁，终支在角切迹处形成鸦爪状分支分布于幽门前。后干在贲门右后方下行，主要分支是腹腔支和胃后支，腹腔支沿胃左动脉向右行参加腹腔丛，胃后支沿小弯深部走行，沿途发

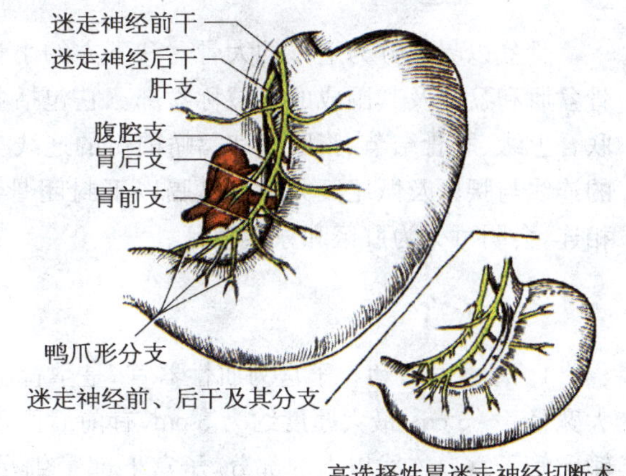

图 13－26　胃的神经

出分支到胃后壁,终支也以鸦爪形式分布到幽门后壁。

(二) 阑尾

1. 阑尾的形态和位置　多位于右髂窝,连于盲肠后内侧壁下端,是腹膜内位器官,为一细长蚯蚓状的器官,有三角形的阑尾系膜,内含血管、神经和淋巴。阑尾长 6～8 cm,最长可达 20 cm。3 条结肠带汇聚于阑尾根部,可作为手术时寻找阑尾的标志。阑尾根部的体表投影在脐与右髂前上棘连线的中外 1/3 交点(MeBurney)处,或左、右髂前上棘右中 1/3 交点处。阑尾的位置多变,通常有下列几种(图 13 - 27)。

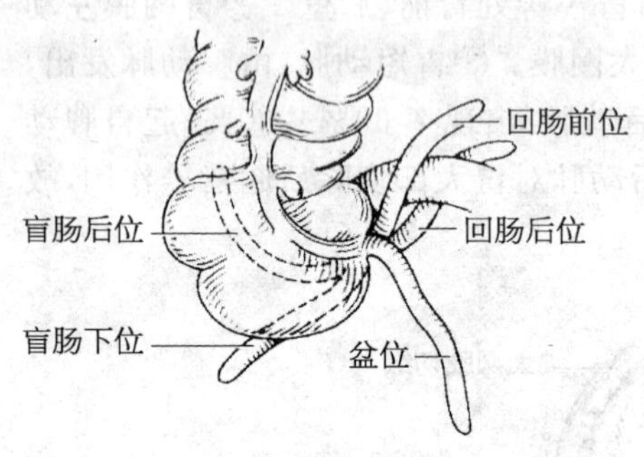

图 13 - 27　阑尾常见位置

(1) 盆位(回肠下位):约占 41.3%,阑尾末端向下越过骨盆上口,有的可接近闭孔内肌。

(2) 盲肠后位:约占 29.4%,阑尾位于盲肠或升结肠后方,有时可部分或全部位于右髂窝壁腹膜的后方,形成腹膜外位,如不切开腹膜,就不能暴露阑尾。

(3) 盲肠下位(髂窝位):约占 17.4%,阑尾位于盲肠下方,末端指向右下方。

(4) 回肠前位:约占 7.4%,阑尾位于回肠前方,其末端指向左上方,靠近腹前壁。此类阑尾炎患者右下腹压痛明显。

(5) 回肠后位:约占 4.4%,阑尾位于回肠末段的后方,其末端指向左上方。

在胚胎发育过程中,如果盲肠发育异常,阑尾可发生更大的变化,甚至可达肝的下面或向下降入盆腔内。更有罕见的阑尾全部或部分位于腹后壁的腹膜之后,故增加了手术的复杂性和危险性。

2. 阑尾的血管　阑尾动脉多起自回结肠动脉,有 1～2 支,经回肠末端的后方进入阑尾系膜,沿阑尾系膜游离缘走向阑尾末端。

阑尾的静脉与动脉伴行,经回结肠静脉流入肠系膜上静脉。因而化脓性阑尾炎细菌可沿静脉上行引起肝门静脉炎或肝脓肿。

第五节　盆部和会阴

一、概述

骨盆以界线分为上方的大骨盆和下方的小骨盆。大骨盆与腹壁围成腹腔的一部分。小骨盆、骨盆肌和盆膈及其围成的区域称盆部。它包括盆壁、盆膈和盆腔器官等组成。盆部的前面以耻骨联合上缘、耻骨结节、腹股沟和髂嵴前份的连线与腹部分界;后面以髂嵴后份和髂后上棘至尾骨尖的连线与腰区及骶尾区分界。盆膈以下封闭骨盆出口的所有软组织称会阴。会阴的外侧与股部相连,会阴可分为肛区和尿生殖区。

二、子宫

1. 形态与结构　子宫为肌性器官,是孕育胎儿的场所。呈倒置梨形,前后略扁,长 7～9 cm,最大宽径 4～5 cm,最大厚度约为 3 cm,有前后两面、左右两缘,分底、体和颈 3 部分。子宫底为两侧输卵管子宫口连线以上的部分,子宫下部窄细呈圆柱状部分称子宫颈,颈与底之间的部分为子宫体。子宫颈的下部突入阴道内,分子宫颈阴道部和阴道上部。子宫颈阴道部为癌的好发部位。颈、体交界处稍细称子宫峡。子宫峡在非妊娠期不明显，长约 1 cm，在妊娠期峡部逐渐伸展变长、变薄，形成子宫下段，剖腹产时，常在此段进行。子宫的内腔分为子宫腔和子宫颈管两部分，子宫腔位于子宫体内，为前后扁窄，呈倒置的三角形，其底向上，两侧有输卵管子宫口；尖向下通子宫颈管。子宫颈管位于子宫颈内为一梭形腔隙，其上口为子宫内口，下口为子宫口，通阴道。子宫口在未产妇为圆形，经产妇呈横裂状。

2. 位置和毗邻　子宫位于小骨盆腔中部，前邻膀胱，后隔直肠子宫陷凹与直肠相邻，呈前倾前屈位，前倾是指子宫长轴与阴道长轴相交形成向前开放的钝角略大于 90°，前屈为宫颈长轴与宫体长轴相交形成向前开放的角度（约 170°角）。但子宫的前倾、前屈受体位、邻近器官的充盈情况、支持韧带的紧张度等因素影响。

3. 固定装置　子宫能保持正常位置主要依靠盆底软组织的承托和子宫韧带的固定作用。重要的子宫韧带有以下几条。

（1）子宫阔韧带：子宫阔韧带为履盖子宫前、后面的两层腹膜，由子宫侧缘移行至盆侧壁所构成。有限制子宫向侧方移动的作用（图 13－28、图 13－29）。

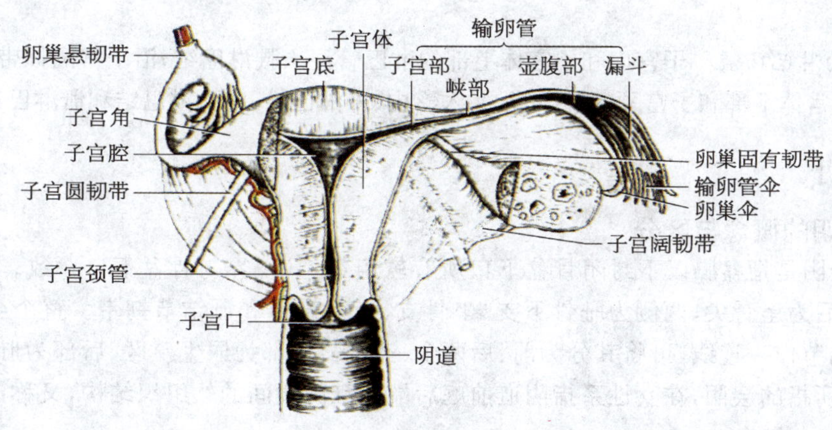

图 13－28　子宫固定装置模式图

（2）子宫圆韧带：子宫圆韧带为平滑肌和结缔组织构成，起自子宫角前下部，经子宫阔韧带和腹股沟管止于大阴唇皮下，主要维持子宫的前倾位。

（3）子宫骶韧带：子宫骶韧带起自子宫颈后上部由平滑肌和结缔组织构成，向后外绕直肠止于第 2～3 骶椎前面，维持子宫前屈位。

（4）子宫主韧带：子宫主韧带又称子宫旁组织，位于子宫阔韧带底部，由子宫颈上部两侧向外后方连于骨盆侧壁，防止子宫向下脱垂。

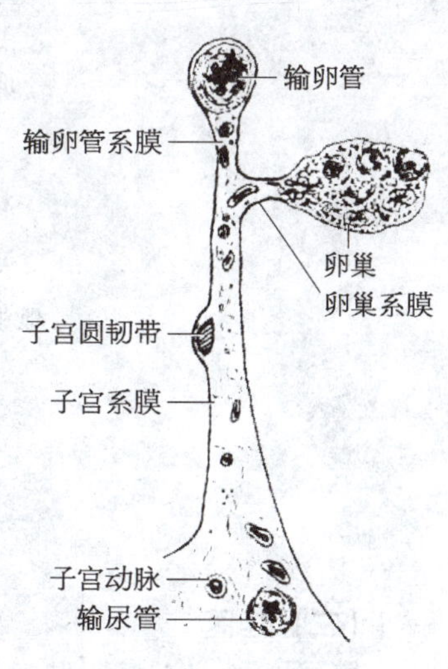

图 13－29　子宫阔韧带

4. 子宫的血管　子宫动脉起自髂内动脉，沿骨盆侧壁进入阔韧带底部向前内方行走。在子宫颈外侧约 2.5 cm 处经输尿管前上方到达子宫颈，发出阴道支至阴道上部和子宫颈。由于子宫动脉在子宫颈两侧与输尿管交叉，所以在子宫切除术结扎子宫动脉时，应尽量靠近子宫颈以免损伤输尿管。子宫的静脉形成子宫静脉丛，且与阴道静脉丛相连最后注入髂内静脉（图 13－30）。

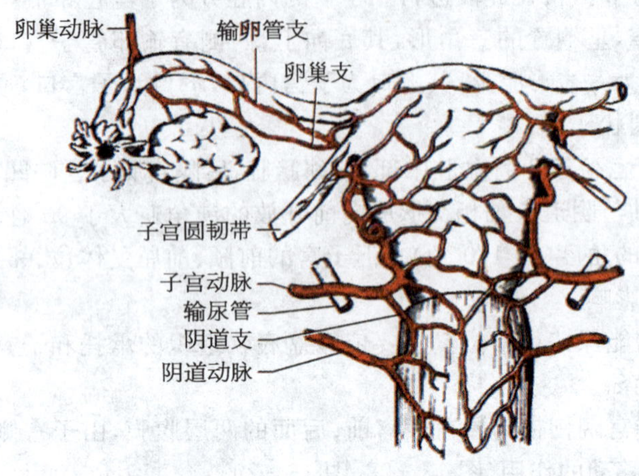

图 13－30　子宫的动脉

5. *子宫的淋巴回流*　子宫底和子宫体上部的淋巴管注入腰淋巴结，沿子宫圆韧带注入腹股沟浅淋巴结。子宫体下部和子宫颈的淋巴管，注入髂内、外淋巴结、闭孔淋巴结和骶淋巴结。

三、会阴

（一）会阴的概念与区分

广义的会阴是指盆膈以下封闭骨盆下口所有软组织，其境界与骨盆下口一致。前为耻骨弓（或耻骨角），后为尾骨尖，两侧为耻骨下支、坐骨支、坐骨结节和骶结节韧带。整个会阴呈菱形，经两侧坐骨结节作一连线，可将其分为前、后两个三角区，前部为尿生殖区，后部为肛区。狭义的会阴，即临床所指的会阴，在女性系指阴道前庭后端与肛门之间的软组织结构，又称产科会阴（图 13－31）。

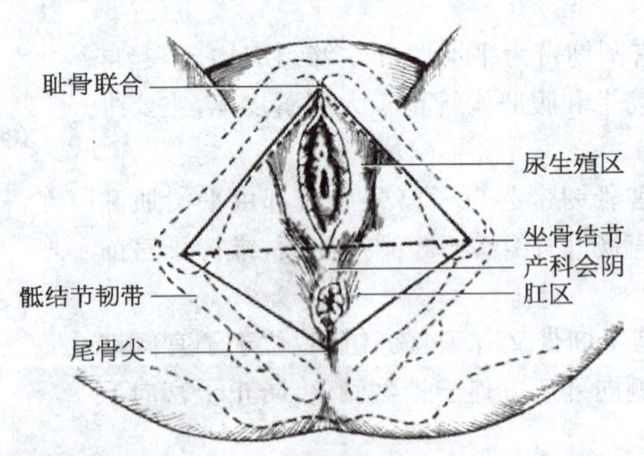

图 13－31　女性会阴的分区

（二）肛区

1. *皮肤和浅筋膜*　肛门周围的皮肤呈放射状皱襞，富有汗腺、皮脂腺和肛毛。浅筋膜为富有脂肪的疏松结缔组织，尤其是坐骨肛门窝内含大量脂肪。

2. *肛门外括约肌*　肛门外括约肌为环绕肛管的骨骼肌，具有括约肛门的作用，可分为皮下部、浅部和深部。①皮下部：位于皮下，为环形肌束，围绕肛管的下部，肌纤维薄弱，手术时切断此肌不会导致大便失禁。②浅部：在皮下部深面，起于尾骨及肛尾韧带，环绕肛门内括约肌，止于会阴中心腱。③深部：位于浅部的深面，为环绕肛门内括约肌的厚层环形束。肛门外括约肌的浅部和深部与直肠下份的纵行肌及肛门内括约肌，并连同肛提肌的肌纤维，共同形成一肌性环，围绕肛管，称为**肛直肠环**，具有括约肛门、控制排便等重要作用，手术中若不慎切断，可导致大便失禁。

4. 坐骨肛门窝 **坐骨肛门窝**是位于肛管两侧的腔隙，呈楔形。其内侧壁为肛门外括约肌、肛提肌、尾骨肌及盆膈下筋膜；外侧壁为坐骨结节、闭孔内肌及其筋膜；顶为内、外侧壁相交处；底朝下，为皮肤；窝的后界为臀大肌和骶结节韧带，前壁是会阴浅横肌与尿生殖膈。在外侧壁坐骨结节内侧面有由闭孔筋膜形成的一个管状裂隙，称**阴部管**，管内有阴部内血管、阴部神经及它们的分支。在坐骨肛门窝内，除血管、神经和淋巴管外，尚有大量脂肪组织，是脓肿的好发部位(图 13-32)。

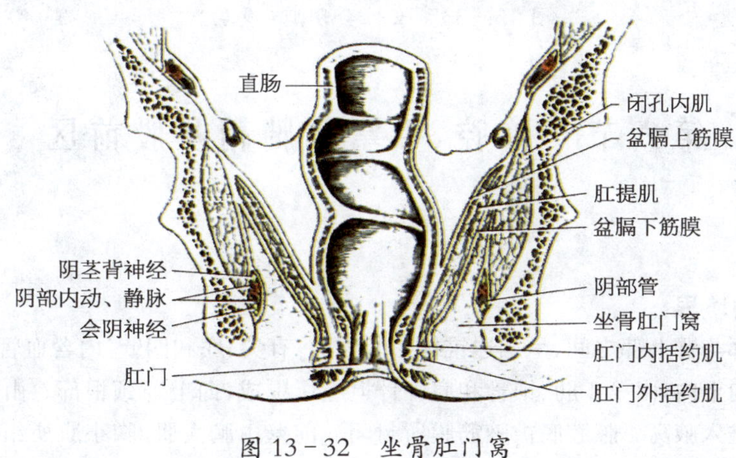

图 13-32 坐骨肛门窝

(三) 尿生殖区

1. 男性尿生殖区

(1) 皮肤和浅筋膜：皮肤生有阴毛，富有汗腺及皮脂腺。浅筋膜可分浅、深两层，浅层为脂肪组织，与腹下部和股部的浅筋膜相续；深层是膜性层，称会阴浅筋膜或Colles 筋膜，它向下移行为阴囊肉膜、阴茎浅筋膜、向前上与腹前外侧壁浅筋膜的Scarpa 筋膜相续，向两侧附于耻骨下支及坐骨支，向后附于尿生殖膈后缘与该区的深筋膜愈合。

(2) 深筋膜：分为两层，覆盖于会阴深横肌及尿道括约肌的上、下面，分别称为**尿生殖膈上筋膜**和**尿生殖膈下筋膜**(**深会阴筋膜**)，此两层筋膜向两侧均附于耻骨下支及坐骨支，其后缘与浅会阴筋膜愈合。尿生殖膈上、下筋膜及其间的会阴深横肌和尿道括约肌共同组成尿生殖膈，封闭盆膈孔裂。形成两个筋膜间隙。

1) 会阴浅隙：位于浅会阴筋膜与尿生殖膈下筋膜之间，内有会阴浅横肌、坐骨海绵体肌、球海绵体肌、阴茎脚、尿道球，此外还有会阴血管、神经等。因会阴浅筋膜与腹壁浅筋膜是连续的，如果尿道在此处破裂，尿液可扩至阴茎及阴囊皮下和腹前壁皮下。

2) 会阴深隙：位于尿生殖膈上、下筋膜间，内有会阴深横肌、尿道括约肌、尿道球腺，此外，还有阴部内动脉的终末支、阴茎背神经及尿道膜部等。如果尿道在此处破裂，尿液仅存留在此间隙中。

2. 女性尿生殖区 女性尿生殖区的结构与男性相似。在女性会阴浅隙内，坐骨海绵体肌覆盖的是阴蒂脚，此肌收缩时，可压迫前庭球及前庭大腺，并使阴道口缩小(图 13-33)。在会阴深隙内环绕尿道和阴道的称尿道阴道括约肌，可紧缩尿道及阴道。

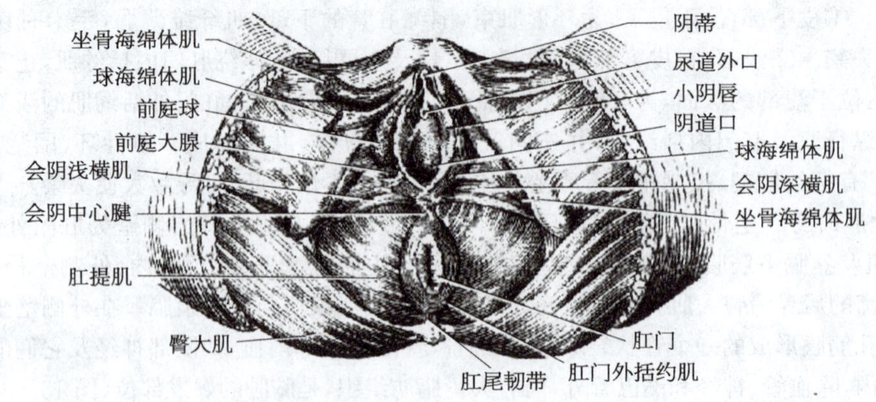

图 13－33　女性会阴肌(浅层)

第六节　腋腔、手掌侧腱鞘及股前区

一、腋腔

(一) 腋腔的境界

腋腔位于胸廓与臂上部之间,呈四边锥体形的腔隙,有尖、底和四壁,内含血管、神经、淋巴结和脂肪等。腋尖朝向上内,由第 1 肋、锁骨和肩胛骨上缘所围成,向上通颈根部。由颈部到上肢的血管神经即经腋尖进入腋窝。腋腔底被腋筋膜所封闭。前壁由胸大肌、胸小肌所组成。锁胸筋膜介于胸小肌上缘,锁骨下肌和喙突之间,有头静脉、胸肩峰动脉及胸外侧神经穿过。乳腺癌根治术要切除胸大、小肌时,应保留头静脉以利于上肢的血液回流。后壁由肩胛下肌、大圆肌和背阔肌组成。内侧壁为胸廓上 4 肋及其间的肋间肌和前锯肌的上份组成。胸外侧血管和胸长神经紧贴其表面行走。外侧壁由肱骨、肱二头肌和喙肱肌所构成。腋血管神经沿外侧壁进入臂部(图 13－34、图 13－35)。

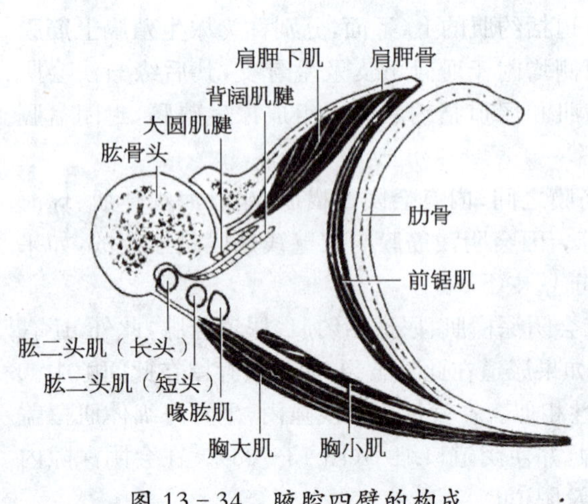

图 13－34　腋腔四壁的构成

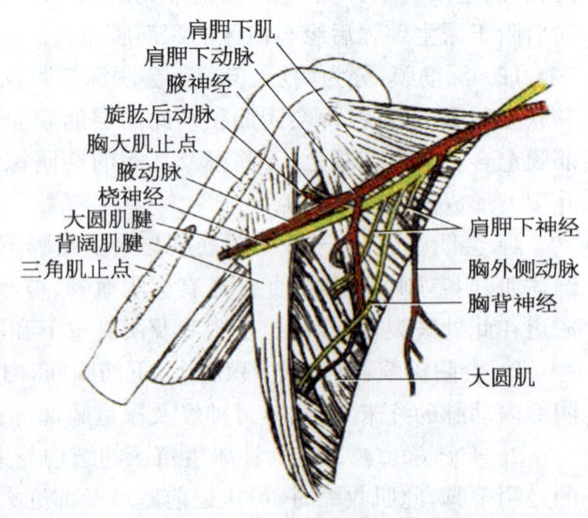

图 13－35　腋腔后壁的构成

(二) 腋腔的血管

1. 腋动脉 **腋动脉**为锁骨下动脉的延续,起自第1肋的外侧缘,至大圆肌下缘处移行为肱动脉。腋动脉的前面被胸大肌、胸小肌和锁胸筋膜所覆盖,腋动脉的外侧、后面及内侧分别被臂丛的外侧束、后束及内侧束所包围。腋动脉以胸小肌覆盖部为第二段,其上缘以上为第一段,下缘以下为第三段,其主要分支有以下几条(图13-36)。

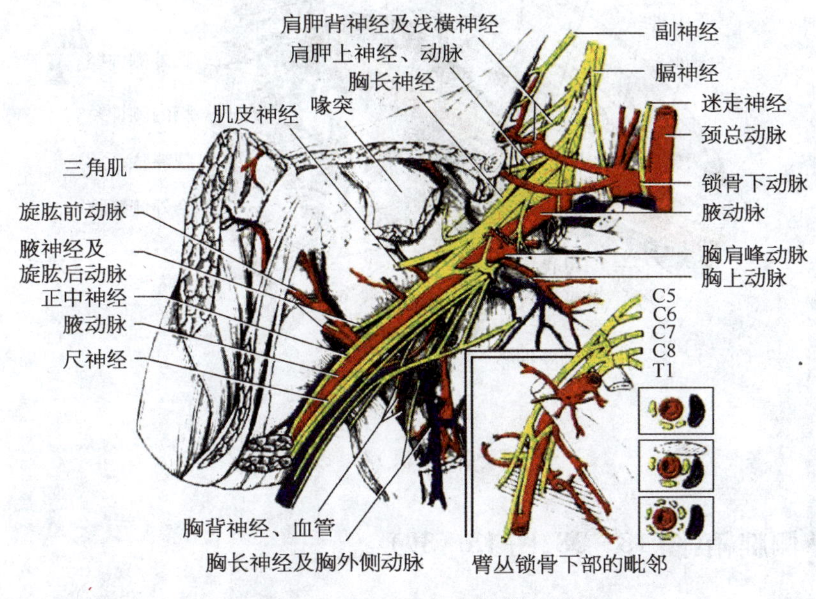

图13-36 腋腔的血管神经

(1) 胸肩峰动脉:**胸肩峰动脉**发自腋动脉第二段,为一短干,与胸外侧神经伴行,穿锁胸筋膜,分布于胸大肌、胸小肌、三角肌和肩峰。

(2) 胸外侧动脉:**胸外侧动脉**发自腋动脉第二段,沿胸小肌下缘向下,分布于胸壁侧面的肌肉和皮肤。在女性该动脉较粗,发出乳房外侧支供应乳房。

(3) 肩胛下动脉:**肩胛下动脉**是腋动脉最大的分支。发自第三段,沿肩胛下肌下缘走向后下方,分为胸背动脉和旋肩胛动脉,分布于前锯肌、背阔肌及冈下肌等处。

(4) 旋肱后动脉:**旋肱后动脉**发自第三段,绕过肱骨外科颈,营养肩关节、三角肌及其浅面的皮肤。

2. 腋静脉 **腋静脉**位于腋动脉的内侧,在大圆肌下缘由贵要静脉与肱静脉汇合而成,行向上内方,至第1肋外侧缘改名为锁骨下静脉。

(三) 臂丛(图13-36)

臂丛由第5~8颈神经的前支和第1胸神经前支的大部分构成。经锁骨后方进入腋窝,组成外侧束、内侧束、后束,3束分别从外、内、后3面包围腋动脉的第二段,各束再发分支至上肢。由于上肢各神经与腋窝血管关系密切,因此由腋窝作臂丛阻滞麻醉时应注意勿损伤血管。

(四) 腋淋巴结

位于腋窝内,有20~30个,按其排列位置可分为5群。**外侧淋巴结**沿腋静脉远侧段的内侧排列,收纳上肢大部分的淋巴。**胸肌淋巴结**沿胸外侧动、静脉排列,收纳乳房大部分,胸前外侧壁及脐平面以上腹壁的淋巴。**肩胛下淋巴结**位于肩胛下动脉和胸背神经周围,收纳背部及胸后壁的淋巴。**中央淋巴结**位于腋窝中央,收纳胸肌淋巴结、肩胛下淋巴结及外侧淋巴结的淋巴。**尖淋巴结**沿腋静脉近侧段排列，收纳乳房上部和上述 4 群淋巴结及锁骨下淋巴结的输出管，其输出管组成锁骨下干(图 13-37)。

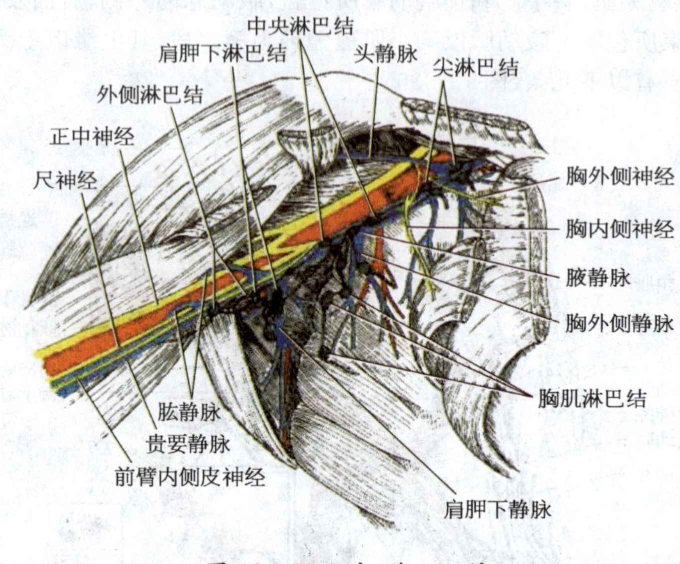

图 13-37 腋淋巴结

二、手掌侧腱鞘(图 13-38、图 13-39)

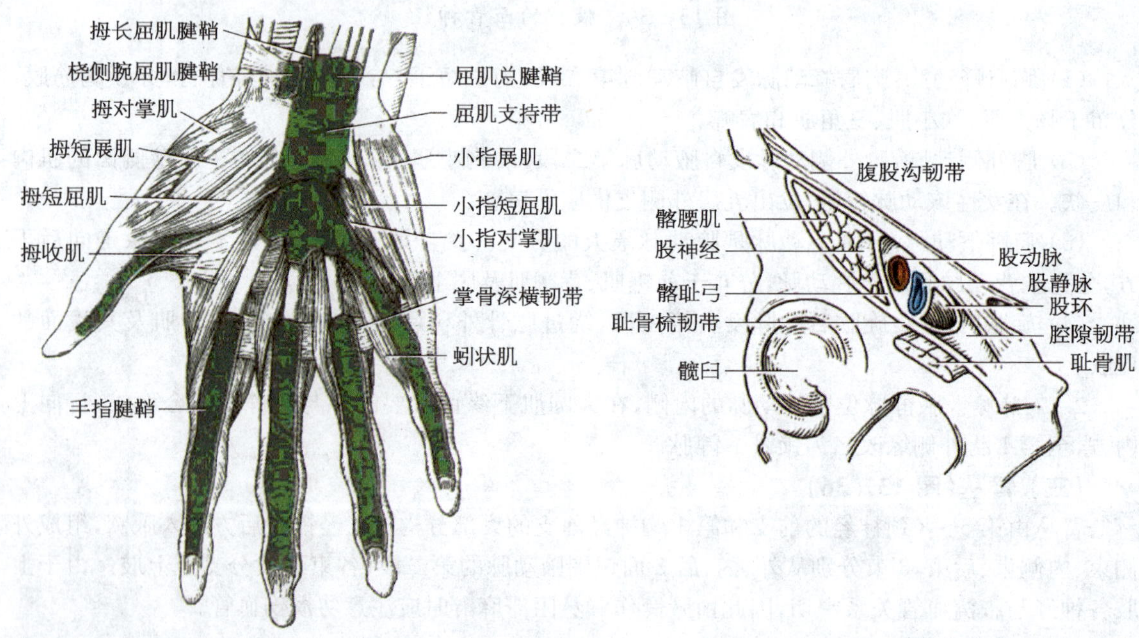

图 13-38 手肌、滑膜鞘和手指腱鞘

图 13-39 肌腔隙和血管腔隙

(一) 屈指肌腱和腱滑膜鞘

屈指肌腱通过腕管，进入手掌时，包绕于两个滑膜鞘中。包绕指浅、指深屈肌腱的称为屈肌总腱鞘(尺侧囊)；包绕拇长屈肌腱的称为拇长屈肌腱鞘(桡侧囊)。两鞘均在桡骨茎突上方 2 cm

处起始，仅在拇指和小指可一直延伸到相应的指腱鞘，而屈肌总腱鞘，一般不与中间 3 根手指的指腱鞘相通。故中间 3 根手指腱鞘炎，早期常局限于该指，而拇指或小指腱鞘炎，早期即可蔓延到拇长屈肌腱鞘或屈肌总腱鞘，可累及各腱鞘而呈现“V”形感染区。

(二) 手指腱纤维鞘和手指腱滑膜鞘

手指腱纤维鞘是指掌侧深筋膜增厚形成的筋膜管，附着于指骨和关节囊的两侧，共同围成骨纤维性管，对肌腱起滑车和约束作用。手指腱滑膜鞘位于指腱纤维鞘内，为封闭的双层圆筒形的滑膜鞘。壁层衬贴于手指腱纤维鞘内面，脏层贴附于肌腱表面。脏、壁两层互相移行，之间为腔隙，内含少量滑液，可减少肌腱活动时的摩擦。脏、壁两层移行部形成腱系膜，连于肌腱背面与指骨之间，有供应肌腱的血管神经通过。当腱鞘感染时，肿胀的腱鞘压迫腱系膜，阻断血流，造成肌腱坏死。

三、股前区

股部前上方借腹股沟韧带与腹部为界，下界为经髌骨上方两横指处的横线。由股骨内外侧髁各作一纵线，此两线前方之间的部位为股前部区。

(一) 肌腔隙和血管腔隙

在腹股沟韧带与髋骨之间有一间隙，腹、盆腔借此与大腿前面相通。髂腰筋膜的一部分附着在腹股沟韧带与髂耻隆起之间，形成髂耻弓，将此间隙分成外侧的肌腔隙和内侧的血管腔隙。肌腔隙中有髂腰肌、股神经和股外侧皮神经；血管腔隙中有股血管、股环和腹股沟深淋巴结(图 13－39)。

(二) 股三角

股三角位于股前区上 1/3 部，是由肌肉围成的尖向下的三角形凹陷。其上界为腹股沟韧带；外侧界为缝匠肌内侧缘；内侧界为长收肌内侧缘；前壁(顶)为阔筋膜；后壁(底)自外向内为髂腰肌、耻骨肌和长收肌及其筋膜。股三角内有股神经及其分支、股动脉及其分支、股静脉及其属支以及股鞘、腹股沟深淋巴结和脂肪组织等。

(三) 股鞘和股管

股鞘是腹横筋膜和髂腰筋膜向下延续包绕股动脉、股静脉上端所形成的一个漏斗形筋膜鞘，长 3～4 cm。股鞘内腔被两个纵行纤维隔分成 3 个腔隙：外侧腔隙容纳股动脉；中间腔隙容纳股静脉；内侧腔隙形成股管。

股管是位于股静脉内侧的漏斗形筋膜管，长约 1.5 cm，内含腹股沟深淋巴结和脂肪组织。股管的上口称股环，其前界为腹股沟韧带，后界为耻骨梳韧带，内侧为腔隙韧带，外侧为股静脉。股管下端是盲端，伸至隐静脉裂孔处。股环被脂肪组织和壁腹膜所覆盖，是腹壁的一个薄弱点，若腹腔内容物经股环突入股管，则形成股疝。由于股环的前、后、内 3 面均为韧带结构，不易伸展，故股疝易发生嵌顿(图 13－40)。

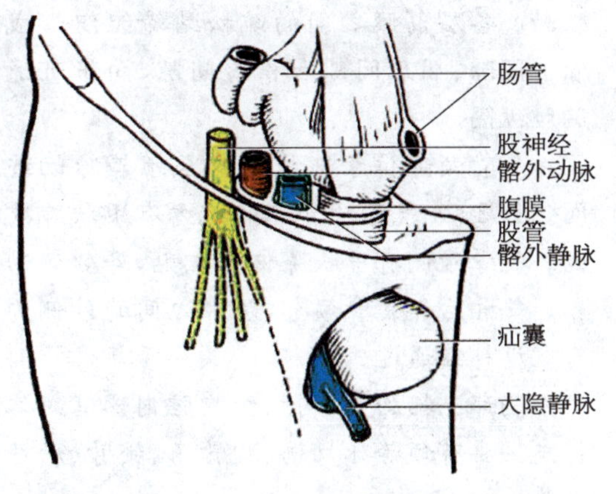

图 13－40　股疝

(四) 收肌管

收肌管为位于大腿中 1/3 内侧的一个肌间隙，长约 15 cm，断面呈三角形。管的前壁是大收肌腱板；外侧壁为股内侧肌；后壁为大收肌；上口通股三角；下口为收肌腱裂孔，通腘窝。管内有隐神经、股动脉和股静脉通过。

小结

头部分为后上方的颅部和前下方的面部。主要的体表标志有眉弓、眶上孔、眶下孔、颏孔、翼点、颧弓、下颌角、乳突、枕外隆突和上项线。

面部和颅顶皮肤富含皮脂腺、汗腺和毛囊。面部浅筋膜内具有面肌、面动静脉、腮腺管、三叉神经和面神经的分支。腮腺呈不规则的楔形，大部位位于下颌后窝。面神经出颅后入腮腺，由腮腺呈扇形穿出分为5组分支，支配面肌。三叉神经的终末支分别经眶上孔、眶下孔和颏孔穿出，分布于面部皮肤。

覆盖于颅顶的软组织由浅入深依次是皮肤、浅筋膜、帽状筋膜及枕额肌、腱膜下疏松结缔组织和颅骨外膜。皮肤、浅筋膜和帽状筋膜3层紧密结合成“头皮”。腱膜下疏松结缔组织和颅骨外膜结合疏松。

颈部分为前方的固有颈部和后方的项部。体表标志有舌骨、甲状软骨、环状软骨、颈动脉结节、胸锁乳突肌、胸骨上窝、锁骨上大窝。

位于颈部浅筋膜和颈阔肌深面的颈筋膜分为浅、中、深3层。浅层称封套筋膜，包绕全部颈项部，并包绕斜方肌、胸锁乳突肌和舌骨下肌群形成其肌鞘。中层称气管前层，于舌骨下肌群深面包绕咽、食管、喉、气管和甲状腺等。深层称椎前层，位于颈深肌群浅面，该层筋膜包绕锁骨动、静脉及臂丛伸入腋窝，形成腋鞘。各层筋膜之间的疏松结缔组织形成气管前间隙、咽后间隙和椎前间隙，向下可通向胸腔纵隔。

气管颈部位于环状软骨至颈静脉切迹之间。第2～4气管软骨环的前方有甲状腺峡横过。气管两侧有甲状腺侧叶相贴，外邻颈动脉鞘。气管后邻食管颈部，两者之间的外侧沟内有喉返神经通过。

胸部包括胸壁、胸腔和胸腔内器官。体表标志主要有颈静脉切迹、胸骨角、锁骨、肋弓和乳头。

胸壁由浅入深是皮肤、浅筋膜、深筋膜、胸廓外肌层、胸廓和肋间肌、胸内筋膜和壁胸膜等。在肋间隙和肋沟处有肋间血管和神经通过。

乳房位于胸肌筋膜前面浅筋膜内，由皮肤、致密结缔组织、脂肪组织和乳腺构成。乳腺叶及其输乳管以乳头为中心呈放射状排列。

腹部包括腹壁、腹腔和腹腔内脏器。

腹前外侧壁的结构，可分为：皮肤，浅筋膜，深筋膜，肌层，腹横筋膜，腹膜下筋膜及壁腹膜等7层。腹前外侧壁常用的手术切口有：正中切口、旁正中切口、腹直肌切口、腹前壁横切口、肋缘下斜切口、右下腹斜切口（麦氏切口），右下腹斜切口为阑尾手术常用切口。腹股沟区为腹前外侧壁的一个薄弱部位，故腹壁疝多发生于此。腹股沟管是腹前壁各肌和筋膜之间的裂隙，它有4个壁和两个口，其中有男性精索，女性子宫圆韧带通过。腹股沟三角又称海氏三角，若腹腔内容物经此三角膨出的称腹股沟直疝。经深环和腹股沟管膨出的称为斜疝。

腹膜腔以横结肠及其系膜为界，划分为结肠上区和结肠下区。阑尾多位于右髂窝，3条结肠带汇聚于阑尾根部，可作为手术时寻找阑尾的标志。

骨盆以界线分为上方的大骨盆和下方的小骨盆。会阴可分为肛区和尿生殖区。子宫为肌性器官，分底、体和颈3部分。子宫颈阴道部为癌的好发部位。广义的会阴是指盆膈以下封闭骨盆下口所有软组织，其境界与骨盆下口一致。狭义的会阴，在女性系指阴道前庭后端与肛门之间的软组织结构，又称产科会阴。

腋腔呈四棱锥体形的腔隙，有尖、底和四壁，内含血管、神经、淋巴结和脂肪等。腋淋巴结可分为5群：外侧淋巴结、胸肌淋巴结、肩胛下淋巴结、中央淋巴结和尖淋巴结。

手掌侧腱鞘：屈指肌腱包绕于屈肌总腱鞘（尺侧囊）和拇长屈肌腱鞘（桡侧囊）中。手指腱纤维鞘是指掌侧深筋膜增厚形成的筋膜管，对肌腱起滑车和约束作用。手指腱滑膜鞘位于指腱纤维鞘内，为封闭的双层圆筒形的滑膜鞘，可减少肌腱活动时的摩擦。

股前区肌腔隙中有髂腰肌、股神经和股外侧皮神经；血管腔隙中有股血管、股环和腹股沟深淋巴结。股三角位于股前区上1/3部，内有股神经、股动脉、股静脉以及股鞘、腹股沟深淋巴结和脂肪组织等。股鞘是腹横筋膜和髂腰筋膜向下延续包绕股动脉、股静脉上端所形成的一个漏斗形筋膜鞘。股管是位于股静脉内侧的漏斗形筋膜管，内含腹股沟深淋巴结和脂肪组织。股管的上口称为股环，是腹壁的一个薄弱点，若腹腔内容物经股环突入股管，则形成股疝。

实验指导

【头部的局部解剖学实验】

（一）实验目的要求

（1）熟悉头部的体表标志。

（2）掌握额顶枕区的层次结构。

（3）熟悉腮腺的位置和形态；了解穿过腮腺的血管和神经。

（二）实验物品

（1）额顶枕区的层次标本、模型。

（2）颅顶的血管、神经标本与模型。

（3）面部浅层的解剖标本或模型。

（4）腮腺深部的解剖标本或模型。

（5）相应的解剖挂图

（三）实验内容与方法

1. 教师分组示教

（1）在标本和活体上触摸头、面部的体表标志

（2）在标本上讲解腮腺的形态、位置及穿过腮腺的神经和血管。

（3）讲解颅顶的层次结构。

2. 学生观察标本及模型

（1）头面部的体表标志：在活体上触摸眉弓、颧弓、乳突、枕外隆凸、上项线和下颌角。区分颅部和面部，确认额顶枕区的界线。

（2）额顶枕区的结构：由浅入深分为5层。

1）皮肤：厚而致密，含有大量的毛囊、汗腺、皮脂腺、血管及淋巴管。此处为疖肿和皮脂腺囊肿的好发部位，也是良好的供皮区。

2）浅筋膜：由致密结缔组织和脂肪组织构成。此层感染时，炎症渗出物不易扩散，创伤后血管断端不易回缩闭合，故出血较多。

3）帽状腱膜：坚韧致密，前连枕额肌的额腹，后连该肌枕腹，两侧与颞筋膜相续。

4）腱膜下疏松结缔组织：因为此层较疏松，故头皮撕脱伤多在此层分离。此间隙范围广，故此腱膜下间隙的感染可扩散至整个颅顶，还可经导静脉向颅内蔓延，所以临床上称此区为颅顶部的

“危险区”。

5）颅骨的骨膜：由致密结缔组织构成。骨膜与颅骨的外表连结疏松，容易剥离；但与颅缝紧密结合。因此骨膜下发生积液时，常局限于一块颅骨的范围内，借此可与腱膜下积液相鉴别。

（3）颞区：此区由浅入深依次为皮肤、浅筋膜、颞筋膜和颅骨外膜。该区位于颅顶的两侧，上界为上颞线；下界为颧弓上缘；前界为额骨和颧骨的结合部；后部为上颞线的后下段。

（4）颅底内面：①颅前窝：骨质最薄，骨折伤及眶板时，易造成眶内血肿，进而形成结膜下血肿；伤及筛板时可造成鼻腔内出血和脑脊液鼻漏，还可丧失嗅觉。②颅中窝：如鼓室盖发生骨折，血液和脑脊液可流入鼓室，并可经咽鼓管流入咽腔。鼓室的炎症可引起耳源性脑膜炎。骨折伤及垂体窝，血液和脑脊液可经蝶窦流入鼻腔。③颅后窝。

（5）面部：

1）体表标志和腮腺管：在活体上确认眶上切迹（眶上孔）、眶下孔、颏孔及腮腺管的位置。

2）浅层结构：①皮肤与浅筋膜：面部的皮肤薄而柔软，富有弹性，含有许多的汗腺、皮脂腺和毛囊，是皮脂腺囊肿和疖肿的好发部位。睑部皮肤最薄，皮下疏松，易出现水肿。②面肌：属于皮肌，起自颅骨或筋膜，止于皮肤。③血管、淋巴管和神经：面动脉在咬肌止点前缘绕过下颌骨下缘转至面部，经口角和鼻翼外侧至眼内眦，称为内眦动脉。面静脉起自内眦静脉，在下颌角下方，与下颌后静脉的前支汇合，注入颈内静脉。三叉神经为混合神经分为眼神经、上颌神经和下颌神经 3 支。面神经由茎乳孔出颅，向前入腮腺交织成丛，分为颞支、颧支、颊支、下颌缘支和颈支，支配面肌及颈阔肌。

3）腮腺咬肌区：指腮腺和咬肌所在的下颌支外面和下颌后窝。①腮腺的位置和形态：位于外耳道的前下方，腮腺可分为浅、深两部，浅部位于下颌支与咬肌的浅面；深部位于下颌后窝内。腮腺管长为 5～7 cm，在颧弓下 1.5 cm 处向前横行经咬肌表面，向内斜穿颊肌，开口于上颌第二磨牙相对处颊黏膜的腮腺乳头。其体表投影相当于鼻翼与口角间的中点至耳屏间切迹连线的中 1/3 段。②穿经腮腺的结构：腮腺内的血管、神经，纵行的有颈外动脉、下颌后静脉、颞浅动脉、颞浅静脉及耳颞神经；横行的有上颌动、静脉，面横动、静脉和面神经分支等。在标本上注意观察面神经的分支及穿出腮腺的部位。

【颈部的局部解剖学实验】

（一）实验目的要求

（1）熟悉颈部的体表标志。

（2）掌握气管颈部及其前方的层次结构。

（二）实验物品

（1）头颈部正中矢状切面标本、模型。

（2）舌骨下区的层次解剖标本、模型。

（3）相应解剖挂图。

（三）实验内容与方法

1. 体表标志　结合标本在活体上触摸下列结构：①舌骨体与舌骨大角；②喉结；③环状软骨；④环甲正中韧带；⑤胸锁乳突肌；⑥锁骨上窝。

2. 颈部层次结构

（1）浅层结构：颈前外侧部皮肤较薄，皮纹呈横向分布，故手术时常采用横切口。颈阔肌深面的浅筋膜内有颈前静脉、颈外静脉、颈外侧浅淋巴结、颈丛的皮支及面神经的颈支等。

3. 气管颈部　在舌骨下区的层次结构标本上观察：①气管前方的层次结构；②气管颈部的位

置和毗邻;③舌骨下肌群与气管颈段的位置关系。

【胸部的局部解剖学实验】

(一) 实验目的要求

(1) 了解胸部的体表标志。

(2) 掌握胸壁的层次结构。

(3) 熟悉乳房的形态结构。

(4) 掌握输乳管的排列特点。

(5) 熟悉乳房的淋巴引流。

(二) 实验物品

(1) 肋间隙的解剖标本。

(2) 胸壁层次的解剖标本。

(3) 女性乳房淋巴引流挂图。

(三) 实验内容与方法

(1) 在活体上触摸下列结构:颈静脉切迹、胸骨角、剑胸结合部、锁骨和锁骨下窝、肋和肋间隙、肋弓和胸骨下角。

(2) 胸壁的层次结构:取胸壁层次解剖标本,由浅入深分为6层:①皮肤;②浅筋膜;③深筋膜:覆盖于胸肌表面,并分层包裹各肌;④肌层:胸前外侧壁有胸大肌、胸小肌、腹外斜肌的一部分,胸侧壁有前锯肌,背部有背阔肌和斜方肌;⑤肋和肋间隙:肋间外、内肌的层次与肌纤维走行方向,肋间后动脉、静脉及肋间神经在肋沟内的位置和排列关系;⑥胸内筋膜和壁胸膜。

(3) 在解剖挂图上观察女性乳房的淋巴引流途径。

【腹部的局部解剖学实验】

(一) 实验目的要求

(1) 了解腹部的体表标志。

(2) 掌握腹前外侧壁的层次结构。

(3) 熟悉腹股沟区的结构特点及层次结构。

(4) 掌握腹股沟管的结构。

(5) 掌握腹股沟三角的境界和层次。

(6) 熟悉各腹膜间隙的位置和交通。

(7) 掌握胃的位置、毗邻,熟悉胃的韧带,胃的神经、血管和淋巴结。

(8) 掌握阑尾的位置及其根部的体表投影,熟悉阑尾的血管走行。

(二) 实验物品

(1) 腹前外侧壁的层次解剖标本。

(2) 腹股沟区的层次解剖标本。

(3) 腹膜标本或模型。

(4) 腹腔解剖标本。

(5) 胃的血管、神经和淋巴结标本。

(6) 相应解剖挂图。

(三) 实验内容及方法

教师示教内容包括:在活体上触摸并讲解腹部体表标志;在腹股沟区的解剖标本上讲解腹股沟管及腹股沟三角的结构;在腹腔解剖标本上讲解阑尾的位置、形态及手术中寻找阑尾的方法。

学生自己观察标本，主要有以下几方面。

1. 体表标志 对照标本在活体上观察和摸认脐、耻骨嵴和耻骨结节。

2. 腹前外侧壁的层次结构 取腹前外侧壁的层次解剖标本，逐层观察以下结构。

(1) 皮肤：观察皮肤的厚度；比较它在前正中线和其他部位与深层结构连结的差别。

(2) 浅筋膜：在脐平面以下，区分其脂肪层和膜性层并比较这两层的结构差别；观察膜性层的附着及其与邻近结构的移行关系。

(3) 肌层：①腹直肌：包被于腹直肌鞘内，位于腹白线的两侧。观察腹直肌的腱划与腹直肌鞘的关系；在两侧腹肌鞘之间，观察白线的位置、形成、起止部位、结构特点和其上、下部的形态差别。②扁肌：由浅入深依次为腹外斜肌、腹内斜肌、腹横肌，位于腹直肌的外侧。注意观察各肌肌束的走向。

(4) 腹横筋膜：衬于腹横肌的深面，重点察看它在上、下腹部的差异及其与腹横肌和腹直肌鞘连结的紧密程度。

(5) 腹膜下筋膜：位于腹横筋膜的深面。

(6) 壁腹膜：为腹前外侧壁的最内层，在上腹部与腹横筋膜及腹直肌鞘后层连结紧密，不易分离；在下腹部则连结疏松，容易分离。

3. 腹前外侧壁的血管和神经 取腹前外侧壁的层次解剖标本，观察腹前外侧壁的血管和神经分浅、深两组。

(1) 浅组：位于浅筋膜内。①动脉：上半部的动脉较细小，为肋间后动脉的分支；下半部的动脉较粗大，有腹壁浅动脉。在腹股沟韧带的浅面，中、内 1/3 交界处寻找并辨认腹壁浅动脉，并追踪观察其发出部位、走行方向和分布范围。②静脉：观察脐周静脉网的分布；寻找并辨认胸腹壁静脉和腹壁浅静脉，并追踪观察其各自的注入部位。③神经：主要为肋间神经的分支，注意观察它们的走行方向和分布平面。

(2) 深组：①动脉：在腹内斜肌和腹横肌之间，寻找下 5 对肋间后动脉、1 对肋下动脉和 4 对腰动脉，并总结它们的走行规律。在腹直肌的后面，辨认腹壁上动脉和腹壁下动脉，并观察它们的起始、分布和吻合。②静脉：与同名动脉伴行。③神经：在腹内斜肌和腹横肌之间，辨认下 5 对肋间神经、1 对肋下神经、髂腹下神经和髂腹股沟神经，并观察它们的分布。

4. 腹前外侧壁常用手术切口 在腹前外侧壁的层次结构标本上，分别观察正中切口、旁正中切口、腹直肌切口、肋缘下斜切口、右下腹斜切口和腹前壁横切口处的层次结构，以及所遇到的血管和神经。

5. 腹股沟区

(1) 层次结构：取腹股沟区的层次解剖标本，逐层观察。

1) 皮肤：皮肤与皮下组织较薄，富于弹性、伸展性和移动性。

2) 浅筋膜：分为浅、深两层。在两层之间，寻找以下血管、神经：腹壁浅动、静脉；旋髂浅动、静脉；髂腹下神经和髂腹股沟神经，可在耻骨结节的外上方，自上而下寻认。

3) 腹外斜肌腱膜：着重察看以下结构：①腹股沟管浅环：位于耻骨结节的外上方，观察它的外形、构成和通过的结构。②腹股沟韧带：由腹外斜肌腱膜下缘增厚而形成，观察其两端的附着部位。③腔隙韧带和耻骨梳韧带：在腹股沟韧带内侧端与耻骨梳之间寻找并辨认。腔隙韧带呈三角形，尖对向耻骨结节，底边朝向外侧，上缘与腹股沟韧带相连，下缘附着于耻骨梳内侧的骨面；耻骨梳韧带是腔隙韧带沿耻骨梳向外侧的延续部分。④髂腹下神经和髂腹股沟神经：在腹外斜肌腱膜的深面，髂前上棘内侧约 2.5 cm 处，寻找并辨认由腹内斜肌穿出的髂腹下神经及其下方的髂腹股沟神经，观察其行程，以及与腹股沟管浅环的关系。⑤腹内斜肌和腹横肌：比较两肌在腹股沟韧带上起点的差别。观察两肌下缘与精索的关系，腹股沟镰的形成和附着部位。观察提睾肌及其与腹内斜肌和腹横肌的关系。⑥腹横筋膜：在腹股沟韧带中点的上方和腹壁下动脉的外侧，观察呈漏斗状凹陷的腹股沟管深环，及其与腹壁下动脉的位置关系。⑦腹膜下筋膜及壁腹膜：此区的腹膜下筋膜，脂肪含量较多，腹壁下动、静脉行于其中。壁腹膜，在脐以下形成 5 条皱襞。观察这 5 条皱襞的位置，并分别在脐外侧襞下部的内、外侧寻找并辨认腹股沟内侧窝和腹股沟外侧窝。

(2) 腹股沟管：位于腹股沟韧带内侧半上方，观察它的两口和四壁。

1) 内口：为腹股沟管深环，位于腹股沟韧带中点上方约一横指处。浅层有腹内斜肌斜过。

2) 外口：为腹股沟管浅环（皮下环），位于耻骨结节外上方，由腹外斜肌腱膜裂口形成。

3) 前壁：为腹外斜肌腱膜和腹内斜肌的起始部。

4) 后壁：为腹横筋膜和腹股沟镰。

5) 上壁：为腹内斜肌和腹横肌的弓状下缘。

6) 下壁：为腹股沟韧带。

腹股沟管内男性有精索（女性有子宫圆韧带）、髂腹股沟神经和生殖股神经的生殖支通过。在精索的前下面和后内面分别寻找并辨认髂腹股沟神经和生殖股神经的生殖支，并追踪它们的分布。

(3) 腹股沟三角：位于腹股沟区的内下部。着重观察：腹股沟三角境界；它与腹股沟内侧窝、腹股沟管浅环的位置关系。

6. 腹膜腔的间隙　取腹膜标本，着重观察以下几点。

(1) 结肠上区的腹膜间隙：位于膈与横结肠及其系膜之间，被肝分为肝上间隙和肝下间隙。进行观察和探查各间隙的位置和毗邻。

(2) 结肠下区的腹膜间隙：位于横结肠及其系膜的下方。

1) 左结肠旁沟：位于降结肠与左侧腹壁之间。注意观察此沟与膈下间隙、左髂窝及盆腔的通连关系；仔细探查结肠左曲与膈之间有无膈结肠韧带存在。

2) 右结肠旁沟：位于升结肠与右侧腹壁之间。观察此沟与膈下间隙、右髂窝及盆腔的通连关系。

3) 左肠系膜窦：将空、回肠翻向右上，察看此窦的境界及其与盆腔的通连关系。

4) 右肠系膜窦：将空、回肠翻向左下，察看此窦的境界。将空、回肠推向下方，察看左、右肠系膜窦的沟通部位。探查并总结膈下间隙与盆腔的沟通关系。

7. 胃　取腹腔解剖标本，并结合腹膜标本观察以下几点。

(1) 位置和毗邻：按腹部九分法观察胃在腹上区的位置，以及贲门、幽门与椎骨的对应关系。肝左叶、膈和腹前壁与胃前壁的位置关系。将胃向上翻起，观察与胃后壁毗邻的左肾、左肾上腺、脾、胰、横结肠及其系膜。

(2) 韧带：在胃的周围寻找并辨认以下韧带。

1) 肝十二指肠韧带：位于肝门与十二指肠上部之间。它左续肝胃韧带，右缘游离，后方有网膜孔，在肝十二指肠韧带的游离缘内观察肝门静脉、胆总管和肝固有动脉，注意它们的位置关系。

2) 肝胃韧带：位于肝门与胃小弯之间，内有胃左、右血管、神经及淋巴结。

3) 膈胃韧带：位于膈和胃的贲门之间，内有胃左动脉的食管支。

4) 胃结肠韧带：连于胃大弯和横结肠之间，内有胃网膜左、右血管、神经及淋巴结。

5) 胃胰韧带：连于胃窦部的后壁与胰体之间。

6) 胃脾韧带：连于胃大弯和脾之间，内有胃短血管。

(3) 血管、淋巴结和神经:

1) 在小网膜内观察:①沿胃小弯近侧段向右走行的胃左动、静脉及沿其排列的胃左淋巴结,注意在贲门的上方辨认胃左动脉食管支和食管静脉;②沿胃小弯远侧段走行的胃右动、静脉及沿其排列的胃右淋巴结;③位于胃幽门上方的幽门上淋巴结。并注意上述血管的行程和流注关系。

2) 在大网膜内观察:①胃网膜左、右动、静脉及沿其排列的胃网膜左、右淋巴结;②位于胃幽门下方的幽门下淋巴结。并观察上述血管的行程和流注关系。在幽门的前方寻找并辨认幽门前静脉。

3) 在胃脾韧带内寻找并辨认胃短血管,观察其行程和流注关系。

4) 将胃向上翻起,在脾门处寻找并辨认脾淋巴结。

(4) 神经:取胃的血管、淋巴结和神经标本,观察沿血管分布的交感神经。

1) 交感神经:在胃的小弯侧,动脉周围寻找并辨认布于胃壁的交感神经纤维。

2) 副交感神经:先在食管腹部的前面,找到迷走神经的前干,然后再追踪观察其分支:①肝支:经小网膜的两层之间向右走行至肝门,参加肝丛。②胃前支:在胃小弯上方约 1 cm 处,沿胃小弯向右走行,沿途发出 4～6 支分布于胃前壁,最后在角切迹处,以鸦爪形分支,布于幽门部的前壁。

在胃的后方,寻找并辨认迷走神经的后干,并追踪观察其分支:①胃后支:沿胃小弯深部走行,沿途发出分支到胃后壁,最后也以鸦爪形分支布于幽门部的后壁。②腹腔支:沿胃左动脉向右走行,参加腹腔丛。

8. 阑尾　取腹腔解剖标本,先在右髂窝内寻找到阑尾后,观察:阑尾位置的类型;阑尾根部和 3 条结肠带的关系;阑尾根部的体表投影。

在阑尾系膜的游离缘内寻找阑尾动、静脉,并分别追踪其发出和汇入部位。

【盆部和会阴的局部解剖学实验】

(一) 实验目的要求

(1) 熟悉盆部的体表标志。

(2) 熟悉男、女性盆腔器官的配布。

(3) 熟悉子宫的形态、位置、毗邻及韧带。

(4) 了解会阴的分区,掌握产科会阴的位置。

(5) 了解会阴浅、深隙的构成和内容。

(二) 实验物品

(1) 男、女性盆腔器官解剖标本。

(2) 子宫的解剖标本。

(3) 女性盆腔血管、神经标本。

(4) 男、女性会阴解剖标本或模型。

(5) 女性盆腔器官的淋巴引流挂图。

(三) 实验内容及方法

1. 盆部

(1) 体表标志:在活体上摸认:髂前后上棘、耻骨结节、耻骨联合上缘、耻骨弓、坐骨结节和尾骨。

(2) 盆腔器官的配布:取男、女性盆腔器官解剖标本观察。

盆腔脏器的配布,由前向后依次为膀胱、内生殖器和直肠。其中,男性的内生殖器为输精管、射精管、精囊和前列腺;女性的内生殖器为子宫、输卵管、卵巢和子宫颈阴道上部。此外,在直肠和内生殖器的两侧，还有输尿管经过。

(3) 子宫：

1) 形态：取子宫的解剖标本，先区分子宫底、子宫体、子宫颈、子宫峡，然后观察子宫的腔，确认子宫腔、子宫颈管、子宫内口和子宫口，察看子宫口的形态和连通关系。

2) 位置和韧带：取女性盆腔器官解剖标本，观察子宫的位置和毗邻，明确子宫颈下端与坐骨棘平面的关系，以及前倾前屈位置的改变和子宫毗邻的关系。

3) 血管和淋巴：取女性盆腔血管、神经标本观察：子宫动脉的起始、行程、分支和分布；在子宫颈的外侧，观察它与输尿管的位置关系。子宫静脉的汇成和回流。

2. 会阴　取男、女性会阴解剖标本，观察尿生殖区和肛区。

(1) 尿生殖区：

1) 皮肤及皮下脂肪：皮下脂肪即浅筋膜的浅层，观察它与邻近部位的延续关系。

2) 筋膜和筋膜间隙：尿生殖区的深层有 3 层筋膜，由浅入深依次为：①会阴浅筋膜：观察此层筋膜与腹前外侧壁浅筋膜的深层、阴茎浅筋膜和阴囊肉膜的延续关系。②尿生殖膈下筋膜。③尿生殖膈上筋膜。

上述 3 层筋膜的外侧缘都附着于耻骨弓，在尿生殖膈的后缘则又相互愈合。因此，3 层筋膜之间形成会阴浅隙和会阴深隙两个间隙。察看会阴浅、深隙的主要内容和通过的结构，进一步理解尿道在不同部位损伤时，引起尿外渗的范围。

(2) 产科会阴：取女性会阴解剖标本，由浅入深依次观察皮肤、浅筋膜和会阴中心腱。注意会阴中心腱的形态及其与周围肌的关系。

【腋窝、手掌侧腱鞘和股前区的局部解剖学实验】

(一) 实验目的要求

(1) 掌握腋窝的构成和内容。

(2) 了解手掌的层次结构。

(3) 熟悉手掌骨筋膜鞘和手掌的筋膜间隙。

(4) 熟悉手掌的滑膜鞘。

(5) 掌握指腱滑膜鞘。

(6) 了解股三角的浅层结构。

(7) 掌握股三角的内容。

(二) 实验物品

(1) 腋窝的解剖标本。

(2) 手的解剖标本。

(3) 手的横切面标本。

(4) 手的腱鞘模型。

(5) 手指的解剖标本。

(6) 股前区的层次解剖标本。

(7) 相应解剖挂图。

(三) 实验内容及方法

1. 腋窝　取腋窝的解剖标本，观察以下内容。

(1) 腋窝的位置及四壁。

(2) 腋窝的内容：

1）血管、神经和淋巴结：①动脉和静脉：腋动脉和腋静脉相互伴行，腋静脉位于腋动脉的前内侧，共同包在一个腋鞘内。②臂丛：在腋窝的下份，从外、后、内包绕腋动脉。察看臂丛的分支与腋动脉的关系。尺神经位于腋动脉的内侧；正中神经位于腋动脉的外侧；腋神经和桡神经均位于腋动脉的后方。③腋淋巴结：按其所在位置分为5群：外侧淋巴结位于腋动、静脉远侧的周围；肩胛下淋巴结沿肩胛下血管排列；胸肌淋巴结位于胸小肌下缘处，胸外侧动脉的周围；中央淋巴结位于腋窝中央的疏松结缔组织内；尖淋巴结沿腋静脉近侧段排列。

2. 手掌侧腱鞘　取手的腱鞘模型和手指的解剖标本，观察以下内容。

(1) 屈肌总腱鞘：包被指浅、指深屈肌腱。观察此鞘的形态和向远近两侧延伸的范围，着重察看与小指屈肌腱鞘的关系。

(2) 拇长屈肌腱鞘：包被拇长屈肌腱，观察它向远、近两侧延伸的范围。

(3) 指的腱鞘：分指纤维鞘和指滑膜鞘两部分。指纤维鞘由深筋膜增厚而形成，观察它的形态、附着和与指滑膜鞘的关系。切开一个指的腱鞘，观察它包裹的屈肌肌腱。

3. 股三角

(1) 浅层结构：取股前区的层次解剖标本，由浅入深逐层观察以下内容。

1）皮肤：较薄，在活体验证此部皮肤的移动性，并与股部其他部位的皮肤作比较。

2）浅筋膜：分浅、深两层。浅层为脂肪层，深层为膜性层。观察这两层筋膜与腹前外侧壁下部浅筋膜移行的关系。

在浅筋膜内寻找以下结构：①大隐静脉：在股内侧部的浅筋膜内寻找并观察其行径。在接近隐静脉裂孔处，辨认大隐静脉的5个属支：腹壁浅静脉、阴部外静脉、旋髂浅静脉、股内侧静脉和股外侧浅静脉。②腹股沟浅淋巴结：在腹股沟韧带的下方，寻找并辨认与其平行排列的上群淋巴结和沿大隐静脉根部排列的下群淋巴结。③阔筋膜：在腹股沟韧带内侧端的下方1～2横指处，寻找并辨认隐静脉裂孔，察看穿过隐静脉裂孔的结构。

(2) 境界及内容：

1）翻开阔筋膜观察股三角的境界。

2）辨认股动脉、股静脉和股神经，以及它们在股三角内的排列关系。

3）在股静脉上部的内侧，寻找并辨认股管的外形、股环的构成；下端与隐静脉裂孔的关系，以及股管的内容物。

4）在股环的内侧缘附近，观察它与腔隙韧带或股静脉的位置关系，并观察有无异常闭孔动脉的存在。